全国高职高专院校“十三五”医学影像技术规划教材



# 医学影像检查技术

（供医学影像技术、放射治疗技术等专业使用）

**主　编**　曹　阳　沈孝翠

**副主编**　于　昊　黄文亮　徐　赞

**编　者**　（以姓氏笔画为序）

丁琦峰（漯河医学高等专科学校）
于　昊（长春医学高等专科学校）
王天宇（长春市人民医院）
王宝才（红河卫生职业学院）
文祥明（安徽中医药高等专科学校）
刘东辉（白城医学高等专科学校）
沈孝翠（江苏医药职业学院）
张　浩（皖西卫生职业学院附属医院）
张秀富（重庆市江津区中心医院）
张玲玲（郑州澍青医学高等专科学校）
赵　蕾（山东医学高等专科学校）
徐　赞（安阳职业技术学院）
徐丽娟（吉林省中医药科学院第一临床医院）
黄文亮（漯河医学高等专科学校第二附属医院）
曹　阳（白城医学高等专科学校）
蒋广亮（上海六院海口骨科与糖尿病医院）
焦德琼（白城医学高等专科学校）

中国健康传媒集团
中国医药科技出版社

## 内 容 提 要

本教材为“全国高职高专院校‘十三五’医学影像技术规划教材”之一。系根据本套教材的编写指导思想和原则要求，结合专业培养目标和本课程的教学目标、内容与任务要求编写而成。全书内容主要包括X线摄影检查技术、CT检查技术、MRI检查技术三篇十四章，内容丰富、图文并茂。

本教材为书网融合教材，即纸质教材有机融合电子教材、教学配套资源（PPT、微课、视频等）、题库系统、数字化教学服务（在线教学、在线作业、在线考试）。

本教材主要供高职高专院校医学影像技术、放射治疗技术等专业使用。

**图书在版编目（CIP）数据**

医学影像检查技术 / 曹阳，沈孝翠主编 .— 北京：中国医药科技出版社，2021.4

全国高职高专院校“十三五”医学影像技术规划教材

ISBN 978-7-5214-1843-9

Ⅰ. ①医… Ⅱ. ①曹… ②沈… Ⅲ. ①影像诊断 – 高等职业教育 – 教材 Ⅳ. ① R445

中国版本图书馆 CIP 数据核字（2020）第 087303 号

**美术编辑** 陈君杞
**版式设计** 南博文化

出版 **中国健康传媒集团** | 中国医药科技出版社
地址 北京市海淀区文慧园北路甲 22 号
邮编 100082
电话 发行：010-62227427 邮购：010-62236938
网址 www.cmstp.com
规格 889 × 1194mm $^{1}/_{16}$
印张 18 $^{1}/_{4}$
字数 528 千字
版次 2021 年 4 月第 1 版
印次 2022 年 8 月第 2 次印刷
印刷 三河市万龙印装有限公司
经销 全国各地新华书店
书号 ISBN 978-7-5214-1843-9
**定价 58.00 元**



获取新书信息、投稿、为图书纠错，请扫码联系我们。

全国高职高专院校“十三五”医学影像技术规划教材

# 出版说明

为了深入贯彻《现代职业教育体系建设规划（2014—2020 年）》以及《医药卫生中长期人才发展规划（2011—2020 年）》文件的精神，满足高等职业教育医学影像技术专业培养目标和其主要职业能力的要求，不断提升人才培养水平和教育教学质量，在教育部及国家药品监督管理局的领导和指导下，在本套教材建设指导委员会主任委员李萌教授等专家的指导和顶层设计下，中国医药科技出版社组织全国 60 余所高职高专院校、医疗机构 110 余名专家、教师精心编撰了全国高职高专院校“十三五”医学影像技术规划教材，该套教材即将付梓出版。

本套教材包括高职高专院校医学影像技术专业理论课程主干教材共计 8 种，主要供医学影像技术专业教学使用。

本套教材定位清晰、特色鲜明，主要体现在以下方面。

## 一、紧扣培养目标，满足职业标准和岗位要求

本套教材编写，以医学影像技术专业培养目标为导向，目的是培养具有良好职业道德、团队精神、医患沟通能力，能胜任医学影像技术工作的高素质技术技能型人才。以临床实践能力的培养为根本，满足岗位需要、学教需要、社会需要。

## 二、整体优化，强化临床实践产教融合

本套教材贯彻高等职业教育教学改革精神，吸收教改成果，体现高职教育特色。从医院、疾病预防控制中心吸纳具有丰富岗位实践经验的人员作为编者参与教材的编写，确保教材内容与岗位实际密切衔接，真正实现产教融合。

## 三、具有鲜明的医学影像技术专业特色

医学影像技术专业特色体现在专业思想、专业知识、专业工作方法和技能上。同时，基础课、专业基础课教材的内容与专业课教材内容对接，专业课教材内容与实际操作对接，教材内容着重强调符合临床需求。教材中插入大量临床实际操作及超声、CT、磁共振等影像图片，并从理论知识的深度和广度及综合素质与技能培养的要求上体现高等职业教育医学影像技术专业的特点。

## 四、书网融合，使教与学更便捷更轻松

全套教材为书网融合教材，即纸质教材与数字教材、配套教学资源、题库系统、数字化教学服务有机融合。通过“一书一码”的强关联，为读者提供全免费增值服务。按教材封底的提示激活教材后，读者可通过计算机、手机阅读电子教材和配套课程资源（PPT、微课、视频等），并可在线进行同步练习，实时收到答案反馈和解析。同时，读者也可以直接扫描书中二维码，阅读与教材内容关联的课程资源，从而丰富学习体验，使学习更便捷。教师可通过计算机在线创建课程，与学生互动，开展在线课程内容定制、布置和批改作业、在线组织考试、讨论与答疑等教学活动，学生通过计算机、手机均可实现在线作业、在线考试，提升学习效率，使教与学更轻松。此外，平台尚有数据分析、教学诊断等功能，可为教学研究与管理提供技术和数据支撑。

编写出版本套高质量教材，得到了全国知名专家的精心指导和各有关院校领导与编者的大力支持，在此一并表示衷心感谢。希望广大师生在教学中积极使用本套教材和提出宝贵意见，以便修订完善，共同打造精品教材，为促进我国高职高专院校医学影像技术专业教育教学改革和人才培养做出积极贡献。

全国高职高专院校“十三五”医学影像技术规划教材

# 建设指导委员会

沈孝翠（江苏医药职业学院）

高　玲（长春医学高等专科学校）

曹　阳（白城医学高等专科学校）

梁丽萍（内蒙古科技大学包头医学院第二附属医院）

韩绍磊（山东大学附属济南市传染病医院）

谭　毅（山东医学高等专科学校）

# 数字化教材编委会


**主　编**　曹　阳

**副主编**　于　昊　沈孝翠　黄文亮　徐　赞

**编　者**（以姓氏笔画为序）

丁琦峰（漯河医学高等专科学校）
于　昊（长春医学高等专科学校）
于芳懿（白城医学高等专科学校）
王　森（白城医学高等专科学校附属医院）
王天宇（长春市人民医院）
王宝才（红河卫生职业学院）
文祥明（安徽中医药高等专科学校）
刘　勇（白城医学高等专科学校附属医院）
刘东辉（白城医学高等专科学校）
李铁铮（白城医学高等专科学校）
沈孝翠（江苏医药职业学院）
张　浩（皖西卫生职业学院附属医院）
张秀富（重庆市江津区中心医院）
张玲玲（郑州澍青医学高等专科学校）
郝　莹（白城医学高等专科学校）
赵　蕾（山东医学高等专科学校）
聂莹欣（白城医学高等专科学校）
徐　赞（安阳职业技术学院）
徐丽娟（吉林省中医药科学院第一临床医院）
黄文亮（漯河医学高等专科学校第二附属医院）
菊晓杰（白城医学高等专科学校）
曹　阳（白城医学高等专科学校）
曹家源（香港中文大学）
蒋广亮（上海六院海口骨科与糖尿病医院）
焦德琼（白城医学高等专科学校）

# 前言

20世纪70年代以来，随着科学技术的进步发展、临床实践和理论知识的不断丰富，医学影像技术学科体系得以进一步健全。进入数字化时代后，医学影像检查技术得到了快速发展，检查技术和方法不断更新。“医学影像检查技术”是医学影像技术专业的专业核心课程。本教材的编写遵循教材编写的基本规律，坚持教材编写“三基”“五性”“三特定”的原则，优化课程内容，把培养学生职业素养、操作技能及相关知识的学习作为本教材编写的目标，并参照国家教学标准，根据行业规范和全国卫生专业技术资格考试要求，结合职业岗位工作能力，着重介绍了目前较为普及和成熟的影像检查技术。对临床上已淘汰的检查方法做了必要的删减，部分内容以知识拓展的方式向学生展现，部分医学影像检查新技术、新进展也在知识拓展中体现。

本教材内容除绪论外包括X线摄影检查技术、CT检查技术、MRI检查技术三篇十四章，即X线摄影基础、X线常规摄影检查技术、X线造影检查技术、CT扫描与CT图像、CT的检查方法与图像重组技术、CT检查技术的应用、MRI扫描与MRI图像、MRI检查前准备、常用成像序列及其应用、MRI对比剂及其应用、伪影补偿技术、MRI常规检查技术的临床应用、MR特殊检查的临床应用以及MR图像质量控制。整本书的内容深入浅出，内容丰富、图文并茂，既做到各部分自成系统，保持各检查技术的系统性，又有所偏重，让教材内容更加符合临床工作的实际需要，突出其应用性，以达到便于学习的目的。

本教材适用于医学影像技术专业、放射治疗专业及其他高级职业技术专科学生作为专业必修课教材，也可以作为临床医学、医疗设备应用技术等专业学生的选修教材，以及为放射技术人员作为参考书使用。

本教材由有多年任教经验的教师及在临床一线工作多年的技师、医师共同编写完成，由于疫情的影响，大家克服了诸多不便，同时得到了各位编者所在院校的大力支持和帮助，在此表示衷心的感谢。由于受编者水平所限，书中不足之处，诚望广大读者批评指正。

**编　者**

2020年12月

# 目 录

# CONTENTS

## 第二章 X线常规摄影检查技术 // 25



## 第三章 X线造影检查技术 // 91

# 第二篇　CT检查技术

## 第四章 CT扫描与CT图像 // 110



## 第五章 CT的检查方法与图像重组技术 // 131



## 第六章 CT检查技术的应用 // 149

# 第三篇 MRI检查技术

## 第八章 MRI 检查前准备 // 208



## 第九章 常用成像序列及其应用 // 211



## 第十章 MRI 对比剂及其应用 // 223



## 第十一章 伪影补偿技术 // 228

## 第十二章 MRI 常规检查技术的临床应用 // 237



## 第十三章 MR 特殊检查的临床应用 // 261

## 第十四章 MR 图像质量控制 // 269

# 绪 论

PPT

**知识目标**

1. **掌握** 医学影像检查技术的概念和研究内容。
2. **熟悉** 医学影像检查技术的学习目的与方法。
3. **了解** 医学影像检查技术的发展历程。

**技能目标**

培养学生有独立思考的能力。

现代医学影像检查技术的应用与发展，涵盖了医学、生物、物理、电子工程、计算机和网络通信技术等多学科的知识领域。尤其是数字医学影像新技术、新设备对医学影像诊断和数字影像治疗带来许多根本性的改变。

目前现代医学技术的提升和现代影像技术的发展相互融合、相互推动、相互依存的趋势已经成为共识。

医学影像检查技术是利用某种信息载体（如X线、电磁场、超声波、放射性核素等），把人体内部组织、器官的形态、结构、功能等具有医疗价值的信息，以影像的方式直观地表现出来，使医生依据医学影像照片中所提供的信息进行诊断，从而对患者健康状况进行判断的一门学科。

医学影像检查技术是医学影像专业的核心课程，主要研究利用各种医学影像成像设备获取符合临床诊断要求的医学影像照片的方法及过程的一门综合学科。主要内容包括：X线摄影检查技术、CT检查技术、磁共振成像检查技术和放射诊断影像质量评价及管理。超声检查技术和核医学检查技术亦属医学影像检查技术范畴，但受篇幅限制，均单独编写，本书不再加以叙述。

## 第一节 医学影像技术的发展历程

### 一、X线检查技术

1895年11月8日，德国物理学家伦琴博士在进行有关密封玻璃管发光现象试验时（在装有两个电极的真空玻璃管电极上进行施加高电压的实验），意外地发现了一种未知的并且能使照相底片感光的射线。伦琴博士把这种新的射线命名为X射线，并以此为其夫人拍摄了一张手部的X线照片。这是世界上第一张X线照片，它的诞生标志着医学影像技术的开始。1901年伦琴博士也因发现X射线而获得该年度的诺贝尔物理学奖。

X线穿过人体不同密度和厚度组织时会发生不同程度的衰减，因而穿过人体后的X线强度有所不同。当具有强度差异的X线照射到胶片上形成不同程度的黑白差别影像照片，即为X线摄影；当照射到荧光屏上形成不同程度的亮度差别影像，即为X线透视。以上统称X线检查技术。

X线摄影形成的影像照片通称平片，影像空间分辨力高，图像清晰，照片可长期保存有利于复查和对比，被检者接受的X线辐射剂量少，但无法对器官病变进行动态观察，观察角度欠灵活，检查范围受胶片大小限制。X线透视可多角度、灵活、动态观察器官病变形态和发展，但影像清晰度较差，空间分辨力低，影像无法保存，被检者接受X线辐射剂量多。

早期X线检查技术因科技发展限制，应用有所不便，如X线透视必须在暗室中进行，X线照片需在暗室中冲洗，影像无法修改处理等。但随着新科技、新材料的不断出现，X线检查设备逐步更新完善，X线检查技术也得到了巨大的发展。

1897年钨酸钙增感屏被应用在X线摄影中，使被检者接受的X线辐射剂量大大地降低。1913年硝酸纤维素片基胶片问世，用于临床，但其胶片易燃。1924年更安全的醋酸纤维素片基得到广泛使用。1918年，涂有高速感光乳剂的双面乳剂胶片配以双面增感屏的出现，进一步减少了曝光量。1933年，X线胶片片基开始被染成蓝色，以减少可见光透过透亮区时对眼睛的刺激。

1916~1925年，热电子X线管、变压器式高压发生器的出现为现代X线机奠定了基础。1925~1945年，防电击、防散射X线装置的实用化标志着诊断用X线机已进入成熟时期。1945年，大功率旋转阳极X线管的问世，使X线机的容量大大提升，同时也标志着X线检查技术进入高条件、大容量、控制技术现代化时期。

20世纪50年代，影像增强器的研制成功，特别是X线电视、录像和动态摄影，在很大程度上解决了传统X线检查技术中动态检查、影像重现等问题，图像质量得以提高，并解决了由暗室向明室转变的难题。

1975年以来，高频逆变技术在X线机中得到广泛应用，使高压变压器的体积和重量明显减小，并迅速普及开来。但传统X线的影像密度和对比的动态范围有限，其图像无法利用计算机进行处理，故随着数字X线检查技术的出现与发展，已逐渐被取代。

## 二、数字X线检查技术

随着计算机技术的不断更新，X线检查技术开始进入数字化时代。数字X线成像是把X线透射图像直接或间接数字化并借助计算机进行图像处理，再转换成图像显示的一种成像方式。数字X线成像具有对比度分辨力高，辐射剂量小，图像后处理功能强大，易于存储等优点。但空间分辨力（20~40LP/cm）不如传统X线成像（理论上可达50~70LP/cm）。

20世纪70年代，计算机X线摄影（computed radiography，CR）首先应用于临床。CR以IP板替代胶片作为载体来采集信息，内含光激励发光（PSL）物质。IP板经X线照射后可发射荧光，以潜影的形式记录影像信息，再经影像读取装置中的激光读取信号并转换为数字图像信号，最终经计算机完成对数字影像的各种相关后处理。CR影像可直接显示在计算机显示器上或经干式打印形成照片，并有利于存储。

1990年平板探测器（FPD）开始研制，1995年直接转换型平板探测器、1997年间接转换型平板探测器相继研发成功。自此以平板探测器为信息接收器的数字X线摄影（digital radiography，DR）技术开始应用于临床。DR可将X光信号经计算机直接转换为数字信号，无须读取信号直接显示在计算机上。DR成像速度快，时间分辨力明显提高，量子检出效率（DQE）和调制传递函数（MTF）性能更好，操作更简单快捷。

1977年美国威斯康星大学和亚利桑那大学两个研究小组研制成功数字减影血管造影（digital subtraction angiography，DSA）设备。其特点是经计算机控制将无关的影像信息去除，而只保留血管造影影像，可应用于全身各部位的血管造影及各部位经血管性的介入治疗。现今，DSA技术已作为介入放射学的重要组成部分，使介入放射学与内科、外科并列为三大治疗学科。

## 三、计算机X线体层成像技术

CT是计算机X线体层摄影（computed tomography）的简称，是近代飞速发展的电子计算机控制技术和X线检查摄影技术相结合的产物。

1956年美国射电天文学家布雷斯韦尔（Bracewell）创造了一种重建天文图像的算法，后来被普遍用于CT扫描仪。1967年，由出生于南非的美国籍物理学家科马克（Allan Macleod Cormack）完成了CT重建相关的数学问题。1971年9月，英国工程师豪斯费尔德发明并研制出计算机体层成像（computed tomography，CT）设备，并于1972年在伦敦完成了第一个患者囊性额叶肿瘤的扫描，获得了令人信服的有效证据。1972年4月在英国放射学研究院年会上亨斯菲尔德和安普鲁斯宣读了关于CT的第一篇论文，宣告了CT机的诞生。同年10月，在北美放射学会（RSNA）上，他们向全世界宣布了这个在放射学史上具有划时代意义的发明。豪斯费尔德和科马克由于在CT上的贡献，于1979年共同获得诺贝尔生理学或医学奖。

随着科学技术的发展，CT也由最初单层扫描发展到现今的多层、螺旋扫描，具有密度分辨力高、扫描速度快、断层图像且无重叠、图像可重建、多种图像后处理功能等优势，可早期发现微小病变而广泛应用于临床。

1974年，美国工程师莱德雷（Robert ledley）设计出了全身CT扫描机。至此，CT开创了可以应用全身扫描的时代。1989年，CT在滑环技术和连续进床技术基础上实现了螺旋扫描，改变了传统旋转扫描方式，极大地提高了扫描速度。1998年多层螺旋CT（multi-slice spiral CT，MSCT）问世，2002年、2004年相继推出了16排、64排螺旋CT，覆盖范围更广，扫描时间更短。2005年，双源螺旋CT（duai-source CT，DSCT）研制成功标志着“后64排CT时代”的到来。

2008年北美放射学年会上能谱CT首次亮相，可将传统X线混合能量分解成40-140keV连续不断的101个单能量，从而获得不同物质的能谱曲线。经过多年的发展，能谱技术已经成为CT除平扫、增强外的第三种常规扫描模式；能谱CT成为继骨密度测定、冠状动脉钙化积分后的第三种定量分析工具。其优势在于可实现多参数成像，使组织内部CT值差异得到更充分展现，更加有利于组织成分分析和鉴别。能谱CT具有独特的单能量成像技术，可以对不同的组织采用不同的能量以获得最优化图像。

20世纪90年代推出了更新、更强的核医学影像设备ECT，包括PET、SPECT（单光子发射计算机断层成像术）等设备。PET也称正光电子成像设备，主要的优势是超强的医学影像的识别与诊断的能力，尤其是利用注入体内的增强显影剂或示踪剂，在体内循环可以动态地、靶向目标清晰地显示被检部位形态和功能的异常情况，甚至可以检查出细胞级别的病变。

## 四、磁共振成像技术

磁共振成像（magnetic resonance imaging，MRI）是利用射频脉冲对磁场中特定原子核（通常为氢核）进行激励，在此基础上利用感应线圈采集信号，并用傅里叶变换进行图像重建的方法。

早在20世纪30年代，物理学家伊西多·艾萨克·拉比就发现，在磁场中的原子核会沿磁场方向呈正向或反向有序平行排列，而施加无线电波之后，原子核的自旋方向发生翻转。这是人类关于原子核与磁场以及外加射频场相互作用的最早认识。1946年，物理学家费利克斯·布洛赫和爱德华·米尔斯·珀塞耳发现位于磁场中的原子核受到高频电磁场激发会倾斜。而当高频场关闭后，原子核将释放吸收的能量，并且回归到原始状态。因其在磁共振成像理论基础方面的杰出贡献，伊西多·艾萨克·拉比获1944年诺贝尔物理学奖，费利克斯·布洛赫和爱德华·米尔斯·珀塞耳则分享了1952年诺贝尔物理学奖。

在磁共振现象被发现之初，因成像条件苛刻、成像时间长等缺陷，应用范围受到较大限制。直到1968年理查德·恩斯特团队改进了激发脉冲序列和分析算法，大大提高信号的灵敏度以及成像速度后，磁共振技术才逐步成熟，理查德·恩斯特本人也因此荣获1991年的诺贝尔化学奖。

荷兰中心实验室于1978年组建“质子项目”研究团队，该团队研制出了0.15T的磁共振系统，并于1980年12月3日，得到了第一幅人类头部核磁共振图像和第一幅二维傅里叶变换后的图像。保罗·克里斯琴·劳特伯教授与彼得·曼斯菲尔德爵士教授因其在磁共振医学成像领域的贡献，共同获得了2003年的诺贝尔医学奖。

在美国，纽约大学的雷蒙德·达马迪安教授团队于1977年7月3日得到了第一幅人体磁共振图像——胸部轴位质子密度加权图像，标志着MRI技术在医学领域应用的开始，因此7月3

日也被学界认为是医学磁共振成像技术的“生日”。

在短短50年的时间内，磁共振成像技术获得了长足的发展，与X射线成像，超声成像、核医学成像并称为影像学四大常规检查手段。相比而言，磁共振成像对软组织分辨能力高，无辐射损伤的优势使其在婴幼儿发育和骨骼韧带劳损等方面获得了无可替代的应用。

在发展方向上，磁共振系统不断追求极限工作条件与更有针对性的励磁序列。在高磁场强度方面，目前医院主流的磁共振设备场强已超过1.5T，7T的磁共振系统也已商业化，并在脑神经疾病检查、脑功能与脑科学研究方面获得广泛的应用；在低场强方面，部分科研机构开展了主磁场μT量级的超低场磁共振设备研究工作，以满足牙齿种植，装有心脏起搏器等特殊患者的检查需求；在体积极限方面，目前基于霍尔巴赫（Halbach）磁体的小型磁共振检测设备已经把体积缩小到桌面大小，重量可控制在40kg以内，在食品检测与地质探测等领域获得广泛的应用；在励磁序列方面，功能磁共振（fMRI）序列，弹性成像序列，波谱成像序列已在部分商用机型上配置，以满足医学诊断方面的特殊需求。

## 第二节　学习医学影像检查技术的目的与方法

### 一、学习目的

掌握各部位X线摄影检查、X线造影检查、CT检查、MR检查等影像学检查的基本知识；掌握检查过程的基本操作步骤；熟悉各种检查方式中的基本参数选择；熟悉各种影像学检查的适应证、禁忌证及临床诊断要求。

能够正确理解临床会诊单的检查意图，正确决定影像学检查的方法并能独立进行操作，按照各种检查技术的操作规范要求完成整个检查过程；学会对获取的屏-片X线摄影、CR、DR、CT、MR等影像资料的识别，并初步评价其影像质量；在医学影像检查过程中具有一定的应急、应变的处理能力，以适应医学影像学检查的不确定性。

操作规范，能够准确无误地为临床医师提供符合要求的清晰医学图像。检查过程中能够有效地与被检者沟通，在检查过程中尽量减少患者痛苦，减少被检者接受的放射线辐射剂量；注意对被检者隐私的保护，熟悉对危重患者的处理方式，预防医疗纠纷和事故的发生。

### 二、学习方法

**1.树立应用基本理论知识提高动手能力的理念**　学习本课程基本理论知识的出发点是培养专业操作技能，提高自主动手能力。

**2.分组实训讨论的方法**　本课程的实训操作旨在让学生准确完成人体各部位器官及可能存在的病灶的显示。操作失误，不仅造成物质和时间的浪费，而且也增加了被检者的辐射损伤。因此要求实验示教人员应该准确无误地向学生进行操作示范，并体现对被检者的人文关怀。而让学生分组进行实训操作并进行讨论，可以更好地发现操作过程中的错误与不足，更快地进行改正，从而在较短时间内掌握正确的操作要领和步骤。

**3.学生独立操作实训的学习方法**　在分组实训的基础上，让学生独立自主地进行操作，在操作中以被检者的身份去体验操作仪器和体位设计对被检者的影响，从而加强培养专业技能操作能力和人文关怀理念。

**4.采用评价像质的方法提高学生应用理论知识的能力**　通过对符合临床要求的和不符合临床要求的影像照片的对比评价，应用相关理论知识分析正确与错误的原因，寻找出操作中的失误之处并加以改正，从而加深对理论知识的理解和记忆。

（徐　赞）

# 第一篇

# X线摄影检查技术

PPT

# 第一章　X线摄影基础

**知识目标**

1.掌握　医学影像检查技术相关专业术语；X线摄影检查的基本原则；X线防护基本原则及外照射防护的一般措施。

2.熟悉　X线摄影条件的制定方法及感光效应的影响因素；干式激光打印和直接热敏打印机的结构。

3.了解　医学影像图像的质量控制。

**技能目标**

1.学会　正确规范操作X线摄影机。

2.具备　做好自身防护和被检者防护的能力。

培养学生仔细认真严谨的工作态度。

## 第一节　X线摄影相关的概念和基础知识

**案例讨论**

案例　65岁，男，吸烟史40年，COPD病史2年，因咳嗽、咳痰、咯血就诊。临床要求拍摄胸部常规正侧位片。

讨论　1. X线摄影操作步骤是什么？

2. 如何制定摄影条件？

### 一、人体相关术语

#### （一）人体解剖学姿势和基准轴

人体直立，两眼平视正前方（听眶线与地面平行），两上肢下垂置于躯干两侧，掌心向前，两下肢并拢，足尖向前。在X线摄影过程中，无论被检者身体处于何种姿势，都要以解剖学标准姿势作为体位摆设的参照标准（图1-1）。

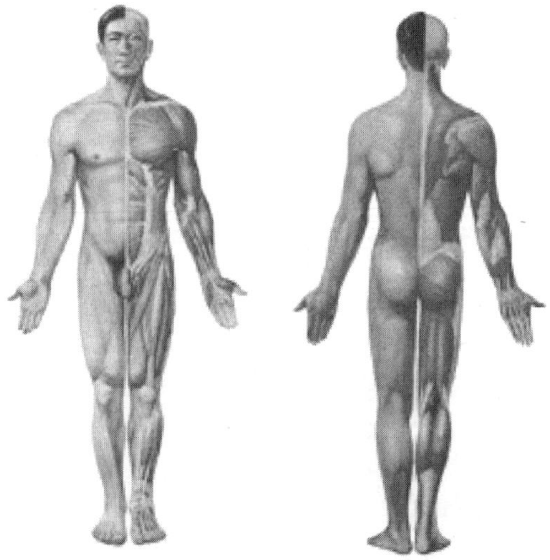


图1-1　解剖学标准姿势前、后面观

**1.垂直轴** 人体上、下方向，垂直于地面的轴，亦称人体长轴。

**2.矢状轴** 人体前、后方向，自腹侧至背侧的连线，与地面平行，与垂直轴直角交叉的轴，亦称腹背轴。

**3.冠状轴** 人体左、右方向穿过人体的水平线，与地面平行，并与垂直轴、矢状轴之间呈直角相互交叉的轴，亦称额状轴。

### （二）人体解剖平面（图1-2）

**1.矢状面** 沿前后方向将人体纵断为左右两部分，其断面称为矢状面。居于正中并将躯体分为左右相等的两部分的矢状面，称为正中矢状面。

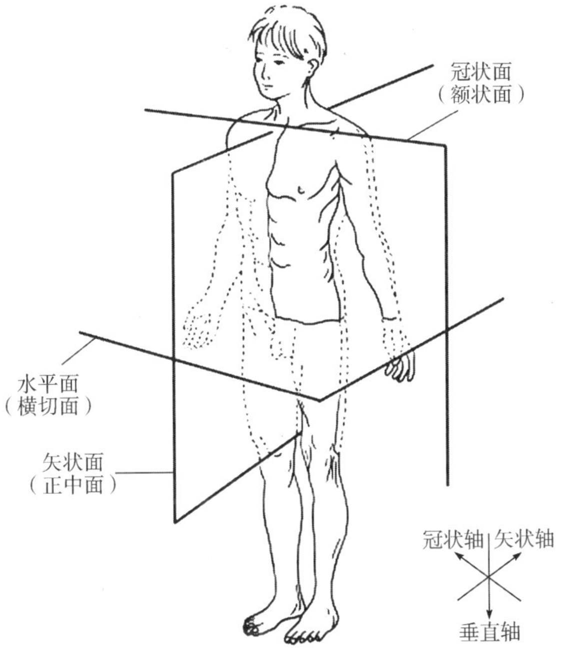


图1-2 人体解剖平面

**2.冠状面** 沿左右方向将人体纵分成前后两部分的平面，称为冠状面。

**3.水平面** 将人体横断为上下两部分的断面，称为水平面。该切面与人体的长轴垂直，又称横断面。

### （三）人体解剖方位

在医学影像检查技术摄影体位的描述中，表达人体结构间相对位置关系的方位为人体解剖方位。

**1.上和下** 近头者为上，近足者为下。

**2.前和后** 近腹者为前（或称腹侧），近背者为后（或称背侧）。

**3.内侧和外侧** 距正中矢状面近者为内侧，距正中矢状面远者为外侧。

**4.近端和远端** 近心脏者为近端，远离心脏者为远端。

**5.浅和深** 近体表者为浅，远体表者为深。

**6.尺侧和桡侧** 前臂的内侧为尺侧，前臂的外侧为桡侧。

**7.胫侧和腓侧** 小腿的内侧为胫侧，小腿的外侧为腓侧。

### （四）关节运动

**1.屈与伸** 关节沿冠状轴进行的运动，使组成关节的上下两骨骼相互接近（两骨骼间的夹角变小）的运动为屈，反之为伸。

**2.收与展** 关节沿矢状轴的运动，使骨骼靠近正中矢状面的移动为内收运动，反之为外展运动。

**3.旋转** 关节沿垂直轴进行的转动称为旋转运动。使骨骼的前面向内侧旋转称内旋，反之称外旋。

## 二、影像检查技术相关术语

### (一) X线摄影体位

**1.前后位** 被检者后面紧贴影像接收器IR（平板探测器、IP、暗盒），身体矢状面与影像信息接收器垂直，X线中心线由被检者的前面射至后面的摄影体位称为前后位，包括站立前后位，仰卧前后位，侧卧水平前后位。

**2.后前位** 被检者前面紧贴IR，身体矢状面与IR垂直，X线中心线由被检者的后面射至前面的摄影体位称为前后位。

**3.左侧位** 被检者左侧紧贴IR，身体矢状面与IR平行，X线中心线由被检者的右侧射向左侧的摄影体位称为左侧位。

**4.右侧位** 被检者右侧紧贴IR，身体矢状面与IR平行，X线中心线由被检者的左侧射向右侧的摄影体位称为右侧位。

**5.右前斜位** 被检者右前部靠近IR（冠状面与IR呈小于90°的角），X线中心线从被检者的左后方到右前方的摄影体位称为右前斜位，也称第一斜位。

**6.左前斜位** 被检者左前部靠近IR（冠状面与IR呈小于90°的角），X线中心线从被检者的右后方到左前方的摄影体位称为左前斜位，也称第二斜位。

**7.左后斜位** 被检者左后部靠近IR（冠状面与IR呈小于90°的角），X线中心线从被检者的右前方到左后方的摄影体位称为左后斜位，也称第三斜位。

**8.右后斜位** 被检者右后部靠近IR（冠状面与IR呈小于90°的角），X线中心线从被检者的左前方到右后方的摄影体位称为右后斜位，也称第四斜位。

**9.轴位** 身体矢状面与IR垂直，X线中心线方向与身体或器官长轴平行或近似平行投射。

**10.功能位** 用来观察人体某些组织的功能的体位，如腰椎的功能位。

**11.前弓位** 为胸部摄影时的一种特殊体位，身体前弓，后背上部靠近IR，X线中心线从被检者前方射至后方为前后方向前弓位。

## 三、X线摄影的位置与方向

### (一) X线摄影的位置

**1.正位** 被照体冠状面与IR平面的长轴平行，中心线经被照体的前方或后方入射，同时从后方或前方射出的体位，如头颅的前后或后前位、脊柱各椎体段的前后或后前位、胸部的前后或后前位，腹部和盆腔的前后位、四肢的前后位等。

**2.侧位** 被照体冠状面与IR平面的长轴垂直，中心线经被照体的一侧入射，从另一侧射出的体位，如头颅的左右侧位、脊柱各椎体段的左右侧位、胸部的左右侧位、四肢的侧位等。

**3.斜位** 被照体与IR平面呈一定的角度，中心线经被照体的左、右后方或左、右前方入射，从左、右前方或左、右后方射出的体位。如：胸部左前斜位、胸部右前斜位、腰椎右前斜位、胸骨斜位、颈椎右后斜位等。

**4.轴位** 中心线与被照体长轴平行的摄影体位，如髌骨轴位、跟骨轴位等。

**5.特殊位** 枕顶位、鼻颏位、额鼻位、前凸位、切线位等。

### (二) X线摄影方向

**1.矢状方向**

（1）前后方向 X线中心线从被检者前方射入，后方射出的方向。

（2）后前方向 X线中心线从被检者后方射入，前方射出的方向。

**2.冠状方向**

（1）左右方向　X线中心线从被检者身体左侧射入，右侧射出的方向。

（2）右左方向　X线中心线从被检者身体右侧射入，左侧射出的方向。

**3.斜方向**

（1）左前斜位　X线中心线从被检者身体右后方射入，左前方射出的方向。

（2）右前斜位　X线中心线从被检者身体左后方射入，右前方射出的方向。

（3）左后斜位　X线中心线从被检者身体右前方射入，左后方射出的方向。

（4）右后斜位　X线中心线从被检者身体左前方射入，右后方射出的方向。

**4.轴方向**

（1）上下方向　X线中心线从上而下的投射方向。

（2）下上方向　X线中心线从下而上的投射方向。

**5.切线方向**　X线中心线与被检肢体局部边缘相切的投射方向。

#### （三）X线摄影距离

**1.焦－片距**　指X线管焦点至胶片间的距离。

**2.焦－肢距**　指X线管焦点至被检体中心所在平面间的距离。

**3.肢－片距**　指被检部位中心所在的平面至胶片间的距离。

#### （四）X线方位

**1.立位**　被检者身体呈站立位姿势，矢状面与地面垂直。

**2.坐位**　被检者身体呈坐位姿势。

**3.半坐位**　在坐位姿势下，背部向后倾斜时称“半坐位”。

**4.仰卧位**　为被检者背侧向摄影床的卧位姿势。

**5.俯卧位**　为腹部向摄影床的卧位姿势。

**6.侧卧位**　人体右侧向摄影床的卧位姿势称为右侧卧位；人体左侧向摄影床的卧位姿势称为左侧卧位。

**7.斜位**　身体冠状面与摄影装置平面呈一定角度的摄影体位。

## 第二节　X线图像显示、记录及质量控制

### 一、激光打印

1984年，世界上第一台激光成像技术的医用激光打印机问世，开创了图像精确打印和数字排版的图像打印新时代，在医疗成像的图片打印任务中，承担主要角色。

激光成像技术直接使用数字影像设备输出的数字图像，不仅可以对每一幅图像的单个像素点进行显像控制，而且其显像点阵数目可等于或大于原图像的矩阵点阵数，所以，其成像点可等于或小于原始图像像素点。这样，计算机中的数字图像可以毫无保留的精准显像在胶片上，相对于视频照相机，其胶片成像质量有了明显的提高。激光打印机在开始使用时，激光照射后的胶片还要通过暗室技术来显影，这种技术叫湿式激光打印。为了进一步得到稳定的图像，在20世纪90年代，利用激光照射成像和热敏成像的干式打印机被广泛推广和使用。激光打印机分为湿式激光打印机和干式激光打印机。湿式激光打印机拥有较好的成像质量，但由于其成像后的胶片需要配备一套胶片冲洗设备（洗片机），经过相应的化学药液来冲洗，图像质量的影响因素较多，且易污染环境；干式激光打印机是指在完全干燥的环境下不需要冲洗胶片的化学药液、无须配备供水系统、无须暗室，仅需要配有数字化胶片就能打印胶片的设备。

干式激光打印机按成像原理可分为三大类，即干式卤化银激光成像、干式热敏成像和干式喷墨成像。而干式热敏成像按感热记录方式不同又分为三类，即干式助熔热敏打印机、干式升华热敏打印机和干式直升热敏打印机。

**（一）干式激光打印机的结构**

医用光热式成像系统主要由数据传输系统、激光功率调制系统、胶片传送系统、整机控制系统等部件构成。

**1. 数据传输系统** 是光热式成像系统与CR、DR、CT、MRI或其他医疗摄影设备的数据通道，它接收投影设备的数字图像数据，并输送到系统的存储器中。需要胶片曝光操作时，控制系统直接从存储器中将要打印的图像数据取出。

**2. 激光功率调制系统** 用于控制激光器功率，分为直接调制和间接调制两种。直接调制是直接控制半导体激光器的光功率；间接调制是半导体激光器以一个稳定的功率输出激光，然后在激光光路上加上调制器，如声光调制器，以此来改变激光的光功率。胶片上某一点显影后的密度值与激光照射在该点时的光功率值成正比，光功率越大，密度越高；而激光的光功率值又由打印的数字图像的灰度值决定。

**3. 胶片传送系统** 包括送片盒、收片盒、辊轴、高精度电机及动力传动部件等。其功能是将要曝光的胶片从送片盒内取出，经过传动装置输送到激光扫描体位置，再把已曝光的胶片送到加热鼓进行加热显影，最后把显影完成的胶片传送给收片盒。

**4. 整机控制系统** 是整个光热成像系统的控制中枢，负责系统各部件状态的统筹控制，主要包括激光器的开启或关闭，激光功率调制系统和扫描光学系统中的电机或振镜调节和控制，以及胶片传送系统的运行等。

干式激光打印机没有药液槽，不存在酸碱腐蚀、管道堵塞、辊轴橡胶老化和漏液等问题，维护保养便捷。在正常情况下，只要定期加入润滑油，保持机器清洁即可。辊轴通常在半年内清洁一次。

**（二）干式激光胶片**

干式激光胶片是一种含银盐激光胶片，无需用暗室技术冲印，简称干银胶片。

**1. 保护层** 在胶片表面涂布一层透明的特殊胶质材料，以防止胶片划伤和操作污染，避免输片过程中卡片、粘片和静电产生。

**2. 感光成像层** 主要由极细微的银盐颗粒和成色剂构成，与传统的胶片相比，包含有显影剂成分：①感光物质，可以是一种卤化银，其用量占成像总重量的0.75%~15%；②非感光的银源物质，是一种可以还原的银离子物质，其用量占成像层总重量的20%~70%；③银离子还原剂，其用量占成像层总质量的0.2%~5%；④黏合剂，可以是一些天然的或合成的树脂，其用量一般占成像层总质量的20%~70%；⑤其他补加剂，根据需要可以添加促进剂、染料、增感剂、稳定剂、表面活性剂、润滑剂、防灰雾剂等各类补加剂。

**3. 结合层** 为了使乳剂层牢固地黏附在片基上，在片基表面涂有一层黏性很强的胶体，以防乳剂层在加工时脱落。

**4. 片基** 乳剂层的支持体。激光胶片全部选用聚酯片基，有透明（白色）和淡蓝色两种色调之分，它可使胶片保持牢固。

**5. 防反射层** 在片基的底面涂有一层深色的吸光物质，以吸收产生光渗现象的光线，防止光反射对乳剂再曝光，提高影像清晰度。

**（三）干式激光胶片的显像原理**

干银胶片经曝光，使得感光成像层中的少量卤化银感光，从而形成潜影，再经过一定温度和一定时间的加热，在感光成像层中由非感光的银源物质形成永久的银影像。

干银胶片的成像过程实际上是一个催化过程，在干银胶片的成像层中少量的卤化银微晶体，仅在较低能量的光照下便可以形成潜影，这一点和传统的银盐照相材料是相同的。不同的是干银胶片经过曝光以后，由卤化银形成的潜影中心是被大量的、非感光的有机酸银的极微小的颗粒所包围着，并与成像层中的还原剂形成催化中心。该催化中心在加热时会促使非感光的有机酸银与还原剂发生氧化还原反应，生成永久的银影像。干银胶片所形成的最初潜影是由少量的对光线敏感的卤化银产生，而形成最终影像的大部分银源则是非感光的有机酸银盐。

激光胶片使用时应注意防额外的“热源”，包括太阳光、室内光、辐射源等，避免胶片增加灰雾度。胶片在仓库存放时要注意有效期，在通风阴凉干燥室内片盒应立式储存，注意胶片不能折弯，否则会卡片。温度以20℃为宜，最低不能低于5℃，相对湿度为30%~50%。避免潮湿、高温、日照、放射源、不良气体等。激光胶片记录信息后图像如接触酸、碱、溶剂、可塑剂等，或长时间烈日暴晒就会变质，特别是接触可塑剂。

## 二、热敏成像

热敏成像打印技术起源于20世纪60年代发明的传真机，在90年代初随着热敏胶片技术的成熟，逐步地应用于医学影像打印领域。随着人们对环保意识的增强，热敏打印机越来越受到重视，已经成为医学影像输出的重要打印设备之一。

### （一）热敏成像技术

热敏成像技术是通过热敏头直接在胶片上产生“热印”作用实现影像还原的。打印机收到来自影像设备的数字图像信号后，其图像像素按一定的矩阵排列，单个像素的灰度值经打印机主控计算程序转换成热敏头上各加热单元的加热幅度值，胶片对应区受热后产生光学密度，不同的加热温度会形成不同的光学密度，最终构成可见影像。

与激光扫描成像不同的是，热敏成像是通过热敏头实现影像“转印”的，以高温阵列式打印头取代了复杂的激光发射器、偏转扫描系统和光学失真矫正系统等。

热敏成像应用于医疗领域的技术主要有两种，分别是直接热敏成像和染色升华热敏成像技术。

**1. 直接热敏成像技术** 是使用由嵌有线阵热敏电阻的热敏头加热胶片，产生密度差别形成影像的方法。其成像介质是干式胶片，因胶片乳剂层的显影物质不同，热敏成像方式不一样。显像物质为银盐颗粒的成像技术称为银盐加热法；显像物质为微囊体的成像技术称为微囊加热法。

热敏打印头由放热部分、电路控制部分和放热散热片构成。放热部分的放热电阻进行发热，便可记录图像。在被保护套覆盖着的控制电路内部安装了控制数字图像数据转换成发热图像灰阶的脉冲值，由于热敏头的加热线是由许多个热敏电阻构成，这些元件可以单独被激活，就保证了能形成不同的灰阶。热的脉冲值促使热敏电阻发热，其发热温度在100~200℃。另外，热敏头与胶片是靠300g/cm² 压力紧密接触的。这样，干式激光胶片热敏层的显像剂在温度的作用下便发生变化，使热敏脉冲在热敏胶片上产生灰阶影像。热敏头的温度越高，时间越长，胶片被加热的温度越高，影像的密度就越大，即照片越黑；反之则白。

热力头的结构可采用厚膜头和薄膜头，而干式激光打印机采用了适合高品质图像记录的薄膜头。薄膜头是在真空下对发热电阻进行蒸发而制成，记录的宽度根据热鼓的大小决定。接口的放热电阻的阻值误差小，变化较平滑，适用于高品质图像记录。

此种干式激光打印技术是用压纸卷筒将干式激光胶片压在热力头上加热进行记录。若压纸卷筒不能精确地按一定速度转动，干式激光胶片的输送速度就会发生变化，图像就会出现不均匀现象，这与激光打印机的非接触性记录不同。为了使其以一定的速度输送胶片，需要有高转矩、负载强的驱动马达。打印头和胶片直接接触会使打印头损耗、变胀，会影响图像质量。

**2. 热升华成像技术** 是利用热感技术使染料从气态到固态、固态到气态互相转化的过程。以“压印”的方式实现图像打印，其成像介质为相纸或胶片，介质内没有成像乳剂，其颜色来源是打印色带。色带加热依靠热敏打印头完成，打印头呈圆柱长鼓状，上面密布半导体加热元件，每个加热元件可单独调整温度，温度值来自图像像素灰度值。当圆形打印鼓带动色带旋转时，其内加热元件迅速加热，染料经加热直接升华成气态，喷射到介质上形成色彩。彩色打印分三次或四次完成，每旋转一次，仅“压印”一个颜色。

热敏成像技术相比激光打印技术，没有了复杂的激光发光和投射系统，设备构造变得简单，投影胶片不再是光感型，而改成了热敏型，这样可以实现明室装片，操作也变得方便，成像过程不产生废物和废气，符合环保要求。

### （二）热敏打印介质

染色升华热敏成像打印使用的介质分为相纸和胶片。直接热敏成像打印使用的介质为干式热敏专用胶片，其结构与干式激光胶片相似，也是单面药膜，从上向下分为5层：①保护层，含有微细的无机原料及润滑剂，有利于热敏头和胶片的润滑性，以提高图像质量；②感热层，内含银盐或微囊；③支持层，为0.175mm厚的聚酯片基；④吸收层，起稳定作用；⑤背层，涂有3~6μm薄膜的无光剂，使观片效果增加。

干式热敏胶片对保存环境要求较高，温度在35℃、相对湿度60%保存约半年时间；而温度在30℃、相对湿度60%保存约五年，且不宜与酸、碱和有机溶剂接触，一定要避免长时间的光照。

### （三）直接热敏打印机

直接热敏打印机打印速度较快，主要用于灰度胶片打印，根据其加热方式分为银盐加热成像直热式打印机和微囊加热成像直热式打印机。

热敏打印机的基本结构主要包括以下几个部分。

**1. 片盒部** 是用来对胶片暗盒进行装卸的部位。储片盒可装100张胶片，所装胶片可以在明室进行，不具备感光性。

**2. 输片部** 主要功能是包括取片和输片。取片采取吸盘方式，通过机器内部的吸盘将暗盒内的胶片吸起并传送到输片辊轴，再通过输片辊轴把胶片送到记录部。

**3. 记录部** 是整个热敏打印机的关键部分，也是胶片进行图像打印的部分。该部分由高精度驱动马达、材料优质的压纸卷筒和高品质的热力头组成。

**4. 清洁部** 位于输片部与记录部之间，通常为一种带有黏性的辊轴。当胶片通过该辊轴时，附在胶片表面的灰层将被清除掉。

**5. 信号处理系统** 是干式打印机的核心部件，信号处理全部由计算机来完成。该系统主要完成信号的传输、存贮、处理和修正等。

**6. 控制单元** 主要包括操作面板、控制打印程序以及各项操作指令。

### （四）直接热敏相机工作流程

通过以太网络接收数字图像数据，并将图像数据存储到计算机硬盘。由计算机的影像控制系统负责把主机的图像数据进行整理，调整图像的尺寸、大小、版面，同时可对图像的对比度、密度进行调节等。控制系统产生程控信号控制打印引擎从胶片输入盘选择合适尺寸的胶片，传送到14英寸宽的打印头电阻器线，一行接一行的直接完成数控热敏成像过程。成像完毕后的胶片由分拣器输出到指定的输出盘，相机内置密度检测调节装置，它得到的图像密度检测信息送回图像信息处理单元的计算机，如果密度检测和原始图像不符合，它会提示相机需要校准。这样就形成了一个闭环的图像质量调控体系，使相机的图像质量始终保持一致，无须手动校准，确保了影像的诊断质量。

## 三、照片自助打印设备

患者在完成影像检查后，需要快速获取结果，传统的方式是向患者发放胶片和诊断报告，随着大型医院患者检查量的快速增加，这种方式有诸多弊病。

自助打印机将胶片和诊断报告打印集成起来，消除时空障碍，实时按需打印，这样可让患者快速地在任意时间连自助打印设备上获取结果，给患者就诊带来极大的方便。

### （一）自助打印机基本结构

自助打印机整合了胶片打印机和报告打印机的功能，在本地计算机控制下工作，用特殊材料包装起来，形成一个整体，主要包含以下几个部分。

**1.存储服务器** 可使用PACS服务器，也可单独设立服务器，用以存储电子胶片信息和打印数据库信息。

**2.胶片打印机** 为医用胶片打印机，干式打印。

**3.报告打印机** 普通激光或喷墨打印机。

**4.读卡器或扫描枪** 读取患者就诊卡或检查信息条码。

**5.本地计算机** 控制硬件设备，包括胶片打印机、报告打印机、读卡器等。

### （二）自助打印机工作流程

胶片及纸质报告自助打印功能的实现，主要分为以下几个步骤。

**1.接受电子胶片打印信息** 首先建立一个虚拟胶片集中打印服务器，用来接收从不同检查设备发送来的经过排版调窗等后处理操作的待打印胶片，生成“电子胶片”，其中收到的DICOM打印信息仅含胶片打印信息和胶片内容，DICOM胶片打印信息以数据库形式存放。

**2.电子胶片信息与患者检查匹配** 对接收到的“电子胶片”进行OCR文本识别，将电子胶片中的患者身份信息，如ID号、检查号、Accession号等信息识别出来，并从RIS系统中获取患者检查信息，软件自动或人工比较，建立关联关系。

**3.电子胶片上传** 通过接口从RIS中对识别出的关键字段检索匹配，提取对应患者的检查信息，将其与“电子胶片”合成新的DICOM图像并发送到PACS服务器储存。

**4.电子胶片取回** 待患者前来取结果时，在自助取片机上读取患者电子就诊卡，打印服务器将对应该条码的检查结果（胶片和报告）取回至本地磁盘。

**5.结果打印** 发送指令至胶片打印机和报告打印机进行实物打印。

**知识拓展** 图像信息的标记

一、标记内容

传统X线摄影X线照片标记的主要内容有两组：一组为X线片号+方位；另一组为检查医院名称+检查日期，主要是用的铅字码。排列方法原则上右号在前连接X线片号+摄影日期或摄影日期+X线片号连接左号。数字X线检查的标记主要是通过键盘和触摸屏录入，内容上除包含上述内容外，还有设备名称、医疗结构、被检者的姓名、性别、年龄等。

（一）X线摄影标记内容

**1. X线片号** X线片号是按照被检者的就诊先后次序编排的数字号码。每一位被检者在同一个医疗机构只有一个X线片号，不允许两个人或多人用一个X线片号。在同一个医疗机构同一日期内所摄不同位置的照片或不同日期内所摄的照片，可用同一个X线片号。

**2.摄影日期** 每张X线照片上均需标明摄影日期，必要时标明摄影时间。

**3.方位** 指摄影时的被检侧肢体的侧别或为被检部位的左或右。

**4.其他标记** X线检查时，有一些情况需要做特殊标记，如新生儿先天性肛门闭锁摄影应标记肛门位置，这些标记有助于X线影像的诊断。

### （二）CT检查标记内容

CT设备的名称、医疗机构名称、检查时间、检查号、被检者信息（姓名、年龄、性别等）、方位、扫描参数（kV、mAs、窗宽、窗位、扫描野、层厚、层距等）。

### （三）MRI检查标记内容

MR设备名称、医疗机构名称、检查时间、检查号、被检者信息（姓名、年龄、性别等）、方位、检查时间、序列名称、扫描参数（重复时间、回波时间、扫描时间、扫描带宽、扫描野、层厚、相位编码方向等）。

### 二、标记方法

### （一）铅字标记法

铅字标记法是利用铅的原子序数高，吸收X线能力强的特点，用铅制成文字标记，清晰地显示在X线照片上。铅字标记有“正放”与“反放”之分，所谓“正放”即铅字面向X线球管的放置方法，反之则为“反放”。铅字标记的放置方法为：

**1.位片** 前后位片为“正放”，后前位片为“反放”。

**2.侧位片** 照片标记一律“反放”。方位标记以近片侧为准，即左侧靠片时放置“左”字，右侧靠片时放置“右”字。

**3.斜位片** 根据X线穿过人体方向而定，后前斜位时为“反放”，前后斜位时为“正放”。

**4.轴位片** 下上轴位时为“正放”，上下轴位时为“反放”。

### （二）直接录入法

利用计算机录入界面直接输入医学影像图像上的标记内容。本法主要用于数字影像检查技术的图像标记。

## 四、图像质量控制

为了确保影像诊断的一致性，有必要对胶片成像的每一个环节进行质量控制。影响影像质量的环节很多，无论是软阅读显示器的图像质量还是硬拷贝照片上的图像质量，都应能够反映图像获取的检查技术是否符合操作规范，以及是否满足临床影像诊断的需求，因此图像的质量控制是放射科日常工作和质量控制管理工作的主要内容之一。

医学图像质量是精准医学的基础，其基本内容包括：检查体位是否正确，检查方法是否正确，图像上的相关信息是否记录有效，图像中解剖结构是否显示清晰和有无伪影等。由于医学及医学影像技术的发展，目前能够反映医学影像检查的图像一般可由两种方式体现，即医学照片和医学显示器，但不管采用何种方式显示，其图像的基本要求应包括以下内容。

（1）检查体位正确，检查方法得当，解剖结构显示清晰，组织对比度良好，能够满足临床诊断要求。

（2）图像上必需的文字信息记录完整、清晰、无误。不同的检查设备和检查类型，必需的文字信息包括：受检者姓名、年龄、性别、检查日期、时间、检查ID号、检查参数、单位名称、左右标识和标注等。

（3）图像中被检部位布局合理，照射野/扫描野大小适当，图像无失真、变形。

（4）图像中诊断区密度范围一般在0.25~2.0（医学照片）。

（5）照片无技术性操作缺陷 包括无划伤、无污染、无静电、无伪影等影响图像清晰显示的缺陷（医学照片）。

（6）需要分格的照片 图像分格符合分格规范，保证图像大小能满足诊断要求（医学照片）。

（7）医学专业显示器（LCD） 一般要求尺寸为18~22英寸（1英寸=2.54cm）；亮度≥400cd/m$^2$；灰阶≥10~12比特（bit）（1024~4096灰阶）；对比度（600~1000）：1（软阅读显示器）。

（8）显示器分辨率 ①CT和MR图像100万~200万像素，如CT和MR图像≥4分格阅读，则显示器分辨率应≥300万像素（软阅读显示器）；②DR和CR图像300万~500万像素；③乳腺图像≥500万像素。

## 第三节 X线摄影操作原则和步骤

### 一、X线摄影检查的原则

**1.X线机使用前** 应详细阅读使用说明书，严格遵守操作规程，做好X线机的定期保养检修，确保正常运行。

**2.明确摄影目的** 在明确X线摄影目的的前提下，根据解剖学和临床医学知识，选择检查方法，设计摄影体位，为临床提供符合诊断要求的影像，避免盲目摄影。

**3.有效焦点大小的选择** 小焦点一般适用于体薄和不易动的部位，如四肢、头部的局部片；大焦点用于一些体厚和易活动的部位，如腹部、胸部、脊椎等；高千伏摄影时也可用小焦点。在条件许可的情况下，尽量选用小焦点，以提高照片锐利度，减小几何模糊。

**4.滤线设备的应用** 一般在摄影千伏超过70kV以上均需使用滤过板，滤去软X线，减少人体软组织对软X线的吸收。体厚超过15cm或60kV以上管电压时需用滤线器，减少散射线对X线照片的影响。

**5.焦-片距和肢-片距的选择** 投照时患者应尽量使肢体贴近影像接收器（平板探测器、IP、暗盒），并且与影像接收器平行。在肢体与影像接收器不能靠近时，应尽量增加焦-片距，减少影像的放大、失真，提高影像清晰度。

**6.中心线与斜射线的利用** 中心线垂直于被摄体和影像接收器为最好的投照方式。与胶片不平行而成角者中心线应与肢体与影像接收器夹角的分角面垂直，倾斜中心线与利用斜射线可得到相同效果。

**7.呼气与吸气的应用** 曝光时患者的呼吸运动会使图像产生运动模糊，对摄片质量有很大影响。根据摄影部位的不同，可采用如下几种屏气方式。

（1）平静呼吸下屏气 心脏、上臂、肩、肋骨、颈部及头颅等部位，因呼吸时胸部肌肉牵拉，使以上部分发生颤动，故可予平静呼吸下屏气摄片。

（2）深吸气后屏气 应用于肺部及膈上肋骨的摄影。可增加肺内含气量，提高对比度，同时使膈肌下降，肺野暴露更广泛。

（3）深呼气后屏气 常用于腹部及膈下肋骨的摄影。呼气后膈肌上升，腹壁厚度减薄，影像较清晰。

（4）缓慢连续呼吸 在曝光时患者做慢而浅的呼吸动作，使某些重叠的组织因呼吸而模糊，而被摄部位可较清楚地显示，如胸骨正位摄片。

（5）平静呼吸 用于下肢、手及前臂、躯干等部位摄片。

**8.曝光条件的选择** 根据摄影部位、体厚和机器性能，选择合适的管电压、管电流和曝光时间。对不能合作者尽量用高管电压，高管电流，短时间曝光；对检查部位薄、密度低、易固定的组织易采用低管电流、长时间曝光；部位厚、密度高的易采用高管电压摄影，提高影像对比度；对外伤、危重患者、婴幼儿应尽量缩短曝光时间。一般来说，曝光条件应根据受检者的年龄、病情、被检部位解剖结构、临床对影像要求等进行选择。

**9.注意防护** 由于X线的生物损伤效应，为减少辐射线对被检者的损害，摄影中应缩短曝光时间、增加摄影距离、屏蔽非照射部位，在保证影像质量的前提下，减少受检部位的受照射剂量并避免非检查部位接受X线的照射。孕妇和婴幼儿尽量不做X线检查。

## 二、X线摄影检查步骤

微课

X线摄影的操作步骤基本相同，现以DR为例，归纳为以下几点。

**1.开机** 打开配电柜电源总开关，接通机架、高压发生器电源；接通操作间稳压电源，先开启文字报告打印机、胶片打印机电源；再开启阅片工作站和扫描工作站电源。

**2.认真阅读申请单** 技师登录操作系统后仔细阅读申请单内容：核对患者姓名、年龄、性别，了解患者病史及一般情况；明确摄影部位和检查目的。

**3.设置曝光条件** 根据摄影体位、受检者申请单情况选择合适的曝光条件。

**4.摄影前的准备** 争取被检者配合，向被检者说明X线摄影的过程、呼吸方式等要求，消除被检者的紧张情绪，取得被检者配合；去掉一切阻挡X线穿透的物质，如发夹、金属饰物、膏药，有条件者换上专为患者准备的纯棉衣服。投照腹部、下部脊柱、骨盆和尿路等平片时，应事先做好肠道准备工作。

**5. 摄影体位设计和中心线校准** 依照检查部位及检查目的，按标准位置摆好体位，尽量减少患者不适。根据要求将中心线对准被摄部位，调整照射野是否包括要求投照的肢体范围，并对非受检部位做好放射防护。

**6.曝光** 校正控制台各曝光条件，然后在规定的呼吸方式下曝光。在曝光过程中，密切注意各仪表、指示灯、蜂鸣器的工作情况。

**7.图像后处理** 曝光后系统自动读出数据并出现图像，有时需对图像后处理包括灰阶的转换、照片剪裁、添加标记、图像的注释等。

**8.打印胶片** 根据不同的诊断要求单幅或多幅打印，并传至PACS系统。

**知识拓展** 屏-片摄影系统基本操作

1.开机，接通机器电源。

2.认真阅读申请单 仔细阅读申请单内容：核对患者姓名、年龄、性别，了解患者病史及一般情况；明确摄影部位和检查目的。

3.设置曝光条件 根据摄影体位、受检者申请单情况选择合适的曝光条件。

4.摄影前的准备 争取被检者配合，向被检者说明X线摄影的过程、呼吸方式等要求，消除被检者的紧张情绪，取得被检者配合；去掉一切阻挡X线穿透的物质，如发夹、金属饰物、膏药，有条件者换上专为患者准备的衣服。投照腹部、下部脊柱、骨盆和尿路等平片时，应事先做好肠道准备工作。

5.放置标记 应按患者检查部位的大小及临床要求选择胶片（暗盒）的尺寸。用铅字码标记被检者X线片号、检查日期、方位标记等。标记应放在暗盒的适当部位，不可摆在诊断范围之内。

6.体位摆放 依照部位及检查目的，按标准位置摆好体位，尽量减少患者不适。根据要求将中心线对准被摄部位，并校对胶片位置是否包括要求投照的肢体范围。确保X线管、被检部位中心、胶片三者位置关系固定，避免在X线曝光时发生位移，必要时请被检者家属协助固定。

7.曝光 核对被检者曝光条件，嘱患者做相应呼吸动作并曝光。

8.移动X线机使其处于安全状态。

9.胶片做后处理（显影、定影、水洗、干燥），确认照片影像可用于诊断。

10.关机。

# 第四节　X线摄影的条件

## 一、影响X线摄影条件的因素

在X线摄影成像过程中，要注意被检组织和病灶的结构特点，选择合适的X线的质和量，综合考虑各种因素来制定摄影条件，最大限度的真实反映人体内部的结构信息。

感光效应是指X线对胶片的感光作用，即X线通过人体被检部位后，使感光系统（屏-片系统、探测器等）感应有效X线，并由此产生诊断所需的影像效果。所有与感光效应有关的因素均可视为感光因素。X线摄影感光效应（E）与感光因素之间的关系表示为：

$$E=\mathrm{K}\times\frac{V^{\mathrm{n}}\cdot I\cdot t\cdot S\cdot F\cdot \mathrm{Z}}{R^{2}\cdot D\cdot B\cdot \mathrm{Z}'}\times \mathrm{e}^{-ud}$$

式中，$V$是管电压，n是管电压指数，$I$是管电流，$t$是曝光时间，$S$是增感屏增感率，$F$是胶片感光度，Z是靶物质原子序数，$R$是焦-片距，$D$是照射野面积，$B$是滤线栅曝光系数，Z′是被照体原子序数，e是自然对数的底，$u$是被照体X线吸收系数，$d$是被照体厚度，K是常数。

影响感光效应的因素很多。相对固定的因素有：电源设备、高压发生器、X线球管、滤线器、胶片特性、增感屏及屏-片组合等。需要根据被检者的生理与病理情况，经常变动的因素有：管电压，管电流量，摄影距离，被照体厚度、密度、有效原子序数，照射野面积，照片冲洗等。由此将相对固定的因素都包含在K内，将管电压、管电流、曝光时间、焦-片距四个感光因素称为狭义上的“X线摄影条件”。因而感光效应公式可简化为：

$$E=\mathrm{K}\cdot\frac{V^{\mathrm{n}}\cdot I\cdot t}{R^{2}}$$

由上可见，感光效应与管电压的n次方成正比，这一指数函数关系反映了管电压是影响感光效应最重要的感光因素，管电压是在摄影时首要考虑的因素。

**影响感光效应的其他因素及互易关系**

（1）管电流量　诊断用X线能量范围内，管电压指数n随着管电压升高而下降（40~100kV之间的管电压指数n≈4，100~150kV之间的管电压指数n≈3），在其他因素固定的情况下，管电压（$V$）与管电流量（$Q$）的关系可用下式来表示：

$$E=\mathrm{K}\cdot V^{\mathrm{n}}\cdot Q=\mathrm{K}\cdot V^{\mathrm{n}}\cdot mA\cdot s$$

式中，$mA$是管电流，$s$是曝光时间。

摄取某被检部位所用的管电压为$V_1$，管电流量为$Q_1$，若选用管电压$V_2$进行摄影，那么所需的新管电流量$Q_2$为：

$$Q_2=\frac{V_1^{\mathrm{n}}\cdot Q_1}{V_2^{\mathrm{n}}}=\mathrm{K_v}\cdot Q_1$$

式中，Kv为管电压系数，可查管电压系数表获得。

（2）摄影距离　焦点至胶片的距离称为焦-片距（FFD），即摄影距离。在感光效应计算公式中FFD就是$R$。在摄影的有效范围内，胶片上得到的感光量与FFD平方成反比。

当其他条件固定时，摄影距离$R$和管电流量$Q$之间的关系，可用下式来表示：

$$Q_2=\frac{R_2^{2}\cdot Q_1}{R_1^{2}}$$

式中，$Q_1$为原管电流量，$R_1$为原FFD，$Q_2$为新管电流量，$R_2$为新FFD。

（3）成像探测器　X线到达探测器后，通过一定处理能形成二维的数字矩阵，或形成二维的连续的密度值（灰度值），经过图像处理和显像处理可获得可见影像。

成像探测器有模拟和数字两种。模拟成像探测器主要是指屏－片系统，数字成像探测器主要指CR的IP和DR的FPD。

屏－片系统因增感屏与胶片种类不同，对感光效应公式的$E$值影响较大；IP和FPD因种类和结构不同，对感光效应公式的$E$值影响也较大。

（4）滤线栅　一般认为肢体厚度超过15cm就应使用滤线栅，使用滤线栅不仅吸收了散射线，还吸收掉一部分原X线。因此在制定摄影条件时，必须考虑滤线栅的曝光系数$B$。

$$B=\frac{I_t}{I_t'}$$

式中$I_t$和$I_t'$分别代表使用和不使用滤线栅时使照片获得同等密度值的曝光量，同一性能的滤线栅的$B$值越小越好。

（5）照射野　X线束照射到被检体的曝光区域的大小为照射野，照射野的大小与X线照片对比度、影像密度都有很重要的关系。

被照体是一个散射体，被照体厚度越大，照射野越大，被检体产生的散射线就越多。X线摄影时，应将X线的照射野减少到能容下被照部位的最小程度，以利于对患者和工作人员的辐射防护及提高照片影像的清晰度。一般情况下，采用的照射野都比胶片稍小，以使胶片周围不接受X线，提高照片影像质量。

（6）屏－片系统　应用屏－片组合时，首先要考虑两者的匹配性，即增感屏光谱与胶片感色性的匹配程度，其次更换增感屏时，要注意增感屏的性能，尤其是增感率（$S$）。

若用$S_1$的增感屏所需的管电流量为$Q_1$，那么用$S_2$的增感屏所需的管电流量$Q_2$可用下式计算：

$$Q_2=\frac{S_2 \cdot Q_1}{R_1}$$

在实际应用中，把增感率为40的$CaWO_4$中速增感屏的增感率设为基准数，其他增感屏的增感率都用与它的比率来表示，此比率称为相对感度。

## 二、摄影条件的制定

制定合适的X线摄影条件，首先要依据人体被检部位的组织或病理类型，还要考虑被检部位器官运动状况、年龄、胖瘦等生理因素，此外还应熟悉增感屏、胶片、滤线栅、胶片的冲洗条件等因素。

X线摄影时需要经常调控的感光因素是：管电压、管电流、曝光时间和摄影距离，即狭义上的“摄影条件”。X线摄影条件的制定方法主要有以下四种。

（1）变动管电压法　所谓变动管电压法，是把摄影或感光因素中除被检肢体厚度、管电压之外所有各种因素相对固定，即作为常数，再根据被检肢体厚度而选用相对应管电压的一种X线摄影方法。X线摄影条件的相互关系表达式为：

$$V=2d+c$$

式中$V$为管电压，$d$为被照体厚度（cm），c为常数。此法简单易行，被检肢体厚度每增加1cm，管电压就增加2kV。c虽为常数，但对于不同肢体部位取值是不一样的。四肢骨c值在30左右，腰椎c值在26左右，头部c值在24左右。

（2）固定管电压法　在X线摄影中，在保证对被检部位有足够穿透力的前提下，将所选的管电压值固定，通过管电流量或曝光时间的变化来实现合适的感光效应，称之为固定管电压法。

固定管电压法并非对人体所有部位摄影位置都用一个管电压值，而是在保证对该部位有足够穿透力的基础上，实行管电压值的固定。对于同样被检部位，此法所选用的管电压值比变动管电压法的管电压值一般要高10~20kV，而所需的$mAs$值则相应降低。

固定管电压法操作简便，减少了肢体较厚部位的曝光量，不仅有利于提高工作效率、降低被检者的X线剂量，而且也能保证X线照片质量。现代X线机常采用的电离室或光电计自控曝光摄影，都属于固定管电压法。

（3）对数率法　是指通过对数变换恰当地选择、处理X线摄影时各感光因素的平衡关系，从而使X线照片能获得恰到好处的光学密度值和最大信息量的方法，又称西门子条件表或点数法。

将影响X线感光效应$E$的感光因素转换成相应的对数值，即“点数”，然后通过应用程序进行运算得出规范化的摄影条件。常把管电压（$kV$）、管电流量（$mAs$）、焦-片距（$R$）这三大因素先变换成相对应的对数率点数，而其他感光因素统一用系数K的对数率点数表示。即：

$$E=\mathrm{K}\cdot(V^n\cdot I\cdot t)/R^2 \text{或} E=\mathrm{K}\cdot(V^n\cdot mA\cdot s)/R^2$$

式中，K为常数，n为随管电压而变化的指数。对上式两边同时对数运算，得：

$$\lg E=\lg \mathrm{K}+n\lg V+\lg mAs-2\lg R$$

此法考虑了诸多感光因素，并换算成对数点数进行规范化设置，有利于控制合适的感光效应，但因计算复杂，未在实际中推广。

（4）自动曝光控制法　是指在X线摄影时，将探测器置于被检部位及屏-片系统之间，通过监测透过被检部位到达屏-片系统的X线量，控制器通过反馈机制控制X线的曝光时间，从而实现对各部位合适X线曝光量的控制。从本质上讲，自动曝光控制法属于固定管电压法。

此法操作简单，特别是与自动洗片机配套使用，可以保证照片的光学密度。使用自动曝光控制法并根据体位及肢体厚度的变化，选择合适的管电压，可以保证高质量的X线影像。

## 第五节　X线摄影检查的安全性

### 一、X线特性

X线属于电离辐射，其波长介于紫外线和γ射线之间，是具有电磁波和光量子双重特性的一种特殊物质。就其本质而言，X线与可见光、红外线、紫外线、γ射线完全相同，都是电磁波，只不过X线的频率很高，在$3\times10^{16}$~$3\times10^{20}$Hz之间，波长很短，在0.001~10nm之间。X线具有电磁波的共同属性，此外还具有以下几方面的特有性质。

**1.穿透作用**　是指X线穿透物质的能力，穿透性与X线能量、被穿透物质的原子性质、结构有关。波长短的X线光子能量大、穿透能力强，另外还与被照物体的密度有关。人体组织密度最大的是骨骼，其次是皮肤、肌肉、脂肪，肺等含气体的组织吸收X线最少。

**2.荧光作用**　当X线照射某些物质（如磷、钨酸钙、碘化铯等）时，由于电离或激发使原子处于激发状态，回到基态的过程中，由轨道电子的能级跃迁而辐射出可见光或紫外线光谱，由此产生的光，称荧光。我们将能发出荧光的物质称为荧光物质。荧光物质发生荧光的作用称为荧光作用。荧光作用能使波长短的X线变为波长长的可见光，荧光的强弱取决于X线的强弱。透视用的荧光屏、影像增强器、间接型平板探测器等都是利用了这一特性制成的。

**3.感光作用**　X线和可见光一样，同样具有光化学作用。X线照射到胶片上，使胶片药膜中的溴化银发生光化学反应，出现银粒子微粒而产生潜影，即感光作用。

**4.电离作用**　物体受X线照射时，核外电子脱离原子轨道，使原子变为离子的过程，称为电离。X线使物质的原子变为离子的作用，即为电离作用。

电离作用所产生的离子量与X线量成正比，自动曝光控制系统的电离室、正比计数管、X线放射治疗等利用了该特性，但也可诱发复杂的生物效应。

**5.生物效应**　经一定剂量X线的照射，对生物组织细胞特别是增殖性强的细胞会产生抑制、损伤甚至杀死，即X线的生物效应，生物效应既有利又有弊。

（1）随机效应　指X线损伤的严重程度与剂量的大小无关的效应，不存在剂量的阈值，只是发生的概率极其微小，主要表现形式是致癌和遗传效应。

（2）非随机效应　指X线损伤的严重程度与剂量的大小有关的效应，可能存在剂量的阈值，如过量或累积性照射，可使生物组织引起某些抑制、损伤甚至坏死。

人体组织在吸收一定量的X线后，视其敏感程度的不同，而出现不同的反应，这个特性可以在肿瘤放射治疗中得到充分的应用，因此生物效应也是放射治疗的基础。

人体组织吸收辐射能量会引起生物学效应，但当剂量小于几百毫希时，几乎无法观察到机体损伤或组织功能的丧失。但当剂量高于某些剂量水平（阈值水平），就会出现确定性效应。如果受照细胞不是被杀死而是被改变并保持活性，这些细胞繁殖时不能被机体的自我修复能力消除或封闭，在机体的某些有害条件的孕育下，就会形成确定性效应。这种效应具有偶然或统计性质，发生的概率随着剂量的增大而增大，但其严重程度不受剂量的影响，也就是说，在一定程度上，也可能没到阈值即可发生。

## 二、放射防护的基本原则

放射防护目的主要有：防止发生有害的确定性效应；限制随机性效应的发生概率，使之达到可以接受的水平；保证涉及人员辐射照射的各种实践具有正当的理由，保证利益超过危害。

《放射卫生防护基本标准》（GB4792-84）提出，放射防护的基本原则如下。

**1. 实践的正当化**　产生电离辐射照射的任何实践要经过论证，或确认该项实践是值得进行的，其所致的电离辐射危害同社会和个人从中获得的利益相比是可以接受的，如果拟议中的实践不能带来超过代价（包括健康损害代价和防护费用的代价）的净利益，就不应当引进该项实践。

**2. 放射防护最优化**　应当避免一切不必要的照射；以放射防护最优化为原则，以期用最小的代价，获得最大的净利益，从而使一切必要的照射保持在可以合理达到的最低水平。

**3. 个人剂量的限制**　在实施正当化与最优化两项原则时，要保持个人受照射的剂量当量不超过规定的限值。这样就可以保证放射工作人员中的个人不致接受过高的危险。

## 三、外照射防护的一般措施

外照射防护的一般措施有时间防护、距离防护和屏蔽防护。

### （一）时间防护

时间防护是指在不影响工作质量的前提下，尽量缩短人员受照射的时间。因为辐射剂量与时间成正比，缩短曝光时间，可以达到降低受照剂量的目的。为此，一切人员都应减少在辐射场内停留的时间。传统X线暗室透视，医生应充分做好眼睛的暗适应，以缩短观察时间。现代的影像增强器透视系统诊断更加准确，也缩短了时间。X线投影应优先选择投照条件，以减少重复照射。

### （二）距离防护

距离防护是指在不影响工作质量的前提下，尽量增加人员到X线管和散射体的距离。对于点状源，若不考虑空气对散射的吸收，X线的衰减遵循距离平方反比法则，可见距离防护是十分有效的。

### （三）屏蔽防护

要减少人员受照剂量，单靠时间防护和距离防护是不够的，往往还需要采用屏蔽防护。屏蔽防护是指在放射源和人员之间，放置有效吸收射线的屏蔽材料。从而衰减或消除射线对人体的危害。在屏蔽防护中主要研究的问题是：屏蔽材料的选择和屏蔽厚度的选择。

**1. 对屏蔽材料的要求**　任何物质或多或少能使射线受到衰减，但并不都适合做屏蔽防护材料，在选择屏蔽防护材料时，必须从材料的防护性能、结构性能、稳定性能和经济成本等方面综合考虑。

（1）防护性能　防护性能主要是指材料对辐射的衰减能力，还应考虑所选材料在衰减射线的过程中产生的次级辐射的问题。防护性能好是指衰减射线的能力强，产生的散射线少。

（2）结构功能　屏蔽材料除应具有很好的防护性能，还应具有一定的结构性能，包括材料的物理形态、力学特性和机械强度等。

（3）稳定性能　为保持屏蔽效果的持久性，要求屏蔽材料性能好，也就是材料具有抗辐射的能力，能耐高温、抗腐蚀。

（4）经济成本　所选用的屏蔽材料应成本低、来源广泛、易加工且安装、维修方便。

防护X线常用的屏蔽材料有铅、砖、混凝土、硫酸钡等。

**2.铅当量**　在屏蔽防护中，把达到与一定厚度的某屏蔽材料相同屏蔽效果的铅层厚度，称为该屏蔽材料的铅当量，单位：毫米铅（mmPb）。屏蔽材料的铅当量不仅随射线的能量、材料的厚度而变化，而且还与照射野的大小有关。在谈到防护材料的铅当量时，必须说明是什么材料、多大厚度、在多大射线能量下的铅当量。

材料的屏蔽性能还可以用比铅当量表示。比铅当量是指单位厚度（mm）防护材料的铅当量。

**3.确定屏蔽厚度**　应考虑当量剂量限值和最优化原则；屏蔽用途和距离；屏蔽材料的防护性能；工作负荷（W）；居留因子（T）；利用因子（U）六个因素。

（1）透射量计算法　对X线的初级（主）防护屏蔽厚度可用下列公式计算：

$$B=\frac{\mathrm{pd}^2}{\mathrm{WUT}}$$

式中，$B$为有用射线的最大允许透射量，单位是mSv·m$^2$/（mA·min）（也可用mGy代替mSv）；$P$为周剂量限量，对工作人员：$P$=1mSv/W，对公众：$P$=0.1mSv/W；$d$为参考点到焦点的距离，单位：m；WUT为有效工作负荷，其中W为周工作负荷，单位：mA·min/W；U为利用因子；T为居留因子。

用上式求出透射量后，可从混凝土或铅的透射曲线中查出混凝土或铅的屏蔽厚度。

利用下式也可换算出其他材料的厚度：

$$d_{材料}=d_{混凝土}（\rho_{混凝土}/\rho_{材料}）$$

次级（副）防护是对散、漏射线的防护，其屏蔽厚度的确定比较复杂，一般不采用计算法。

（2）查表法　初、次级防护屏厚度的确定也可用查表法得到。条件是已知管电压、周剂量限值及防护屏到辐射源的距离，再查表得到铅和混凝土的初、次级防护厚度。

X线诊断机房的主防护应有2mm铅当量的厚度，副防护应有1mm铅当量的厚度，一般25cm厚的实心砖墙，只要灰浆饱满，不留缝隙，可达到2mm铅当量。

## 四、其他的防护措施

### （一）机房及机器的防护要求

1.机房宜较大，并有通风设备，尽量减少放射线对身体的影响，就200mA X线机而论，机房面积不得小于36m$^2$。另外，机房墙壁应由一定厚度的砖、水泥或铅板构成，以达防护目的。

2. X线球管置于足够厚度的金属套（球管套）内并衬有铅皮，球管套的窗口应有缩光器调整照射野大小，尽量减少原发射线的照射。

### （二）工作人员的防护

1.工作人员不得将身体任何部位暴露在原发X线之中，尽可能避免直接用手在透视下操作，例如骨折复位，异物定位及胃肠检查等。

2.透视时须使用各种防护器材，如铅橡皮手套、铅围裙及铅玻璃眼镜等。利用缩光器使透视野尽量缩小，管电流尽量降低，曝光时间尽量缩短。

3.隔室摄影。在摄影机房隔壁设符合防护标准的控制室，安装铅玻璃窗或监控器观察患者。

（三）患者的防护

1.患者与X线球管须保持一定的距离，一般不少于35cm。这是因为患者距X线球管愈近，接受放射量愈大。球管窗口须加一定厚度的铝片过滤，减少穿透力弱的长波X线。

2.患者应避免短期内反复多次X线检查及不必要的复查。对性成熟及发育期的妇女做腹部照射时，应尽量控制次数及部位，避免伤害卵巢。早期怀孕第1个月内，胎儿对X线辐射特别敏感，易造成流产或畸胎，故对早孕妇女避免放射线照射骨盆部，即坚持月经来潮10日内可摄影原则。对男患者，在不影响检查的情况下，宜用铅橡皮遮挡性腺。

## 本章小结

1.医学影像检查技术相关专业术语，包括人体解剖方位、摄影体位、摄影的位置和方向等等，这些术语在后续学习中经常使用。

2. X线图像显示和标记内容，包括激光打印机的结构，模拟图像和数字图像的标记内容，图像标记在影像诊断中有着非常重要的作用，是一个容易出现疏忽和误差的环节，要引起足够的重视。

3. X线摄影按摄影原则和设备的操作规程进行才能充分发挥设备效能，获得满意图像。操作步骤包括屏-片系统、CR系统及DR系统的基本操作过程。

4. X线摄影是在相对固定的感光因素（电源、滤线器等）的基础上，根据具体受检体的情况如病理情况、设备类型等，灵活确定恰当的管电压、管电流及曝光时间等摄影条件，来获得符合影像诊断要求的图像。

5. X线摄影检查的安全性中介绍了X线的特性。X线防护原则及外照射防护的一般措施，无论是医务人员还是被检者都显得尤为重要。

## 习 题

习题

### 一、单项选择题

1.于前后方向将人体纵切为左右两半的切面是（　）。

A.横切面　B.冠状面　C.正中面　D.矢状面　E.水平面

2.关于冠状面，以下说法错误的是（　）。

A.与矢状面垂直　B.是将人体纵切为前后两部的切面

C.与水平面垂直　D.是将人体纵切为左右两部的切面

E.又叫额状面

3.以下关于关节运动的说法，错误的是（　）。

A.内收与外展相对

B.关节组成骨相互靠近，角度减小称为“屈”

C.骨绕矢状轴做旋转运动，骨的前面向内旋转称为“旋内”

D.关节骨向腹侧面靠近者为“内收”

E.部分肢体摄影位置需要关节呈一定运动状态

4.激光打印成像，胶片曝光利用的是（　）。

A.紫外线　B.激光束　C.电子线　D.阴极射线　E.软X射线

5.第一斜位又称为（　）。

A.右前斜位　B.右后斜位　C.左侧位　D.左后斜位　E.左前斜位

6.保持感光效应不变，摄影距离增加1倍后管电流量应为原来的（　）。

A. 1倍　B. 2倍　C. 3倍　D. 4倍　E. 5倍

7.滤线栅使用原则中，被照体厚度应超过（　）。

A.15cm　B.12cm　C.10cm　D. 8cm　E. 5cm

8.滤线栅使用原则中，X线管管电压须超过（　）。

A. 55kV　B. 60kV　C. 65kV　D. 70kV　E. 75kV

9.深吸气后屏气，常用于的摄影部位是（　）。

A.躯干　B.头颅　C.肺部　D.心脏　E.手

10.将人体分为前、后两部分的纵切面为（　）。

A.矢状面　B.冠状面　C.水平面　D.正中矢状面　E.横切面

11.X线自左前经右后达胶片称（　）。

A.右前斜位　B.左前斜位　C.左后斜位　D.右后斜位　E.侧位

12.以下有关摄影体位叙述错误的是（　）。

A.右前斜位也称第一斜位　B.左前斜位也称第二斜位

C.左侧位摄影X线由右侧投射到左侧　D.顶颌位又称下上轴位

E.右前斜位与左后斜位效果相似

13.激光打印机的结构不包括（　）。

A.激光打印系统　B.胶片传输系统

C.信息传递和存储系统　D.控制系统

E.循环系统

14.对摄影条件选择公式$V=2d+c$的解释，错误的是（　）。

A.该公式属于变动管电压法　B.管电压按被照体厚度改变

C.公式中$c$代表可变数　D.公式中$V$代表欲选管电压

E. $2d$表示厚度每增加1cm，则增加2kV

15.腹部摄影的呼吸方式为（　）。

A.平静呼吸　B.深吸气后屏气

C.连续缓慢浅呼吸　D.深呼气后屏气

E.以上都不是

16.肺结核患者摄影时常规采用的呼吸方式是（　）。

A.平静呼吸状态　B.深呼气屏气　C.深吸气屏气

D.深呼吸状态　E.连续缓慢呼吸

17.心脏摄影时常规采用的呼吸方式是（　）。

A.深呼吸状态　B.深呼气屏气　C.深吸气屏气

D.平静呼吸屏气　E.连续缓慢呼吸

18.摄影条件的基本因素不包括（　）。

A.冲洗时间　B.管电压　C.摄影距离　D.管电流　E.增感屏

19.X线摄影条件不应考虑的因素是（　）。

A.管电压　B.管电流　C.焦－片距　D.曝光时间　E.投照角度

20.以下对摄影条件可变因素的叙述，错误的是（　）。

A. X线照片影像因被照体构成不同而异

B. 胸部X线吸收差异随其构成组织而变化

C. 同等厚度的患者，摄影条件一样

D. 骨质稀疏，对X线吸收程度小

E. 要尽量减少因移动造成的影像模糊

## 二、简答题

1. X线照片标记的主要内容有哪些？

2. 放射防护的三个基本原则是什么？

（沈孝翠）

# 第二章　X线常规摄影检查技术

**知识目标**

1.掌握　头颅、胸部、腹盆部、脊柱、四肢的体表定位标志、常见摄影体位及注意事项。

2.熟悉　人体各部位摄影目的。

3.了解　人体各部位X线摄影照片显示。

**技能目标**

1.学会　人体各部位X线摄影的体位摆放、中心线方向和入射点的准确定位。

2.具备　根据临床诊断需要正确选择相应体位的能力。

培养学生具有良好医患沟通的能力。

PPT

## 第一节　头颈部X线检查技术

**案例讨论**

案例　患者，男，30岁，头痛、头晕、流脓涕1周就诊。查体：鼻黏膜充血肿胀，两眼眶上缘内侧有压痛。

讨论　1.该患者考虑何种病变？应选择何种体位摄影？

2.体位如何设计？

### 一、头颅体表定位标志

#### （一）定位点（图2-1）

**1.眉间**　两侧眉弓的内侧端之间。

**2.鼻根**　鼻骨与额骨相接处。

**3.外耳门**　耳郭前外面前部的椭圆形孔。

**4.枕外隆凸**　枕骨外面的中部隆起。

**5.乳突尖**　外耳门后方，颞骨乳突部向下呈乳头尖状部分。

**6.下颌角**　下颌骨的后缘与下缘相会处形成的钝角。

#### （二）定位线（图2-1）

**1.听眶线**　为外耳门与同侧眼眶下缘间的连线。听眶线为解剖学的水平线，与解剖学水平面平行。

**2.听眦线**　为外耳门与同侧眼外眦间的连线，与同侧听眶线约成12°角。

**3.听鼻线**　为外耳门与同侧鼻翼下缘间的连线，与同侧听眶线约成13°角。

**4.听口线**　为外耳门与同侧口角间的连线，与同侧听眶线约成23°角。

**5.听眉线**　为外耳门与眉间的连线，与同侧听眶线约成22°角。

**6.瞳间线**　为两瞳孔间的连线。

#### （三）基准面

**1.正中矢状面**　将头颅纵向分为左、右均等的两部分的切面。不位于正中，但与其平行的面，均称为矢状面。

**2.解剖学水平面** 经颅骨听眶线，将头颅分成上、下两部分的水平断面。

**3.耳垂额状面** 沿外耳孔做解剖学水平面垂直线，将头颅分作前、后两部分的冠状断面。

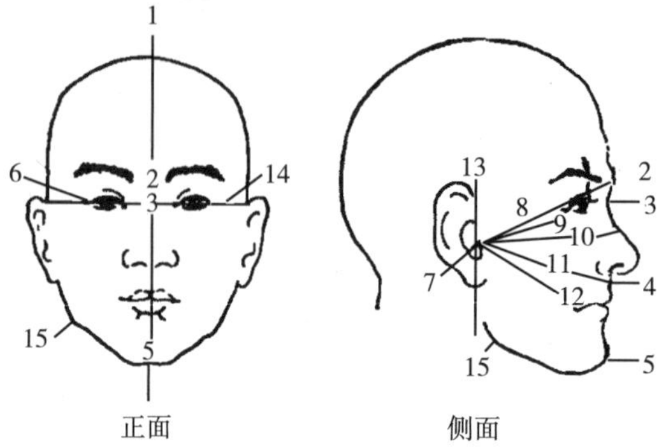


图2-1 头颅体表定位点、定位线和基准面

1.正中矢状面 2.眉间 3.鼻根 4.鼻唇交点 5.颏隆起
6.外眦 7.外耳门 8.听眉线 9.听眦线 10.听眶线
11.听鼻线 12.听口线 13.耳垂额状面 14.瞳间线 15.下颌角

## 二、检查前注意事项

1.摄影前，认真阅读X线检查申请单，了解检查目的。

2.根据临床诊断需要，选择正确的摄影体位和摄影条件。体位设计要求在保证临床诊断前提下，使患者处于舒适状态。

3.摆放摄影体位前，要求被检者去掉头部的发卡、饰物和活动假牙等物品。曝光前必须对患者进行有效的X线防护。

4.摆放摄影体位时，要充分利用头颅体表定位标志，明确X线中心线的入射点和出射点。特殊情况无法使摄影体位符合常规摆放要求的，应通过改变IR位置和X线投射方向，使摄影效果符合诊断要求。

5.使用滤线器摄影技术，摄影距离一般为90~100cm，平静呼吸下屏气曝光。对称结构分别进行摄影时，摄影条件必须保持一致。

6.为避免曝光时头颅运动导致照片模糊，摄影前应对被检者做平静呼吸下屏气训练。必要时采用头颅固定装置。

7.头颅外伤等危重患者摄影时，应在临床医生监护下进行，尽量少搬动患者。通常取头颅前后位和仰卧水平侧位。

## 三、常见摄影体位

### 1.头颅后前位

【摄影目的】

观察颅骨正位影像，观察颅骨的骨质、对称性、骨板厚度、颅缝宽度及颅内的情况。

【摄影体位】

被检者俯卧于摄影床，前额及鼻尖贴摄影床面，两上肢弯曲，手扶摄影床面，保持身体稳定。头正中矢状面与床面正中线重合并垂直。听眦线垂直床面。IR置于滤线器托盘上，其长轴与床中线平行，上缘超出颅骨顶部3cm，下缘超过颏部（图2-2）。

【中心线及呼吸方式】

中心线：经枕外隆凸垂直射入IR。

呼吸方式：平静呼吸屏气曝光。

【影像标准及显示内容】

呈两眼眶形状、大小对称的颅骨后前位影像（图2-3）。额骨、颅缝显示清晰，颞骨岩部对称显示于双侧眼眶内，内听道、鼻中隔及两侧上颌窦清晰显示。

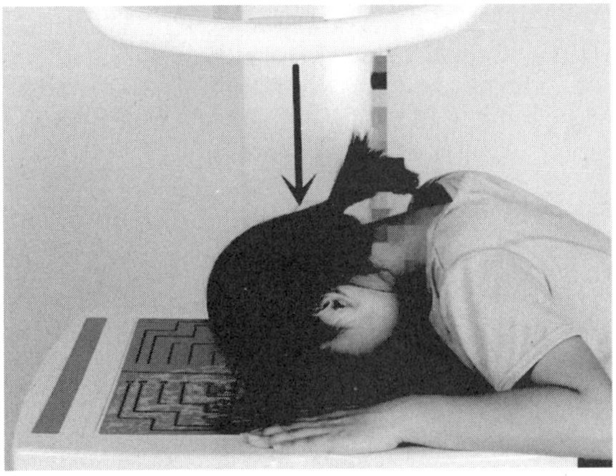

图2-2　头颅后前位摄影位置图

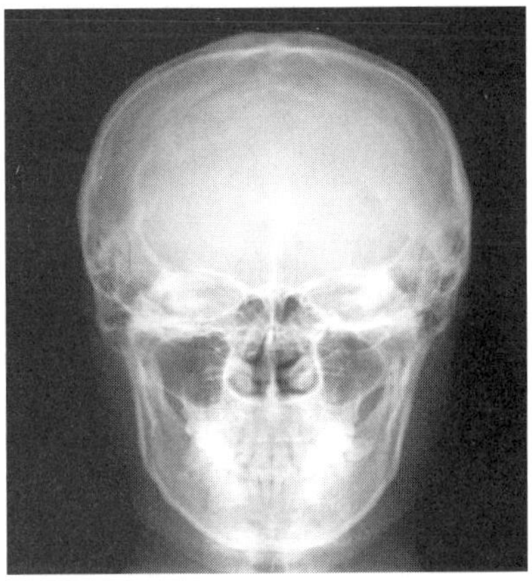

图2-3　头颅后前位照片影像

2.头颅侧位

【摄影目的】

观察颅骨的骨质、骨缝及蝶鞍的形态、大小及颅内情况。

【摄影体位】

被检者俯卧于摄影床，头颅被检侧贴于摄影床面，被检侧上肢伸直放在身旁，对侧手扶摄影床面，下肢自然弯曲，膝部支撑身体保持稳定。头部正中矢状面与床面平行，瞳间线与摄影床面垂直。IR横放于滤线器托盘上，IR上缘超出颅顶3cm，下缘超过颏部（图2-4）。

【中心线及呼吸方式】

中心线：经外耳门向前2.5cm，再向上2.5cm处垂直射入。

呼吸方式：平静呼吸屏气曝光。

【影像标准及显示内容】

蝶鞍边缘清晰的颅骨侧位影像（图2-5）。

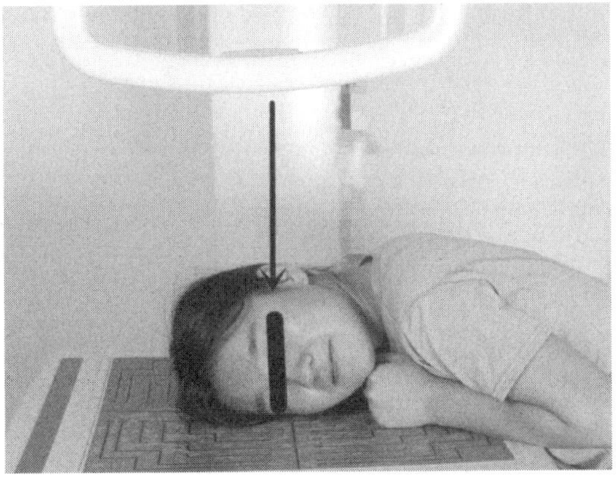

图2-4　头颅侧位摄影位置图

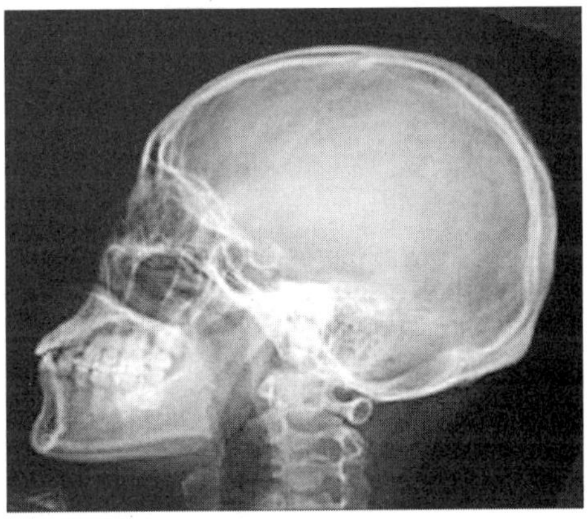

图2-5　头颅侧位照片影像

3.颞下颌关节侧位

【摄影目的】

观察颞下颌关节的关节间隙，检查颞下颌关节有无脱位等。

【摄影体位】

被检者体位与头颅侧位相同。被检侧颞下颌关节对准IR中心上1cm处；先摄闭口位片，保持头部不动，再摄张口位片；摄完一侧再摄另一侧颞下颌关节闭口位片及张口位片，以便进行对比（图2-6）。

【中心线及呼吸方式】

中心线：向足侧倾斜25°角，对准对侧外耳孔上7~8cm处，经被检侧颞下颌关节射入。

呼吸方式：平静呼吸下屏气曝光。

【影像标准及显示内容】

颞下颌关节间隙显示清楚，反映关节的张、闭口功能（图2-7）。

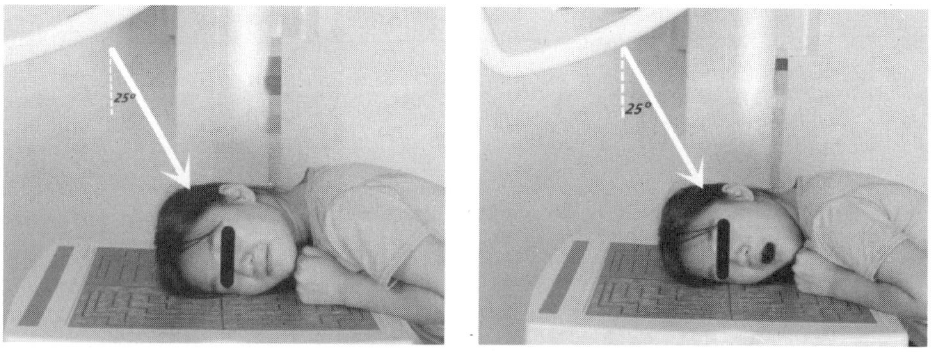


图2-6 颞下颌关节闭口位、张口位摄影位置图

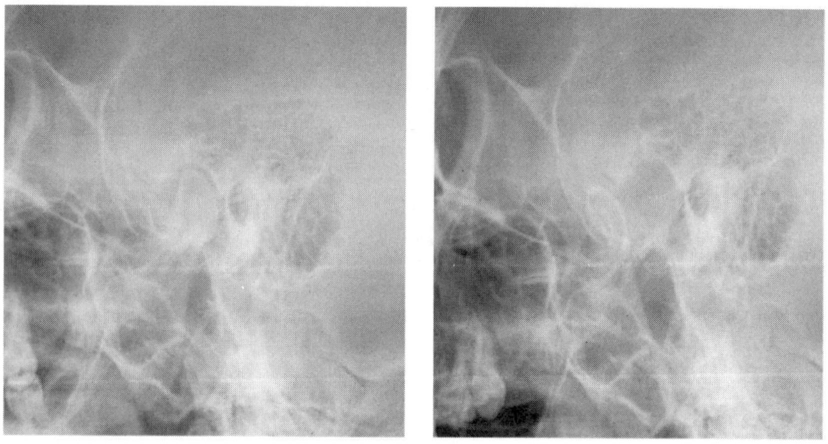

图2-7 颞下颌关节侧位闭口位、张口位照片影像

### 4.鼻骨侧位

【摄影目的】

观察鼻骨骨折凹陷情况。

【摄影体位】

被检者俯卧于摄影床上，头部侧转，使头颅矢状面与摄影床面平行，瞳间线垂直于床面。鼻根下1cm处对准IR中心（图2-8）。

【中心线及呼吸方式】

中心线：经鼻根下1cm处垂直射入。

呼吸方式：平静呼吸下屏气曝光。

【影像标准及显示内容】

鼻骨侧位影像清晰显示（图2-9）。

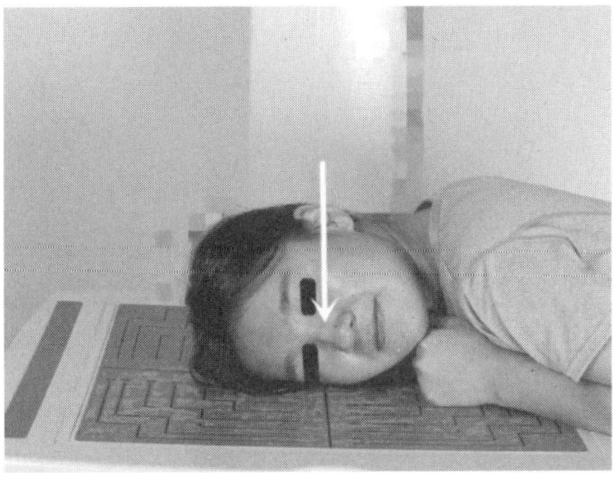

图2-8 鼻骨侧位摄影位置图

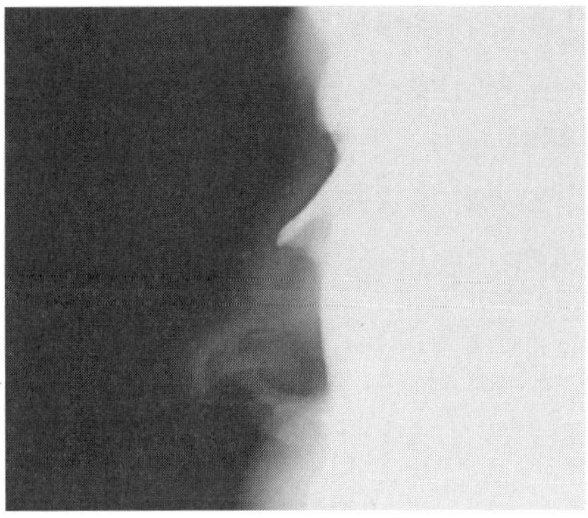

图2-9 鼻骨侧位照片影像

5. 柯氏位

【摄影目的】

观察额窦、前组筛窦、眼眶及眶上裂等结构影像。

【摄影体位】

被检者俯卧于摄影床上，前额、鼻尖紧贴床面，下颌内收。头正中矢状面与摄影床面中线一致并垂直。听眦线与摄影床面垂直，鼻根位于探测器中心处。IR置于滤线器托盘上，其长轴与摄影床中线平行（图2-10）。

【中心线及呼吸方式】

中心线：向足侧倾斜23°角，经鼻根射入IR中心。

呼吸方式：平静呼吸下屏气曝光。

【影像标准及显示内容】

两眼眶影像显示清晰，对称投影于照片的中部。额窦投影于眼眶的内上方；前组筛窦显示于两眼眶影之间，下鼻甲显示清晰，鼻腔中内纵形线影为鼻中隔（图2-11）。

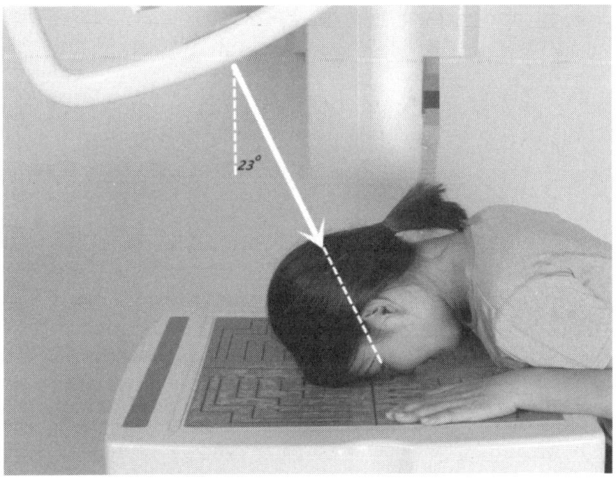


图2-10 柯氏位摄影位置图

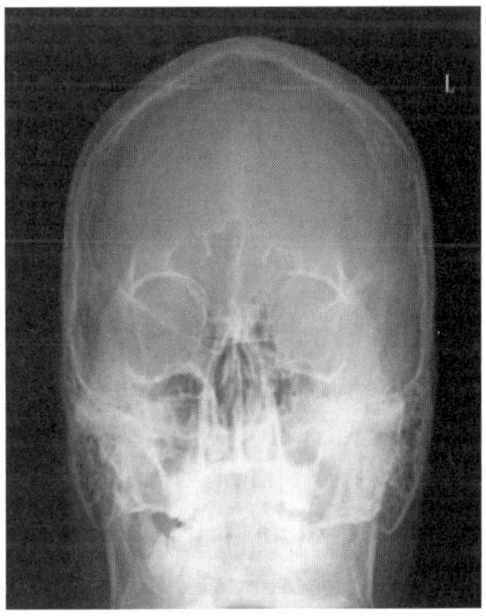


图2-11 柯氏位照片影像

6. 瓦氏位

【摄影目的】

用于观察上颌窦、额窦、前及后组筛窦等结构影像。

【摄影体位】

被检者俯卧于摄影床上，头正中矢状面与摄影床面垂直并与IR中线重合。下颌骨颏部置于摄影床面上，头稍后仰，听眦线与摄影床面成37°角。IR置于滤线器托盘上，其长轴与摄影床中线平行。鼻尖部对准IR中心（图2-12）。

【中心线及呼吸方式】

中心线：经鼻中棘垂直射入IR中心。

呼吸方式：平静呼吸下屏气曝光。

【影像标准及显示内容】

两侧上颌窦影像对称显示于眼眶影像的下面。额窦、后组筛窦显示良好（图2-13）。

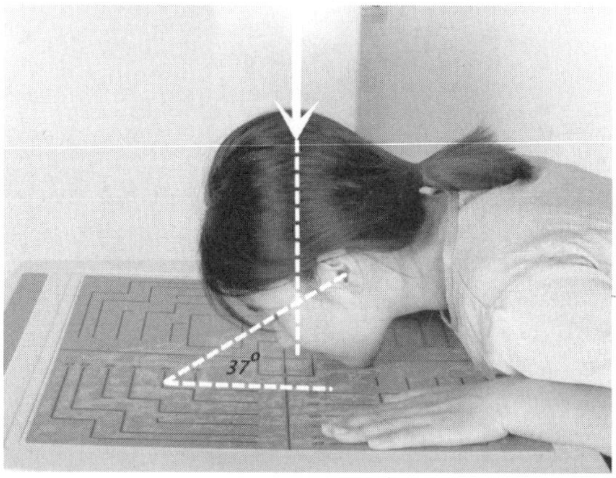


图2-12　瓦氏位摄影位置图

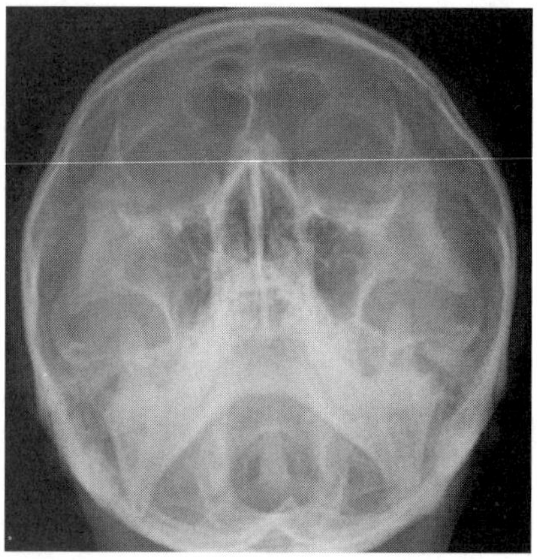

图2-13　瓦氏位照片影像

**知识拓展**　　乳突许氏位和乳突梅氏位

**1.乳突许氏位**　可用于观察鼓室、鼓窦、乳突蜂房、乙状窦及听骨等结构影像。摄影时患者俯卧于摄影台上，将头侧转，被检侧紧贴IR，耳郭前折，被检侧上肢伸直，对侧手握拳支撑颏部，下肢自然弯曲，保持平稳。外耳孔置于IR中心处，瞳间线垂直IR。中心线向足侧倾斜25°角，经被检侧乳突射入。平静呼吸屏气曝光。

**2.乳突梅氏位**　可用于观察内外耳道、鼓窦、岩骨、下颌骨髁状突等结构影像。摄影时被检者仰卧于摄影台上，头部转向被检侧，头部正中矢状面与床面成45°角，外耳孔置胶片的上方1/3处，听眶线与床面正中线垂直。被检侧耳郭前折，乳突位于床面正中线上，头部保持稳定。中心线向足侧倾斜45°角，由对侧眉弓外1/3的上方6cm处射入IR中心。平静呼吸屏气曝光。

（徐　赞）

PPT

## 第二节　胸部X线检查技术

**案例讨论**

**案例**　患者女性，15岁，神清语明面色正常，在父亲陪同下来放射科仅脱去外套拍胸片，胶片可见双肺野分布均匀的小颗粒状高密度影。体征无其他异常。

**讨论**　1.双肺野分布均匀的小颗粒状高密度影可能是什么？

2.如何判断女孩的病情？

3.下一步做什么？

### 一、体表定位标志

胸部体表标志主要有颈静脉切迹、胸骨角、剑突、男性乳头、肋弓等，还有腋前线、腋中线、腋后线等标线。

1.胸骨颈静脉切迹位于胸骨上缘的凹陷处，平第2胸椎下缘高度。

2.胸骨角为胸骨柄与胸骨体的连接处，微向前凸，两侧与第2肋骨前端连接，平对气管分叉及第4、5胸椎椎体交界处。

3.剑突末端为胸骨最下端，平第11胸椎椎体高度。

4.肋弓构成胸廓下口的前部，由第8~10肋软骨前端相连形成，肋弓的最低点平第3腰椎高度。

5.锁骨中线为通过锁骨中点的垂线。

6.腋前线为通过腋窝前缘的垂线。

7.腋中线为通过腋窝中点的垂线。

8.腋后线为通过腋窝后缘的垂线。

## 二、摄影注意事项

1.胸部摄影者多为呼吸系统疾病患者，医生要做一级防护，佩戴口罩并酌情佩戴护目镜、PE手套。

2.调整合理的照射野范围、焦-片距；对准中心线入射点和入射方向。

3.胸部外伤患者摄影时，可通过改变摄影方向来满足对摄影位置的要求，减少搬动患者，避免医源性伤情加重。

4.胸部摄影检查可选用高千伏、短时间曝光方式，减少曝光时心脏搏动造成的运动性模糊。

5.胸部摄影管电压为75~120kV，曝光量10~50mAs，摄影距离一般为150~180cm；婴幼儿焦-片距为100cm；心脏大血管摄影焦-片距为180~200cm，测量心脏时为200cm。体厚超过15cm时需用滤线器。

6.给被检者做好呼吸屏气训练，减少运动性模糊。

7.加强对被检者的X线防护意识，使被检部位以外的其他部位远离辐射线和使用铅衣屏蔽。生育期女性摄影坚持月经来潮10日内进行，孕8~15周绝对禁止X线检查。

## 三、常见摄影体位

### 1.胸部后前位

【摄影目的】

观察胸廓、肺部、心脏形态、纵隔、膈肌影像，还可测心脏大小、心胸比率。

【摄影体位】

被检者面向摄影架站立，双脚分开，前胸壁紧贴影像信息接收器（IR），身体正中矢状面与IR垂直，并将胸部置于IR中心部位。头稍后仰，双肩自然下垂，两臂内旋手背放在髂部，双肘部向前，将肩胛骨拉出肺野（图2-14）。照射野上缘包括肩峰上5cm，下缘包括肋膈角及两侧胸壁周围软组织。胸部摄影观察肺像焦-片距为150~180cm，婴幼儿焦-片距为100cm；心脏大血管摄影焦-片距为180~200cm，测量心脏时焦-片距为200cm（远达片）。

【中心线及呼吸方式】

中心线：肺像对准第5胸椎棘突后缘垂直入射。观察心脏时对准第7胸椎棘突后缘垂直入射。

呼吸方式：肺部摄影为深吸气后屏气曝光；心脏大血管测量摄影为平静呼吸下屏气曝光。

【影像标准及显示内容】

影像显示胸部正位影像；两侧胸锁关节对称，两侧锁骨水平对称；肩胛骨内侧缘在肺野之外，第1至4胸椎清晰可见；双侧肺野对称，心脏居中偏左，心脏大血管边缘及膈肌影像锐利；肺纹理由肺门呈放射状伸向肺野；肋骨纹理清晰，气管和邻近的支气管清晰显示，双肺尖显示充分；胸部软组织层次清晰（图2-15）。

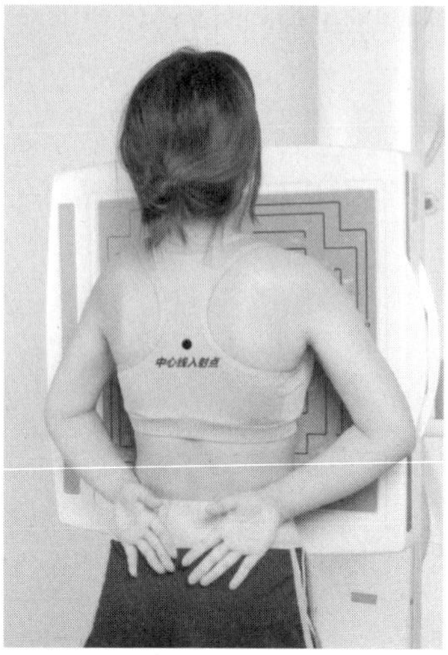


图2-14 胸部后前摄影位置图

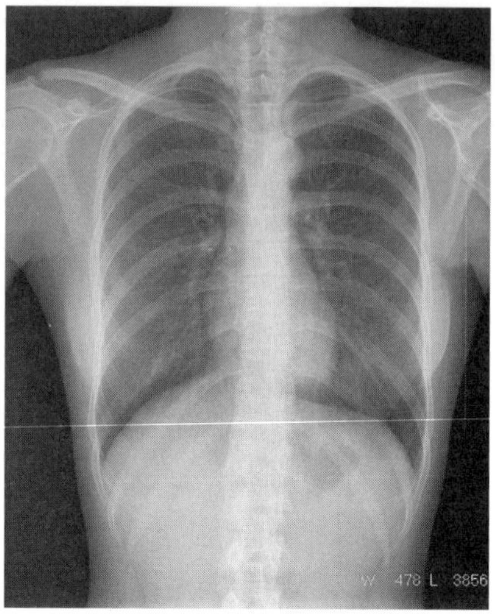


图2-15 胸部后前位照片影像

2.胸部侧位

【摄影目的】

观察肺的侧位组织和心影后方肺组织及前后肋膈角等侧位影像；观察左心室、右心室、主动脉、肺动脉及心脏与食管之间关系。

【摄影体位】

被检者侧立于摄影架前，两足分开。左侧胸壁贴IR并置于其中心位置，身体矢状面与IR平行。两臂高举，手抱头，照射野上缘超过肩部，下缘包括肋膈角，前缘包括前胸壁，后缘包括后背及软组织（图2-16）。胸部摄影焦-片距为150~180cm，婴幼儿焦-片距为100cm；心脏大血管测量摄影焦-片距为200cm。

【中心线及呼吸方式】

中心线：肺像对准第5胸椎水平与腋中线相交处垂直入射。观察心脏时经第7胸椎高度与腋中线相交处垂直射入。

呼吸方式：肺部侧位摄影为深吸气后屏气曝光；心脏大血管侧位摄影为吞钡后屏气曝光。

【影像标准及显示内容】

影像显示胸部侧位影像（图2-17）。包括肺尖、前后胸壁、膈肌及后肋膈角，膈肌前高后低；胸骨及胸椎呈侧位像，第4胸椎以下清晰显示；从颈部到气管分叉部，能连续追踪到气管影像，心脏大血管居中偏前，心脏前后缘、主动脉、心脏前后间隙、肺野、横膈影像清晰显示，食管吞钡显影时位于心影后方；胸部软组织层次清晰。

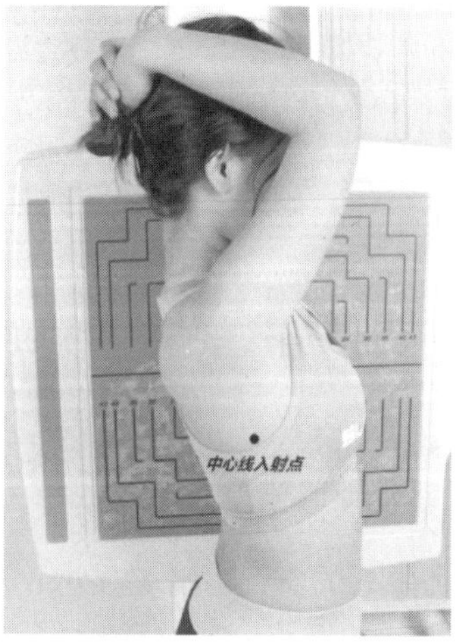


图2-16 胸部左侧位摄影位置图

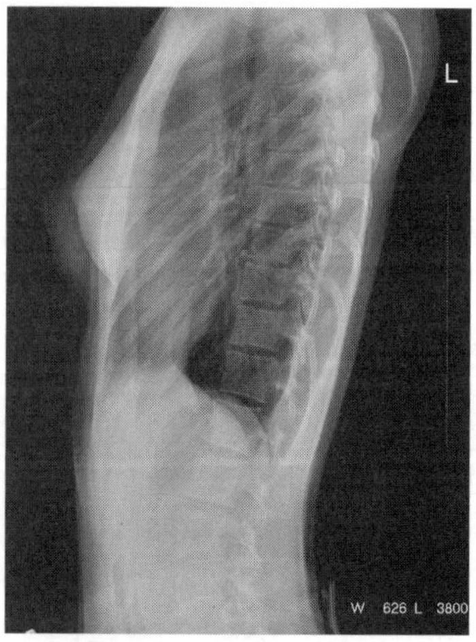


图2-17 胸部左侧位照片影像

### 3.胸部右前斜位（第一斜位）

【摄影目的】

观察肺的斜位影像或左心房、右心房、右心室漏斗部及肺动脉段等情况。

【摄影体位】

被检者面向摄影架站立，双脚分开，身体向左旋转使右前胸壁紧贴IR，人体冠状面与IR成45°~55°角（观察肺像为45°角）。右臂屈肘内收，手背放于胯上，左手上举抱头。照射野上缘超过肩部，下缘包括肋膈角，两侧包括两侧胸壁及其周围软组织（图2-18）。焦-片距为150cm。

【中心线及呼吸方式】

中心线：经左侧肩胛骨下角所在平面与左腋后线相交处垂直射入。

呼吸方式：肺像深吸气后屏气曝光；观察心脏则为平静呼吸吞钡后曝光。

【影像标准及显示内容】

影像显示胸部右前斜位影像（图2-19）。心脏大血管投影于胸部左侧，胸椎投影于胸部右后1/3处；食管胸段钡剂充盈良好，位于心脏与脊柱之间。同时可见心前缘：包括升主动脉前缘、中部肺动脉圆锥、下段右心室、少部分左心室。心后缘：由上至下包括左心房、右心房。

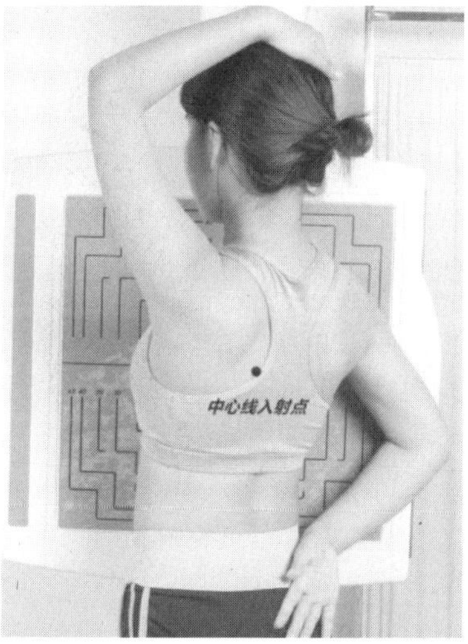


图2-18　胸部右前斜位摄影位置图

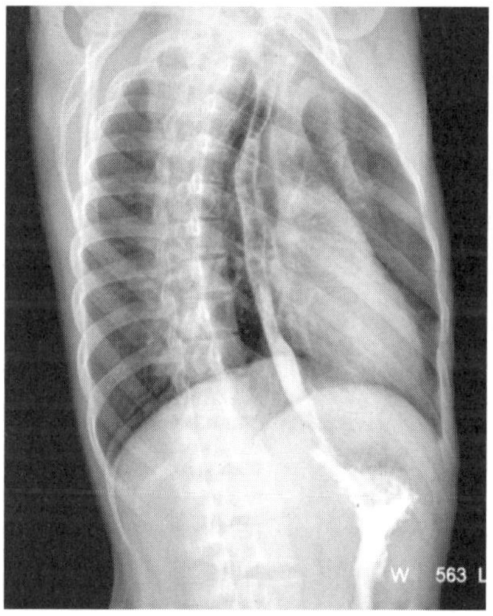


图2-19　胸部右前斜位照片影像

### 4.胸部左前斜位

【摄影目的】

观察肺部左前斜位影像；观察左心室、右心室、左心房、右心房、主动脉及主动脉窗等情况。

【摄影体位】

被检者站立于摄影架前，双脚分开，身体向右旋转，使左前胸壁紧贴IR，人体冠状面与IR成55°~70°角（观察肺像为45°角）。左手放于臀部，屈肘内收，右手上举抱头，保持身体平稳。照射野上缘超过肩部，下缘包括肋膈角，两侧包括两侧胸壁及其周围软组织（图2-20）。焦-片距为150cm。

【中心线及呼吸方式】

中心线：经右侧肩胛下角所在平面，左后胸壁与右前胸壁连线中点垂直射入。

呼吸方式：肺像深吸气后屏气曝光；观察心脏则为平静呼吸屏气曝光。

【影像标准及显示内容】

影像显示胸部左前斜位影像（图2-21）。胸部呈斜位投影，心脏大血管投影于胸椎右侧，胸椎投影于胸部左后方1/3偏前处，心后缘上方是展开的主动脉弓，弓下透明区为主动脉窗，胸主动脉全部展示，边缘清晰。同时可见心前缘：包括自上而下3个弧，升主动脉、右心房、右心室；心后缘：自下而上为左心房、左心室。如果体位不正或切斜角度不够都不能显示良好。

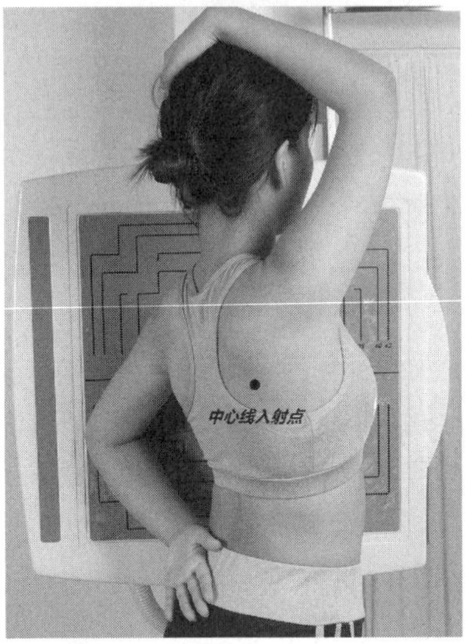


图2-20　胸部左前斜位摄影位置图

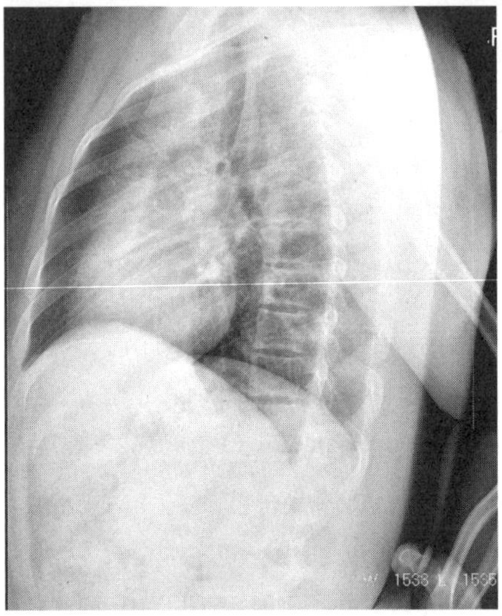

图2-21　胸部左前斜位照片影像

**5.胸部前凸位**

【摄影目的】

观察肺尖部病变等情况。

【摄影体位】

被检者背立于摄影架前约30cm处，两足分开与肩同宽，身体正中矢状面与IR垂直并对准其中线，双手背放于髋部，肘部屈曲内旋，身体后仰，肩部紧靠摄影架，头稍前倾，使前胸部冠状面与IR成45°角。照射野上缘超出锁骨6~7cm，下缘包括肋膈角，两侧包括两侧胸壁及其周围软组织（图2-22）。

【中心线及呼吸方式】

中心线：对准胸骨角垂直射入IR。

呼吸方式：深吸气后屏气曝光。

【影像标准及显示内容】

影像显示胸部半轴位影像，锁骨位于胸廓的最上方，肺尖钝圆；肋骨呈水平状，肋间隙变宽；胸部软组织层次清晰（图2-23）。

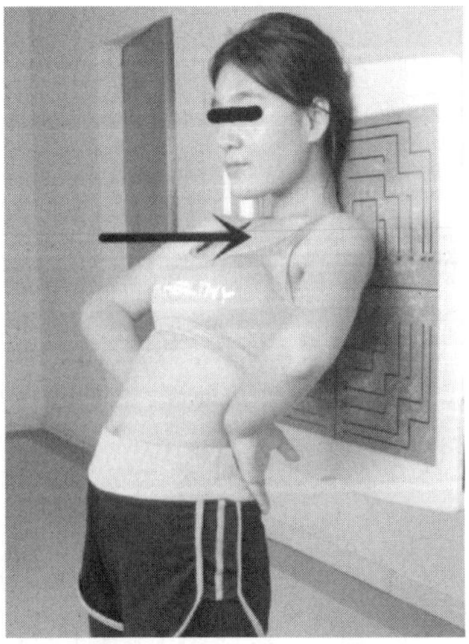

图2-22　胸部前凸位摄影位置图

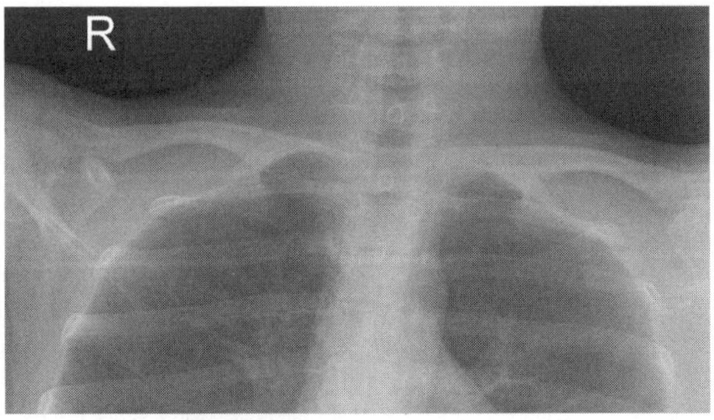


图2-23　胸部前凸位照片影像

6.肋骨斜位

【摄影目的】

观察肋骨局部骨质情况，如外伤骨折等。

【摄影体位】

以右前斜位为例：被检者站立于摄影架前，双脚分开，保持身体平稳。右前胸壁紧贴IR，待检部位置于其中心位置，身体冠状面与摄影架成45°角。双手上举抱头。照射野上缘超过肩部，下缘包括肋膈角，两侧包括两侧胸壁及其周围软组织（图2-24）。

【中心线及呼吸方式】

中心线：经肋骨检查部位中心垂直射入IR。

呼吸方式：深吸气后屏气曝光。

【影像标准及显示内容】

影像显示被检侧肋骨斜位影像，腋中线部肋骨呈平面展示，肋骨颈部显示较好；骨皮质及骨髓质清晰显示，周围软组织层次清晰（图2-25）。如果体位不正或倾斜角度不够都不能显示良好。

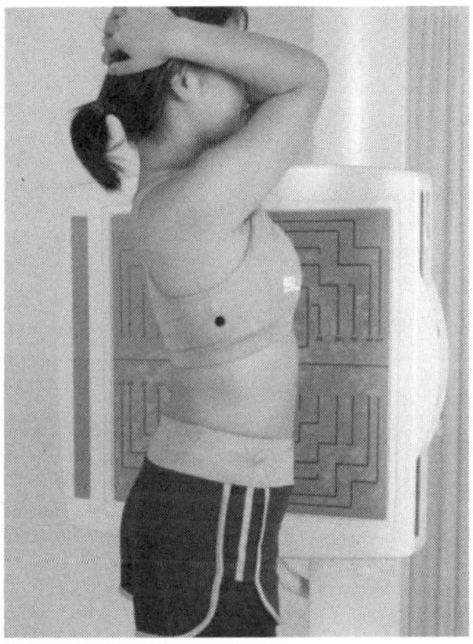

图2-24　肋骨斜位摄影位置图

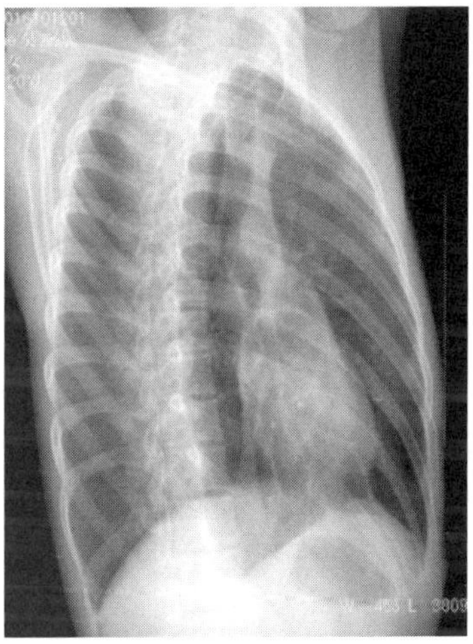

图2-25　肋骨斜位照片影像

（曹　阳）

## 第三节　腹盆部X线检查技术

PPT

**案例讨论**

案例　45岁，女，有吸烟史及溃疡病史，因突然发作剧烈腹痛就诊。临床要求拍摄腹部平片。

讨论　1.选择站立腹部平片还是卧位腹部平片？

2.如何拍摄？

### 一、体表定位标志

腹部X线摄影时常用的体表定位标志如下。

1.剑突相当于第11胸椎，在膈肌水平。

2.肾脏上极约在第11胸椎下缘；肾门约平第1腰椎水平；肾下极约平第2腰椎下缘。

3.脐相当于第4腰椎水平。

4. 骨盆的最高点为两侧髂嵴连线，约为第4腰椎棘突水平。

5. 髂前上棘平第2骶椎。

6. 膀胱位于耻骨联合上方。

## 二、检查前注意事项

1. 除肠梗阻、腹部脏器破裂等急腹症及孕妇外，摄影前应进行肠道清洁，减少肠内容物对诊断影像的重叠干扰。

2. 选择正确的摄影体位，对可疑肠梗阻、穿孔、出血时，应尽量采用站立位腹部摄影。

3. 对先天性肛门闭锁者，应在婴儿出生后20小时左右进行摄影，摄片前先要让患儿保持倒立姿势并且要让其大声哭闹4~5分钟，使肠腔气体尽可能的上移，以便更好地测量直肠气体末端距肛门皮肤处金属标志的距离，从而提高影像诊断质量。

4. 腹部摄影一般选择深呼气后屏气曝光。

5. 除新生儿外，腹部摄影均应使用滤线器技术，摄影距离为90~100cm。

6. 保证影像质量的前提下，减少受检部位辐射剂量，做好防护工作。

## 三、常见摄影体位

### 1. 腹部仰卧前后位

【摄影目的】

大体观察腹腔脏器，如肝脏体积大小、胆囊结石、泌尿系结石、肠内充气、胰腺钙化、肠系膜钙化等。

【摄影体位】

被检者仰卧于摄影床上，身体正中矢状线对正于床面中线，正中矢状面垂直于床面，两臂上举包头，双下肢伸直。剑突上3cm及耻骨联合包括在照射野内（图2-26）。

【中心线及呼吸方式】

中心线：对准剑突与耻骨联合上缘连线的中点，垂直射入IR中心。

呼吸方式：深呼气后屏气曝光。

【影像标准及显示内容】

腹部全部包括在照片内，腰椎序列投影于照片正中并对称显示；两侧膈肌、腹壁软组织及骨盆腔对称显示在照片内，椎体棘突位于照片正中；肾、腰大肌、腹膜外脂肪线及骨盆影像显示清楚（图2-27）。

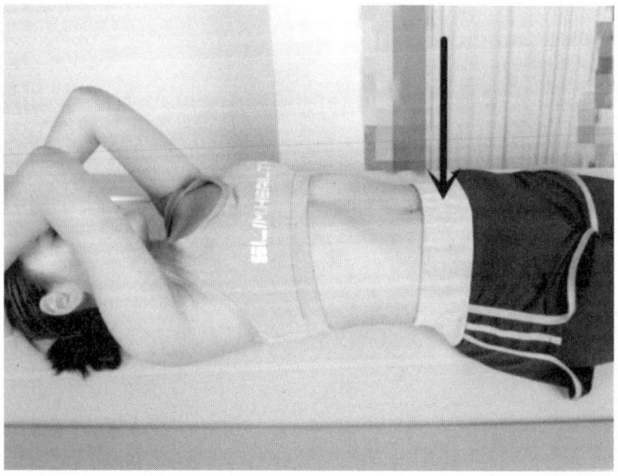

图2-26　腹部仰卧前后位摄影位置图

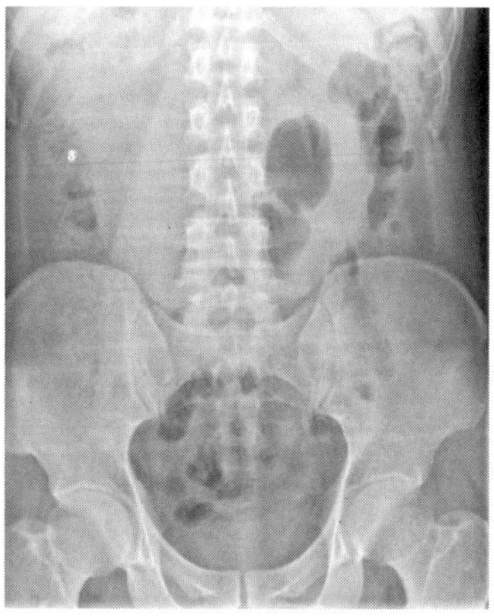

图2-27　腹部仰卧前后位照片影像

### 2. 腹部侧卧侧位

【摄影目的】

大体观察腹腔内结石、钙化、异物、肿瘤等病变情况，常用做位置关系的判断。

【摄影体位】

被检者侧卧于摄影床上，被检侧在下，两臂上举抱头，双下肢弯曲，身体冠状面垂直床面。腹部前后径中线置于床中线处。剑突上3cm及耻骨联合包括在照射野内（图2-28）。

【中心线及呼吸方式】

中心线：对准剑突及耻骨联合上缘平面的腹部前后径中线中点，垂直射入IR。

呼吸方式：深呼气后屏气曝光。

【影像标准及显示内容】

腹部侧位影像，膈肌、耻骨联合及前后腹壁包括在照片内，两侧下部肋骨及两侧髂骨影重叠（图2-29）。

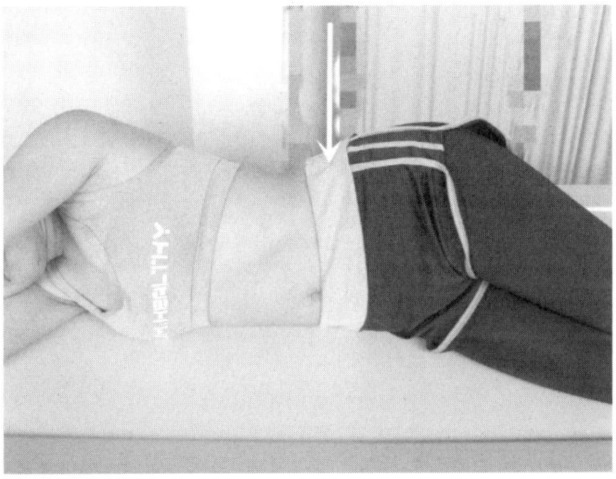

图2-28 腹部侧卧侧位摄影位置图

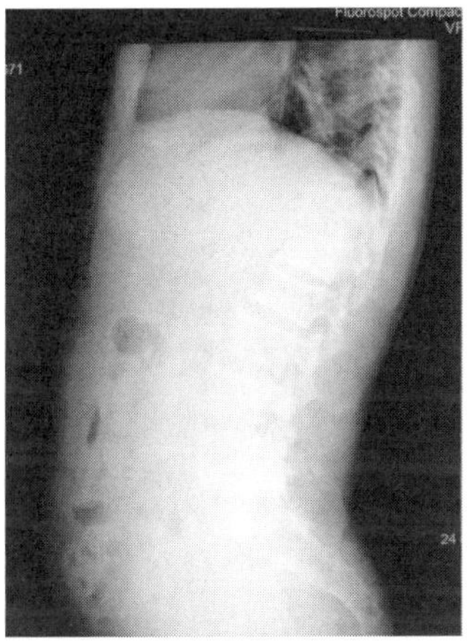


图2-29 腹部侧卧侧位照片影像

### 3. 腹部站立前后位

【摄影目的】

观察消化道穿孔、肠梗阻及肾下垂等病变情况。

【摄影体位】

被检者背向摄影架站立，身体正中矢状线对正于IR中线，冠状面平行于IR。两臂上举抱头，剑突上5cm及耻骨联合包括在照射野内（图2-30）。

【中心线及呼吸方式】

中心线：观察膈下游离气体时，对准剑突和脐连线中点，垂直于IR射入；观察其他部位时，对准剑突与耻骨联合上缘连线的中点，垂直于IR射入。

呼吸方式：深呼气后屏气曝光。

【影像标准及显示内容】

两侧膈肌、腹壁软组织及骨盆腔对称显示在照片内，椎体棘突位于照片正中；膈肌边缘锐利，胃内液平面及可能出现的肠内液平面均能辨认；肾、腰大肌、腹膜外脂肪线及骨盆影像显示清楚（图2-31）。

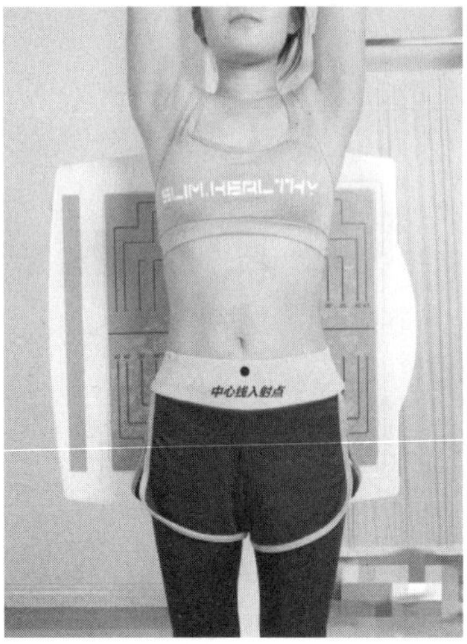


图2-30　腹部站立前后位摄影位置图

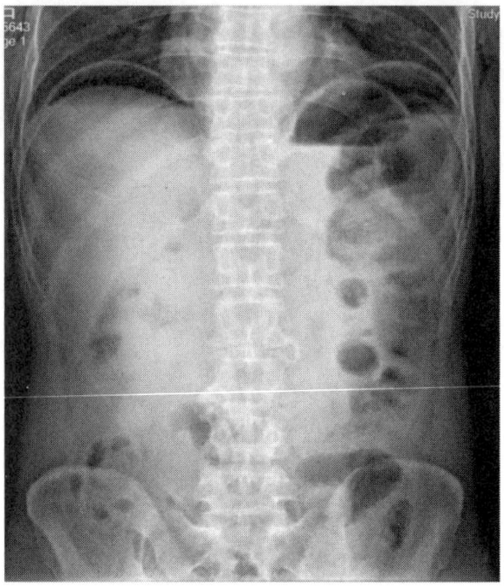

图2-31　腹部站立前后位照片影像

### 4.腹部倒立前后位

【摄影目的】

检查先天性肛门闭锁。

【摄影体位】

患儿呈倒立姿势，正中矢状面与IR垂直，背部贴IR面。IR上缘超过肛门3~4cm，肛门处做一金属标记（图2-32）。

【中心线及呼吸方式】

中心线：对准腹部正中水平射入。

呼吸方式：深呼气后（哭时）曝光。

【影像标准及显示内容】

腹部倒立前后位的影像。可见直肠盲端距肛门皮肤处金属标志的距离（图2-33）。

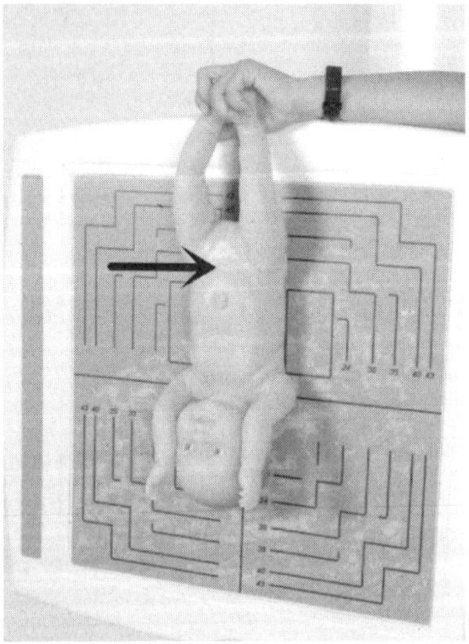

图2-32　腹部倒立前后位摄影位置图

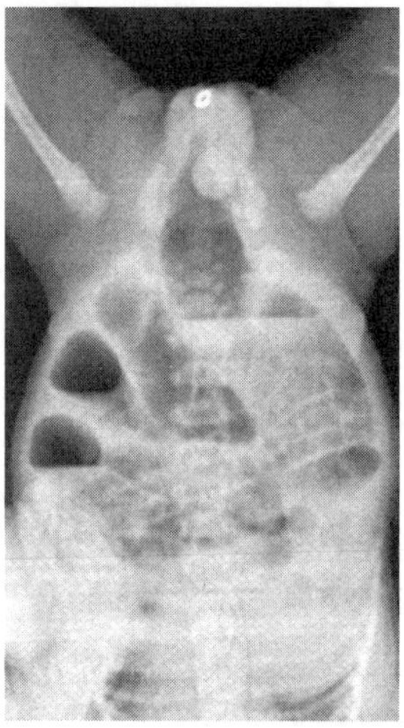

图2-33　腹部倒立前后位照片影像

### 5.腹部倒立侧位

【摄影目的】

检查先天性肛门闭锁。

【摄影体位】

患儿呈倒立姿势，正中矢状面与IR平行，左侧部紧贴IR。IR上缘超过肛门3~4cm，肛门处做一金属标记（图2-34）。

【中心线及呼吸方式】

中心线：对准腹部正中水平面侧腹壁前后径的中点射入。

呼吸方式：深呼气后（哭时）曝光。

【影像标准及显示内容】

腹部倒立侧位影像；可见直肠盲端距肛门皮肤处金属标志的距离（图2-35）。

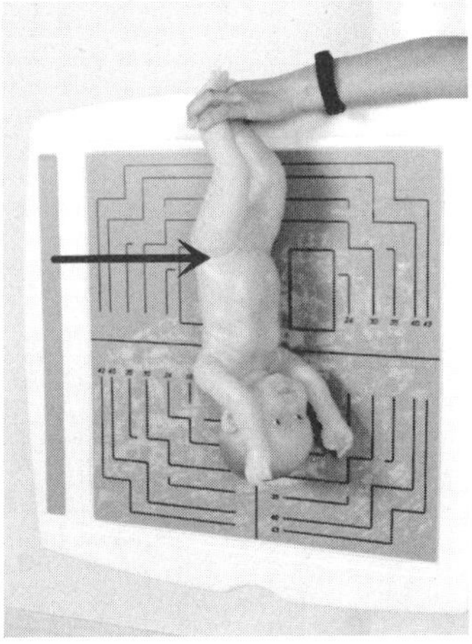

图2-34　腹部倒立侧位摄影位置图

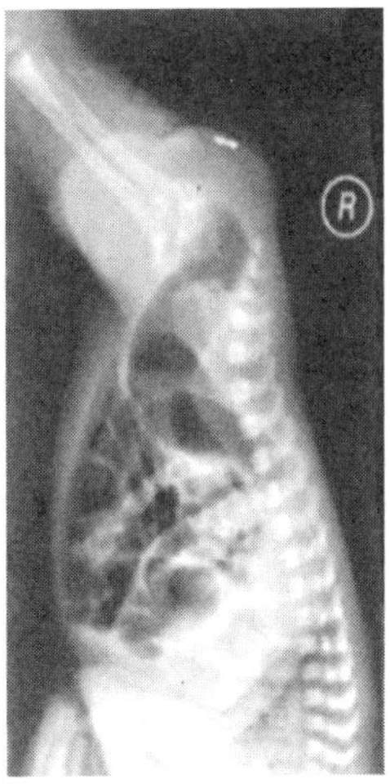


图2-35　腹部倒立侧位照片影像

6.骨盆前后位

【摄影目的】

观察骨盆各组成骨情况，为常规位置。

【摄影体位】

被检者仰卧于摄影床上，身体正中矢状线对正于床面中线，正中矢状面垂直于床面，两臂上举抱头或放于胸前，双下肢伸直，足尖向上，髂嵴和坐骨结节包括在片内（图2-36）。

【中心线及呼吸方式】

中心线：对准两侧髂前上棘连线的中点与耻骨联合上缘连线的中点垂直入射。

呼吸方式：深呼气后屏气曝光。

【影像标准及显示内容】

两侧髂骨翼与其他诸骨密度均匀，骨结构清晰可见；髋关节股骨头位于骨盆两侧下1/4处（图2-37）。

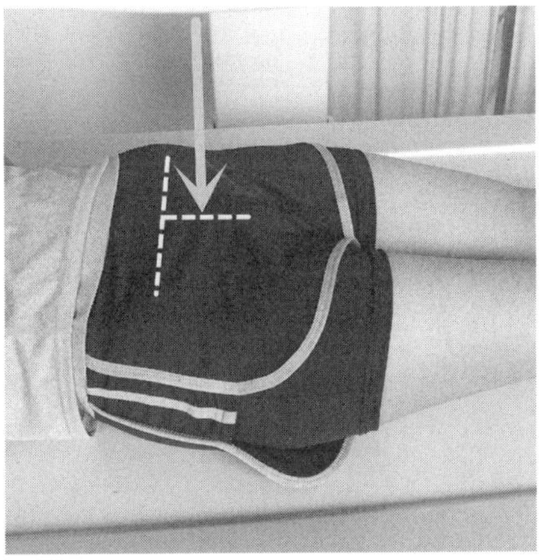

图2-36　骨盆前后位摄影位置图

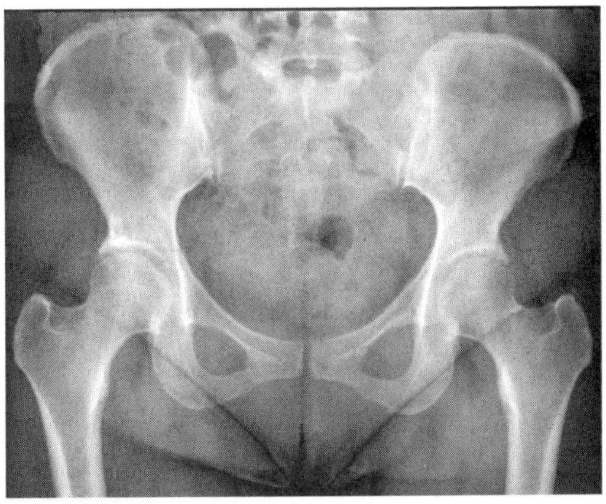

图2-37　骨盆前后位照片影像

7. 骶髂关节前后位

【摄影目的】

观察双侧骶髂关节的正位影像，为常规位置。

【摄影体位】

被检者仰卧于摄影床上，身体正中矢状线对正于床中线，正中矢状面垂直于床面，两下肢伸直，髂嵴和骶椎末节包括在片内（图2-38）。

【中心线及呼吸方式】

中心线：向头端倾斜10°~20°角，对准耻骨联合上缘射入。

呼吸方式：平静呼吸屏气曝光。

【影像标准及显示内容】

骶髂关节正位影像对称显示于照片中，骶髂关节耳状面显示清楚，骨纹理显示清晰（图2-39）。

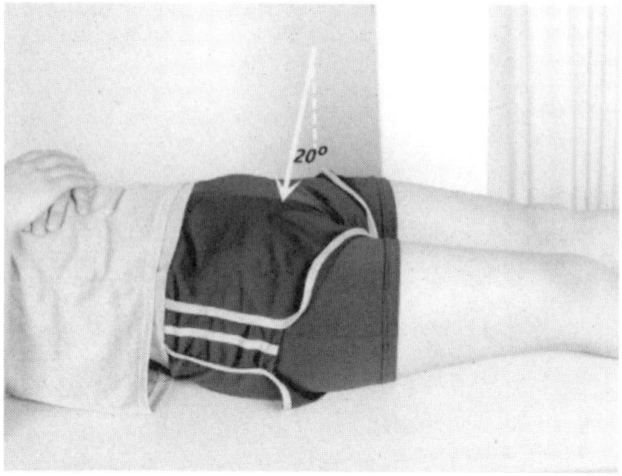


图2-38　骶髂关节前后位摄影位置图

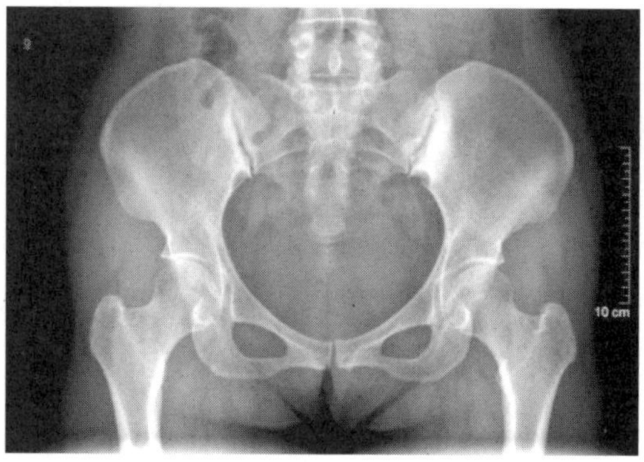


图2-39　骶髂关节前后位照片影像

**知识拓展**　　骨盆入口位和骨盆出口位

骨盆入口位：X线由头侧向足侧与IR成40°角，对准仰卧骨盆正中，此投照位垂直于骨盆的入口。入口位可显示骨盆环的完整性，对观察骶骨、髂骨后上部、双侧骶髂关节上方、耻骨联合、双侧耻骨水平支上缘及两侧髋臼顶弓具有重要价值，在这个位置上，全面理解骶骨岬位置非常重要。

骨盆出口位：X线由足侧向头侧倾斜与IR成40°角，对准仰卧位耻骨联合。出口位可显示全部骶骨平面、髂翼、髋臼和髂耻隆起。这个位置投照是骶骨的真正前后位X线片，可清楚看到骶前、后孔。

8. 双肾区前后位

【摄影目的】

观察双侧肾区及上端输尿管的正位影像。

【摄影体位】

被检者仰卧于摄影床上，上肢放于身体两侧，下肢伸直；IR置于滤线器托盘中，其上缘包括剑突，下缘包括脐（图2-40）。

【中心线及呼吸方式】

中心线：对准剑突与脐连线中点垂直IR射入。

呼吸方式：深呼气后屏气曝光。

【影像标准及显示内容】

显示肾脏及上端输尿管部位的前后位影像（图2-41）。

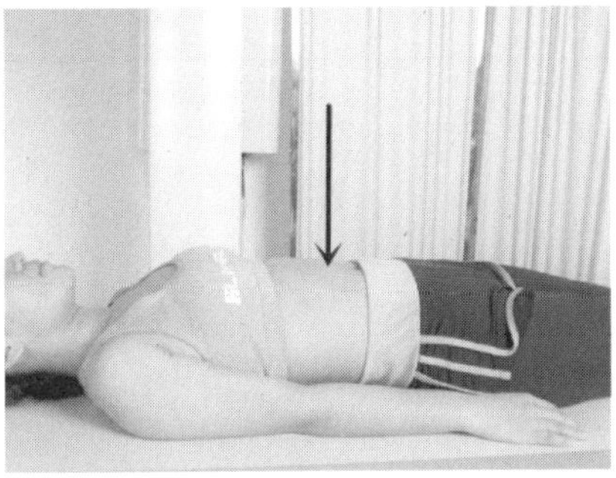

图2-40　双肾区前后位摄影位置图

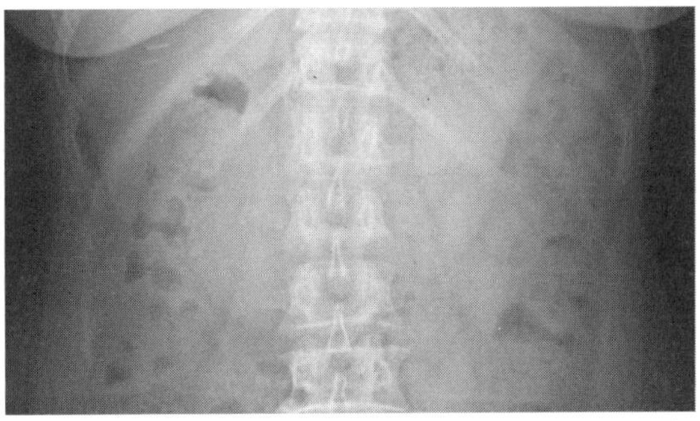

图2-41　双肾区前后位照片影像

9.膀胱前后位

【摄影目的】

观察膀胱区的正位影像，重点观察膀胱内的阳性结石影像。

【摄影体位】

被检者仰卧于摄影床上，正中矢状面与床面垂直，并对准床中线。上肢放于身体两侧或双手抱头，下肢伸直；暗盒置于滤线器托盘中，其上缘平髂嵴，下缘超过耻骨联合（图2-42）。

【中心线及呼吸方式】

中心线：对准耻骨联合上4cm垂直IR射入。

呼吸方式：平静呼吸屏气曝光。

【影像标准及显示内容】

膀胱区前后位影像，观察膀胱结石的常规位置（图2-43）。

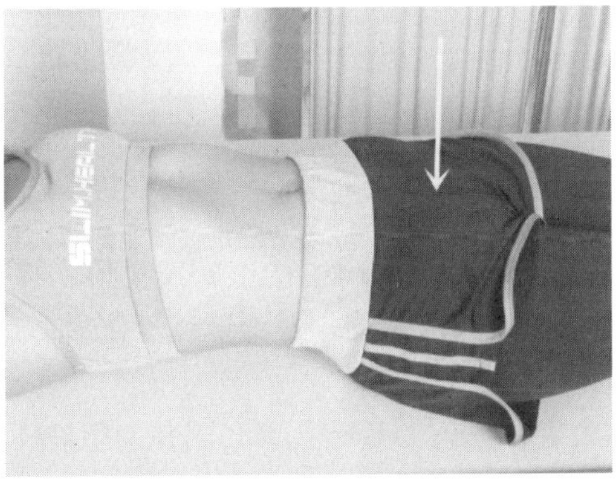

图2-42　膀胱前后位摄影体位

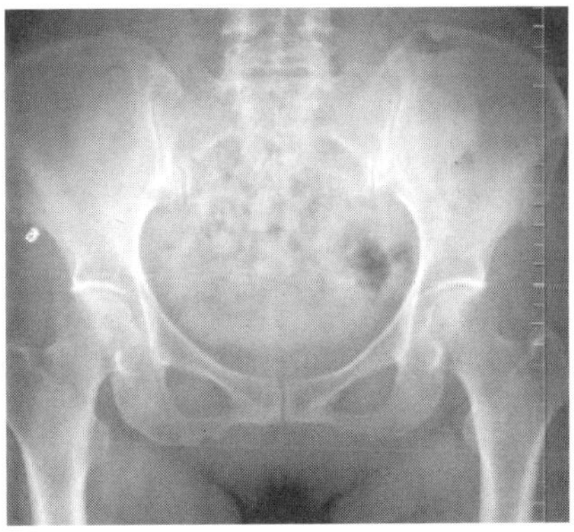

图2-43　膀胱前后位摄影位置图

（沈孝翠　曹　阳）

PPT

## 第四节　脊柱X线检查技术

**案例讨论**

**案例**　患者，男，50岁，1小时前搬取重物后突感腰部疼痛、活动受限，可放射至下肢，休息后无缓解。查体：脊柱活动受限，第4、5腰椎旁明显压痛，直腿抬高试验阳性。

**讨论**　1.该患者考虑何种病变？应选择何种体位摄影？

2.体位如何设计？

### 一、体表定位标志

脊柱X线摄影时，可以借助与某些椎体相对应的体表标志作为中心X线的入射点或出射点，常用体表标志见表2-1。

表2-1 脊柱体表定位标志

| 部位 | 前面观对应平面 | 后面观对应平面 |
|---|---|---|
| 第1颈椎 | 上颚 | |
| 第2颈椎 | 上颚牙齿咬合面 | |
| 第3颈椎 | 下颌角 | |
| 第4颈椎 | 舌骨 | |
| 第5颈椎 | 甲状软骨 | |
| 第6颈椎 | 环状软骨 | |
| 第7颈椎 | 环状软骨下2cm | 颈根部最突出的棘突 |
| 第2、3胸椎间 | 胸骨颈静脉切迹 | |
| 第4、5胸椎间 | 胸骨角 | 肩胛骨上角 |
| 第6胸椎 | 男性双乳头连线 | |
| 第7胸椎 | 胸骨体中点 | 肩胛骨下角连线中点 |
| 第11胸椎 | 胸骨剑突末端 | |
| 第1腰椎 | 剑突末端与肚脐连线中点 | |
| 第3腰椎 | 脐上3cm | 肋弓下缘（最低点） |
| 第4腰椎 | 脐 | 髂嵴 |
| 第5腰椎 | 脐下3cm | 髂嵴下3cm |
| 第2骶椎 | 髂前上棘连线中点 | |
| 尾骨 | 耻骨联合 | |

## 二、检查前注意事项

1.摄影前应详细阅读申清单，询问被检者病情，根据摄影体位选择原则，正确选择摄影体位。

2.摄影前应去除被摄部位体表不透X线的膏药、敷料及可产生伪影的衣物等。腰椎、骶椎和尾椎摄影前，应询问被检者近期有无服用高原子序数的药物，是否做过消化道钡餐检查，骶、尾椎摄影前应先行排便。

3.摆放摄影体位时，应在熟悉脊柱解剖和体表定位标志的基础上，利用并调整被检者体位或中心线方向来适应脊柱生理或病理弯曲，使X线与椎间隙平行，避免椎体影像相互重叠。摆放摄影体位时，应避免人为地造成前屈、后伸或侧弯。

4.脊柱外伤患者摄影时，为避免损伤脊髓或血管，操作时，可在保持中心线、体位和胶片三者相对关系不变的前提下，改变摄影操作方法，尽量减少对患者的搬动，避免伤情加重。

5.脊柱摄影应包括邻近有特殊标志的椎骨，以便识别椎骨序数。对组织密度、厚度差异较大的部位，可采用分段摄影，但应注意两片间的衔接，应重复拍摄相邻的1~2个椎体，以免遗漏病变。

6.腰椎摄影宜深呼气后屏气曝光，使腹部组织变薄，有利于提高影像对比。其他位置多为平静呼吸状态下屏气曝光。

7.脊柱摄影管电压较高，应使用滤线器摄影技术，以提高影像对比度。对厚度悬殊较大的部位摄影时，应利用阳极效应使照片密度接近一致。使用滤线栅摄影，摄影距离宜用滤线栅的栅-焦距。

8.摄影时应注意对被检者的X线防护，特别是下部脊柱（腰椎、骶椎、尾椎）摄影时，应用铅橡皮遮蔽生殖器官。

9.脊柱摄影选用IR大小　颈椎及骶尾椎203mm×254mm（8英寸×10英寸）；胸、腰椎

279mm×356mm（11英寸×14英寸）或相应照射野的IR板。

## 三、常见摄影体位

### 1.第1、2颈椎张口位

【摄影目的】

观察第1、2颈椎正位情况。

【摄影体位】

被检者仰卧于摄影床或站立于摄影架前，身体正中矢状面垂直并重合于床（IR）中线，两上肢置于身旁；下颌稍仰，使上颌切牙咬合面与乳突尖连线垂直于床面，上、下切牙连线中点对IR中心（图2-44）。

【中心线及呼吸方式】

中心线：经两口角连线中点垂直射入。

呼吸方式：曝光时被检者口尽量张大并发“啊”声，使第1、2颈椎投影于上下牙列影像之间。

【影像标准及显示内容】

寰枢关节对称的第1、2颈椎前后位影像。枢椎的齿突位于寰椎两侧块之间，寰椎横突位于侧块外部，下方枢椎的骨质棘突、椎弓及寰枢关节清晰可见（图2-45）。

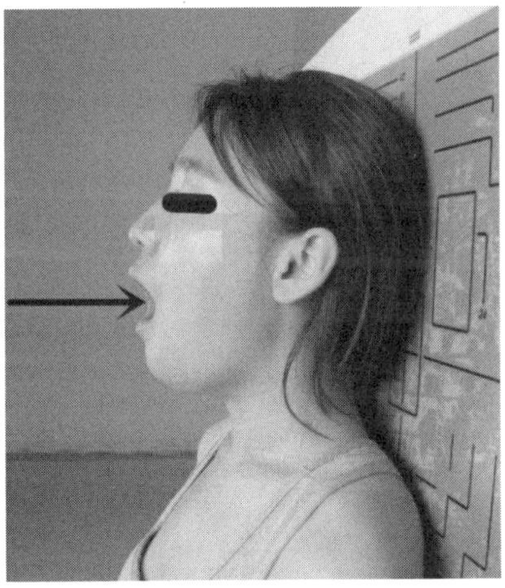

图2-44　第1、2颈椎张口位摄影位置图

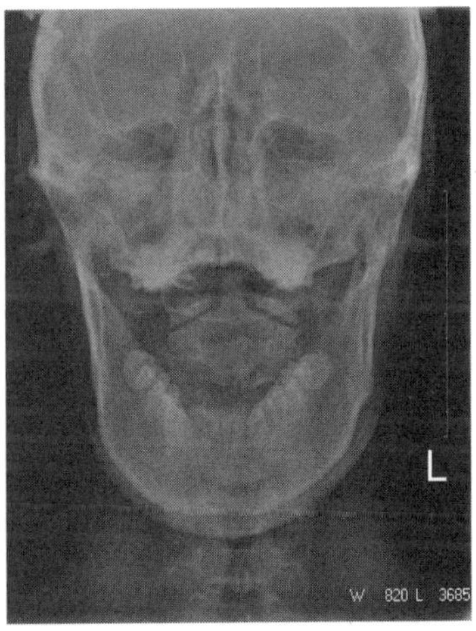


图2-45　第1、2颈椎张口位照片影像

### 2.第3~7颈椎前后位

【摄影目的】

观察第3~7颈椎正位情况。

【摄影体位】

被检者仰卧于摄影床上或站立于摄影架前，身体正中矢状面垂直IR，并重合其中线，两上肢置于身旁；头稍后仰，听鼻线垂直于IR；IR上缘平耳郭上缘，下缘平胸骨颈静脉切迹。两侧包括颈部软组织（图2-46）。

【中心线及呼吸方式】

中心线：向头侧倾斜10°~15°角，对准甲状软骨射入。

呼吸方式：平静呼吸下屏气曝光。

【影像标准及显示内容】

显示第3~7颈椎正位影像，第3~7颈椎与第1胸椎显示于照片正中；颈椎棘突位于椎体正中，椎弓根呈轴位投影于椎体与横突相接处，横突左、右对称显示；颈椎骨质、椎间隙与钩椎关节显示清晰；诸骨小梁清晰显示，周围软组织层次可见，下颌骨显示于第2、3颈椎间隙高度（图2-47）。

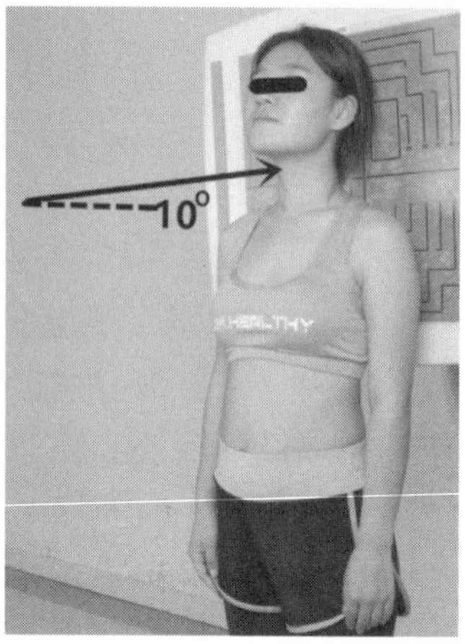


图2-46　第3~7颈椎前后位摄影位置图

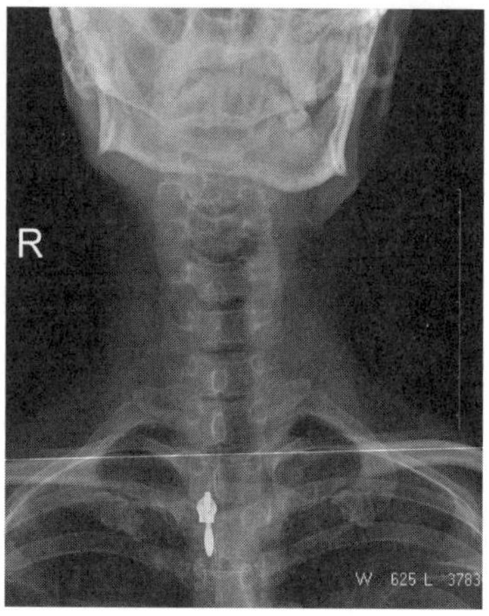


图2-47　第3~7颈椎前后位照片影像

### 3.颈椎侧位

【摄影目的】

观察第1~7颈椎侧位情况。

【摄影体位】

被检者侧立于摄影架前，颈部冠状面垂直于摄影架；必要时被检者双手各持一沙袋，使两肩尽量下垂；头稍后仰，使听鼻线与IR垂直，IR上缘平耳郭上缘，下缘包括第1胸椎。颈部软组织前后缘的中点对摄影架中线（图2-48）。

【中心线及呼吸方式】

中心线：经甲状软骨水平面，颈部前后连线中点，垂直射入。

呼吸方式：深吸气再深呼气后屏气曝光。

【影像标准及显示内容】

显示全部颈椎侧位影像及颈部软组织影像；各椎体前后缘重合无双缘现象，枕骨与寰椎关节间隙清晰显示；椎体骨质、各椎间隙及椎间关节显示清晰，下颌骨不与椎体重叠；椎间隙、椎体骨皮质、骨小梁结构及周围软组织层次可见（图2-49）。

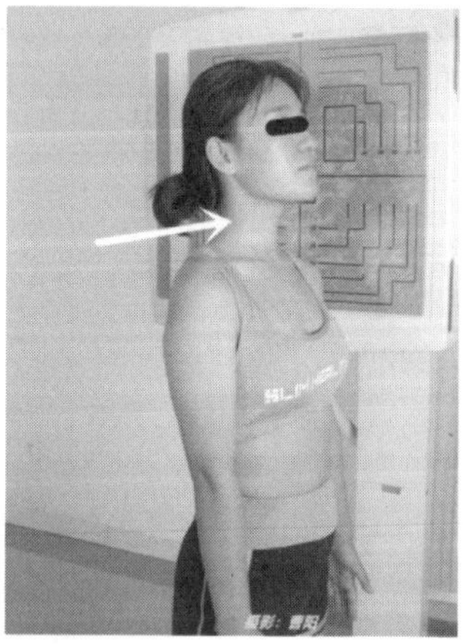

图2-48　颈椎侧位摄影位置图

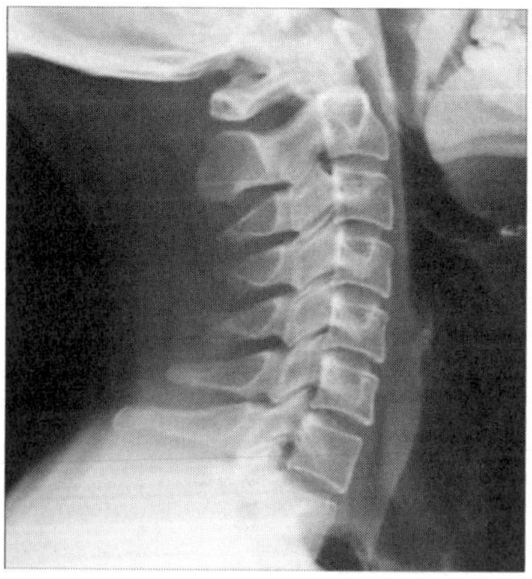

图2-49　颈椎侧位照片影像

### 4.颈椎斜位

【摄影目的】

观察颈椎椎间孔、小关节及椎弓根情况。需分别摄取左前斜位和右前斜位。

【摄影体位】

被检者面向摄影架站立，侧转，使头颅与人体正中矢状面于IR成45°角，被检侧贴近IR，下颌前伸，避免下颌角与颈椎重合（图2-50）。

【中心线及呼吸方式】

中心线：向足侧倾斜5°经甲状软骨所在平面颈部中间射入。

呼吸方式：平静呼吸下屏气曝光。

【影像标准及显示内容】

显示颈椎斜位影像，右（左）前斜位显示右（左）侧椎间孔和椎弓根；椎间孔呈卵圆形排列，显示于椎体与棘突之间，椎弓根投影于椎体正中，上、下关节突显示清晰；椎骨纹理清晰；下颌骨不与椎体重叠（图2–51）。

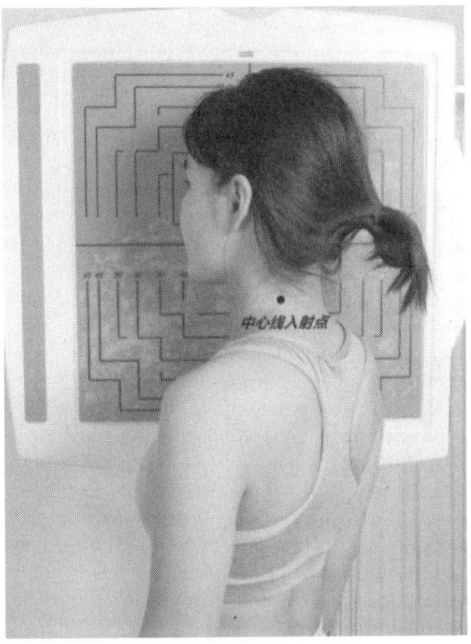


图2–50　颈椎右前斜位摄影位置图

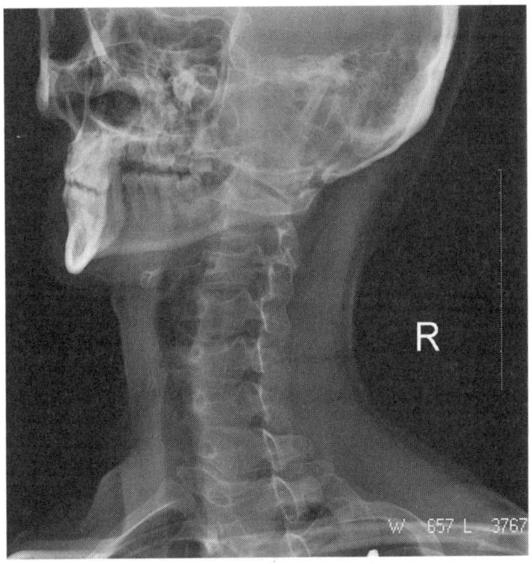


图2–51　颈椎右前斜位照片影像

5. 颈椎过伸过屈位

【摄影目的】

观察颈椎是否存在椎间节段性不稳，如椎体向前和（或）向后移位、椎体间成角等情况，可用于颈椎椎体不稳、滑脱和小关节退变造成半脱位的诊断。也可用于颈椎椎体不稳治疗前后的复查比较。

【摄影体位】

过伸位：被检者侧立于摄影架前，两足分开与肩同宽，身体冠状面垂直于摄影架并与其中线重合。被检者两肩自然下垂，头后仰。尽可能使颈部后伸，颈部极度前挺，使背侧形成弓形达最大限度。配合处于最佳状态时曝光。

过屈位：被检者侧立于摄影架前，两足分开与肩同宽，身体冠状面垂直于摄影架并与其中线重合。被检者两肩自然下垂，颈部尽力前倾，使颈椎极度向后弯曲，使颈部卷曲形成弓形达最大限度。配合处于最佳状态时曝光（图2–52）。

怀疑有颈椎椎体不稳者，应常规加拍颈椎正位片和侧位片，以示对比。被检者如有站立困难可取仰卧位拍摄（需在颈后部或枕部垫棉垫）。

【中心线及呼吸方式】

中心线：经第4颈椎垂直射入。

呼吸方式：平静呼吸下屏气曝光。

【影像标准及显示内容】

椎体结构及骨纹理、椎间隙清晰。显示全部颈椎侧位影像及颈部软组织影像；各椎体前后缘重合无双缘现象，枕骨与寰椎关节间隙清晰显示（图2–53）。颈椎椎体不稳时下位颈椎表现为前移或后移，椎体前缘或后缘连线连续性中断，呈梯形或台阶状。

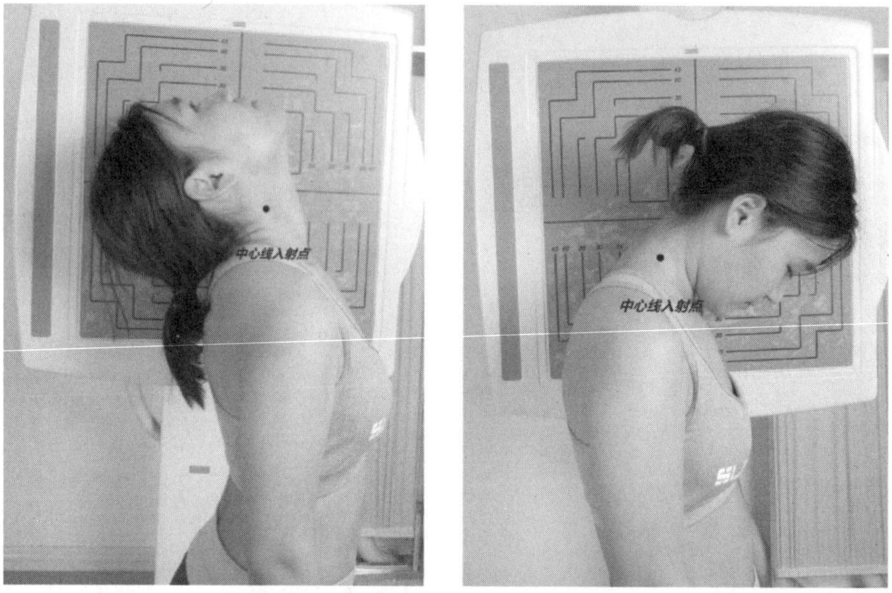


图2-52 颈椎过伸过屈位摄影位置图

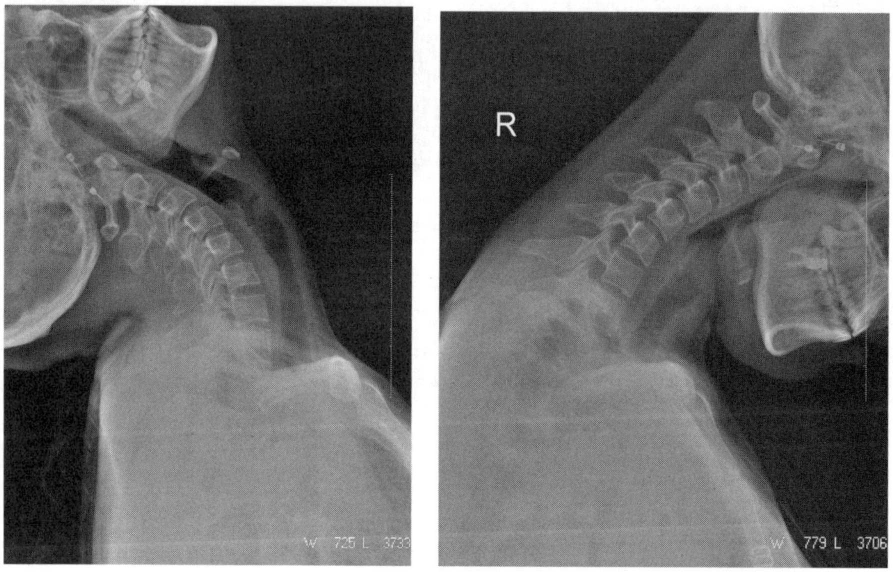


图2-53 颈椎过伸、过屈位照片影像

### 6. 胸椎前后位

【摄影目的】

观察胸椎正位形态及椎旁软组织情况。

【摄影体位】

被检者仰卧于摄影床，身体正中矢状面垂直于床面并对准床中线。两上肢放于身旁，下肢伸直或屈髋关节、屈膝关节，两足平踏床面，保持身体稳定；IR上缘平第7颈椎，下缘包括第1腰椎（图2-54）。

【中心线及呼吸方式】

中心线：经第6胸椎垂直射入。

呼吸方式：平静呼吸下屏气曝光。

【影像标准及显示内容】

显示第1~12胸椎前后位影像，胸锁关节，横突，肋骨对称投影于椎体两侧；棘突位于椎体正中，两侧横突、椎弓根对称显示；各椎间隙清晰（图2-55）。

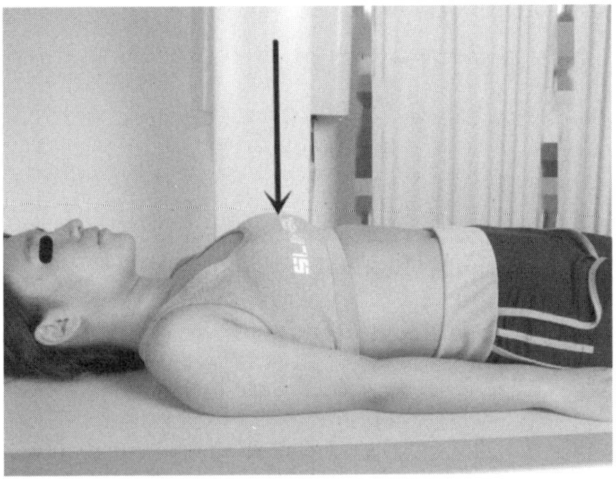

图2-54　胸椎前后位摄影位置图

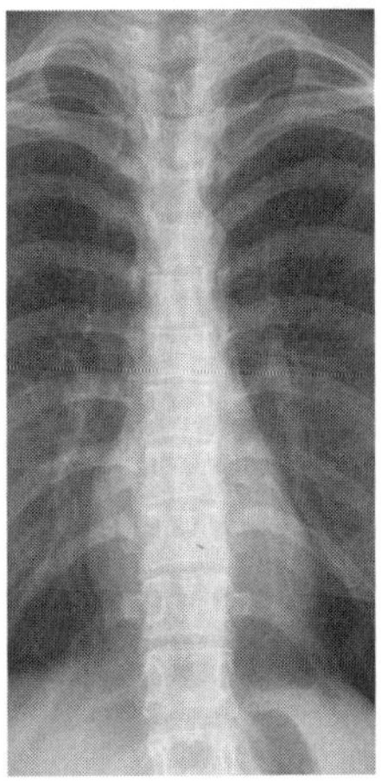

图2-55　胸椎前后位照片影像

7. 胸椎侧位

【摄影目的】

观察胸椎侧位的形态、曲度及骨质等情况。

【摄影体位】

被检者侧卧于摄影床上，两臂上举屈曲，头枕于近床侧的上臂上。双侧膝关节、髋关节屈曲，以保持身体稳定，身体冠状面与床面垂直。两膝间放沙袋或棉垫，腰部过细者在腰下垫棉垫，保持脊柱长轴与床面平行。棘突后缘距IR中线后约4cm。IR上缘包括第7颈椎，下缘包括第1腰椎（图2-56）。

【中心线及呼吸方式】

中心线：经第7胸椎垂直射入。

呼吸方式：重点观察膈上胸椎时，深吸气后屏气曝光；重点观察膈下胸椎时，深吸气再呼出后曝光。

【影像标准及显示内容】

第3~12胸椎侧位影像显示于照片正中，胸椎序列略呈后突弯曲；椎体前后缘呈切线显示，无双边影现象；椎间隙显示清楚，各椎体及附件结构清晰显示（图2-57）。

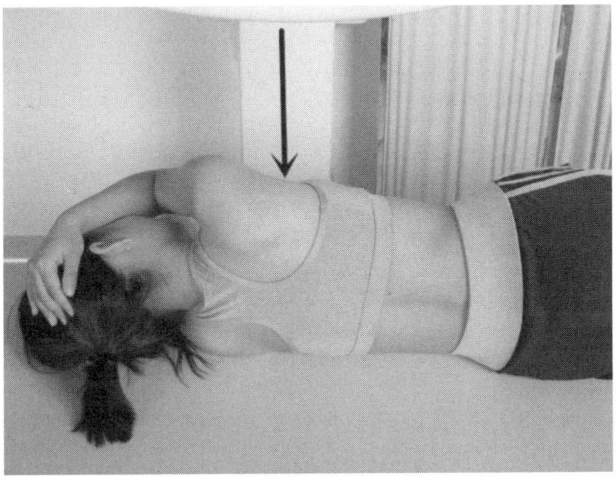

图2-56　胸椎侧位摄影位置图

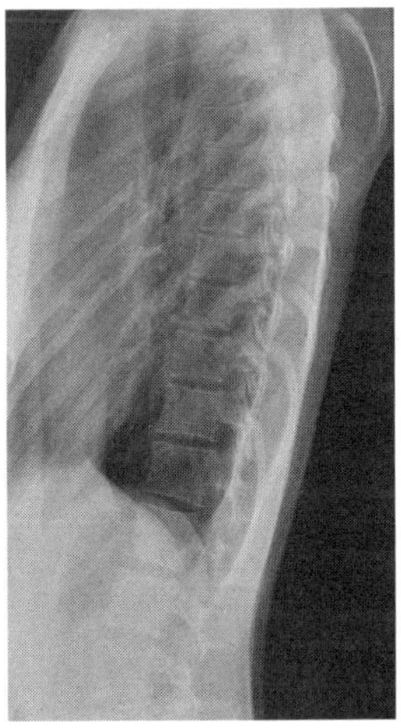

图2-57　胸椎侧位照片影像

8. 腰椎前后位

【摄影目的】

观察腰椎正位形态及椎旁软组织情况。

【摄影体位】

被检者仰卧于摄影床上，身体正中矢状面垂直于床面并重合于IR中线；双侧髋关节及膝关节屈曲，双足踏于床面，使腰部贴近床面，以减少生理弯曲度。双上肢伸直置于身旁或上举抱头；IR上缘包括第11胸椎，下缘包括上部骶椎，左、右包括腰大肌。X线管阴极端置于组织较厚的上部分腰椎（图2-58）。

【中心线及呼吸方式】

中心线：经脐上3cm（第3腰椎）垂直射入。

呼吸方式：深呼气后屏气曝光。

【影像标准及显示内容】

微课

腰椎前后位影像，第1~5腰椎、腰骶关节、两侧骶髂关节及两侧腰大肌包括在照片中，并对称显示；第3腰椎椎体各缘呈切线状显示，无双边影像；椎弓根、棘突和横突清晰显示；腰大肌及周围软组织层次清晰（图2-59）。

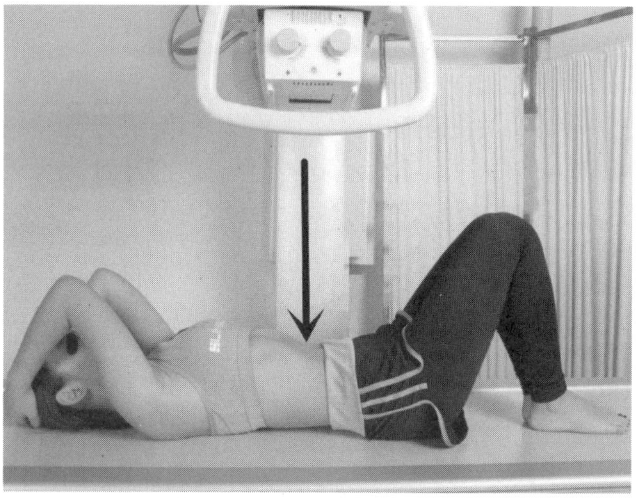

图2-58　腰椎前后位摄影位置图

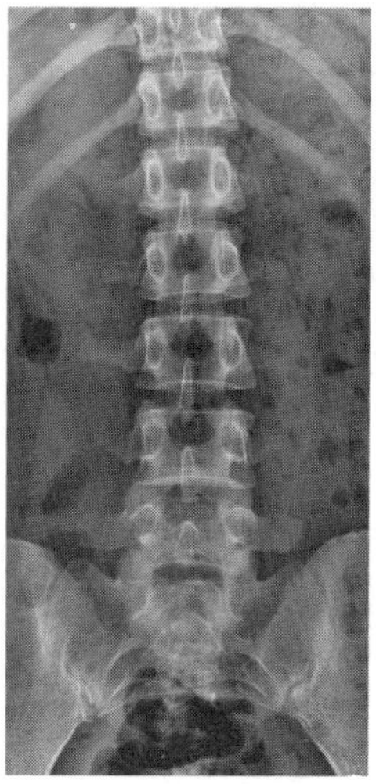

图2-59　腰椎前后位照片影像

9.腰椎侧位

【摄影目的】

观察腰椎侧位形态、排列曲度、棘突、椎间孔、关节突及骨质等情况。

【摄影体位】

被检者侧卧于摄影床上，双上肢上举抱头，双侧髋关节和膝关节屈曲支撑身体，保持身体稳定。身体冠状面与床面垂直，腰部过细者在腰下垫棉垫，保持脊柱长轴与床面平行。棘突后缘距IR中线后约5cm。IR上缘包括第12胸椎，下缘包括上部骶骨（图2-60）。

【中心线及呼吸方式】

中心线：经髂嵴上3cm（第3腰椎）垂直射入。

呼吸方式：平静呼吸屏气曝光。

【影像标准及显示内容】

椎体结构及骨纹理、椎间隙清晰。显示为第12胸椎至第2骶椎侧位影像。上、下关节突重叠，横突与椎弓重叠，棘突伸向后方，关节间隙较宽而清晰；周围软组织层次清晰（图2-61）。

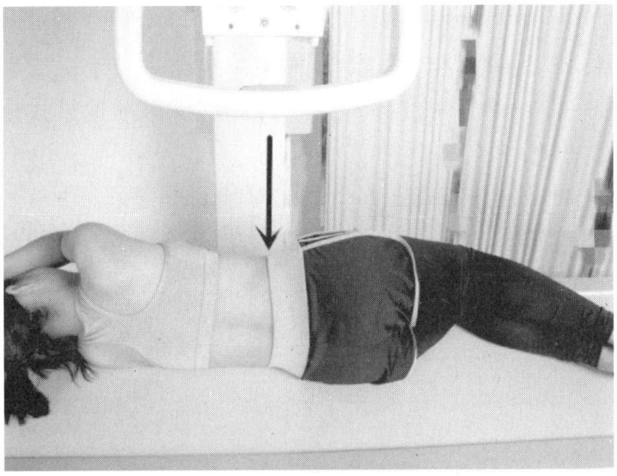

图2-60　腰椎侧位摄影位置图

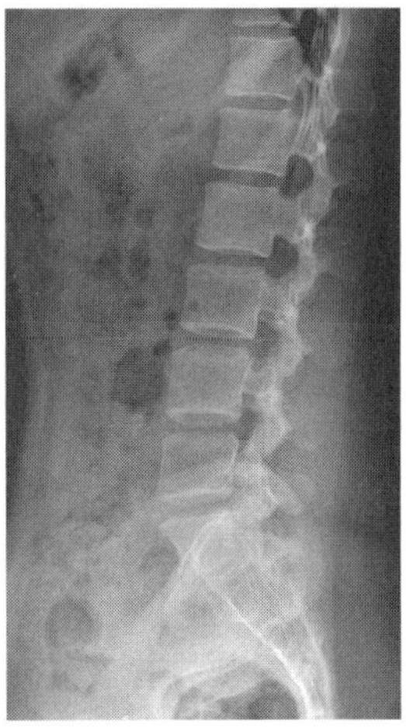

图2-61　腰椎侧位照片影像

### 10. 腰椎斜位

【摄影目的】

观察腰椎斜位形态、排列曲度、棘突、椎间孔、椎弓根、上下关节突及骨质等情况。

【摄影体位】

被检者侧卧于摄影床，两臂上举抱头，身体向后仰，使冠状面与床面成45°角，腰椎棘突后缘距IR中线后4cm。IR上缘包括第12胸椎，下缘包括上部骶椎。脐孔上方3cm处对IR中心（图2-62）。

【中心线及呼吸方式】

中心线：经第3腰椎垂直射入。

呼吸方式：平静呼吸屏气曝光。

【影像标准及显示内容】

显示第11胸椎至第2骶椎椎骨斜位及部分软组织像。腰椎附件在斜位片上显示为“小狗状”：近片侧横突为“狗嘴”，椎弓根为“狗眼”，椎弓峡部为“狗颈”，上关节突为“狗耳”，下关节突为“狗前腿”，远片侧“后腿”为下关节突，“狗尾巴”为横突（图2-63）。

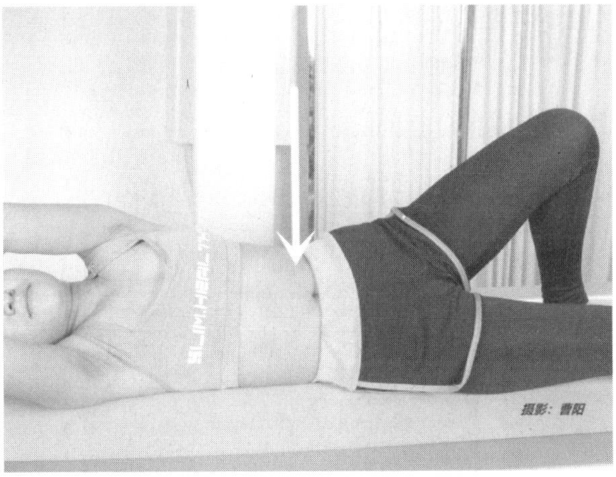


图2-62　腰椎斜位摄影位置图

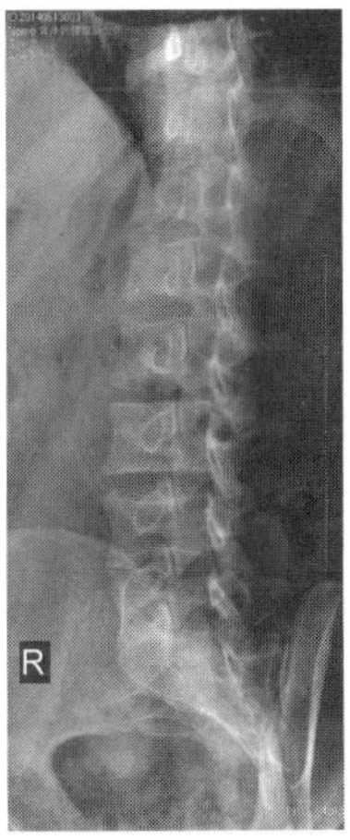


图2-63　腰椎斜位照片影像

### 11. 腰椎过伸过屈位

【摄影目的】

观察腰椎是否存在椎间节段性不稳，如椎体向前和或向后移位、椎体间成角等情况，可用于腰椎椎体不稳、滑脱和小关节退变造成半脱位的诊断。也可用于颈椎椎体不稳治疗前后的复查比较。

【摄影体位】

过伸位：被检者侧立于摄影架前，两足分开与肩同宽，身体冠状面垂直于摄影架。被检者双手抱头，头后仰。尽可能使身体后伸，腰部极度前挺，使背侧形成弓形达最大限度（图2-64）。配合处于最佳状态时曝光。

过屈位：被检者侧立于摄影架前，两足分开与肩同宽，身体冠状面垂直于摄影架。被检者双手抱头，使腰椎极度向前弯曲，腰部卷曲形成弓形达最大限度（图2-64）。处于最佳状态时曝光。

怀疑有腰椎椎体不稳者，应常规加拍腰椎正位片和侧位片，以示对比。被检者如有站立困难可取侧卧位拍摄。

【中心线及呼吸方式】

中心线：经第3腰椎垂直射入。

呼吸方式：平静呼吸屏气曝光。

【影像标准及显示内容】

椎体结构及骨纹理、椎间隙清晰。显示为第12胸椎至第2骶椎侧位影像。椎体前缘与后缘平滑呈光滑弧线。周围软组织层次清晰（图2-65）。腰椎椎体不稳时下位腰椎表现为前移或后移，椎体前缘或后缘连线连续性中断，呈梯形或台阶状。

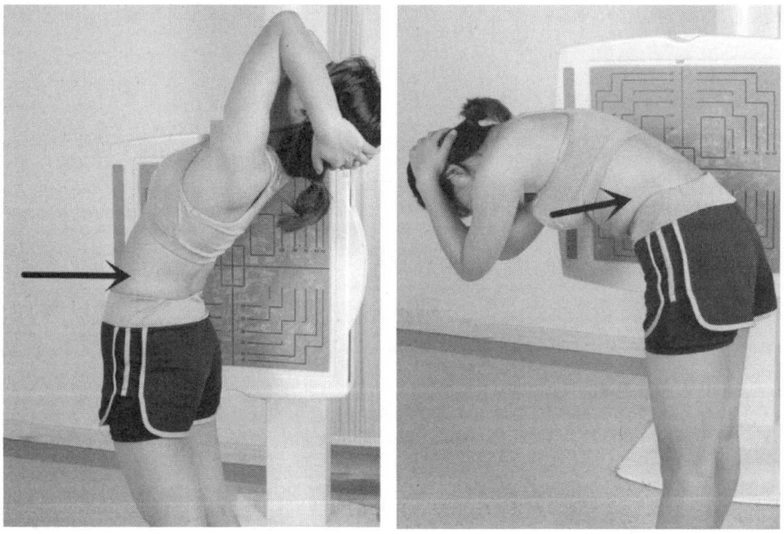

图2-64　腰椎过伸位、过屈位体位

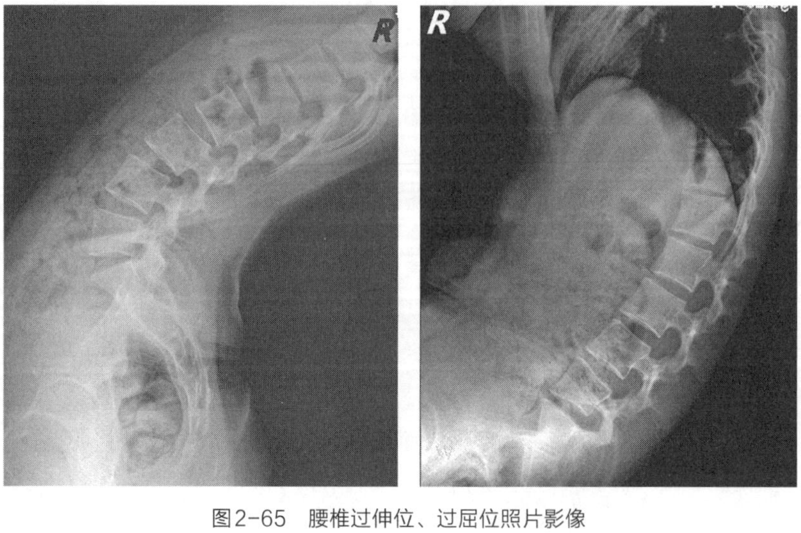


图2-65　腰椎过伸位、过屈位照片影像

12. 骶尾骨前后位

【摄影目的】

观察骶骨、尾骨正位骨质情况。

【摄影体位】

被检者仰卧于摄影床，两臂置于身旁或举过头顶，双下肢伸直并拢，身体正中矢状面垂直于床面并与IR中线重合。IR上缘包括髂嵴，下缘包括耻骨联合下缘3cm（图2-66）。

【中心线及呼吸方式】

中心线：骶骨摄影时向头端倾斜15°~20°角射入；尾骨摄影时向足端倾斜15°角射入。入射点均为耻骨联合上方3cm处。

呼吸方式：浅缓呼吸或平静呼吸中屏气曝光。

【影像标准及显示内容】

骶中嵴及尾骨位于照片正中，骨质结构清晰，骶孔左右对称（图2-67）。

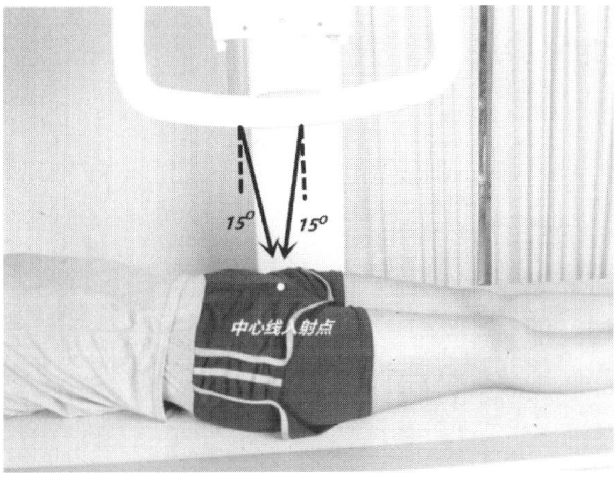


图2-66 骶尾骨前后位摄影位置图

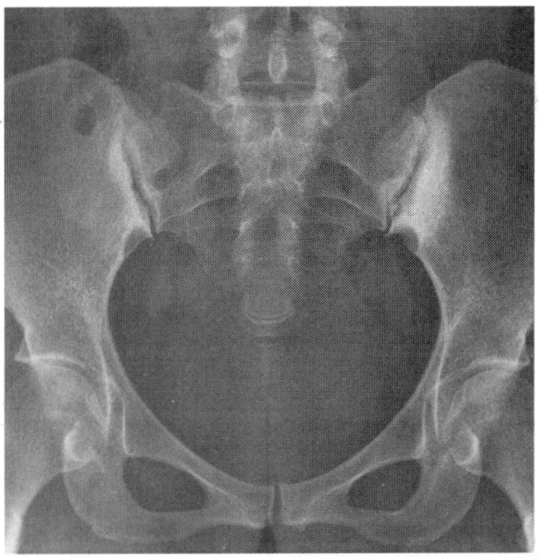

图2-67 骶尾骨前后位照片影像

13. 骶尾骨侧位

【摄影目的】

观察骶骨、尾骨侧位骨质情况，多用以检查外伤后骨折。如主要观察尾骨时，摄影时所用毫安秒应比腰椎侧位低，否则尾椎显示不清楚。

【摄影体位】

被检者侧卧于摄影床上，两臂上举抱头，双侧髋关节、膝关节屈曲支撑身体，身体冠状面与床面垂直。腰细臀宽者在腰下垫棉垫，使脊柱与床面平行。骶部后缘置IR中线外4cm；IR上缘平第5腰椎，下缘包括尾椎（图2-68）。

【中心线及呼吸方式】

中心线：经髂前上棘向下2.5cm处垂直射入。

呼吸方式：浅缓呼吸不屏气曝光。

【影像标准及显示内容】

骶骨与尾骨呈侧位显示于照片中，边界明确；腰骶关节及骶尾关节间隙清晰可见；骶骨两侧无名线重叠为单一致密线（图2-69）。

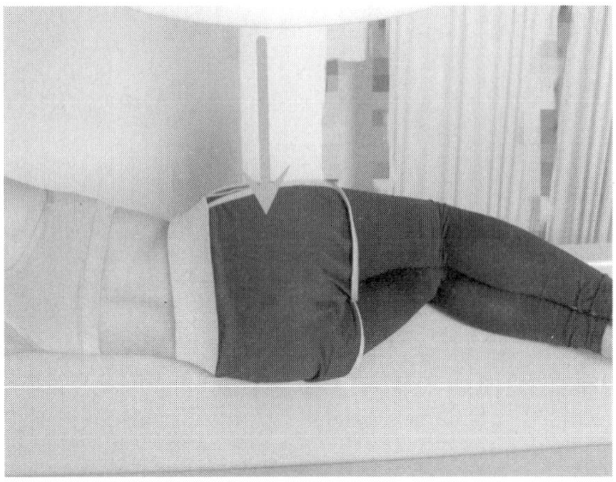

图2-68　骶尾骨侧位摄影位置图

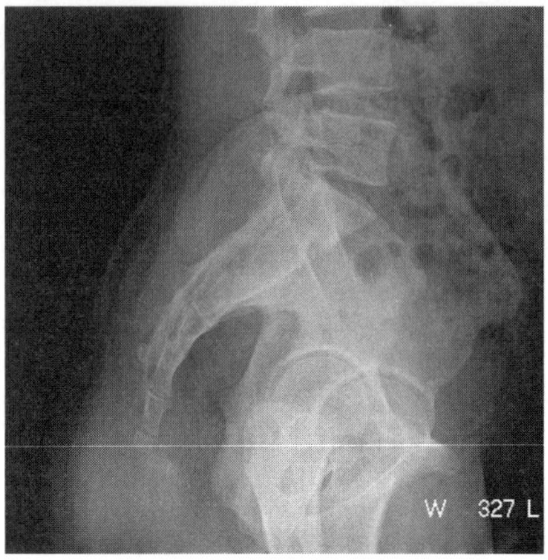


图2-69　骶尾骨侧位照片影像

（徐　赞　曹　阳）

PPT

## 第五节　四肢X线检查技术

### 一、体表定位标志

#### （一）上肢骨的体表定位标志

**1.豌豆骨**　腕部掌面尺侧的突起。

**2.尺骨茎突**　尺骨远端腕部内侧的突起。

**3.桡骨茎突**　桡骨远端腕部外侧的突起。

**4.尺骨鹰嘴**　肘关节背侧的突起。

**5.肱骨内上髁**　肘关节内侧的突起。

**6.肱骨外上髁**　肘关节外侧的突起。

**7.肱骨大结节**　肩峰外下方的突起。

**8.锁骨**　横向位于胸廓前上方可触及的内低外高的骨骼。

**9.肩峰**　肩胛冈外上方的突起。

**10.肩胛骨喙突**　肩峰前内下深按可扪及的突起。

**11.肩胛下角**　肩胛骨的最下端，与第7胸椎下缘等高。上肢上举时，肩胛下角移动抬高。

**12.肩胛骨内侧角**　肩胛骨靠近脊柱侧的角，正对同侧锁骨中点。

#### （二）下肢骨的体表定位标志

**1.内踝**　胫腓骨远端踝关节内侧的突起。

**2.外踝**　胫腓骨远端踝关节外侧的突起。

**3.胫骨粗隆**　胫骨上端前缘的突起。

**4.髌骨**　膝关节前方可活动的骨骼。

**5.股骨内上髁**　膝关节内上方的突起。

**6.股骨外上髁**　膝关节外上方的突起。

**7.腓骨小头**　膝关节外下方可扪及的突起。

**8.髂嵴**　髂骨最高处的突起，约平第4腰椎棘突高度。

**9.髂前上棘**　髂骨前上方的突起，约平第2骶椎高度。

**10.股骨大粗隆**　股骨上端外侧的突起，平耻骨联合高度。

## 二、检查前注意事项

1.摄影检查时，应使被检者体位处于舒适状态，被检侧部位紧贴影像信息接收器或者检查床；必要时利用棉垫、沙袋等辅助用具，支撑和固定被检部位，尽量保证患者姿势符合检查要求，同时避免因肢体移动，产生运动伪影。

2.长骨摄影检查时，应包括上、下两个关节，对于较长的长骨，且病变局限在一端时，至少包括邻近病变一端的关节，以明确其解剖位置。

3.长骨摄影检查时，被检侧长骨的长轴应与影像信息接收器的长轴平行。

4.四肢摄影管电压为45~70kV，曝光量5~30mAs，摄影距离为75~100cm，根据病情可适当增加减管电压数值，如增生性骨病酌情增加管电压值，溶骨性骨病应减少管电压值。

5.较厚部位应使用滤线器摄影技术，选用适当的滤过板，一般为0.5~1.0mm铝当量。厚薄相差悬殊的部位摄影时，应利用阳极效应。

6.影像打印成胶片时，在一张胶片上显示同一部位的两个不同位置（如正位、侧位、斜位等），肢体同一端应置于胶片的同一端，且包括相同的关节，关节面也应处同一水平，影像放大比例需一致；同一部位不同时间摄影，影像放大比例也需一致。

7.对外伤者应尽量采用改变X线方向或移动摄影床床面等方式，以适应摄影体位的要求。若明确需要移动肢体时，应轻、准、快，以免骨折错位或者增加被检者的痛苦。急诊摄影应根据被检者的状况灵活选择摄影体位。

8.婴幼儿四肢骨摄影时，常规摄取双侧影像，以便对照。两次摄影，摄影条件应相同。

9.在检查过程中，要对被检者说明摄影过程和呼吸方式，做好呼吸训练。

10.加强对被检者的X线防护，减少除被检部位以外的其他区域受到X线照射。根据被检部位的大小，选择合适的照射野。

## 三、常见摄影体位

### 1.手后前位

【摄影目的】

观察手骨形态、软组织、关节的正常或异常情况，如手部异物、外伤等。

【摄影体位】

被检者侧坐于摄影床一端，被检侧前臂伸直，掌心向下，手指自然分开，将第3掌骨头置于影像信息接收器（IR）中心，手掌及腕部平放并紧贴于IR，以保持手部稳定。照射野上缘包括第3指骨软组织，下缘包括腕关节，两侧包括第1指骨和第5指骨软组织（图2-70）。若双手同时摄影时，被检者面向摄影床，两臂前伸，掌面向下对称放在IR。

【中心线及呼吸方式】

中心线：对准第3掌骨头垂直射入（双手摄影时，中心线对准双手第3掌骨头连线中点垂直射入）。

呼吸方式：被检者平静呼吸。

【影像标准及显示内容】

影像显示拇指的掌、指骨呈斜位影像，其余四指的掌指骨及腕关节呈正位影像；骨皮质及骨小梁清晰显示，手部软组织层次清晰（图2-71）。

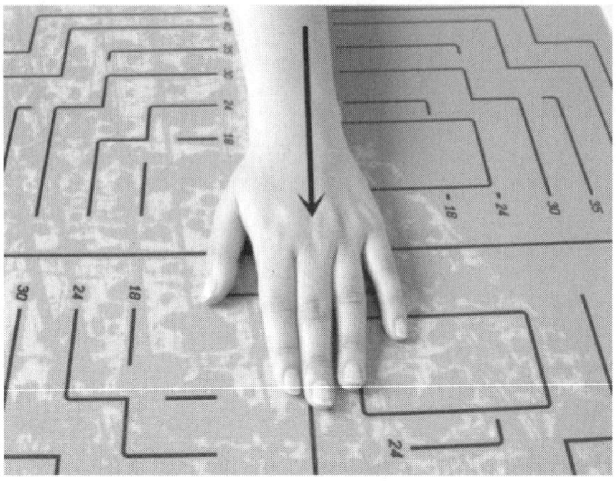

图2-70　手后前位摄影位置图

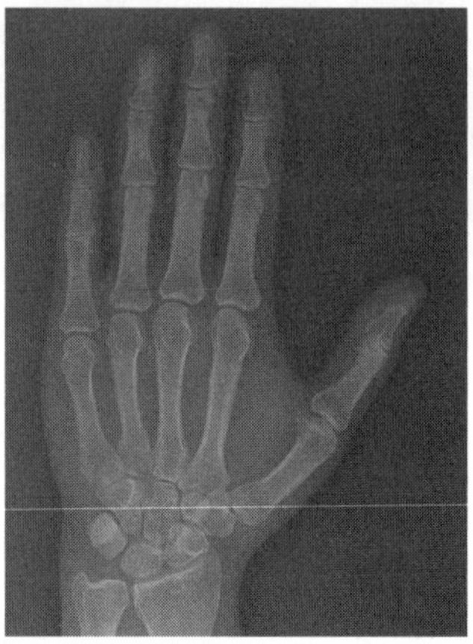

图2-71　手后前位照片影像

### 2. 手后前斜位

【摄影目的】

观察各掌、指骨斜位正常或异常情况，如外伤和骨质病变等。

【摄影体位】

被检者侧坐于摄影床一端，被检侧前臂前伸，手掌面朝下，第5指骨和掌骨紧贴IR，手部外旋，掌面与IR约成45°角。五指均匀分开稍弯曲，各指尖触及IR，以保持手部稳定（图2-72）。将第3掌骨头置于IR中心，照射野上缘包括第3指骨软组织，下缘包括腕关节，两侧包括第1指骨和第5指骨软组织。

【中心线及呼吸方式】

中心线：对准第3掌骨头垂直射入。

呼吸方式：被检者平静呼吸。

【影像标准及显示内容】

影像显示为被检侧1~5掌、指骨斜位影像，第4、5掌骨基底部有不同程度重叠，掌指骨骨小梁清晰显示，软组织层次显示良好（图2-73）。

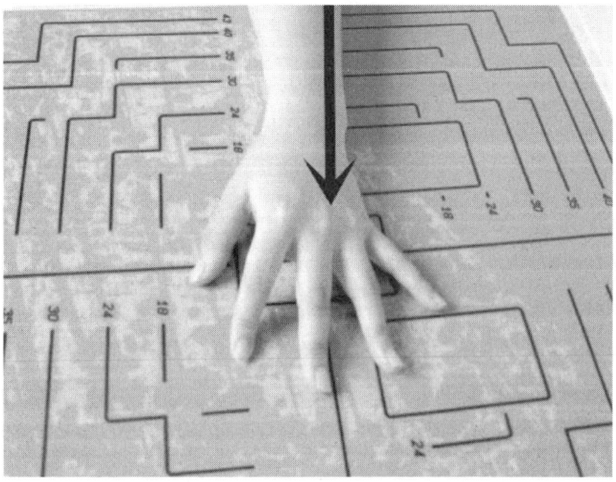

图2-72　手后前斜位摄影位置图

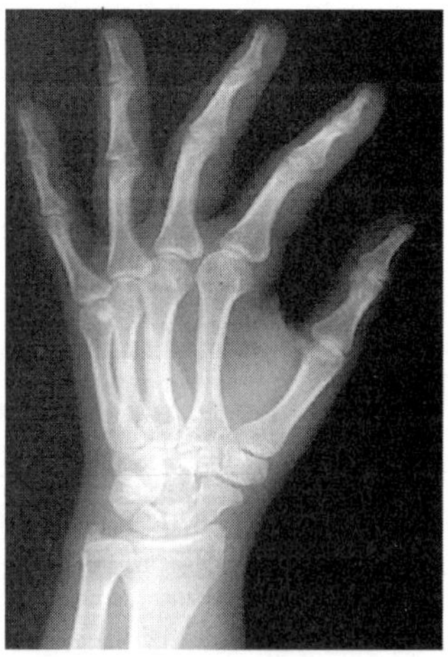

图2-73　手后前斜位照片影像

### 3. 腕关节后前位

【摄影目的】

观察腕关节、掌骨近端和尺桡骨远端骨质、关节及软组织正常或异常情况，如腕部外伤、脱位等。

【摄影体位】

被检者侧坐于摄影床一端，被检侧上臂外展肘部弯曲，前臂伸直，掌面向下呈半握拳状，将被检侧腕部尺桡骨茎突连线中点置于IR中心。照射野上缘包括掌骨近端，下缘包括尺桡骨远端，两侧包括腕关节内外软组织（图2–74）。双腕同时对比摄影时，被检者面向摄影床，两臂前伸，掌面向下呈半握拳状，双侧腕部并紧贴IR中心位置。

【中心线及呼吸方式】

中心线：对准尺桡骨茎突连线中点垂直射入。双腕摄影时，中心线对准两腕部连线中点垂直射入。

呼吸方式：被检者平静呼吸。

【影像标准及显示内容】

影像显示腕关节正位及周围软组织影像，掌骨近端与尺桡骨远端、掌腕关节、桡腕关节间隙清晰显示，腕关节诸骨骨小梁清晰显示，腕部周围软组织层次清晰可见（图2–75）。

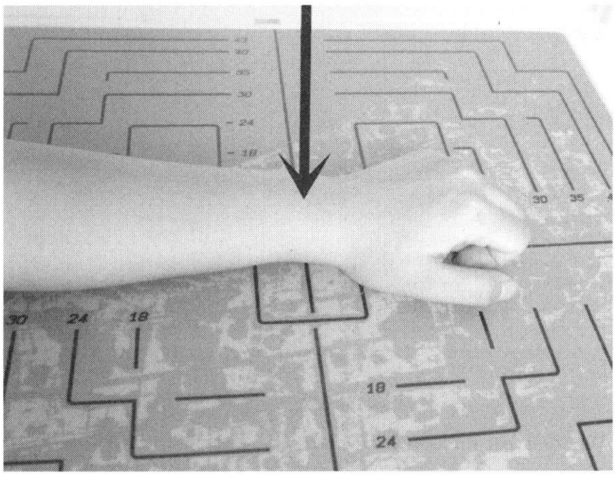

图2–74　腕关节后前位摄影位置图

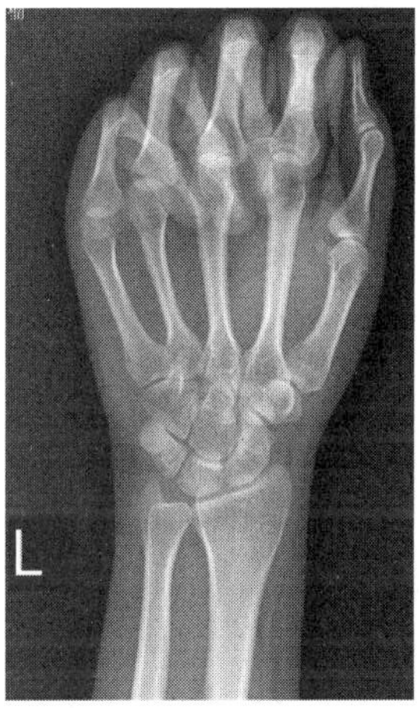


图2–75　腕关节后前位照片影像

4. 腕关节侧位

【摄影目的】

观察腕骨、尺桡骨远端、掌骨近端的骨质、关节及软组织，月骨脱位等情况。

【摄影体位】

被检者侧坐于摄影床一端，被检侧上臂外展、屈肘，前臂前伸，手指自然弯曲，腕部尺骨在下，呈侧位，手冠状面与IR垂直，尺骨茎突置于IR中心。照射野上缘包括掌骨近端，下缘包括尺桡骨远端，两侧包括腕关节前后软组织（图2–76）。

【中心线及呼吸方式】

中心线：对准桡骨茎突垂直射入。

呼吸方式：被检者平静呼吸。

【影像标准及显示内容】

影像显示腕关节、尺桡骨远端和掌骨近端及周围软组织侧位影像；尺桡骨远端重叠良好，月骨显示较清晰；腕关节诸骨骨小梁清晰显示，腕部软组织层次清晰可见（图2–77）。

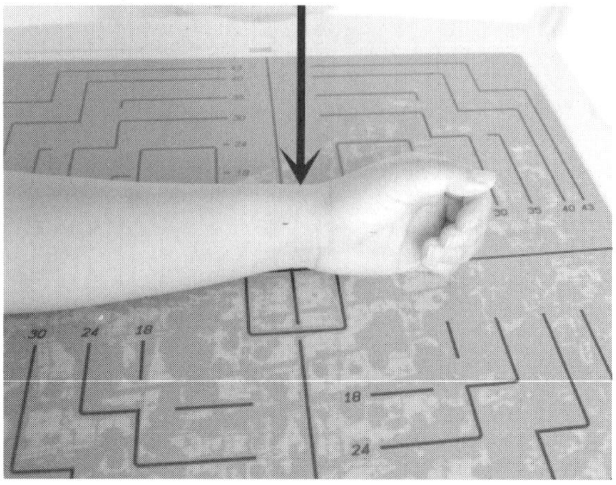


图2-76　腕关节侧位摄影位置图

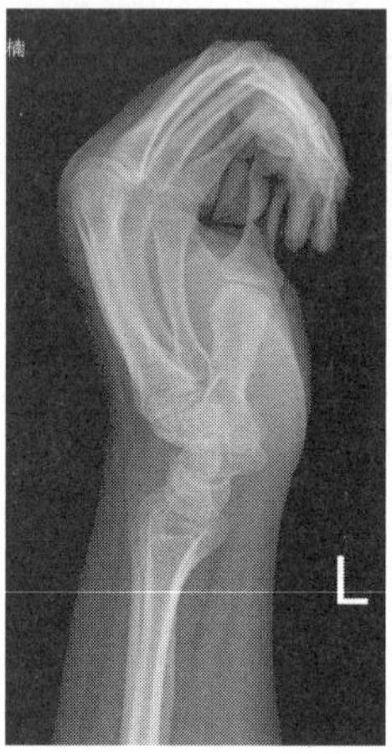


图2-77　腕关节侧位照片影像

### 5. 腕部尺偏位

【摄影目的】

观察舟骨的病变和外伤情况及与周围腕部诸骨的位置关系。

【摄影体位】

被检者侧坐于摄影床一端，被检侧前臂前伸半握拳，手心向下，手掌平面与IR成15°~20°角，使手部向尺侧偏转，呈外展位。将被检侧腕部尺桡骨茎突连线中点置于IR中心。照射野上缘包括掌骨近端，下缘包括尺桡骨远端，两侧包括腕关节内外软组织（图2-78）。

【中心线及呼吸方式】

中心线：对准尺桡骨茎突连线中点垂直射入。

呼吸方式：被检者平静呼吸。

【影像标准及显示内容】

影像显示舟骨长轴，舟骨形态、骨质及与其他骨的邻接面清晰；腕关节诸骨骨小梁清晰显示，腕部软组织层次清晰可见（图2-79）。

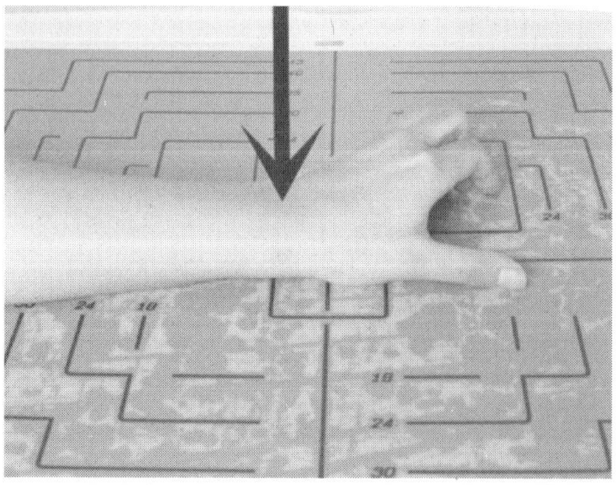


图2-78　腕部尺偏位摄影位置图

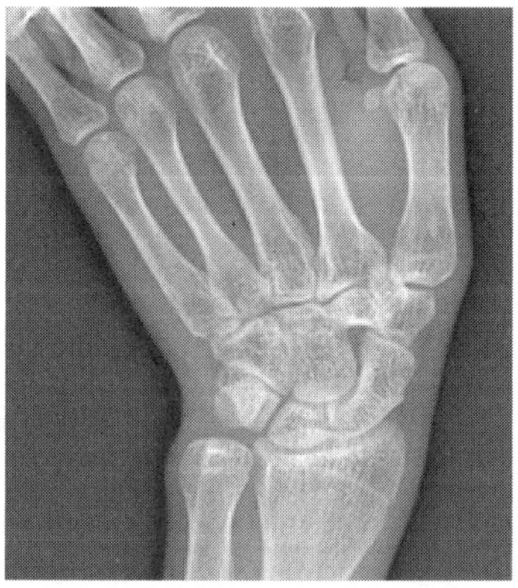

图2-79　腕部尺偏位照片影像

### 6. 尺桡骨前后位

【摄影目的】

观察尺、桡骨骨质及软组织正常或异常情况，如外伤骨折、异物等情况。

【摄影体位】

被检者侧坐于摄影床一端，被检侧前臂伸直，掌心向上，腕部稍外旋，使前臂呈标准正位姿势。肘部及肱骨远端贴紧IR。前臂中点置于IR中心位置，前臂长轴与IR长轴平行。照射野上缘包括肘关节，下缘包括腕关节，两侧包括尺桡骨内外软组织（图2-80）。

【中心线及呼吸方式】

中心线：对准前臂中点垂直射入。

呼吸方式：被检者平静呼吸。

【影像标准及显示内容】

影像显示尺桡骨及肘关节、腕关节正位影像，近端桡骨粗隆与尺骨少量重叠；骨小梁清晰显示，前臂软组织层次清晰（图2-81）。

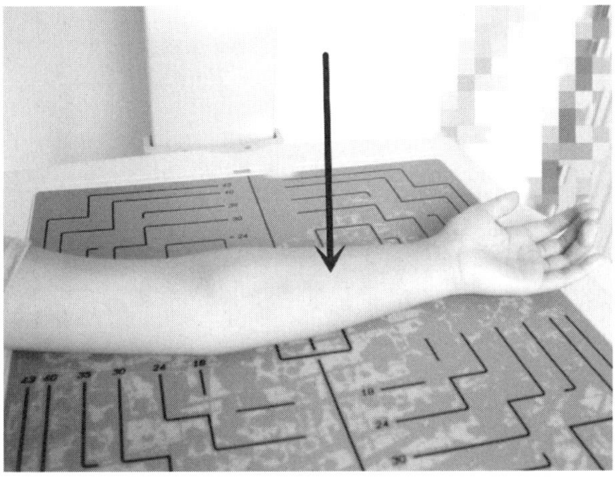

图2-80　尺桡骨前后位摄影位置图

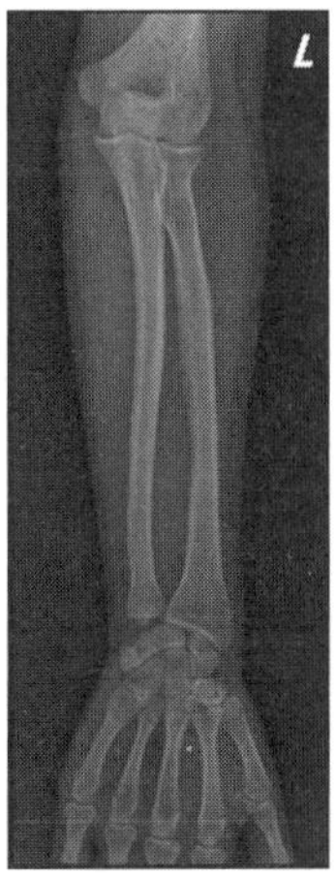


图2-81　尺桡骨前后位照片影像

### 7.尺桡骨侧位

【摄影目的】

观察尺、桡骨骨质及软组织正常或异常情况。如外伤骨折对位、对线、移位，异物等情况。

【摄影体位】

被检者侧坐于摄影床一端，被检侧上臂外展，屈肘成90°角，手呈侧位，被检侧前臂尺侧紧贴IR，肩部放低，使肘部与肱骨远端贴在IR。前臂侧位中点置于IR中心，前臂长轴与IR长轴平行。照射野上缘包括肘关节，下缘包括腕关节，两侧包括尺桡骨前后软组织（图2-82）。

【中心线及呼吸方式】

中心线：对准前臂侧位中点或病变中心垂直射入。

呼吸方式：被检者平静呼吸。

【影像标准及显示内容】

影像显示尺、桡骨侧位影像，桡骨头与尺骨喙突有部分重叠，尺骨和桡骨远端约1/3互相重叠；骨小梁清晰显示，前臂软组织层次清晰（图2-83）。

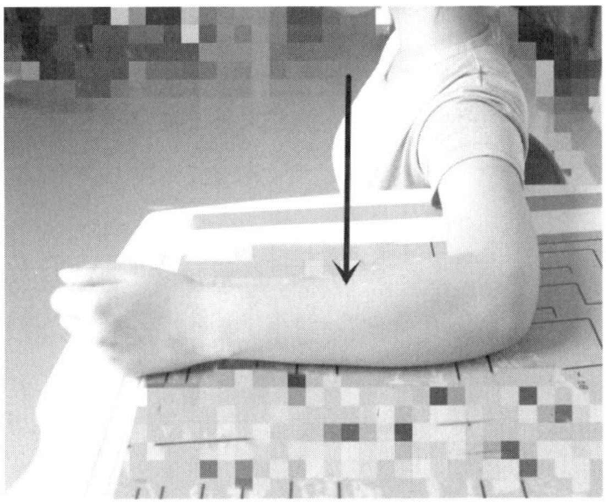

图2-82　尺桡骨侧位摄影位置图

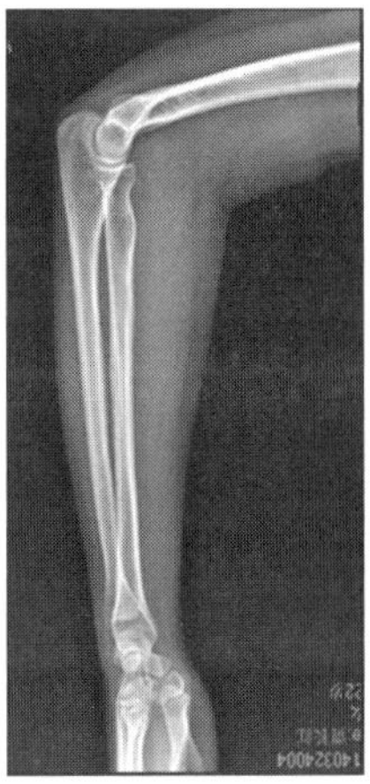

图2-83　尺桡骨侧位照片影像

8. 肘关节前后位

【摄影目的】

观察肘关节的骨质、软组织形态和骨质情况。

【摄影体位】

被检者侧坐于摄影床一端，被检侧上臂外展，前臂伸直，掌心朝上。使前臂近端和上臂远端及肘部紧贴IR。将肘部尺骨鹰嘴置于IR中心位置。照射野上缘包括肱骨远端，下缘包括尺桡骨近端，两侧包括肘关节内外软组织（图2-84）。

【中心线及呼吸方式】

中心线：对准肱骨内、外上髁连线中点垂直射入。

呼吸方式：被检者平静呼吸。

【影像标准及显示内容】

影像显示肘关节、肱骨远端、尺桡骨近端及周围软组织正位影像，肘关节间隙清晰，鹰嘴窝位于肱骨内、外上髁正中稍偏尺侧，呈三角形密度减低区；骨小梁清晰显示，肘部软组织层次清晰（图2-85）。

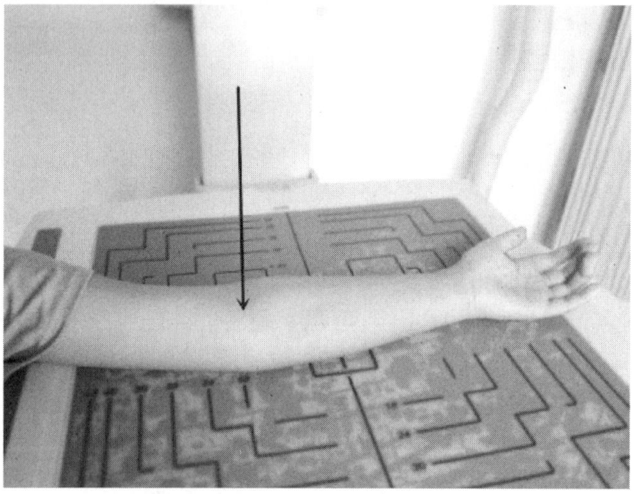

图2-84　肘关节前后位摄影位置图

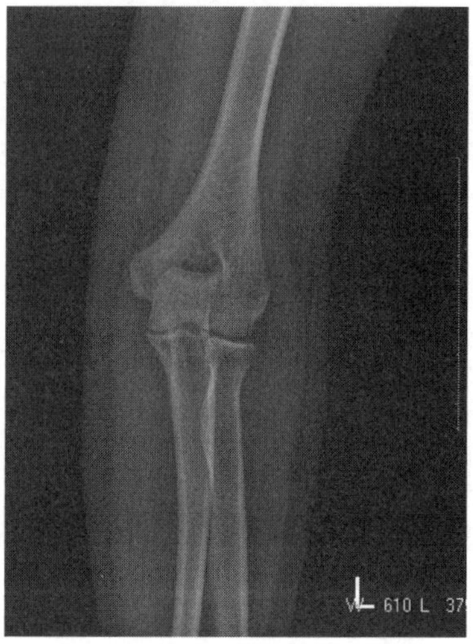

图2-85　肘关节前后位照片影像

9. 肘关节侧位

【摄影目的】

观察肘关节及周围软组织正常或异常情况，如外伤、脱位、骨质病变等。

【摄影体位】

被检者侧坐于摄影床一端，被检侧上臂外展，前臂屈肘成90°角，手呈侧位，肩部向下与肘部相平，前臂近端及肘部和肱骨远端呈侧位，尺侧在下，将肱骨内上髁紧贴IR中心位置。照射野上缘包括肱骨远端，下缘包括尺桡骨近端，两侧包括肘关节前后软组织（图2-86）。

【中心线及呼吸方式】

中心线：对准肱骨外上髁垂直射入。

呼吸方式：被检者平静呼吸。

【影像标准及显示内容】

影像显示肘关节、肱骨远端、尺桡骨近端及周围软组织侧位影像，肘关节间隙清晰，肱骨内、外上髁相重叠呈圆形；骨小梁清晰显示，肘部软组织层次清晰（图2-87）。

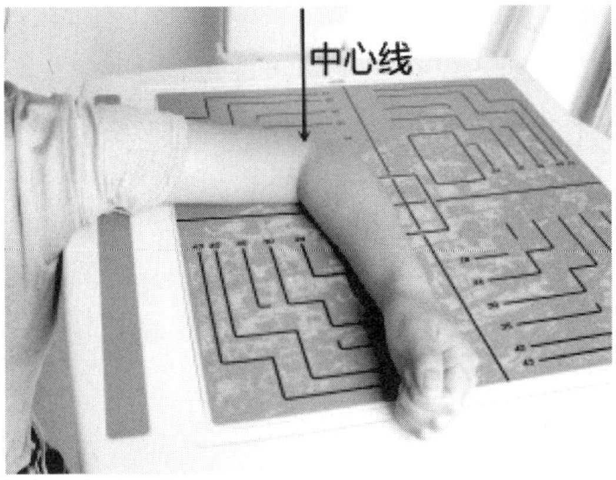


图2-86　肘关节侧位摄影位置图

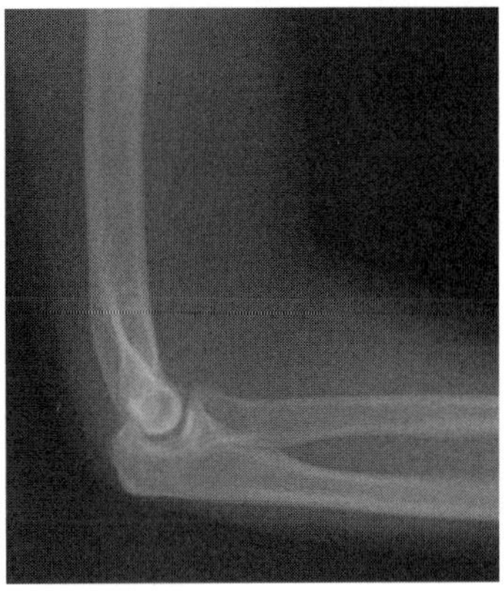

图2-87　肘关节侧位照片影像

10. 肱骨前后位

【摄影目的】

观察肱骨及软组织正常或异常情况，如外伤骨折、肱骨头脱位等情况。

【摄影体位】

被检者站立于摄影架前，被检侧上肢伸直外展20°~30°角掌面向前。被检侧肱骨和肩部紧贴IR，将肱骨中点置于IR中心位置，肱骨长轴与IR长轴平行。照射野上缘包括肩关节，下缘包括肘关节，两侧包括肱骨左右软组织（图2-88）。

【中心线及呼吸方式】

中心线：对准肱骨中点垂直射入。

呼吸方式：被检者平静呼吸下屏气曝光。

【影像标准及显示内容】

影像显示肱骨全长的正位影像，大结节向外突出呈切线位，小结节与肱骨重叠；骨小梁清晰显示，肱骨软组织层次清晰（图2-89）。

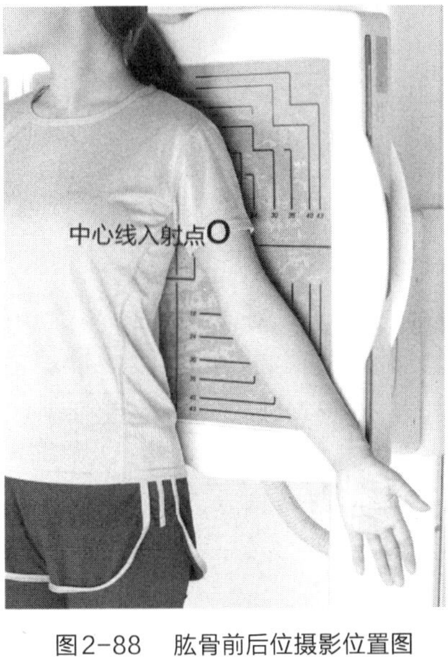


图2-88　肱骨前后位摄影位置图

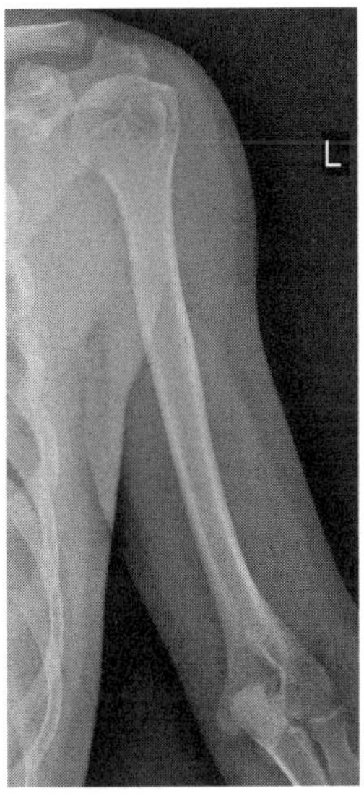


图2-89　肱骨前后位照片影像

11. 肱骨侧位

【摄影目的】

观察肱骨及软组织正常或异常情况，如外伤骨折对位、对线、移位，异物等情况。

【摄影体位】

被检者站立于摄影架前，被检侧肱骨稍外展，屈肘成90°角，手内旋掌心向下置于腹前，将肱骨内侧靠近影像信息接收器，使肱骨内、外上髁重叠呈侧位，将肱骨侧位中点置于IR中心位置，肱骨长轴与IR长轴平行。照射野上缘包括肩关节，下缘包括肘关节，两侧包括肱骨前后软组织（图2-90）。

【中心线及呼吸方式】

中心线：对准肱骨侧位中点垂直射入。

呼吸方式：被检者平静呼吸下屏气曝光。

【影像标准及显示内容】

影像显示肱骨侧位影像，肱骨头下部与大结节重叠；骨小梁清晰显示，肱骨软组织层次清晰可见（图2-91）。

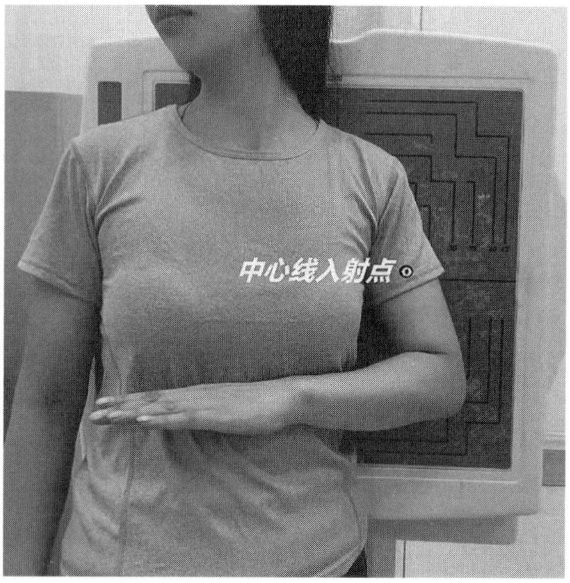

图2-90　肱骨侧位摄影位置图

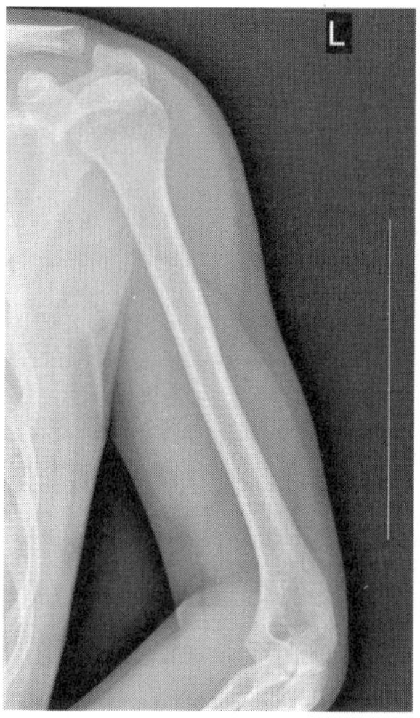

图2-91　肱骨侧位照片影像

12.肱骨穿胸位

【摄影目的】

主要观察肱骨上段骨折、移位和直接对位、对线等情况，以补充侧位不足。

【摄影体位】

被检者侧立于摄影架前，被检侧肱骨外缘紧贴IR，使肱骨外科颈部位置于IR中心位置，肩部下垂，掌心向内。对侧手臂抱头，肩部抬高，使两肩不致重叠。身体略向前，身体冠状面与IR成70°~80°角。照射野上缘包括肩峰，下缘包括肘关节，两侧包括肱骨前后软组织（图2-92）。

【中心线及呼吸方式】

中心线：对准对侧腋窝向后3cm垂直射入。

呼吸方式：被检者深吸气后屏气曝光。

【影像标准及显示内容】

影像显示肱骨侧位像，肱骨位于影像图片中心位置，位于胸椎和胸骨之间，肱骨颈及骨干可显示清晰，骨小梁清晰显示，肱骨软组织层次清晰（图2-93）。

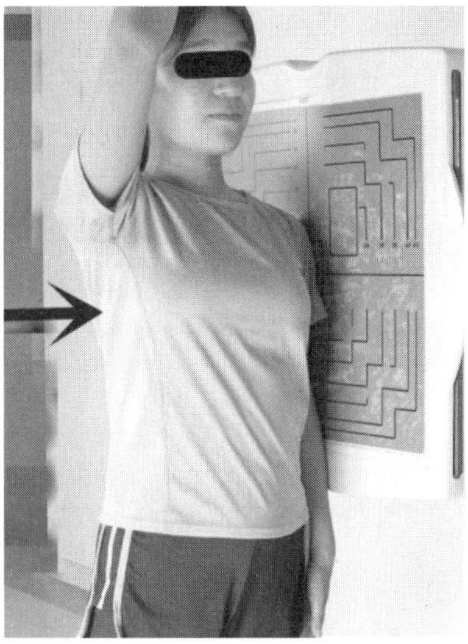

图2-92　肱骨穿胸位摄影位置图

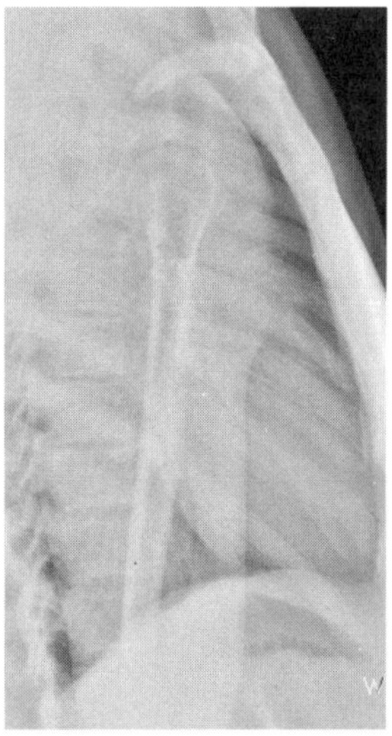

图2-93　肱骨穿胸位照片影像

### 13. 肩关节前后位

【摄影目的】

观察肩关节形态、骨质病变，肱骨头与关节盂的关节间隙是否异常等情况。

【摄影体位】

被检者站立于摄影架前，对侧肩部稍向前斜，使被检侧肩部紧贴IR，被检侧上肢伸直稍外展，掌心朝前，头部转向对侧，肩胛骨喙突置于IR中心位置。照射野上缘包括肩部，下缘包括肱骨近端，两侧包括肩关节周围软组织（图2-94）。

【中心线及呼吸方式】

中心线：对准肩胛骨喙突垂直射入。

呼吸方式：被检者平静呼吸下屏气曝光。

【影像标准及显示内容】

影像显示肩关节、肩锁关节、肱骨头、锁骨外1/3和肩胛骨及部分肋骨的正位影像，关节间隙显示清晰，肱骨头上部与肩峰重叠；骨小梁清晰显示，肩部软组织层次清晰（图2-95）。

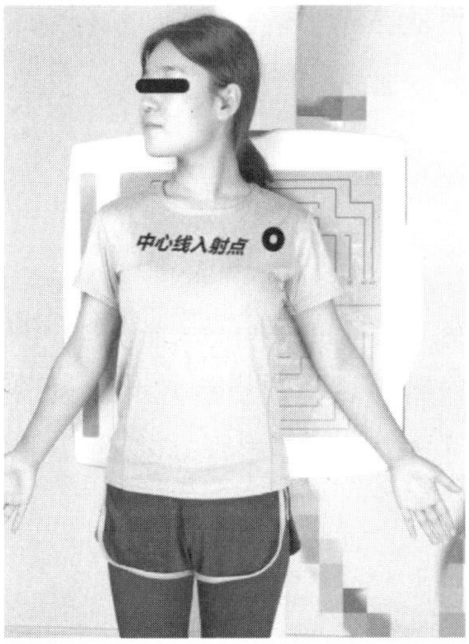


图2-94　肩关节前后位摄影位置图

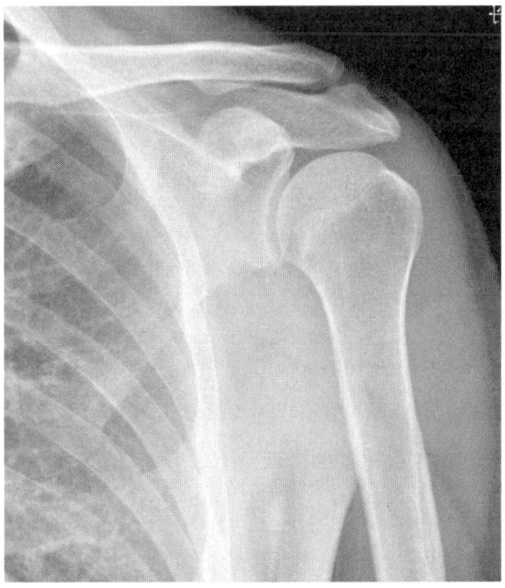

图2-95　肩关节前后位照片影像

### 14. 肩胛骨前后位

【摄影目的】

观察肩胛骨正常或异常等情况，同时减少肩胛骨与胸部过多重叠影像。

【摄影体位】

被检者站立于摄影架前，被检侧肩胛骨置于IR中心位置，上臂外展，与躯干成90°角，肘部弯曲使前臂上举与躯干平行，掌心向前，前臂和手背紧贴台面（图2–96）。使肩胛骨拉向外方，减少肋骨重叠。照射野上缘超出肩部，下缘包括肩胛骨下角，两侧包括肩胛骨周围软组织。

【中心线及呼吸方式】

中心线：对准喙突下方4~5cm处垂直射入。

呼吸方式：被检者平静呼吸下屏气曝光。

【影像标准及显示内容】

影像显示肩胛骨、肱骨头、肩关节、肩锁关节、锁骨外1/3正位影像，关节间隙显示清晰；肩胛骨影像位于胸廓外上方，内侧部分与肋骨、肺野略有重叠；骨小梁清晰显示，肩部软组织层次清晰（图2–97）。

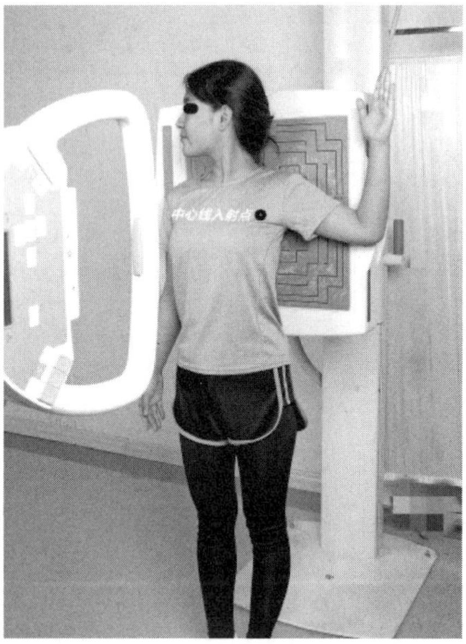

图2–96　肩胛骨前后位摄影位置图

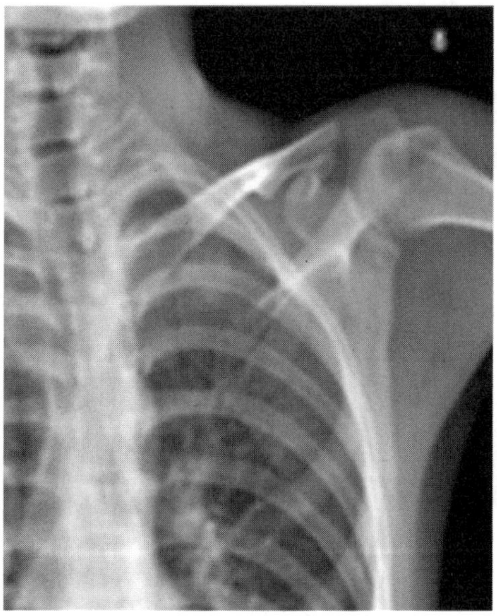

图2–97　肩胛骨前后位照片影像

### 15. 锁骨后前位

【摄影目的】

观察锁骨正常或异常情况，如外伤骨折等。

【摄影体位】

被检者俯卧于摄影床上或面向摄影架站立，被检侧上肢内旋180°角，头部转向对侧，被检侧锁骨紧贴于摄影床，将锁骨中点置于IR中心位置。照射野上缘超过肩部，下缘包括第4、5胸椎间隙平面，内侧缘包括胸锁关节，外侧缘包括肩锁关节及周围软组织（图2–98）。

【中心线及呼吸方式】

中心线：对准锁骨中点垂直射入。

呼吸方式：被检者平静呼吸下屏气曝光。

【影像标准及显示内容】

影像显示锁骨正位影像，形态平直，内1/3与胸廓相重叠，肩锁关节及胸锁关节显示清晰；骨小梁清晰显示，锁骨及周围软组织层次清晰（图2–99）。

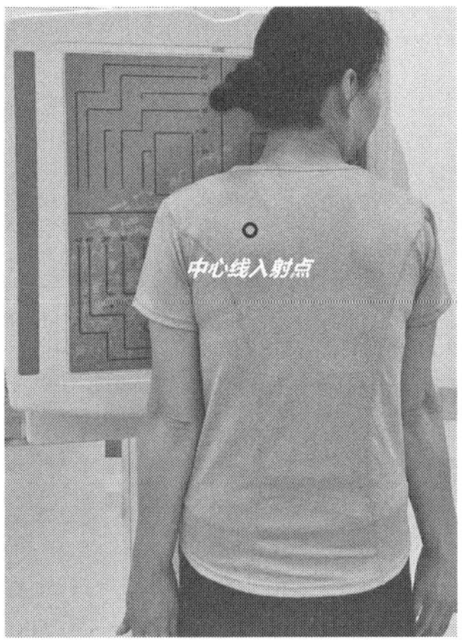


图2-98 锁骨后前位摄影位置图

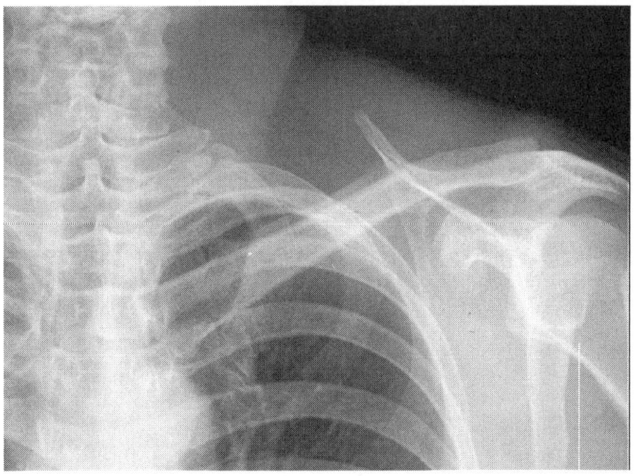

图2-99 锁骨后前位照片影像

### 16. 足前后位

【摄影目的】

观察足骨及软组织正常或异常情况，如外伤骨折、异物等。

【摄影体位】

被检者坐于摄影床上或仰卧位于摄影床上，被检侧膝关节屈曲，足踏于IR上，足部长轴与IR长轴平行，并将第3跖骨基底部置于IR中心，对侧腿伸直，保持身体平稳。照射野上缘包括足趾软组织，下缘包括足跟，两侧包括足左右软组织（图2-100）。

【中心线及呼吸方式】

中心线：对准第3跖骨基底部垂直射入。

呼吸方式：被检者平静呼吸。

【影像标准及显示内容】

影像显示趾骨、跖骨、部分跗骨及周围软组织正位影像；舟距关节与骰跟关节间隙清晰可见，距骨和跟骨与胫腓骨下段重叠；骨小梁清晰显示，足部软组织层次清晰（图2-101）。

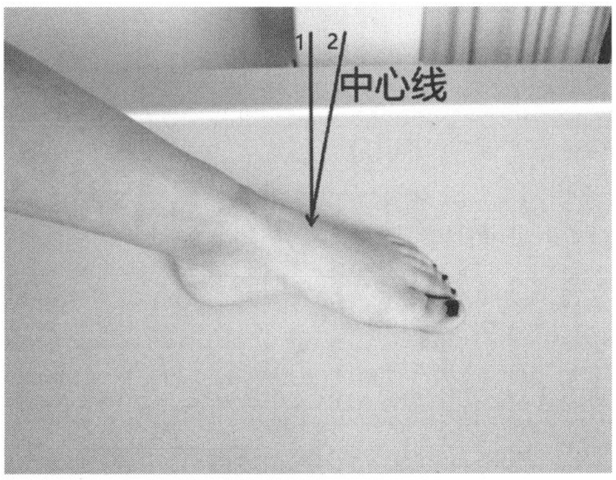


图2-100 足前后位摄影位置图

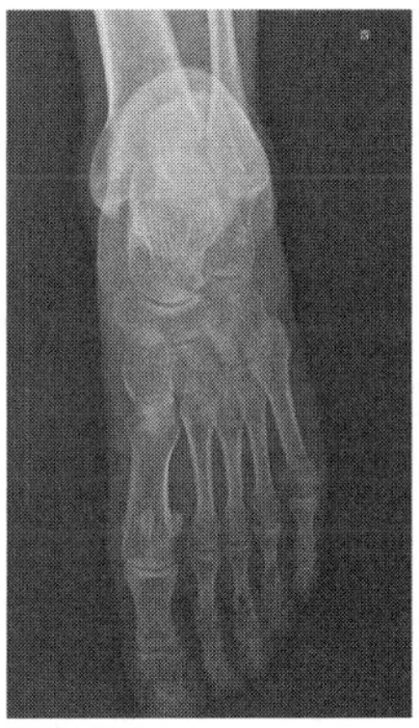

图2-101 足前后位照片影像

### 17. 足内斜位

【摄影目的】

观察足部诸骨及软组织正常或异常情况，如外伤骨折等。

【摄影体位】

被检者坐于摄影床上，被检侧膝关节屈曲，足底内侧紧贴IR，足外侧抬高，使足底与IR成30°~45°角，足部长轴与IR长轴平行，并将第3跖骨基底部置于IR中心。照射野上缘包括足趾软组织，下缘包括足跟，两侧包括足左右软组织（图2-102）。

【中心线及呼吸方式】

中心线：对准第3跖骨基底部垂直射入。

呼吸方式：被检者平静呼吸。

【影像标准及显示内容】

影像显示足部诸骨及周围软组织呈斜位影像；第1、2跖骨部分重叠，其余跖骨及其趾骨清晰显示；跟距关节、楔舟关节及第3、4跗跖关节间隙清晰可见；骨小梁清晰显示，足部软组织层次清晰（图2-103）。

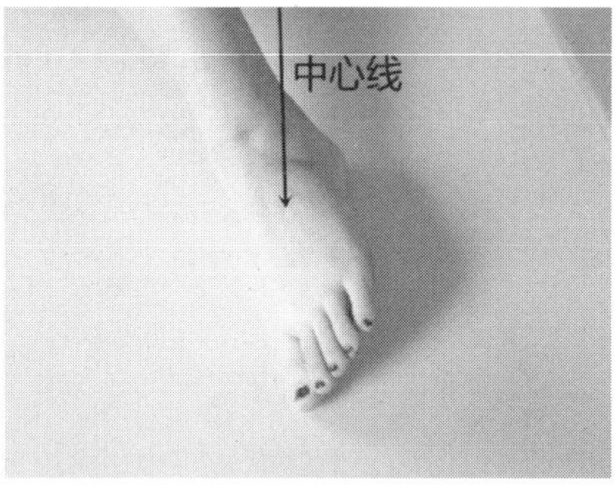


图2-102　足内斜位摄影位置图

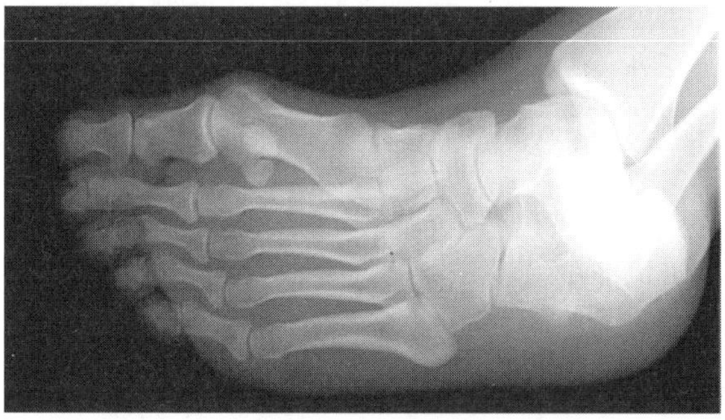

图2-103　足内斜位照片影像

18. 足侧位

【摄影目的】

观察足部骨质侧位情况，如足畸形、足内异物等。

【摄影体位】

被检者侧卧于摄影床上，被检侧膝关节弯曲，足外侧置于IR中心位置并紧贴，足长轴与IR长轴平行。照射野上缘包括足趾，下缘包括足跟，两侧包括足前后软组织（图2-104）。

【中心线及呼吸方式】

中心线：对准足侧位中部垂直射入。

呼吸方式：被检者平静呼吸。

【影像标准及显示内容】

影像显示趾骨、跖骨及楔骨侧位重叠影像，骰骨、舟骨部分重叠影像与距骨、跟骨呈侧位影像；骨小梁显示，足部软组织层次清晰可见（图2-105）。

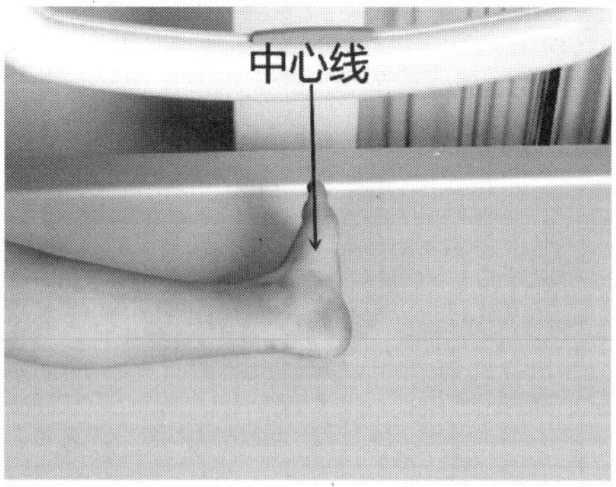


图2-104　足侧位摄影位置图

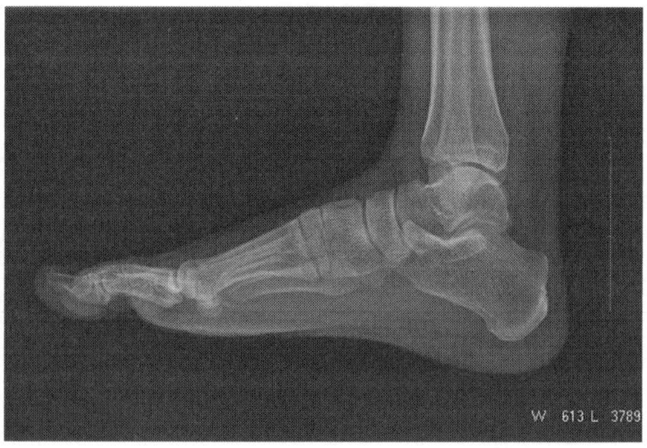


图2-105　足侧位照片影像

19. 跟骨侧位

【摄影目的】

观察跟骨及软组织正常或异常情况，如跟骨骨刺、外伤骨折等。

【摄影体位】

被检者坐于或侧卧于摄影床上，被检侧跟骨外侧紧贴IR中心位置。照射野上缘包括踝关节，下缘包括足底部，两侧包括骰骨和跟骨后部（图2–106）。

【中心线及呼吸方式】

中心线：对准内踝下2cm垂直射入。

呼吸方式：被检者平静呼吸。

【影像标准及显示内容】

影像显示跟骨侧位影像，跟骨形态、骨质、跟骰关节、跟距关节显示清晰；骨小梁显示，跟骨及周围软组织层次清晰（图2–107）。

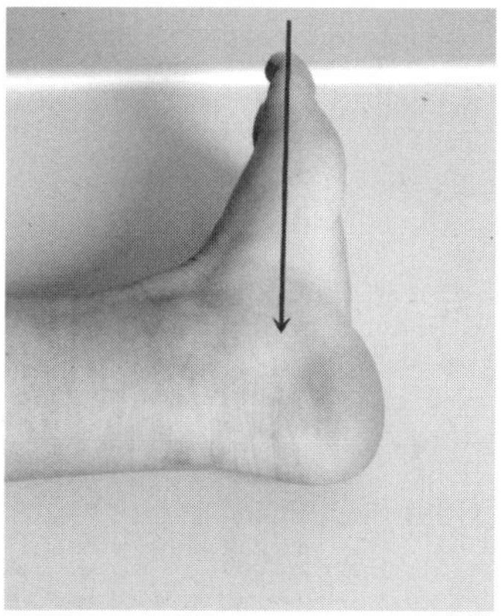

图2–106　跟骨侧位摄影位置图

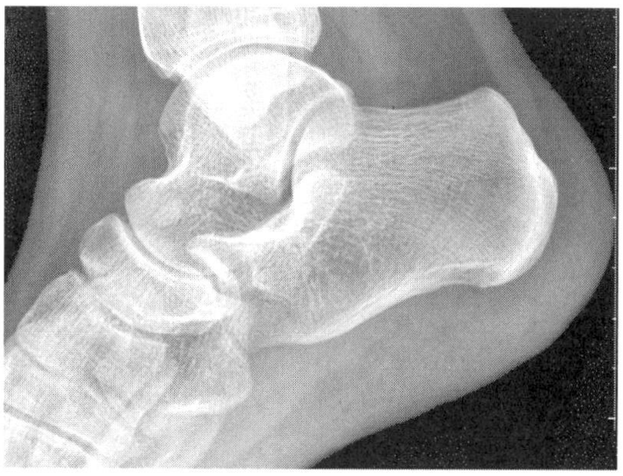

图2–107　跟骨侧位照片影像

20. 跟骨轴位

【摄影目的】

观察跟骨及软组织正常或异常情况，如外伤骨折、术后复查等。

【摄影体位】

被检者仰卧或坐于摄影床上，被检侧下肢伸直，足尖向上，足背极度背屈或用布条向后牵拉足前部，使足跟向前，足矢状面垂直于IR。被检侧跟骨紧贴并置于IR中心位置（图2–108）。对侧膝部弯曲，足踏床面，支撑身体稳定。照射野上缘包括跟距关节，下缘包括跟骨底部，两侧包括跟骨左右软组织。

【中心线及呼吸方式】

中心线：向头侧倾斜35°~45°角，对准内外踝连线的中点射入。

呼吸方式：被检者平静呼吸。

【影像标准及显示内容】

影像显示跟骨轴位影像，载距突、滑车突、跟骨体和跟距关节显示清晰，跟骨骨小梁清晰，软组织层次分明（图2–109）。

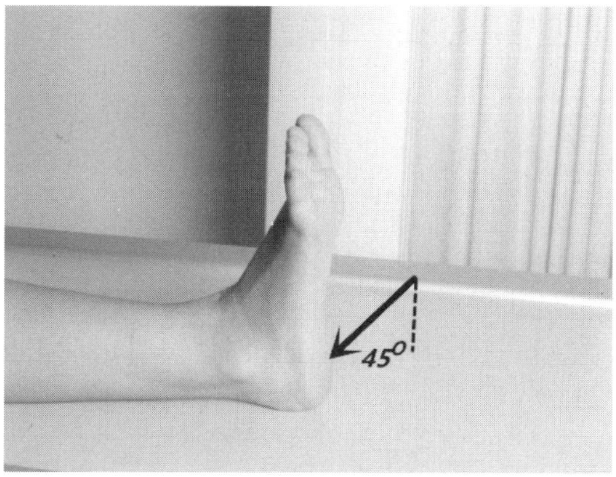


图2–108　跟骨轴位摄影位置图

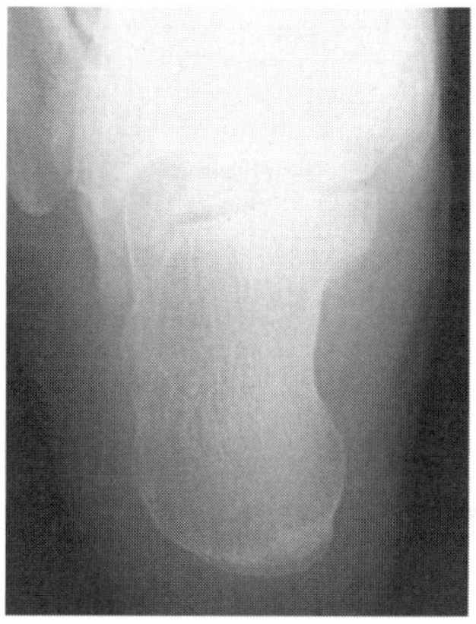

图2–109　跟骨轴位照片影像

### 21. 踝关节前后位

【摄影目的】

观察踝关节及软组织正常或异常情况，如脱位、外伤骨折等。

【摄影体位】

被检者仰卧或坐于摄影床上，被检侧下肢伸直，跟骨紧贴IR，足尖向上稍向内旋，踝关节正中矢状面与IR垂直。内、外踝连线中点上1cm置于IR中心位置。照射野上缘包括胫腓骨远端，下缘包括跟骨下缘，两侧包括踝关节左右软组织（图2–110）。

【中心线及呼吸方式】

中心线：对准内、外踝连线中点上1cm处垂直射入。

呼吸方式：被检者平静呼吸。

【影像标准及显示内容】

影像显示踝关节及胫腓骨远端和距骨上部的正位影像，关节间隙清晰呈倒“U”字形，骨小梁清晰显示，踝部软组织层次清晰可见（图2–111）。

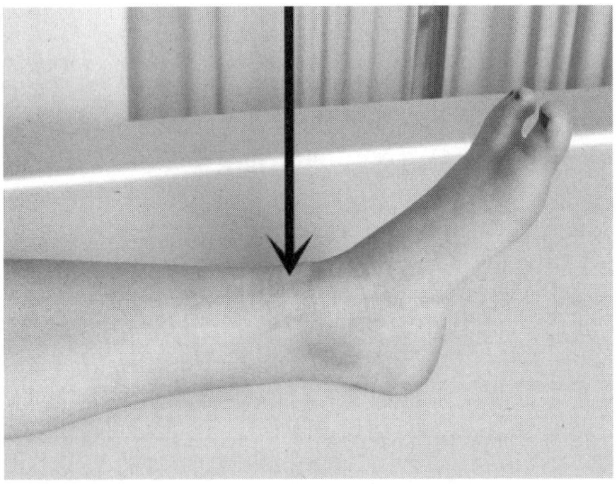

图2–110 踝关节前后位摄影位置图

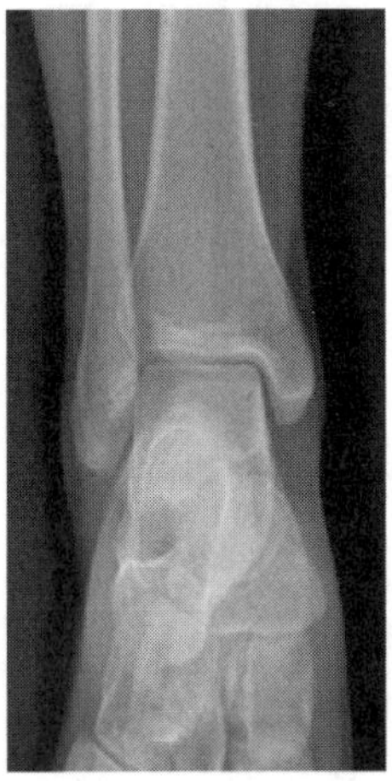

图2–111 踝关节前后位照片影像

### 22. 踝关节侧位

【摄影目的】

观察踝关节及软组织正常或异常情况，如脱位、外伤骨折等。

【摄影体位】

被检者侧卧于摄影床上，被检侧下肢伸直，膝关节弯曲，外踝紧贴IR，小腿长轴与IR长轴平行，将外踝上方1cm处置于IR中心位置（图2–112）。对侧下肢自然弯曲，足踏床面，支撑身体稳定。照射野上缘包括胫腓骨远端，下缘包括跟骨下缘，两侧包括踝关节前后软组织（图2–112）。

【中心线及呼吸方式】

中心线：对准内踝上方1cm处垂直射入。

呼吸方式：被检者平静呼吸。

【影像标准及显示内容】

影像显示内、外踝重叠的踝关节侧位影像，踝关节诸骨显示清晰，胫腓骨远端相互重叠；骨小梁清晰显示，踝部软组织层次清晰（图2–113）。

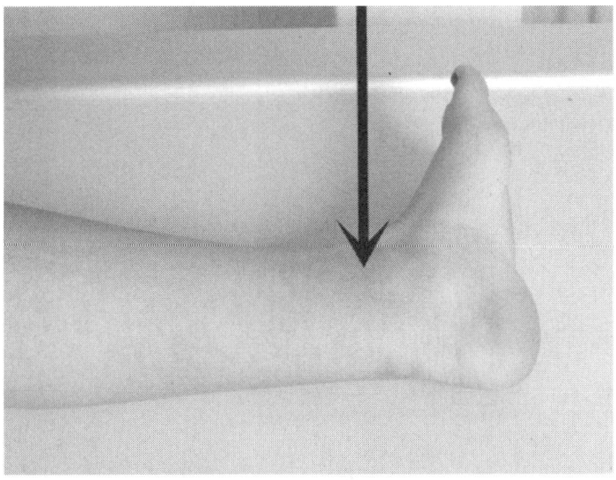

图2-112　踝关节侧位摄影位置图

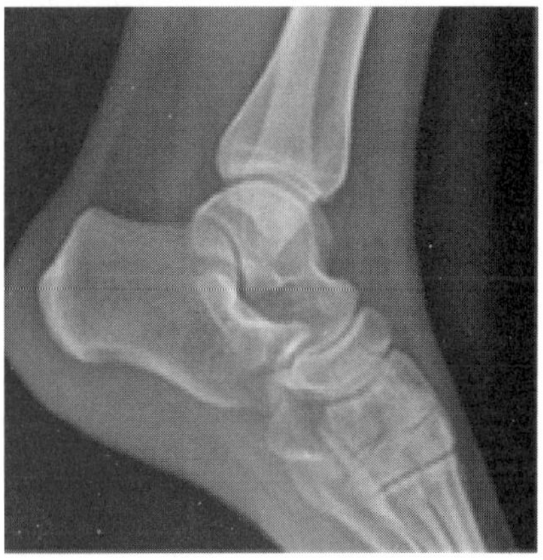

图2-113　踝关节侧位照片影像

### 23.胫腓骨前后位

【摄影目的】

观察胫腓骨及软组织正常或异常情况，如外伤骨折等情况。

【摄影体位】

被检者仰卧或坐于摄影床上，被检侧下肢伸直且稍内旋，足尖向上，胫、腓骨矢状面与IR垂直，胫、腓骨中点置于IR中心位置，小腿长轴与IR长轴平行。照射野上缘包括膝关节，下缘包括踝关节，两侧包括胫、腓骨左右软组织（图2–114）。

【中心线及呼吸方式】

中心线：对准胫、腓骨中点垂直射入。

呼吸方式：被检者平静呼吸。

【影像标准及显示内容】

影像显示胫、腓骨及邻近关节正位影像，胫腓骨关节略有重叠；骨小梁清晰显示，胫腓骨软组织层次清晰可见（图2–115）。

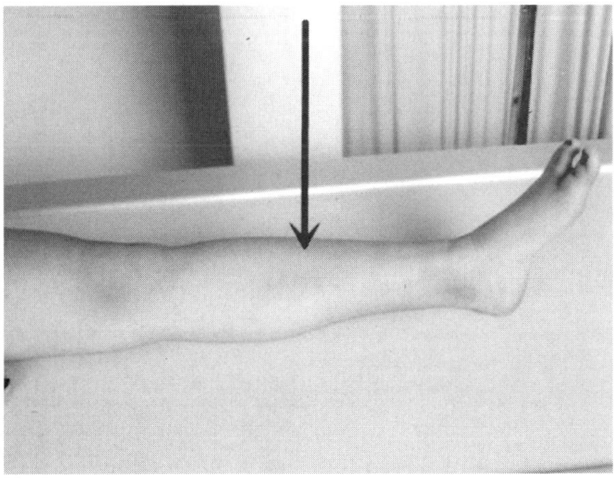

图2-114　胫、腓骨前后位摄影位置图

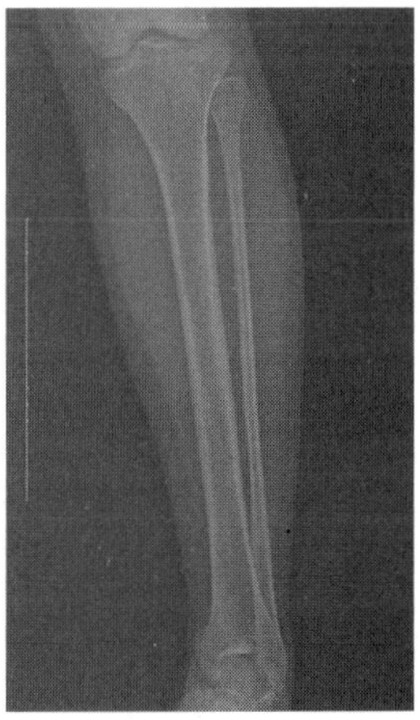

图2-115　胫、腓骨前后位照片影像

### 24.胫、腓骨侧位

【摄影目的】

观察胫、腓骨及软组织正常或异常情况，如外伤骨折、骨质病变等情况。

【摄影体位】

被检者侧卧于摄影床上，被检侧下肢伸直，小腿腓侧紧贴IR，使小腿中点置于其中心位置。胫、腓骨矢状面与床面平行，胫、腓骨长轴与IR长轴平行。照射野上缘包括膝关节，下缘包括踝关节，两侧包括胫、腓骨前后软组织（图2–116）。

【中心线及呼吸方式】

中心线：对准小腿侧位中点垂直射入。

呼吸方式：被检者平静呼吸。

【影像标准及显示内容】

影像显示胫、腓骨及邻近关节侧位影像，胫腓骨关节略有重叠；骨小梁清晰显示，胫、腓骨软组织层次清晰（图2–117）。

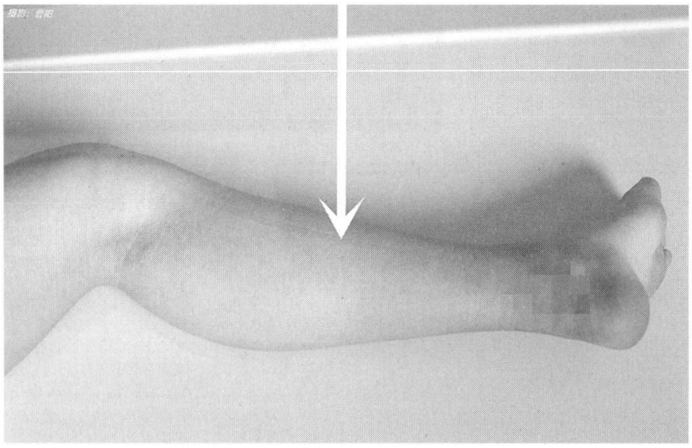

图2–116　胫、腓骨侧位摄影位置图

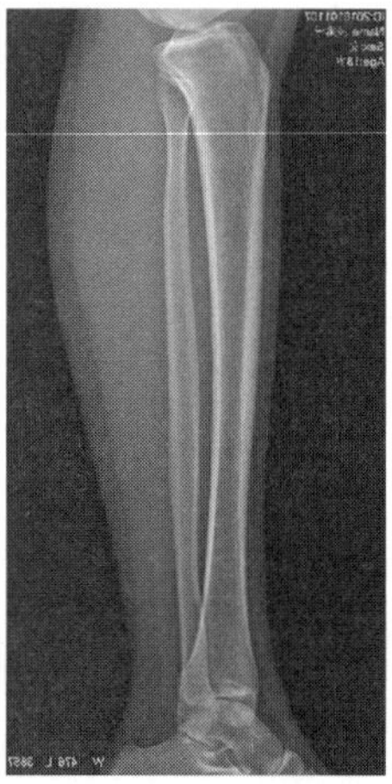

图2–117　胫、腓骨侧位照片影像

25. 膝关节前后位

【摄影目的】

观察膝关节及软组织正常或异常情况，如外伤骨折、骨质病变等情况。

【摄影体位】

被检者仰卧或坐于摄影床上，被检侧下肢伸直，足尖向上稍内旋。胭窝紧贴IR，将髌骨下缘置于IR中心，膝关节正中矢状面与IR垂直。下肢长轴与IR长轴平行。照射野上缘包括股骨远端，下缘包括胫、腓骨近端，两侧包括膝关节左右软组织（图2–118）。

【中心线及呼吸方式】

中心线：对准髌骨下缘垂直射入。

呼吸方式：被检者平静呼吸。

【影像标准及显示内容】

影像显示膝关节正位影像，关节间隙清晰，腓骨小头与胫骨略有重叠；髌骨重叠与股骨内、外髁之间；骨小梁清晰显示，膝部软组织层次清晰（图2–119）。

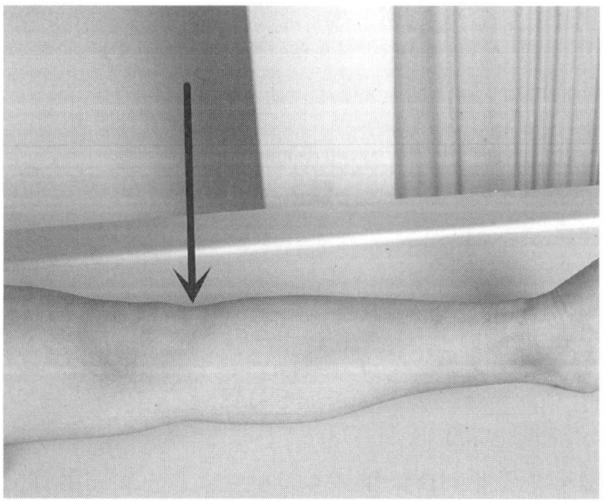

图2–118　膝关节前后位摄影位置图

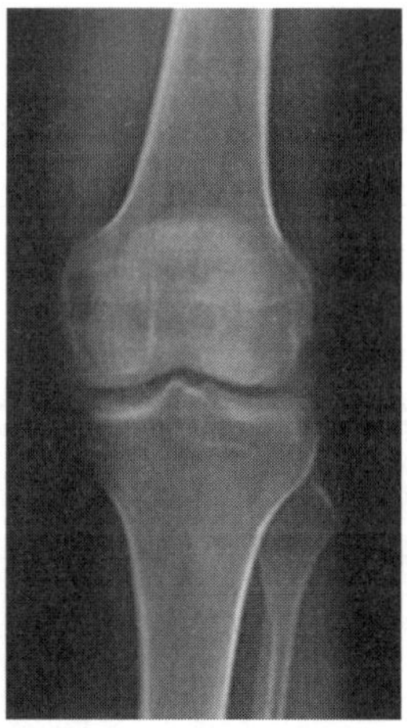

图2–119　膝关节前后位照片影像

26.膝关节侧位

【摄影目的】

观察膝关节侧位形态、病变等情况。

【摄影体位】

被检者侧卧于摄影床上，被检侧膝关节外侧紧贴IR，屈膝约成135°角，膝关节矢状面与IR平行，将髌骨下缘与腘窝皮肤皱褶连线中点置于IR中心，对侧下肢屈曲置于被检侧下肢前方。照射野上缘包括股骨远端，下缘包括胫腓骨近端，两侧包括膝关节前后软组织（图2–120）。

【中心线及呼吸方式】

中心线：对准髌骨下缘与腘窝皮肤皱褶连线中点垂直射入。

呼吸方式：被检者平静呼吸。

【影像标准及显示内容】

影像显示膝关节侧位影像，膝关节间隙显示清晰；股骨内、外髁重叠，髌骨呈菱形；骨小梁清晰显示，膝部软组织层次清晰（图2–121）。

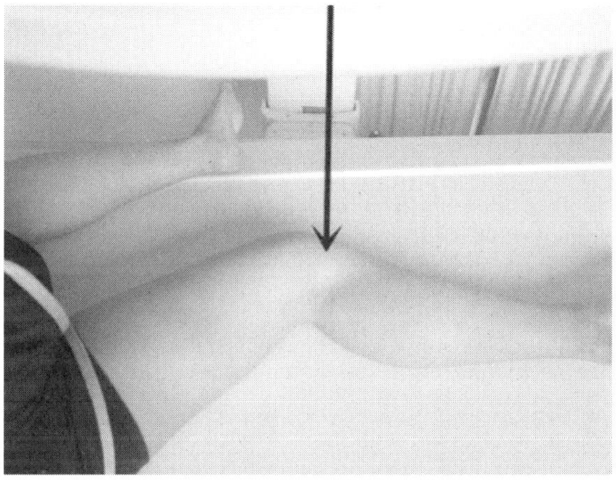

图2–120　膝关节侧位摄影位置图

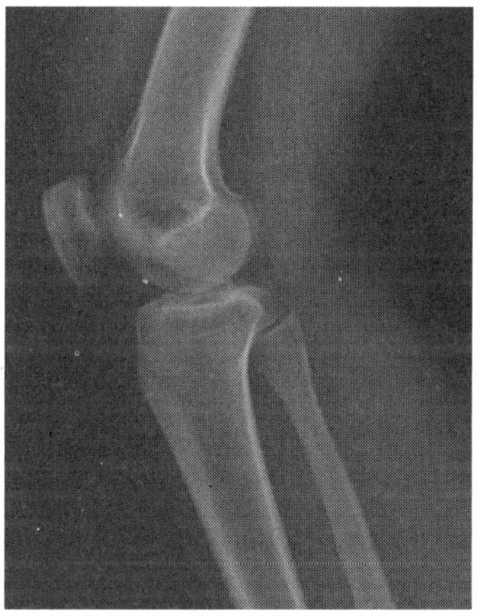

图2–121　膝关节侧位照片影像

27.髌骨轴位

【摄影目的】

观察髌骨病变、髌骨关节面及骨折后左右分离情况等。

【摄影体位】

被检者俯卧于摄影床上，被检侧膝部屈曲，使膝部矢状面与IR垂直，将被检侧髌骨置于其中心位置。被检者用布带拉住小腿或用手拉住小腿，使髌骨垂直于IR，并保持下肢平稳状态（图2–122）。照射野上缘包括股骨远端，下缘包括胫骨、髌骨，两侧包括膝关节左、右软组织。

【中心线及呼吸方式】

中心线：对准髌骨下缘向髌骨上缘方向垂直射入。

呼吸方式：被检者平静呼吸。

【影像标准及显示内容】

影像显示髌骨和股骨的关节面呈轴位影像，髌骨呈扁三角形，位于股骨髁间窝的下方，骨小梁清晰显示，膝关节软组织层次清晰（图2–123）。

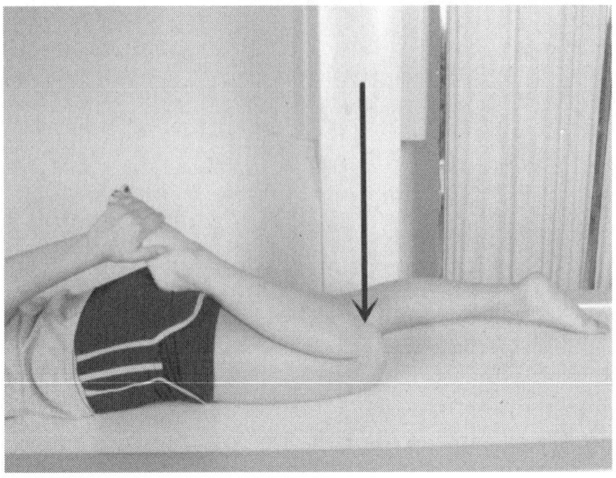

图2-122　髌骨轴位摄影位置图

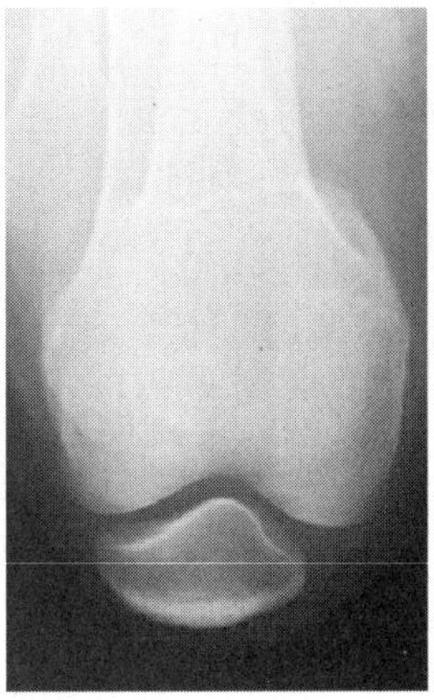

图2-123　髌骨轴位照片影像

28.股骨前后位

【摄影目的】

观察股骨及软组织正常或异常情况，如外伤骨折。

【摄影体位】

被检者仰卧于摄影床上，被检侧下肢伸直，足尖向上且稍内旋。将被检侧股骨中点置于影像信息接收器中心位置，股骨正中矢状面与床面中线垂直并重合（图2-124）。照射野上缘包括髋关节，下缘包括膝关节，两侧包括股骨左、右软组织。

【中心线及呼吸方式】

中心线：对准股骨中点垂直射入。

呼吸方式：被检者平静呼吸。

【影像标准及显示内容】

影像显示股骨、髋关节及膝关节正位影像；骨小梁清晰显示，股骨软组织层次清晰（图2-125）。

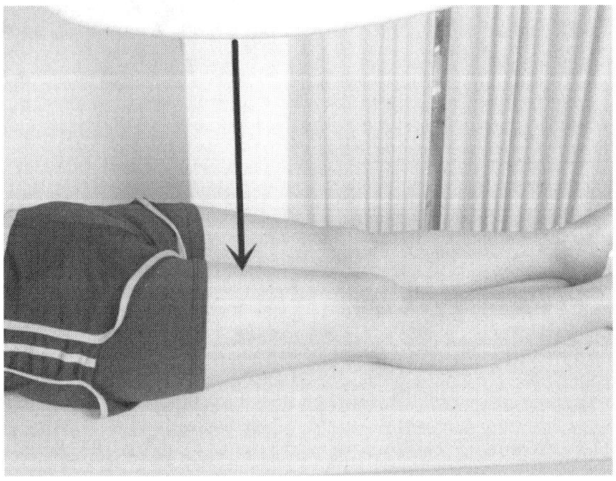

图2-124　股骨前后位摄影位置图

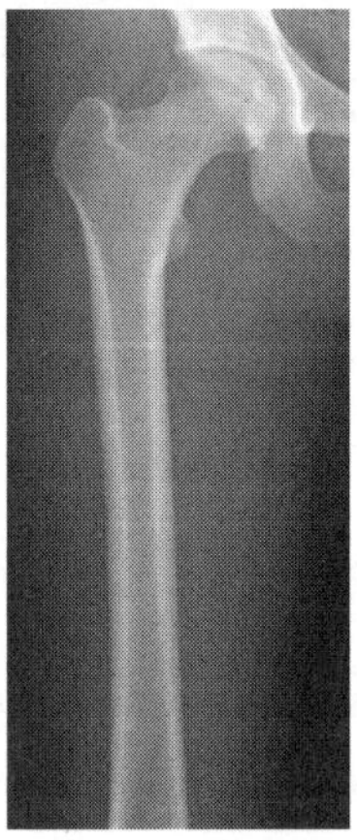

图2-125　股骨前后位照片影像

29.股骨侧位

【摄影目的】

观察股骨及软组织正常或异常情况，如外伤骨折对位、对线、移位，异物等。

【摄影体位】

被检者侧卧于摄影床上，被检侧下肢伸直，大腿外侧贴紧床面，股骨矢状面与床面平行，股骨长轴与摄影床中线重合，并将被检侧股骨中点置于IR中心。对侧膝部弯曲，跨到被检侧下肢前方，保持身体稳定（图2-126）。照射野上缘包括髋关节，下缘包括膝关节，两侧包括股骨前后软组织。

【中心线及呼吸方式】

中心线：对准股骨侧位中点垂直射入。

呼吸方式：被检者平静呼吸。

【影像标准及显示内容】

影像显示股骨、髋关节及膝关节侧位影像；骨小梁清晰显示，大腿软组织层次清晰可见（图2-127）。

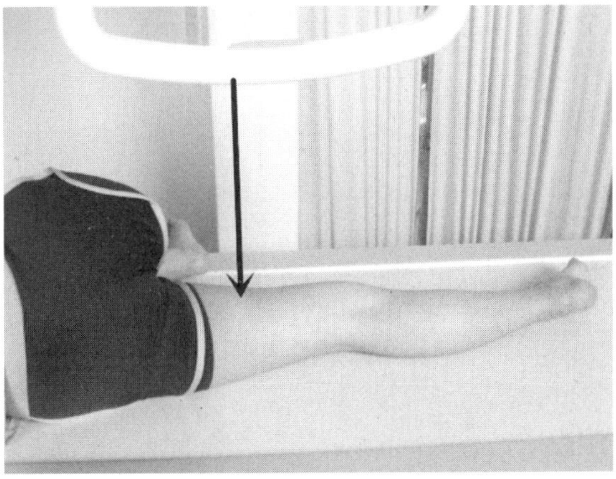

图2-126 股骨侧位摄影位置图

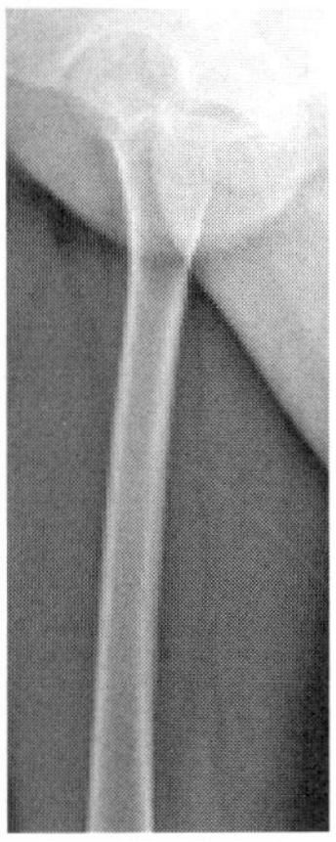

图2-127 股骨侧位照片影像

30. 髋关节前后位

【摄影目的】

观察髋关节骨质及软组织情况，如关节炎、关节结核、关节脱臼等。

【摄影体位】

被检者仰卧于摄影床上，双下肢伸直且稍内旋，足尖向上，使足跟分开、两踇趾接触。被检侧的髂前上棘与耻骨联合上缘连线的中点，向外下做垂线，2.5cm处为髋关节的定位点，并置于IR中心位置（图2-128）。照射野上缘包括髂嵴，下缘包括股骨近端，两侧包括髋关节周围软组织。

【中心线及呼吸方式】

中心线：单侧摄影对准髋关节定位点；双侧摄影对准双侧定位点连线的中点垂直射入。

呼吸方式：被检者平静呼吸。

【影像标准及显示内容】

影像显示髋关节、股骨头、股骨颈、股骨大小粗隆、股骨近端正位影像；各关节间隙可见；骨小梁清晰显示，髋关节及周围软组织层次清晰（图2-129）。

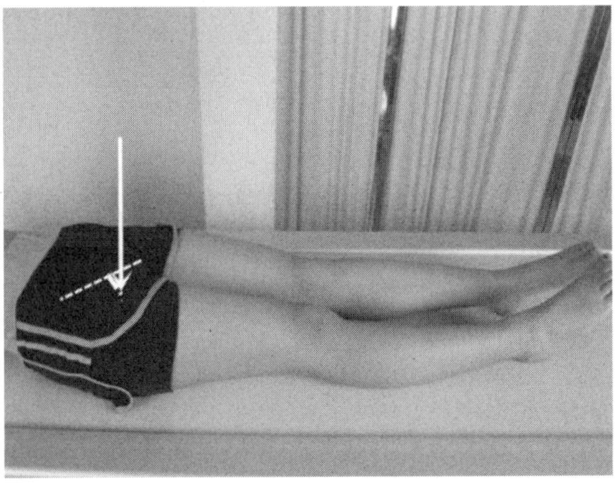

图2-128 髋关节前后位摄影位置图

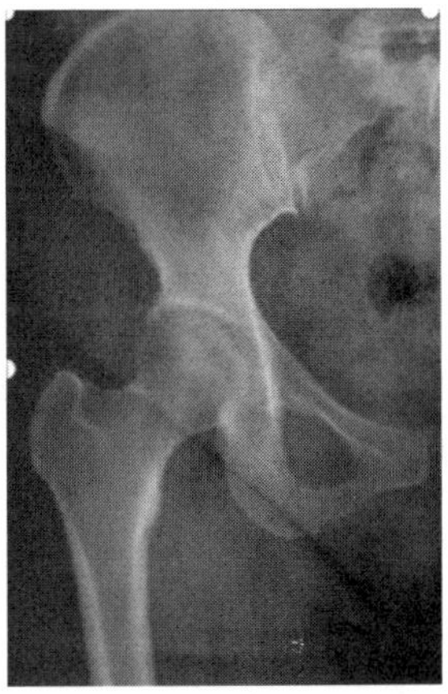

图2-129 髋关节前后位照片影像

31. 髋关节侧位

【摄影目的】

观察股骨头、股骨颈、股骨近端的骨折移位及脱臼的情况。

【摄影体位】

被检者患侧卧于摄影床上，被检侧下肢伸直，IR位于髂骨嵴外上方，对侧大腿抬高，膝关节弯曲，跨于对侧并保持身体稳定（图2-130）。照射野上缘包括髂骨嵴，下缘包括股骨大粗隆，两侧包括髋关节周围软组织。

【中心线及呼吸方式】

中心线：向上倾斜35°~40°角，经股骨内侧中点沿腹股沟方向射入。

呼吸方式：被检者平静呼吸。

【影像标准及显示内容】

影像显示髋关节呈轴位，股骨头和股骨颈近似侧位像，骨小梁清晰显示，髋关节及周围软组织层次清晰（图2-131）。

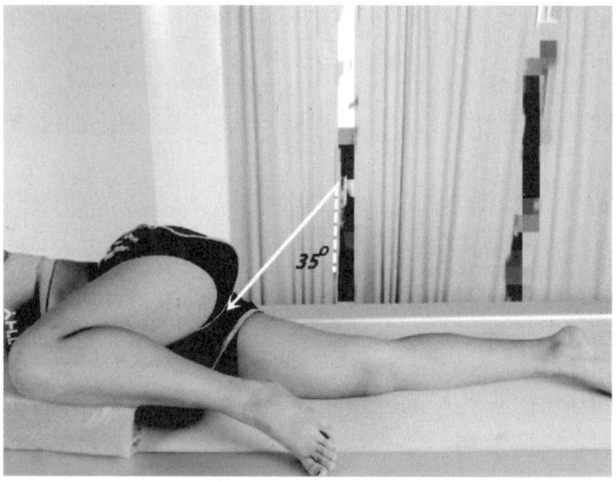


图2-130　髋关节侧位摄影位置图

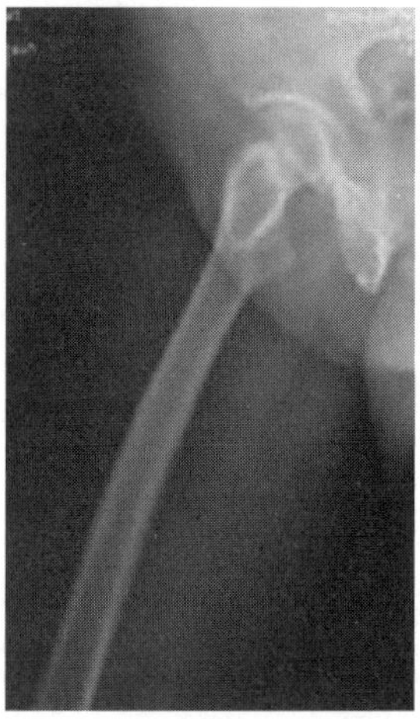

图2-131　髋关节侧位照片影像

32. 髋关节蛙形位

【摄影目的】

观察两侧股骨颈侧位的情况，主要用于小儿髋关节脱位的检查。

【摄影体位】

被检者仰卧于摄影床上，身体正中矢状面垂直于床面并与床中线重合，双侧髋部及膝部屈曲且外旋，与床面皆成约30°角（成人为75°角），两侧腹股沟中部（股骨大粗隆）连线中点置于IR中心位置（图2-132）。照射野上缘包括髋关节，下缘包括股骨近端，两侧包括髋关节周围软组织。

【中心线及呼吸方式】

中心线：对准两侧腹股沟中部（股骨大粗隆）连线中点垂直射入。

呼吸方式：被检者平静呼吸下屏气曝光。

【影像标准及显示内容】

影像显示双侧髋臼正位及股骨头和股骨颈近似侧位像，两侧对称；各关节间隙可见；骨皮质及骨髓质清晰显示，髋关节及周围软组织层次清晰（图2-133）。

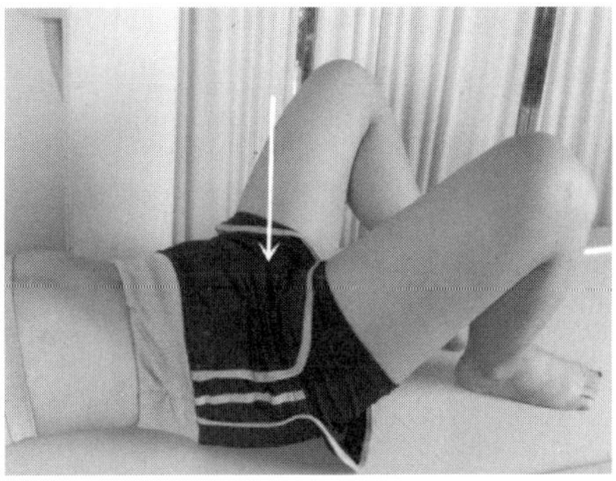

图2-132　髋关节蛙形位摄影位置图

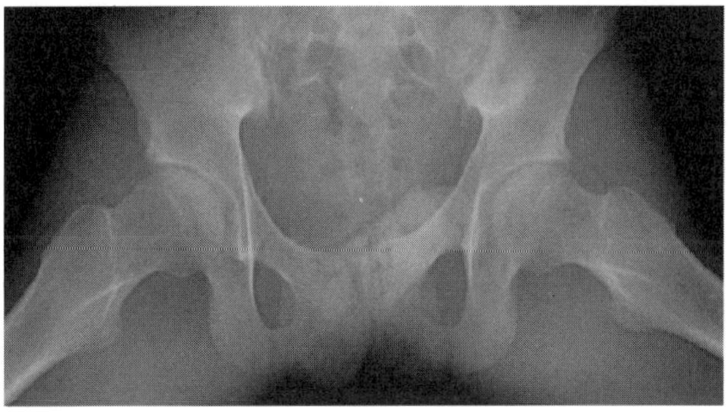

图2-133　髋关节蛙形位照片影像

（焦德琼　曹　阳）

## 第六节　乳腺X线检查技术

PPT

### 一、乳腺X线摄影技术及原理

X射线检查技术应用的主要物理基础是X射线的穿透作用和差别吸收。X射线在穿过人体组织时，受到不同程度的吸收，其成像基础是通过靠相邻组织间的密度差别而得到的图像，图像是由从黑到白不同灰度的影像所组成，这些不同灰度的影像是以密度来反映人体组织结构的解剖及病理状态。乳房组织属于人体的一种软组织，由大量的脂肪组织和腺体组织组成，其平均密度明显低于人体的其他组织，乳腺摄影中所需要的射线能量较其他部位摄影用X线能量低，我们通常称之为软射线。钼的原子序数较低，受电子轰击后发出的X射线能量较低，特别适合对软组织的透照成像。而钨的原子序数较高，受电子轰击后发出的X射线能量较高，特征谱线的波长较短，穿透力较强，适合对骨骼的透照成像，对软组织基本上不能成像。还有一种铑靶，与钼靶射线相近，铑靶能量适当提高能适用于厚度更大实质亦较致密的乳腺，但在低能量X射线照射下，光电效应使组织吸收的剂量增大，危害人体健康。因此，乳腺X光机基本上都是采用钼靶而不是钨靶、铑靶。

### 二、检查前注意事项

由于乳腺为私密部位，部分被检者对乳腺X线检查过程不了解，同时对暴露乳房有害羞、抵触等心理负担，导致摄影图片质量不佳，为消除这种心理负担，在检查前摄影技师要耐心细致、态度诚恳地向被检者介绍检查的方法、重要性和有效性，辐射剂量符合国家标准，以及检查中压迫的必要性。并让被检者阅读有关乳腺X线检查的注意事项，使其更好地配合检查。条件允许下，安排至少一名女性医务工作者参与操作。

### 三、常见摄影体位

根据乳腺的解剖方位与X线的几何投射方向，乳腺摄影常用的位置有内外侧斜位（mediolateral oblique，MLO）、上下轴位或称头尾位（craniocaudal，CC）和内外侧位（mediolateral，ML）。常规采用内外侧斜位和上下轴位，其中内外侧斜位能很好地显示乳腺外上象限的组织，此部位为乳腺癌的好发部位。双侧乳腺的体位角度通常相同。乳腺摄影体位根据不同的检查目的而设计，要充分了解受检者的体型、病变部位，要掌握各个体位的盲区和显示范围。所谓盲区，即乳腺摄影照片中未能显示的乳腺部分。MLO位的盲区：乳腺的后部内侧。CC位的盲区：外侧部分乳腺因胸壁弯曲而摄取不到。ML位的盲区：乳腺的内外上部。内外斜位（MLO）和头尾位（CC）是常规体位，通过两个方向摄影，相互补充配合，减少盲区，能最大范围显示乳腺，易检查出病变。它们不是针对病变部位设计的体位，摄影时要注意尽量减少盲区，在发现异常阴影或触摸到肿物时，应加摄辅助位或进行放大摄影。

1.乳腺的内外斜位

【摄影目的】

筛检和诊断性乳腺摄影，了解乳腺上部外侧的病变。

【摄影体位】

被检者立于X线机前，被检侧上臂充分展开且抬高，使腋窝充分暴露，胶片应包括乳腺、胸大肌及腋窝前部，在压迫器到位之前，检查者托起被检者乳房且向前牵拉直到压迫器充分将乳房压平。探测器置于乳腺外侧，注意标明左、右和上、下。

【中心线及呼吸方式】

中心线：经乳腺内上方射入，外下方射出（图2-134）。

呼吸方式：被检者平静呼吸屏气曝光。

【影像标准及显示内容】

胸大肌的软组织密度影应与乳头后延伸线在同一水平或低于此线，乳头后延伸线自乳头后延长并垂直于胸大肌前缘。胸大肌前缘轮廓线呈轻柔的弧形，则提示肌肉在压迫下充分放松以及肌肉与纤维腺样组织摆位正确（图2-135）。在纤维腺样组织后方可以看到腺体后脂肪组织。

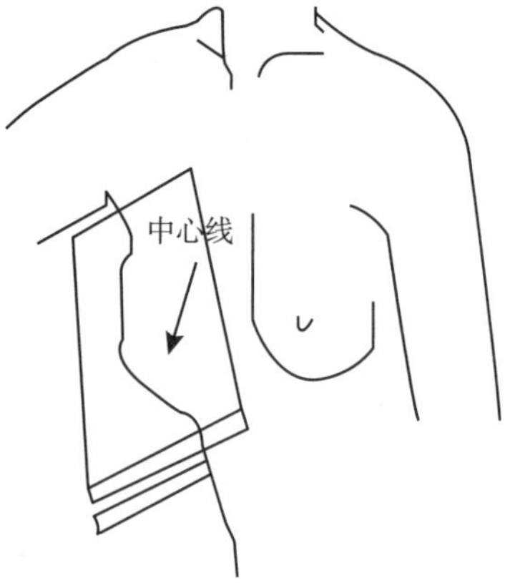


图2-134　乳腺内外侧斜位摄影位置图

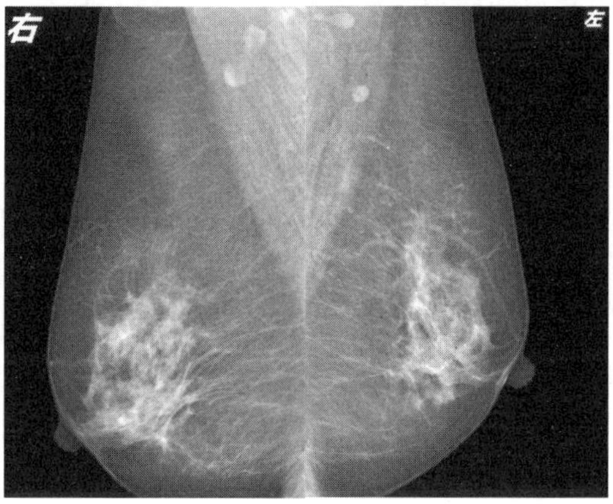


图2-135　乳腺内外侧斜位照片影像

2.乳腺头尾位

【摄影目的】

筛检性和诊断性乳腺摄影，了解乳腺内侧的病变。

【摄影体位】

被检者立于X线机前，被检侧臂下垂，检查者托起患者乳房置于摄影台上，且向远离胸壁处牵拉、展平。为减少皮肤皱褶，嘱被检者胸大肌放松，压迫器压紧乳腺，标明左、右和上、下。应摄取两侧乳腺以作对比。

【中心线及呼吸方式】

中心线：自上摄入，下方射出（图2-136）。

呼吸方式：被检者平静呼吸屏气曝光。

【影像标准及显示内容】

乳腺的内侧部分必须完全包括在胶片内，尽可能包括外侧部分。乳头应位于中间，即在照片的中心（图2-137）。

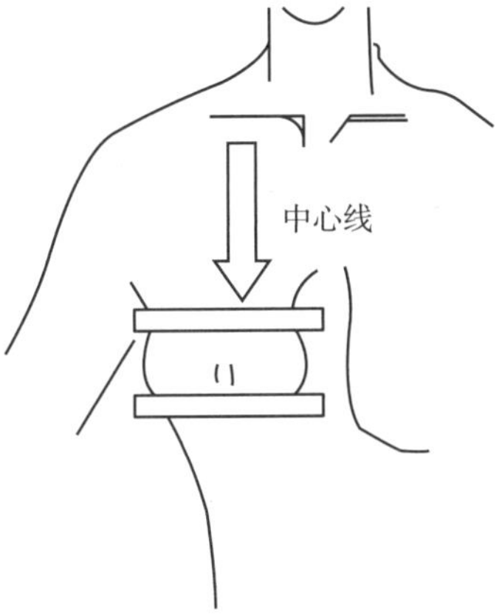


图2-136　乳腺头尾位摄影位置图

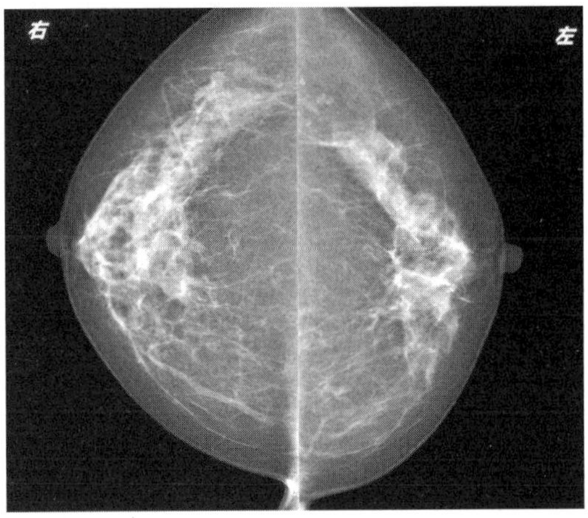


图2-137　乳腺头尾位照片影像

（文祥明）

PPT

## 第七节　口腔X线检查技术

### 一、牙齿摄影

#### （一）牙齿解剖

**1.乳牙与恒牙**　人从出生6个月至2岁半乳牙全部出齐共20颗，6岁时萌出第一颗恒牙（第一磨牙），12~13岁恒牙逐渐替代乳牙，共28~32颗。

**2.牙齿形态与结构**　牙齿由牙冠、牙颈、牙根三部分组成。牙体外层为牙釉质覆盖的部分称为牙冠，为牙骨质覆盖的部分称为牙根，冠根交界处形成的弧形曲线，称为牙颈（图2-138）。牙根被埋于牙槽骨中，牙根的尖端称根尖，每个根尖处有小孔称根尖孔。通过牙体长轴中心的一条假想轴称为牙体长轴。

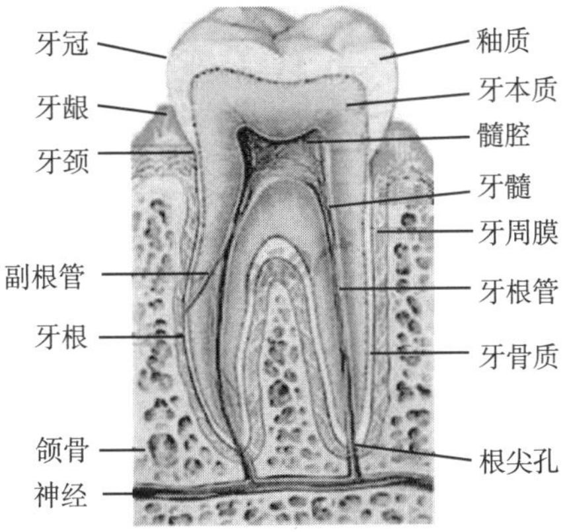


图2-138　牙齿形态与结构图

牙体从纵切面上看由牙釉质、牙本质、牙骨质和牙髓组成。牙冠表面的牙釉质是人体中最坚硬的组织；牙本质构成牙体的主体；牙骨质在牙根部表面，结构与骨组织相似，将牙体组织与牙周组织连接在一起；牙髓位于牙髓腔内，是富于细胞、血管和神经的疏松结缔组织。

牙周组织包括牙周膜、牙槽骨和牙龈。牙周膜是连接牙根和牙槽骨之间的纤维结缔组织；牙槽骨是包围着牙根的上、下颌骨突起部分，容纳牙根的凹陷称牙槽窝，牙槽骨是支持牙体的重要组织；牙龈为口腔黏膜，包围在牙槽突表面和牙颈部的周围，属软组织。

### （二）摄影的注意事项

**1.牙齿根尖体表定位** 上、下颌骨的牙槽骨内容纳牙根，根尖位于牙槽骨的底部。上颌牙的根尖大约位于听鼻线上，下颌牙的根尖大约位于下颌下缘向上1cm与下颌下缘的平行线上。上、下颌中切牙根尖位于头颅正中矢状面两侧，侧切牙根尖位于鼻翼中点线，尖牙根尖位于眼内眦线，第1双尖牙（又称第1前磨牙）根尖位于鼻翼侧缘线，第2双尖牙与第1磨牙根尖位于眼眶中点线，第2与第3磨牙根尖位于眼外眦线。

**2.牙片标记** 在牙片及包装上压有圆点状标记，放置牙片时需将标记靠近正中矢状面，用以区分左右。

**3.牙片的分类及包装** 分为齿型片、咬合片和咬翼片三种。所用牙片的基本结构与一般X线片相同，现多为高清晰牙片。常见的成人的齿型片为30mm×40mm，儿童的为20mm×30mm。咬合片为57mm×70mm，插入口腔侧为圆弧形。牙片在使用时把正面贴近牙舌（腭）面。

另：口腔数字化传感器和口腔磷片逐渐普及，具有即刻成像（免去了显、定影操作），成像清晰，可在计算机上后处理便于数字化传输等优点。

**4.牙齿摄影头颅基础体位** 头颅矢状面与地面垂直；外耳孔至鼻翼连线为上颌咬合面平行线，上颌牙根尖分布于此，摄取上颌牙时应使此线与地面平行；外耳孔至口角连线为下颌咬合面平行线，摄取下颌牙时应使此线与地面平行。

**5.胶片的放置与固定** 拍摄牙片前由技师戴PE手套将清洁包装的牙片（或传感器）放入被检者口内相应位置，指导被检者用拇指或示指自行固定牙片。儿童摄片不能配合固定者可由陪同人员协助固定。对于各种不适合口内摄影者可以考虑拍摄全口曲面断层片、口腔CT等解决。放置牙片所使用的辅助器械应经过灭菌处理。牙片的曝光面应贴近被摄牙的舌面或腭面，牙片与牙齿贴紧但避免胶片过度弯曲。

**6.口内牙片摄影参考条件** 管电压一般采用65~70kV，管电流一般为1.5~10mAs，焦-片距为20~30cm。

**7.摄牙片时** 被检者穿牙科铅围裙。

### （三）牙齿摄影技术

**1.根尖片分角线摄影技术** X线中心线是由X线管球发出的一束X线中最中间的一根，代表X线的投照方向。口腔内摄影原则上应使X线中心线垂直于牙齿长轴和胶片（传感器）平面所构成角度的角平分线（图2-139）。拍摄上颌牙时X线机遮线筒向下倾斜，拍摄下颌牙时X线机遮线筒向上倾斜；拍摄前牙倾斜角度大，后牙倾斜角度小接近水平。

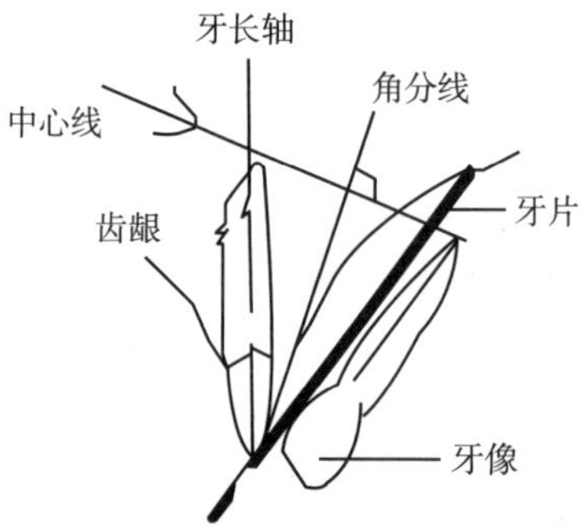


图2-139 中心线投射方向示意图

（1）上颌切牙位

**【摄影目的】**

主要观察上颌切牙的形态、病变、牙根尖周及牙槽骨的情况，还可见切牙孔、腭中缝、鼻腔及鼻中隔的影像。

【摄影体位】

被检者穿牙科铅防护围裙正坐于摄影椅上，头略抬高，头颅正中矢状面与地面垂直，张口使上颌咬合面与地面平行；牙片横放于切牙的舌侧，下缘贴近牙冠，牙片下缘超出上颌切牙切缘≤0.5cm，上缘贴于腭部，被检者用手的拇指轻压胶片使之固定（图2-140）。

【中心线及呼吸方式】

中心线：向足端倾斜，与上颌咬合面成42°角，对准鼻尖射入，即经牙根尖体表投影处。

呼吸方式：被检者平静呼吸屏气曝光。

【影像标准及显示内容】

胶片中央显示上颌切牙牙体形态轮廓，牙髓腔、牙周膜也清晰可见；骨小梁、根尖周组织显示清晰（图2-141）。

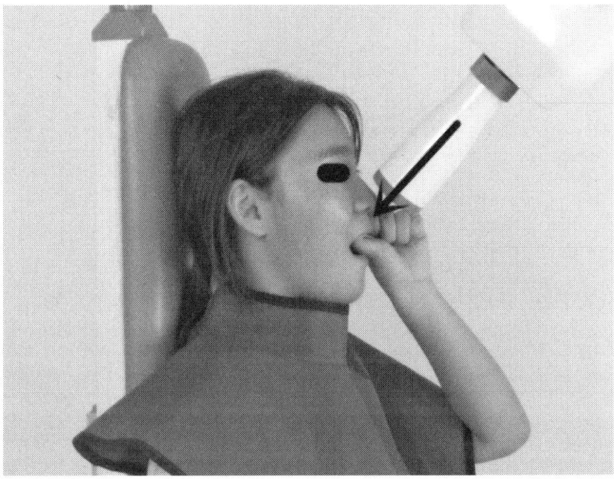

图2-140　上颌切牙摄影位置图

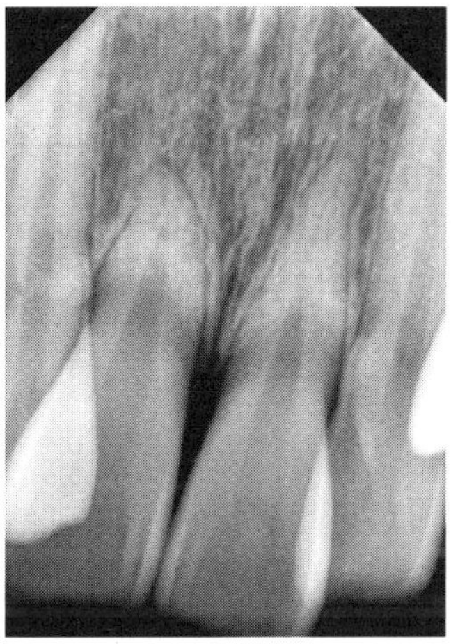

图2-141　上颌切牙照片影像图

（2）上颌尖牙及双尖牙位

【摄影目的】

观察尖牙与双尖牙的形态、病变、牙根周及牙槽骨的情况。

【摄影体位】

被检者穿牙科铅防护围裙正坐于摄影椅上，头略抬高，头颅正中矢状面与地面垂直，张口使上颌咬合面与地面平行；牙片竖放或斜置于尖牙的舌侧，使被检尖牙能投影与胶片上；被检者用拇指轻压牙片，以牙片不动为宜（图2-142）。

【中心线及呼吸方式】

中心线：向足端倾斜，与咬合面约成45°角、与矢状面成60°~75°角，对准听鼻线与鼻翼垂直线相交处射入（适用于尖牙、第一双尖牙），对准眼眶下缘中点垂直线相交处射入（适用于第二双尖牙）。

呼吸方式：被检者平静呼吸屏气曝光。

【影像标准及显示内容】

胶片中央显示尖牙、双尖牙的形态结构，牙髓腔、牙周膜也清晰可见；骨小梁、根尖周组织显示清晰（图2-143）。

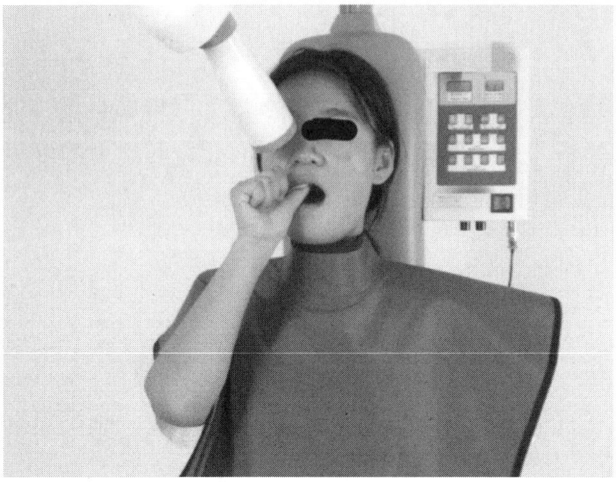

图2-142　上颌尖牙摄影位置图

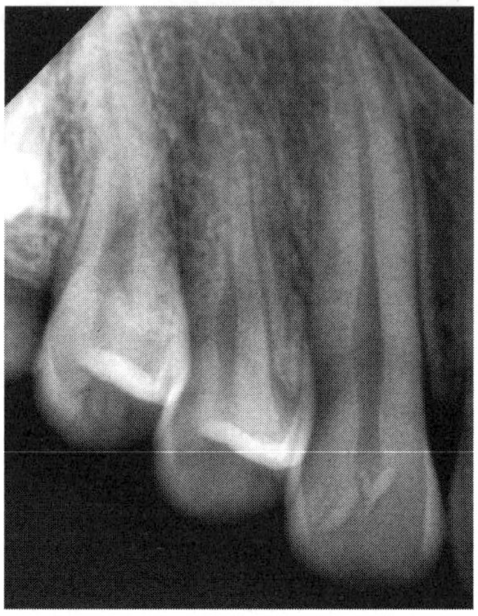

图2-143　上颌尖牙照片影像图

（3）上颌磨牙位

【摄影目的】

主要观察上颌磨牙的形态、病变、牙根周及牙槽骨的情况，还可看到上颌窦底部、颧骨、喙突、上颌结节及翼钩等结构。

【摄影体位】

被检者穿牙科铅防护围裙正坐于摄影椅上，头略抬高，使头颅正中矢状面与地面垂直，张口使上颌咬合面与地面平行；牙片横放，置于患牙腭侧，牙片下端边缘超出牙冠≤0.5cm，被检者用对侧拇指或示指固定牙片（图2-144）。

【中心线及呼吸方式】

中心线：向足及对侧倾斜，与咬合面成28°角、与正中矢状面成80°~90°角，对准听鼻线与颧突垂直线相交处射入。

呼吸方式：被检者平静呼吸屏气曝光。

【影像标准及显示内容】

胶片中央显示上颌磨牙的形态结构，牙髓腔、牙周膜也清晰可见；骨小梁、根尖周组织显示清晰（图2-145）。

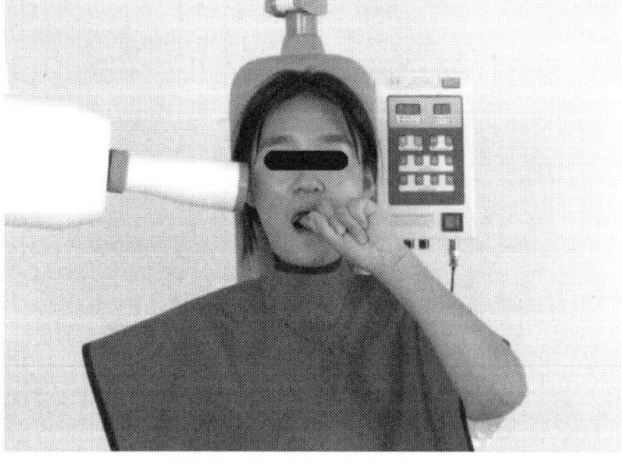

图2-144　上颌尖牙摄影位置图

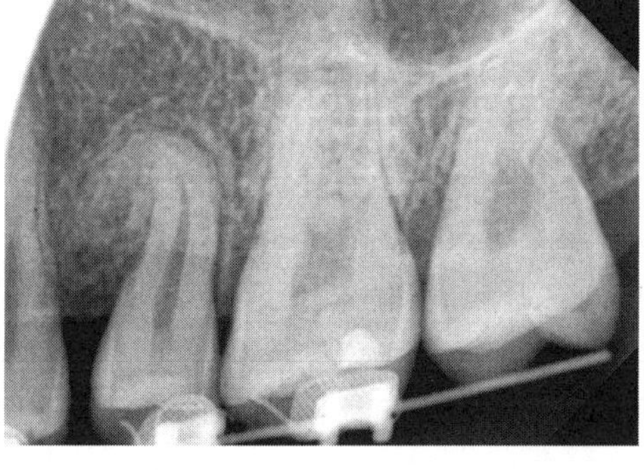

图2-145　上颌磨牙照片影像图

（4）下颌切牙位

【摄影目的】

主要观察下颌切牙的形态、病变、牙根周及牙槽骨的情况，还可见颏棘、颏嵴、营养管等结构。

【摄影体位】

被检者穿牙科铅防护围裙正坐于摄影椅上，头略抬高，头颅正中矢状面与地面垂直，张口使下颌咬合面与地面平行；牙片横放于下颌切牙舌侧，牙片紧贴牙冠，牙片上缘超出切牙切缘

≤0.5cm，用示指轻压牙片予以固定，其余四指屈曲（图2-146）。

【中心线及呼吸方式】

中心线：向头端倾斜，与下颌咬合面成-15°角、与正中矢状面平行，对准颏部正中下缘向上1cm处射入。

呼吸方式：被检者平静呼吸屏气曝光。

【影像标准及显示内容】

胶片中央显示下颌切牙的形态结构，牙髓腔、牙周膜也清晰可见；骨小梁、根尖周组织显示清晰（图2-147）。

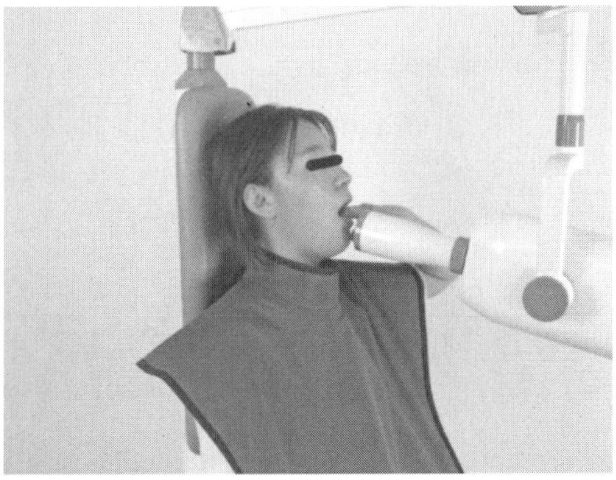

图2-146　下颌切牙摄影位置图

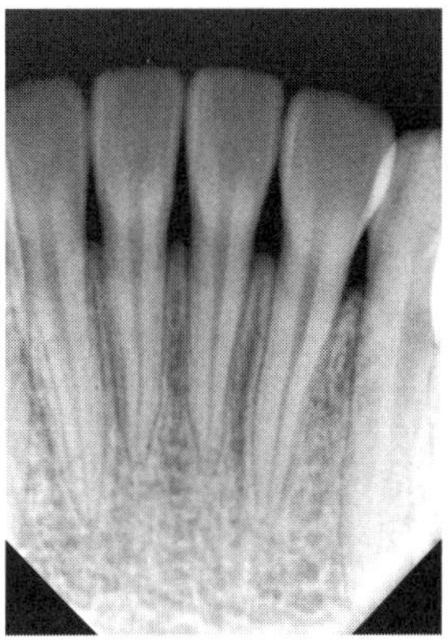

图2-147　下颌切牙照片影像图

（5）下颌尖牙及双尖牙位

【摄影目的】

观察下颌尖牙和双尖牙的形态、病变、牙根周及牙槽骨的情况。

【摄影体位】

被检者穿牙科铅防护围裙坐摄影椅上，头颅矢状面与地面垂直，外耳孔至口角连线与地面平行；牙片斜放，牙片上缘超出牙冠≤0.5cm。被检者用对侧示指轻压牙片予以固定（图2-148）。

【中心线及呼吸方式】

中心线：与下颌牙咬合面成-18°~-20°角、与正中矢状面成45°~50°角（尖牙）或70°~80°角（双尖牙），对准被摄牙牙根处射入。

呼吸方式：被检者平静呼吸屏气曝光。

【影像标准及显示内容】

胶片中央显示下颌尖牙、双尖牙的形态结构，牙髓腔、牙周膜也清晰可见；骨小梁、根尖周组织显示清晰（图2-149）。

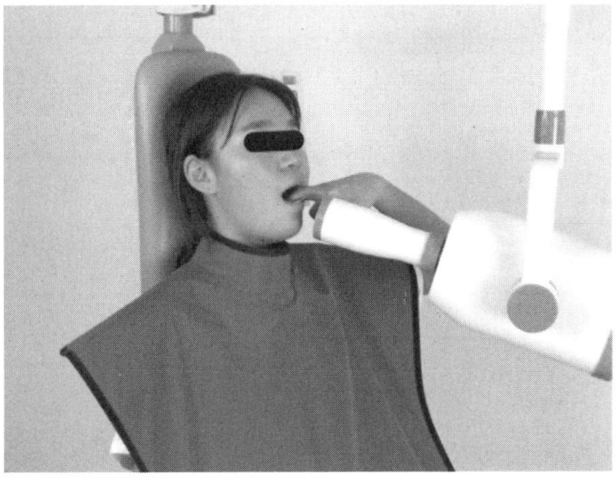

图2-148　下颌尖牙摄影位置图

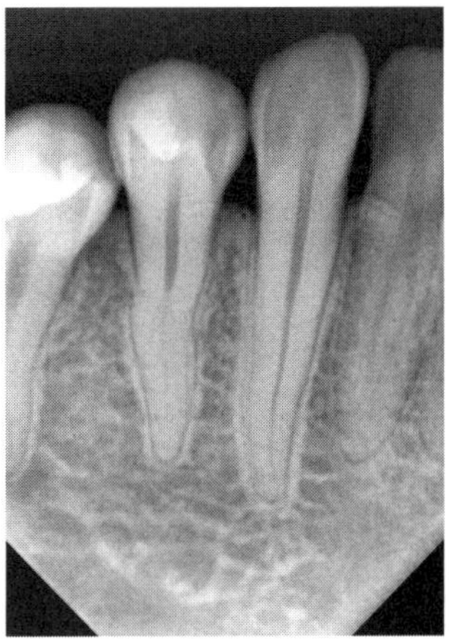

图2-149　下颌尖牙照片影像图

微课

（6）下颌磨牙位

【摄影目的】

主要观察下颌磨牙的形态、病变、牙根周及牙槽骨的情况，还可见下颌骨外斜线、下颌管及下颌骨下缘等结构。

【摄影体位】

被检者穿牙科铅防护围裙正坐于摄影椅上，头略抬高，头颅正中矢状面与地面垂直，张口使下颌咬合面与地面平行；牙片横放在第一、二、三磨牙的舌侧，上缘超出牙冠0.5cm以内，且与下牙咬合面平行，怀疑第三磨牙近中阻生时尽量向后向下推放牙片。被检者用对侧示指伸直向下轻压牙片（图2-150）。

【中心线及呼吸方式】

中心线：向头侧倾斜与下颌咬合面成-5°角、与正中矢状面成80°~90°角，即与牙长轴和牙片长轴所成角平分线垂直，对准第二磨牙根尖处射入。

呼吸方式：被检者平静呼吸屏气曝光。

【影像标准及显示内容】

显示下颌磨牙的形态结构，牙髓腔、牙周膜也清晰可见；骨小梁、根尖周组织显示清晰（图2-151）。

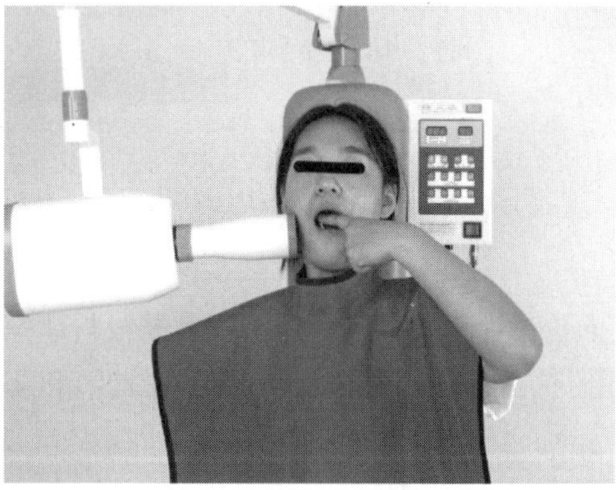

图2-150　下颌磨牙摄影位置图

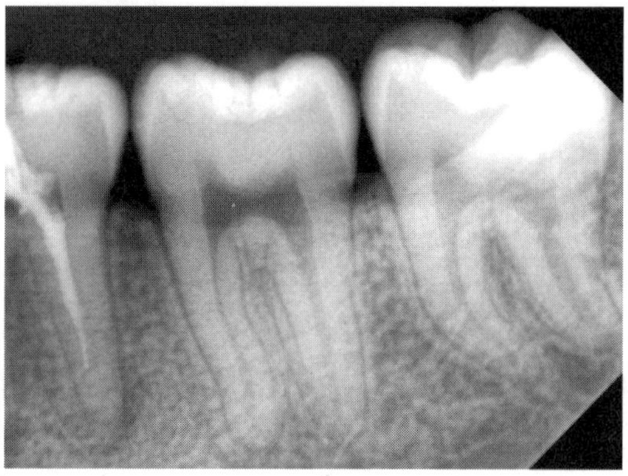

图2-151　下颌磨牙照片影像图

**2. 根尖片平行投照技术**　平行投照技术其原理是使IR（X线胶片或数字传感器）平行于被检牙长轴放置，摄影时X线中心线垂直穿过牙齿到达IR（图2-152）。这种摄影法产生的牙像畸变最小。在放置牙片时为保证IR能平行于牙长轴，牙与IR距离（肢-焦距）较大，为减小放大失真需要加大焦-片距，即加长遮线筒。

在放置牙片时需要使用牙科X线定位器。定位器分为前牙型、咬合翼片型、左上右下型、左下右上型四种类型（图2-153）。

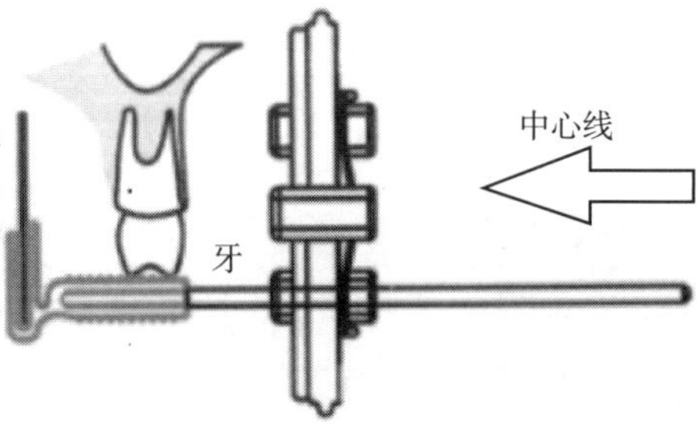


图2-152　平行投照原理示意图

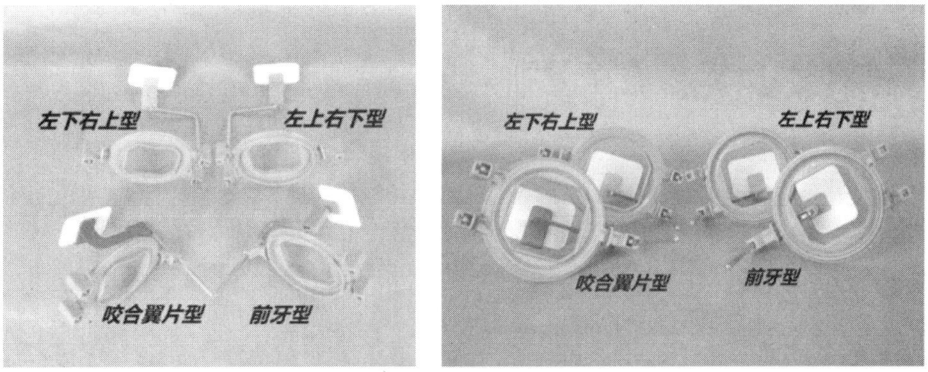


图2-153　牙科X线定位器分型

（1）上颌切牙位

【摄影目的】

主要观察上颌切牙的形态、病变、牙根尖周及牙槽骨的情况，还可见切牙孔、腭中缝、鼻腔及鼻中隔的影像。

【摄影体位】

被检者穿牙科铅防护围裙正坐于摄影椅，头颅矢状面与地面垂直，头略仰起，张口使上颌咬合面与地面平行；IR夹在前牙型定位器上，伸入口内置于上颌切牙舌侧，保持IR与切牙平行关系并咬住定位器（图2-154）。

【中心线及呼吸方式】

中心线：垂直牙长轴射入鼻尖下方，即牙科X线机遮线筒对准定位器圆形窗口处投照。

同理牙片夹在前牙型定位器上，牙片向下就可以摄取下颌切牙影像。

呼吸方式：被检者平静呼吸屏气曝光。

【影像标准及显示内容】

显示上颌切牙牙体形态轮廓，牙髓腔、牙周膜也清晰可见；骨小梁、根尖周组织显示清晰。

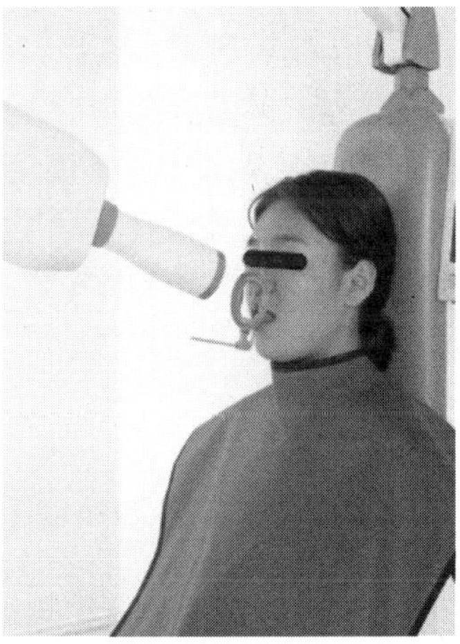

图2-154　上颌切牙平行投照摄影位置图

（2）右下尖牙摄影

【摄影目的】

同尖牙分角线摄影。

【摄影体位】

被检者穿牙科铅防护围裙坐于摄影椅，头颅矢状位与地面垂直，头略仰起，张口使下颌咬合面与地面平行；IR竖直或斜夹在右上左下型定位器上，IR向下伸入口内置于下颌尖牙舌侧保持IR与尖牙平行关系并咬住定位器固定（图2-155）就可以摄取右下颌尖牙影像。

【中心线及呼吸方式】

中心线：垂直牙长轴射入尖牙根尖处，即牙科X线机遮线筒对准定位器圆形窗口处投照。

呼吸方式：被检者平静呼吸屏气曝光。

【影像标准及显示内容】

显示下颌尖牙、双尖牙的形态结构，牙髓腔、牙周膜也清晰可见；骨小梁、根尖周组织显示清晰。

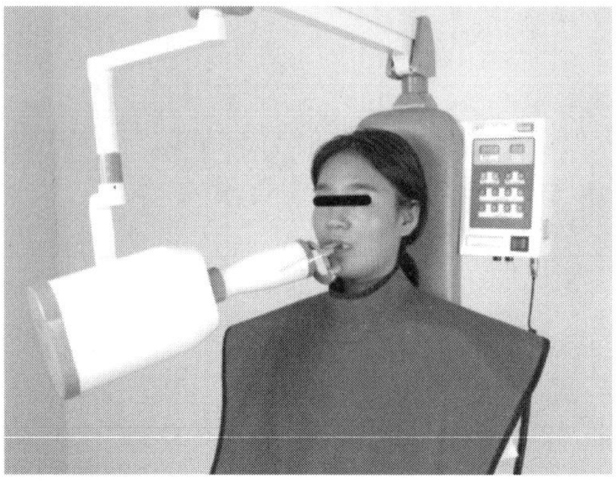

图2-155　右下颌尖牙平行线投照摄影位置图

（3）左下磨牙摄影

【摄影目的】

同左下磨牙分角线摄影。

【摄影体位】

被检者穿牙科铅防护围裙坐于摄影椅上，头颅矢状面垂直于地面，听口线与地面平行；IR夹在左下右上型定位器上，IR向下伸入口内置于在第二、第三磨牙的舌侧，上缘超出牙冠<0.5cm，且与下牙咬合面平行，怀疑第三磨牙近中阻生时尽量向后向下推放IR。被检者咬住定位器（图2-156）。

【中心线及呼吸方式】

中心线：垂直牙长轴射入磨牙根尖处，即牙科X线机遮线筒对准定位器圆形窗口处投照。

同理IR夹在左上右下型定位器上，IR向下就可以摄取下颌右侧磨牙影像。

呼吸方式：被检者平静呼吸屏气曝光。

【影像标准及显示内容】

同下颌磨牙分角线摄影。

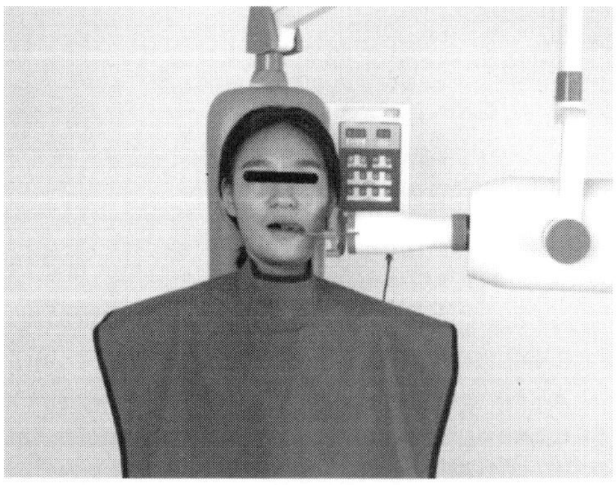

图2-156　下颌磨牙平行线摄影位置图

## 3.咬殆片摄影

【摄影目的】

通过摄取上、下颌咬殆片，使学生能够掌握摄取该位片的头颅体位、胶片放置、中心线射入方向及射入点，学会咬殆片的摄影技术。认识上、下颌咬殆片的正常图像。

（1）上颌前部咬殆片

【摄影体位】

被检者穿牙科铅防护围裙坐于X线机的摄影椅上，使头颅矢状面与地面垂直，听鼻线与地面平行。

将咬殆片圆端向后放入口内，使胶片前缘位于切牙外1cm处，两侧包括磨牙。胶片放好后，令被检者轻轻咬住咬殆片，予以固定（图2-157）。

【中心线及呼吸方式】

中心线：上颌前部咬殆片，中心线向背侧倾斜25°角，经鼻尖射入胶片。

呼吸方式：被检者平静呼吸屏气曝光。

【影像标准及显示内容】

胶片中央显示切牙影像较长，磨牙仍为轴位像，前部牙槽及硬腭骨质显示清晰（图2-158）。

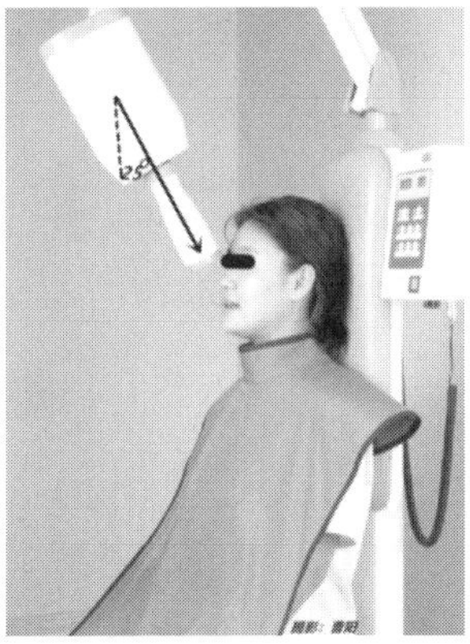

图2-157　上颌前部咬殆片摄影位置图

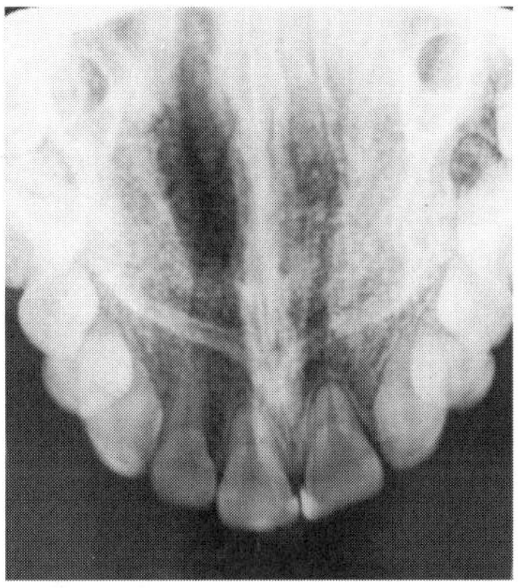

图2-158　上颌前部咬殆片影像图

（2）下颌咬殆片

【摄影体位】

被检者穿牙科铅防护围裙坐于X线机前的摄影椅上，头后仰并靠于头托上，口底咬殆位，使头颅矢状面及上颌牙的咬殆面均与地面垂直，面部冠状面平行于地面（图2-159）。颏部咬殆位使头颅矢状面与地面垂直，上颌牙的咬殆面与地面成45°角（图2-160）。

将胶片圆端向后，正面向下插入口内，最大限度的推向后方，胶片前缘位于切牙外1cm。被检者闭口轻咬胶片，予以固定。

【中心线及呼吸方式】

中心线：向头端水平投射。

口底咬殆位片的中心线与胶片垂直，经两侧第2前磨牙连线的中点水平射入胶片（图2-159）。颏部咬殆位摄影的中心线经下颌颏部中点水平射入胶片（图2-160）。

呼吸方式：被检者平静呼吸屏气曝光。

【影像标准及显示内容】

口底咬殆位片显示下颌骨体部及后部牙的轴位像，前部牙为半轴位像，颏部牙面及唇面的骨皮质为切线位像，颏棘呈刺状突起。颌下腺及腺管内若有结石则显影于下颌骨弓内（图2-161）。颏部咬殆位片为颏部的斜位像，颏部骨质显影清晰（图2-162）。

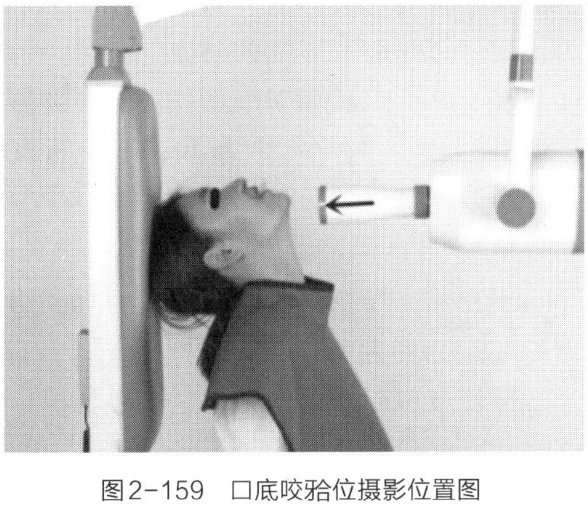

图2-159　口底咬殆位摄影位置图

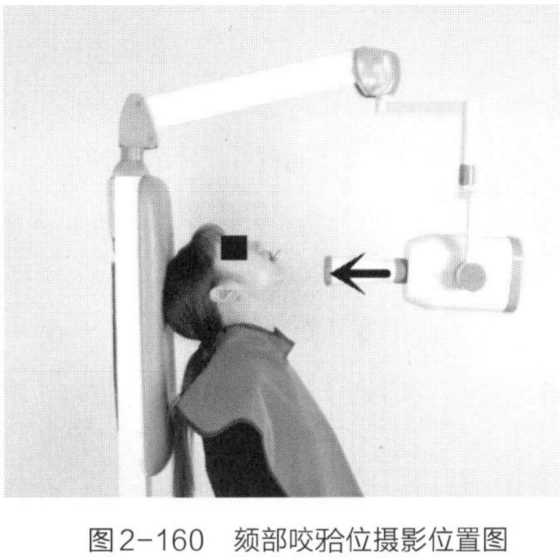

图2-160　颏部咬殆位摄影位置图

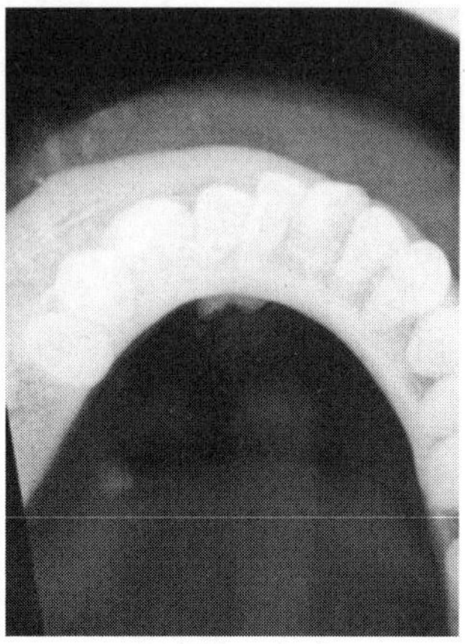

图2-161 口底咬殆位照片影像图

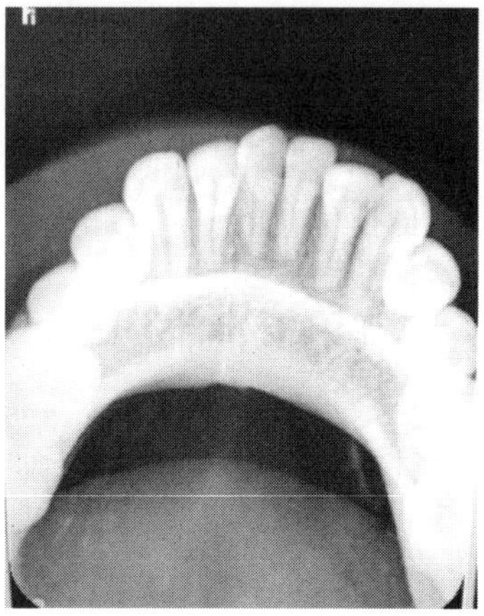

图2-162 颏部咬殆位照片影像图

## 二、口腔曲面全景体层摄影

根据人类口腔颌面部的解剖特点，利用体层摄影及狭缝摄影原理，制作的一种口腔曲面断层专业摄影机（图2-163），通过一次曝光便可将全口牙齿、颌骨、鼻腔、上颌窦、颞下颌关节等结构显示在一张照片上，这就是口腔曲面体层摄影，也称口腔曲面全景体层摄影。

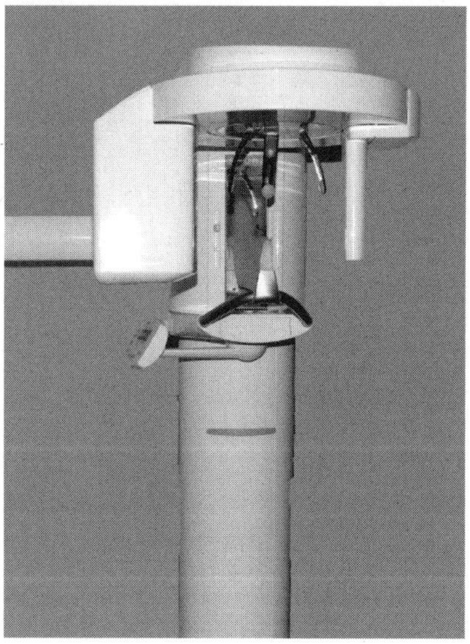

图2-163 口腔曲面断层摄影机

**1.全口曲面体层摄影** 全口牙位曲面体层摄影为牙疾病常用检查方法。摄影时，被检者穿牙科铅防护围裙立位或坐位，颈椎垂直或向前倾斜，下颌颏部置于颏托正中，头矢状面与地面垂直，听眶线与听鼻线的角平分线与地面平行。用额托或头夹将头固定（图2-164），上下切牙呈对刃咬在咬合叉上，IR固定于片架上（曝光时即机架旋转时患者屏气20秒）。

**2.颞下颌关节曲面体层摄影** 被检者颏部置于颏托上，头矢状面对准颏托中心，听鼻线垂直于头部基准线。层面选择：如为观察两侧颞下颌关节，将颏托向前移动10mm；如重点观察关节结构，则将颏托向健侧移动10mm。

**【影像标准及显示内容】**

全口牙位曲面体层摄影把全口牙在一张胶片上显现出来，所摄的牙片影像无失真，形态与所摄牙相同；影像对比度好，分辨力高，能够清楚地显示牙根尖和相邻牙槽骨、牙冠、部分上颌窦、下颌支和下颌髁突、全部下颌骨；能清楚显示牙槽骨的骨小梁，能显示牙根骨折和骨质破坏征象，能够显示牙根管和牙髓腔（图2-165）。

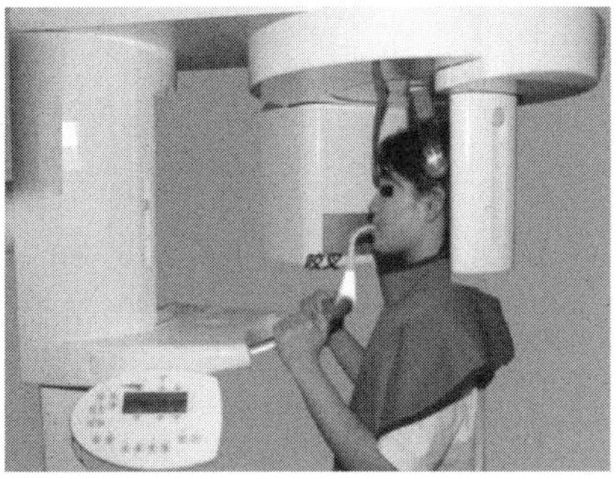

图2-164　全口曲面体层摄影位置图

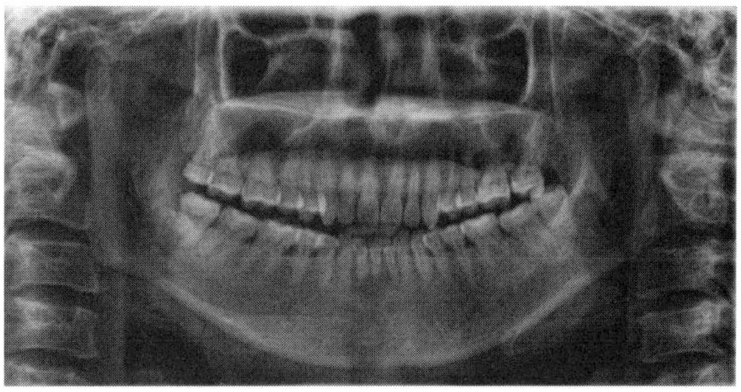

图2-165　全口曲面体层照片影像

## 三、头影测量摄影

头影测量摄影是利用专用的头颅定位架配合口腔全景机或三合一口腔CBCT机（图2-166），拍摄的头颅正侧位标准定位X像照片，其测量结果适用于口腔正畸的诊断和正畸效果评价，具有定位准确、放大率统一，重复拍摄时可获得同样的照片。

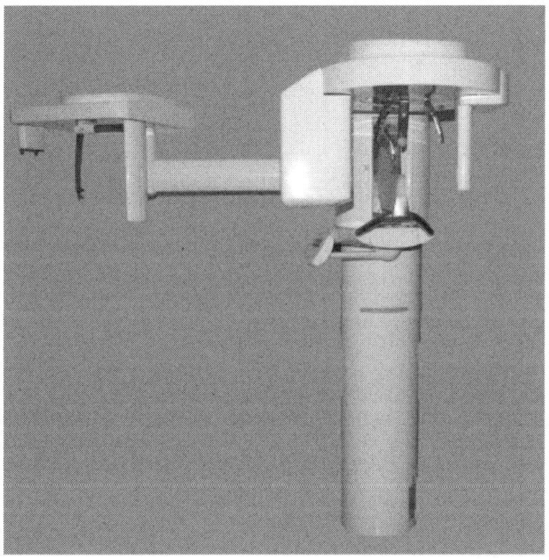

图2-166　头影测量摄影机

### 1. 头影测量前后位摄影

【摄影目的】

适用于正畸治疗诊断分析错𬌗畸形。

【摄影体位】

被检者穿牙科铅防护围裙背向站于头影测量机的IR或数字传感器前。将头颅置于头颅固定装置上，双耳件插入外耳道，使两外耳孔保持在一条直线上，额杆压在眉心（或眶点指针指到眼眶下缘），即确定眶耳平面与地面水平并保持体位不变（图2-167）；曝光时被检者宜平静呼吸屏气曝光。

【中心线及呼吸方式】

中心线：对准眉心射入并到达IR中心。

呼吸方式：被检者平静呼吸屏气曝光。

【影像标准及显示内容】

显示头颅正位的骨与软组织影像及有关头影测量用的标志点（图2-168）。

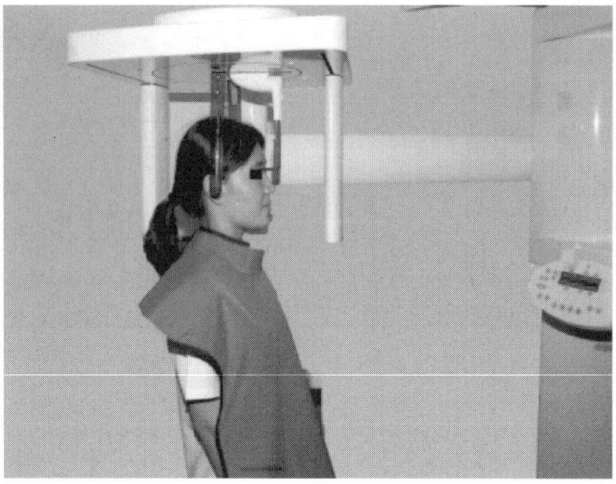

图2-167　头影测量正位摄影位置图

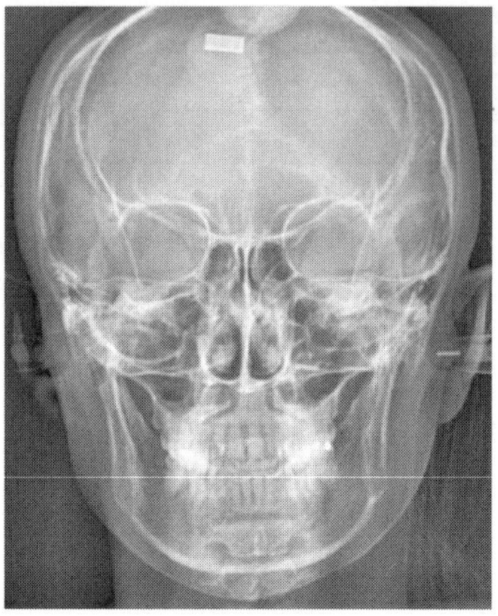

图2-168　头影测量头颅正位照片影像

### 2. 头影测量侧位摄影

【摄影目的】

适用于正畸治疗诊断分析错𬌗畸形。

【摄影体位】

被检者穿牙科铅防护围裙右侧立于头影测量机的IR前。将头颅置于头颅固定装置上，双耳件插入外耳道，使两外耳孔保持在一条直线上，额杆压在眉心（或眶点指针指到眼眶下缘），即确定眶耳平面与地面水平并保持体位不变（图2-169）；曝光时被检者宜平静呼吸屏气曝光。

【中心线及呼吸方式】

中心线：对准右侧外耳孔射入经左侧外耳孔到达IR中心。

呼吸方式：被检者平静呼吸屏气曝光。

【影像标准及显示内容】

无异物影像，无运动伪影；显示头颅侧位的骨与软组织影像及有关头影测量用的标志点（图2-170）。

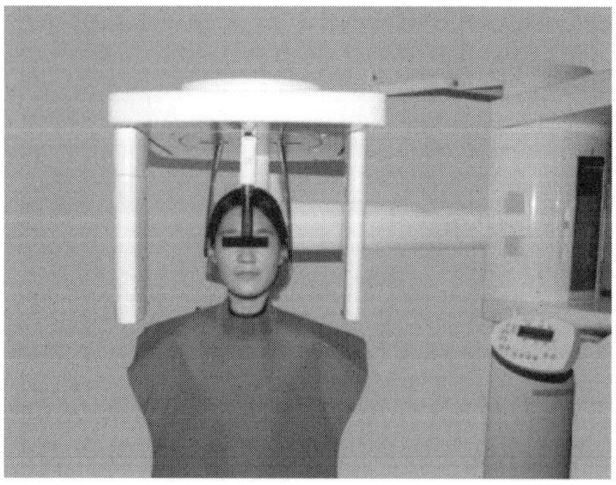

图2-169　头影测量侧位摄影位置图

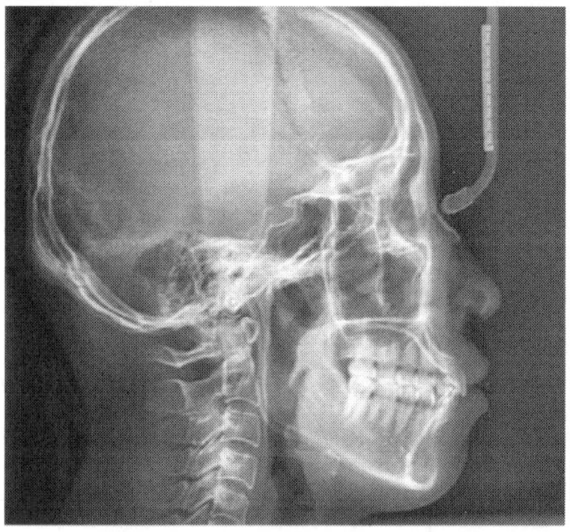

图2-170　头影测量头颅侧位照片影像

## 四、口腔锥形束X线计算机断层扫描

CBCT就是Cone beam CT的简称，即锥形束CT（图2-171）。其原理是X线发生器以较低的射线量（10mA左右）围绕投照体做环形DR摄影。然后将围绕投照体多次数字摄影后“交集”中所获得的数据在计算机中重组后进而获得三维图像。CBCT获取数据的投照原理和传统扇形扫描CT是完全不同的，而后期计算机重组的算法原理有类似之处。CBCT图像分辨率远高于传统CT。

## CBCT扫描技术

【摄影目的】

提供高对比的牙齿、上下颌骨、鼻旁窦、颞下颌关节、下颌神经管的三维影像信息，为口腔各科提供诊断依据，为制定治疗（种植）方案提供全面支持。

【摄影体位】

被检者穿牙科铅无领防护围裙站立或坐于摄影椅上，调节座椅高度（坐位摄影）或扫描架高度（立位摄影），下颌置于颏托上，正中激光线穿过患者头部和颏托重合于头颅正中矢状面。使水平激光线照射于嘴唇咬合面位置；垂直激光线照射在髁突前面3cm；固定头颅（图2–172）。

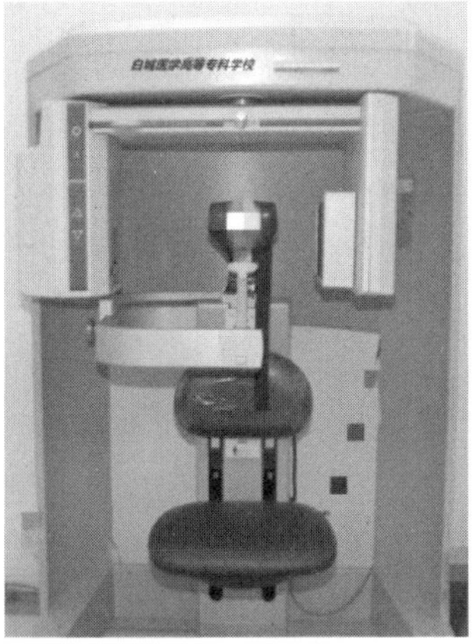

图2–171　锥形束X射线断层扫描系统（CBCT）

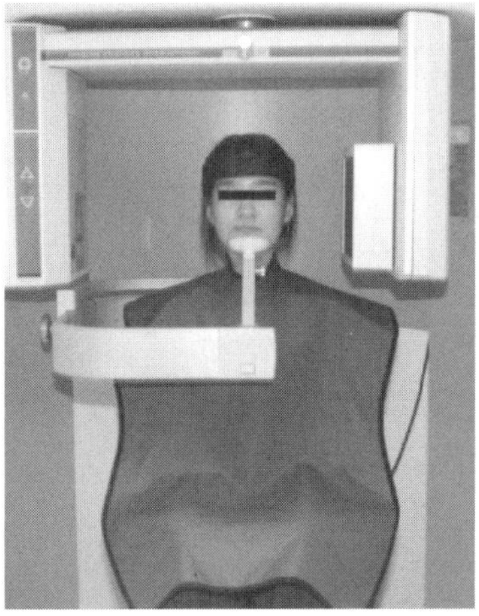

图2–172　CBCT扫描摄影位置图

【预览扫描】

获取捕获的视野，验证患者定位（即获取扫描范围）。

【图像采集（扫描）】

根据需求选择视野、分辨率、扫描时间。确认无误后扫描曝光。

【呼吸动作】

为减少运动性模糊可以嘱被检者在扫描时（机架旋转）屏气20秒。

【影像标准及显示内容】

无异物影像，无运动伪影。医生工作站可以读取全景种植窗、横断位、矢状位、冠状位、头影测量窗、颞下颌关节窗及三维重建窗，各窗口可分别显示牙体、牙髓腔、牙周膜、下颌神经管、上颌窦、根尖周、骨小梁、牙槽骨、颞下颌关节及周边软组织影像（图2–173~图2–176）。影像对比度好，分辨力高，影像无失真。

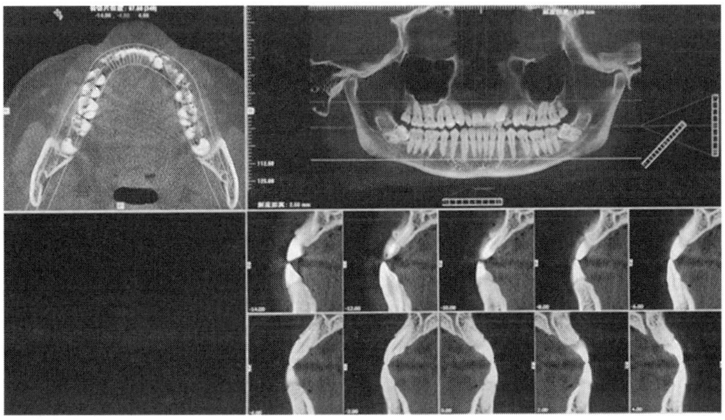

图2–173　CBCT全景窗

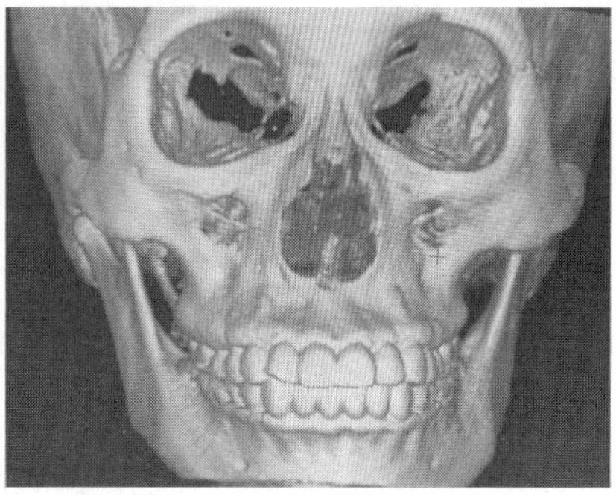

图2-174　CBCT横断位

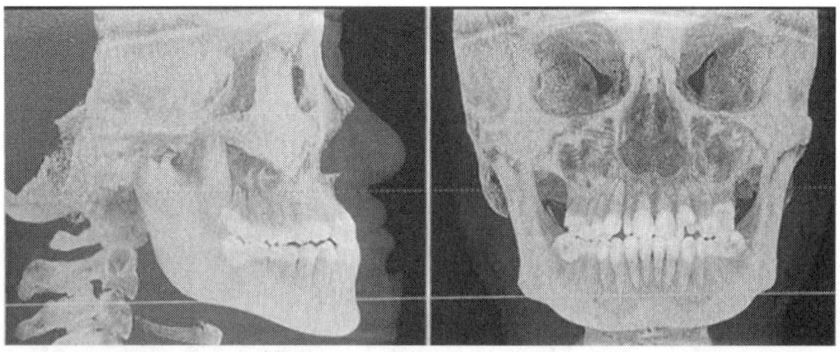

图2-175　CBCT矢状位

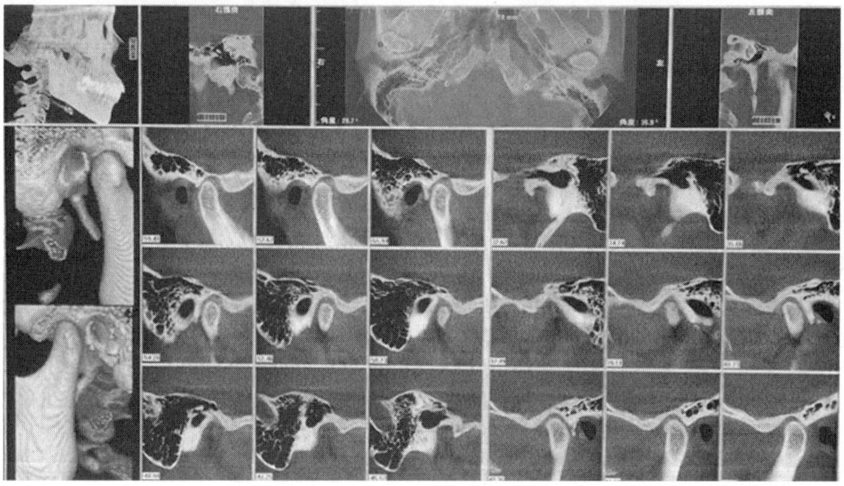

图2-176　CBCT冠状位

## 本章小结

本章分别介绍了头颈部、胸部、腹盆部、脊柱、四肢、乳腺及口腔的X线摄影，其重点是各部位摄影的注意事项、摄影目的、摄影体位、中心线及照片影像显示等内容。

习题

# 习 题

## 一、单项选择题

1.头颅外伤患者，为减少人为损伤，可考虑拍摄（　）。

A.头颅前后位　　B.头颅后前位　　C.头颅侧位

D.头颅颌顶位　　E.头颅顶颌位

2.头颅侧位摄影时中心线射入点为（　）。

A. 外耳孔前上2.5cm　　B. 外耳孔上2.5cm　　C. 外耳孔前2.5cm
D. 外耳孔前、上各2.5cm　　E. 外耳孔

3. 足前后位照片不能显示的部位是（　）。
A. 趾骨　B. 跖骨　C. 舟骨　D. 跟骨　E. 楔骨

4. 关于鼻骨侧位拍摄，下列说法错误的是（　）。
A. 被检者俯卧　　B. 头颅矢状面垂直于床面
C. 瞳间线垂直床面　　D. 中心线经鼻根下1cm射入
E. 摄影体位呈标准侧位姿势

5. 拍摄柯氏位时，中心线应（　）。
A. 向足侧倾斜23°角　　B. 向头侧倾斜23°角
C. 向足侧倾斜33°角　　D. 向头侧倾斜33°角
E. 向头侧倾斜37°角

6. 只需摄仰卧腹部正位的疾病是（　）。
A. 游走肾　　B. 肠梗阻　　C. 泌尿系结石
D. 急性胃肠道穿孔　　E. 先天性肛门闭锁

7. 急腹症首选的摄影体位是（　）。
A. 腹部仰卧侧位　　B. 腹部站立侧位
C. 腹部站立前后位　　D. 腹部仰卧前后位
E. 腹部侧卧后前位

8. 新生儿患先天性肛门闭锁，应选用的摄影体位是（　）。
A. 腹部仰卧正、侧位　　B. 腹部侧卧正、侧位
C. 腹部站立正、侧位　　D. 腹部俯卧正、侧位
E. 腹部倒立正、侧位

9. 腹部前后位照片能显示其轮廓的脏器是（　）。
A. 肝　B. 肾　C. 脾　D. 胰　E. 膀胱

10. 可明显看到颈椎椎间孔的体位是（　）。
A. 颈椎张口位　B. 颈椎前后位　C. 颈椎侧位　D. 颈椎斜位　E. 颈椎后前位

11. 拍摄颈椎前后位时，中心线应（　）。
A. 向足侧倾斜15°角　　B. 向头侧倾斜15°角
C. 向足侧倾斜25°角　　D. 向头侧倾斜25°角
E. 垂直投照

12. 手正位片，拇指显示为（　）。
A. 轴位影像　B. 正位影像　C. 斜位影像　D. 侧位影像　E. 切线位影像

13. 肩关节正位摄影，中心线正确射入点是（　）。
A. 锁骨的中点　B. 关节盂　C. 肩峰　D. 肩胛骨喙突　E. 肱骨头

14. 踝关节正位摄影，中心线应对准（　）。
A. 内踝　　B. 外踝
C. 内、外踝连线中点　　D. 内、外踝连线中点上1cm
E. 内、外踝连线中点上5cm

15. 膝关节侧位摄影，关节需屈曲的角度是（　）。
A.105°　B.115°　C.115°　D.135°　E.120°

16. 掌骨骨折的常规摄影体位组合是（　）。
A. 正位及侧位　　B. 正位及斜位　　C. 侧位及斜位

D. 轴位及侧位　　E. 轴位及斜位

17. 腕关节正位摄影，中心线应对准（　）。

A. 第3掌骨基底部　　B. 腕骨远侧列中点

C. 腕骨近侧列中点　　D. 尺、桡骨茎突连线中点

E. 第3掌骨头

18. 心脏右前斜位，摄影角度为（　）。

A. 45°~55°　　B. 55°~65°　　C. 65°~70°　　D. 70°~80°　　E. 80°~90°

19. 关于心脏摄影叙述错误的是（　）。

A. 常规取站立后前位　　B. 右前斜位应服钡剂

C. 摄影距离200cm　　D. 深吸气屏气曝光

E. 需要使用滤线设备

20. 乳腺摄影"CC"英文缩写代表的体位是（　）。

A. 侧位　　B. 扩大位　　C. 头尾位（轴位）

D. 放大位　　E. 正位

21. 患者，男，44岁，自诉左下颌磨牙疼痛，经口内检查7、8未见龋坏，7有纵向叩击痛，该患者应进行的影像学检查为（　）。

A. 摄取左下颌牙片　　B. 摄取左上颌牙片

C. 拍摄全口曲面断层片　　D. 做口腔CBCT

E. 以上全做

22. 摄取上颌切牙照片时，中心线与上颌咬合面夹角是（　）角。

A. 45°　　B. −44°　　C. 42°　　D. 30°　　E. 28°

23. 分角线法摄取牙片时，X线中心线垂直于（　）线。

A. 牙长轴　　B. 胶片长轴

C. 牙长轴与胶片长轴的角分线　　D. 先垂直于牙长轴再胶片长轴

E. 先垂直于胶片轴再牙长长轴

24. 患者，男，13岁，上颌两中切牙间有4mm间隙不闭合，首选的初步影像学检查为（　）。

A. 摄取上颌切牙牙片　　B. 摄取上颌前部咬牙片

C. 拍摄全口曲面断层片　　D. 做口腔CBCT

E. 以上全做

## 二、简答题

患者，男，25岁，骑车时不慎与别人发生剐蹭，导致摔坐于地面。立即感觉臀部疼痛，站立困难。送至医院后，医生初步诊断为尾骨骨折，为明确诊断，建议先拍摄X线片。请思考：

1. 根据患者病情，应考虑拍摄何种体位？如何摆放体位？

2. 拍摄过程中注意事项有哪些？

（曹　阳　刘东辉）

# 第三章　X线造影检查技术

**知识目标**

**1.掌握**　对比剂的分类和引入人体的方法；碘对比剂不良反应的临床表现和处理措施；造影的术前准备、检查技术与摄影方法；子宫输卵管造影检查的摄影方法。

**2.熟悉**　对比剂的临床应用；碘过敏试验的方法；造影检查前的预防措施；碘对比剂禁忌证；数字减影血管造影技术的减影程序与临床应用。

**3.了解**　对比剂肾病的预防及处理；消化系统、泌尿与生殖系统造影检查的适应证和禁忌证。

**技能目标**

**1.学会**　X线造影检查技术常规操作。

**2.具备**　造影检查过程中对比剂不良反应的处理能力。

具备良好的职业道德、医患沟通能力和团队协作精神。

**案例讨论**

**案例**　患者，女，35岁，个体，结婚10年，患者基础体温为双相且黄体功能良好，已3个月经周期未孕，丈夫精液检查无异常，医生建议进行子宫输卵管造影检查。

**讨论**　1.作为影像技师你将如何处理？

2.在检查过程中需要注意哪些事项？

当强度均匀的X线穿透人体各种不同组织结构时，由于对其吸收系数的不同，到达信息载体上的X线强度不同，从而形成黑白对比不同的影像，但人体中某些器官的组织密度与相邻器官或病变的密度相同或相似，缺乏天然对比，需用人工的方法将某些物质引入体内，形成密度差异的增强。这种人工将能在成像区域形成密度差的物质导入体内，改变组织和器官与邻近组织的对比度，显示影像的对比更加明显，显示其形态和功能是否异常的检查方法称为造影检查（contrast examination），引入的对比物质称为“对比剂”（contrast medium）。

PPT

## 第一节　对比剂

对比剂是应用于X线造影检查中的物质，对比剂的引入将改变成像区域的组织或器官的密度差异，从而改变了成像区域的影像对比度，以利于判断成像区域的病变特征，扩大了X线的检查范围，为临床影像提供了更多的诊断信息。

### 一、对比剂的条件

X线对比剂种类繁多，理化性能各异。理想的对比剂应具备以下条件：①与人体组织的密度对比相差较大，显影效果良好；②无味、无毒性、无刺激性，不良反应小，具有水溶性；③黏稠度低，无生物活性，易于排泄；④理化性能稳定，久贮不变质；⑤价廉且使用方便。

### 二、对比剂的分类

#### （一）根据成像方式分类

**1.普通X线造影检查用对比剂**　常用的有钡剂和碘剂。

**2. CT增强成像用对比剂**　常用的有碘剂。

### （二）根据对比剂对X线吸收程度分类

**1.阴性对比剂** 阴性对比剂是指X线衰减系数小于人体组织结构的物质，一般具有密度低、原子序数低、吸收X线量少、比重小的特点。X线影像上显示为影像密度高或黑的影像。如空气、氧气、二氧化碳等。

**2.阳性对比剂** 阳性对比剂是指X线衰减系数大于人体组织结构的物质，一般具有密度高、原子序数高、吸收X线量多、比重大的特点。X线影像上显示为影像密度低或白色的影像。常用的有钡剂和碘剂。

### （三）根据对比剂的分子结构分类

**1.离子型对比剂** 指对比剂在溶液中以离子型存在的。分为离子型单体对比剂和离子型二聚体对比剂。常用的有复方泛影葡胺、碘克酸等。

（1）离子型单体对比剂 每个分子有3个碘原子，1个羧基，没有羟基。常用的有复方泛影葡胺。

（2）离子型二聚体对比剂 每个分子有6个碘原子，1个羧基，1个羟基。常用的有碘克酸。

**2.非离子型对比剂** 指对比剂在溶液中以无离子型存在的。分为非离子型单体对比剂和非离子型二聚体对比剂。常用的有碘海醇（欧乃派可）、碘普罗胺（优维显）、碘曲仑（伊索显）等。

（1）非离子型单体对比剂 每个分子有3个碘原子，4~6个羟基，没有羧基。常用的有碘海醇、碘普罗胺。

（2）非离子型二聚体对比剂 每个分子有6个碘原子，8个以上羟基，没有羧基。常用的有碘曲仑。

### （四）根据使用途径分类

**1.血管内注射对比剂** 主要是静脉注射用，也可以直接用于动脉注射。为水溶性含碘制剂，利用碘的高X线吸收的特点，提高组织的对比度。如复方泛影葡胺、碘海醇、碘普罗胺。

**2.椎管内注射对比剂** 穿刺后注入蛛网膜下腔。可做椎管及脑池造影。如碘曲伦。

**3.胃肠道使用对比剂** 主要是钡剂和碘水，可口服，亦可灌肠。如医用硫酸钡。

**4.腔内注射对比剂** 如膀胱造影、胸膜腔造影、子宫输卵管造影等。如复方泛影葡胺、碘海醇、碘普罗胺、碘曲伦。

**5.胆系对比剂** 碘制剂是经过胆系排泄的对比剂，可使胆管内呈高密度，是一种间接显影对比剂，分口服胆系对比剂和经静脉注射胆系对比剂。口服胆系对比剂是经口服，排泄到胆管系统（胆管与胆囊）使其成为高密度易于识别；经静脉注射胆系对比剂经静脉注射排泄到胆管系统（胆管与胆囊）。

### （五）根据渗透压分类

根据对比剂的渗透压与人体血浆渗透压（280~310mmol/L）相比较（表3-1）。

**1.高渗对比剂** 主要是指离子单体对比剂，这种对比剂不良反应的发生率较高。常用的有泛影葡胺。

**2.次高渗对比剂** （原低渗对比剂）是相对高渗对比剂而言，实际上，次高渗透压并没有达到实际意义上的低于人体渗透压，只是相对高渗对比剂而言，与人身体的渗透压相比还是要高得多。即使是低渗对比剂，随着浓度的增加，渗透压也随着增高。常用的有碘海醇。

**3.等渗对比剂** 主要是非离子对比剂，渗透压在300mmol/L 左右。与正常人体的渗透压基本相同，不良反应发生率较低。常用的有碘曲伦。

表3-1 常用对比剂列表

| 常用对比剂 | 别名 | 离子类型 | 渗透压类型 | 成像方式类型 |
|---|---|---|---|---|
| 医用硫酸钡 | 硫酸钡 | 无 | 无 | 平片 |
| 复方泛影葡胺 | 优路芬 | 离子型单体 | 高渗 | 平片和CT |
| 碘海醇 | 碘苯六醇<br>欧乃派可<br>澳米培克 | 非离子型单体 | 次高渗 | 平片和CT |
| 碘普罗胺 | 优维显 | 非离子型单体 | 次高渗 | 平片和CT |
| 碘曲仑 | 伊索显 | 非离子型二聚体 | 等渗 | 平片和CT |
| 碘化油 | 碘油 | 无 | 无 | 平片 |

## 三、对比剂的临床应用

### （一）常用阴性对比剂

**1.空气和氧气** 空气最为常用，取之方便，费用最低。因其溶解度较小、吸收较慢，故在器官及组织内停留时间较长。因有产生气体栓塞的危险，故不能注入正在出血的器官。抽取空气时应用无菌纱布或火焰过滤，以免引起感染。

**2.二氧化碳** 二氧化碳的溶解度较大，易于弥散，停留在组织和器官内的时间短，不良反应小，即使进入血管也不会产生气体栓塞，但极易在器官和组织内被吸收，应在较短时间内完成造影检查工作。

### （二）常用阳性对比剂

常用的阳性对比剂有钡剂和碘化合物。

**1.钡剂** 最常用医用硫酸钡。

（1）性状 医用硫酸钡为白色粉末，无臭，不溶于水、有机溶剂及酸碱性溶液，不被胃肠道吸收，性质稳定，耐热，不怕光，能久贮不变，分子含钡量54%。医用硫酸钡有粉剂和混悬剂两种，系临床常用的对比剂。目前市场销售及临床应用的硫酸钡粉剂或混悬剂，绝大多数已由厂家配好，只需加入固定的水量搅拌即可使用。根据各种用途配成不同的浓度，其钡水重量比为：稠钡剂为（3~4）：1；稀钡剂为1：1；灌肠用为1：4。混悬剂含50%硫酸钡，临床多使用制成品。

（2）临床应用 医用硫酸钡粉剂主要用于胃肠道的单对比和气钡双对比造影检查。用量根据检查部位而定。食管造影检查浓度一般为200%左右，口服用量10~30ml。胃、十二指肠造影检查浓度一般为160%~200%，一般口服用量为每人每次50~250ml。小肠和结肠造影检查浓度在60%~120%，钡剂灌肠用量为800~1000ml。

（3）不良反应 口服钡剂可引起恶心、便秘、腹泻等症状；使用不当也可发生肠穿孔，继而发生腹膜炎、粘连、肉芽肿，严重者也可致死。但一般胃肠道造影用医用硫酸钡作对比剂无不良反应。绝对禁用化学纯硫酸钡，用后可产生钡中毒。

（4）禁忌证 ①急性胃、肠穿孔。②食管气管瘘和疑先天性食管闭锁。③近期内食管静脉破裂大出血。④结肠梗阻。⑤咽麻痹。

**2.碘化合物** 碘与不同物质化合形成不同的含碘化合物，主要分为无机碘化物、有机碘化物和碘化油三类，由于无机碘化物含碘量高，刺激性大，不良反应多，临床很少应用。有机碘化物在体内、外均呈高度稳定性，完全溶于水，渗透压低，具有较好的吸收X线性能。

（1）复方泛影葡胺

1）性状 为无色透明或微黄色水溶液，黏稠度低，含碘量高，耐受性好。浓度有60%、76%两种，每安瓿20ml，另有30%每安瓿含量1ml，用于碘过敏试验。

2）临床应用　主要用于静脉肾盂造影、周围血管造影，亦可用于CT增强及瘘管和器官腔内造影检查。该对比剂毒性低，不良反应少，应用广泛。成人用量为静脉肾盂造影60%或76% 20~40ml，周围血管造影为60%或76% 15~40ml，胃、肠造影用76% 30~90ml，若有低温结晶析出，可置于温水中溶解。

3）不良反应　复方泛影葡胺不良反应轻且少见，肝、肾功能严重损害者，健康状况不佳及多发性骨髓瘤者慎重使用，过敏症状有荨麻疹、哮喘和喉头水肿等，有时可见躁动和抽搐，偶尔出现严重的衰竭现象。

4）禁忌证　过敏体质及孕妇不能使用。

（2）碘海醇（碘苯六醇、欧乃派克）

1）性状　为非离子型对比剂，即在溶液中不分解成离子。为无色至淡黄色澄清液体，具有多种浓度，分装有10ml、20ml、50ml、100ml、200ml等多种规格。

2）临床应用　为新型非离子型对比剂，其渗透压与血液相近，黏度适中，易于注射。可用于心血管造影，动、静脉造影，尿路造影和CT增强检查等。心血管造影用碘浓度350mg/ml，30~60ml；尿路造影成人用浓度300mg/ml，40~80ml；儿童根据体重，最高按8ml/kg计算。

3）不良反应　常见的不良反应为轻度的感觉异常，如热感或暂时性的金属味觉。腹部不适或疼痛很罕见（发病率<1/1000），胃肠道反应如恶心、呕吐也很少见。过敏反应较少见，通常表现为轻度的呼吸道和皮肤反应，如呼吸困难、皮疹、红斑、荨麻疹、瘙痒和血管性水肿，它们可在注射后立即出现也可在几天后出现。严重的反应如喉头水肿、支气管痉挛或肺水肿非常少见。

4）禁忌证　有严重的甲状腺毒症表现的患者禁用；有严重过敏史者禁用。

（3）碘普罗胺（优维显）

1）性状　为非离子型对比剂，水溶液为无色透明或微黄色，黏度低。分子含碘量48.1%。浓度有300mg/ml、370mg/ml，分装有20ml、30ml、50ml、100ml等规格。

2）临床应用　适用于CT增强检查、数字减影血管造影、动脉造影、静脉肾盂造影及子宫输卵管造影等。但不能用于蛛网膜下腔造影及脑池造影。

3）不良反应　患者注射对比剂后可出现瘙痒、打喷嚏、打哈欠、阵发咳嗽。

4）禁忌证　有严重过敏史者禁用。

（4）碘曲伦（伊索显）

1）性状　为非离子型对比剂，分子含碘量46.82%。浓度有240mg/ml、300mg/ml。有10ml、20ml规格。

2）临床应用　其渗透压与脑脊液和血液几乎相等，是目前临床上理想的椎管造影对比剂。因其与体液混合缓慢，显影时间长，黏滞度较大，故不适合用于血管内注射。

3）不良反应　最常见为头痛、恶心及呕吐，多因椎管穿刺导致蛛网膜下腔压力降低所致。有时尚有轻微的颈、背或肢体疼痛及脑脊液白细胞增多，这些症状及变化一般2~3天可消失，严重的不良反应较罕见。

4）禁忌证　有严重过敏史者禁用。

（5）碘化油

1）性状　为植物油与碘的结合物，澄清微黄色黏稠油状物，略有蒜臭味，不溶于水，可以溶于乙醚。分子含碘量37%~41%。浓度有30%和40%两种，每安瓿5ml、10ml、20ml。

2）临床应用　用于子宫输卵管造影，用40%浓度3~10ml；用于支气管造影，每侧用量10ml；也可用于瘘管、泪道及脑脓肿造影。

注意不能误入血管和避免油栓形成。

3）不良反应　可出现短暂全身反应，如低热、头痛、厌食等，或轻微的过敏反应。涎腺造影时可致局部软组织肿胀、疼痛，数日后可自行好转。用于支气管造影时，少量进入肺泡者可存留数月至数年，刺激引起脂质性肉芽肿和肺纤维病变。

4）禁忌证　对碘过敏者；甲状腺功能亢进、老年结节型甲状腺肿、甲状腺癌患者；有发热或有心、肝、肺疾病者禁用。

常用阳性对比剂的临床应用见表3–2。

**表3–2　常用阳性对比剂临床应用**

| 对比剂名称 | 性状 | 临床应用 | 不良反应 | 禁忌证 |
|---|---|---|---|---|
| 医用硫酸钡 | 白色粉末，无臭，不溶于水、有机溶剂及酸碱性溶液，不被胃肠道吸收，性质稳定耐热，不怕光，久储不变，悬浊液 | 适用于胃肠道单对比造影（口服，灌肠）、气钡双重对比造影（膀胱，结肠）、食管造影 | 口服钡剂可引起恶心、便秘、腹泻等症状 | ①急性胃肠穿孔。②食管气管瘘和疑先天性食管闭锁。③近期内食管静脉破裂大出血。④结肠梗阻。⑤咽麻痹 |
| 复方泛影葡胺 | 无色透明或微黄色水溶液 | 适用于泌尿系造影，心血管造影，其他脏器和周围血管造影。CT增强扫描其他腔道和瘘管造影，也可用于冠状动脉造影 | 复方泛影葡胺不良反应轻且少见，过敏症状有荨麻疹、哮喘和喉头水肿等，有时可见躁动和抽搐，偶尔出现严重的衰竭现象 | 过敏体质及孕妇不能使用 |
| 碘海醇 | 无色至淡黄色澄清液体 | 适用于心血管造影、动静脉造影、尿路造影、CT增强检查，儿童根据体重计算，最高按8ml/kg | 轻度的感觉异常，如热感或暂时性的金属味觉。腹部不适或疼痛很罕见，胃肠道反应如恶心、呕吐也很少见 | 有严重的甲状腺毒症表现的患者禁用；有严重过敏史者禁用 |
| 碘普罗胺 | 水溶液为无色透明或微黄色，黏度低 | 适用于CT增强检查、数字减影血管造影、动脉造影，静脉肾盂造影及子宫输卵管造影，但不能用于蛛网膜下腔造影及脑池造影 | 患者注射对比剂后可出现瘙痒、打喷嚏、打哈欠、阵发咳嗽 | 有严重过敏史者禁用 |
| 碘曲仑 | 无色透明溶液，黏稠度较高，毒性少 | 适用于分段脊髓造影及全脊髓造影，脑积水的检查，CT脑池造影，关节腔造影及子宫输卵管造影等 | 最常见为头痛、恶心及呕吐。有时尚有轻微的颈、背或肢体疼痛及脑脊液白细胞增多 | 有严重过敏史者禁用 |
| 碘化油 | 澄清微黄色黏稠油状物，略有蒜臭味，不溶于水，可以溶于乙醚 | 支气管造影，子宫输卵管造影，鼻窦、腮腺管以及其他腔道和瘘管造影 | 可出现短暂全身反应，如低热、头痛、厌食等，或轻微的过敏反应 | 对碘过敏者；甲状腺功能亢进、老年结节型甲状腺肿、甲状腺癌患者；有发热或有心、肝、肺疾病者禁用 |

## 四、对比剂的引入途径

根据人体各器官的解剖结构和生理功能，对比剂的引入途径分为直接引入和间接引入两大类（表3–3）。

**表3–3　对比剂的引入途径**

| 方法 | 途径 | 应用 |
|---|---|---|
| 直接引入法 | 口服法 | 消化道钡餐造影 |
| | 灌注法 | 支气管造影、尿路逆行造影、子宫输卵管造影、结肠灌注造影 |
| | 穿刺注入法 | 肝、胆管造影，椎管造影，关节造影，浅表血管造影，心腔造影 |
| 间接引入法 | 生理排泄法 | 静脉肾盂造影 |
| | 生理吸收法 | 淋巴管造影 |

**1. 直接引入法** 是通过人体自然孔道、病理瘘管或体表穿刺等途径，直接将对比剂引入造影部位。一般有三种途径：①口服法，如消化道钡餐造影；②灌注法，如支气管造影、尿路逆行造影、子宫输卵管造影、结肠灌注造影等，属于经自然孔道直接灌入法；肠道瘘管造影、软组织瘘管造影、术后胆道造影等，属于经病灶瘘管直接灌入法；③穿刺注入法，经注射针头或导管将对比剂注入体内，如肝、胆管造影，椎管造影，关节造影，浅表血管造影等，属于体表穿刺直接注入法；心腔造影，大血管及各种深部血管造影等，是直接穿刺利用导管将对比剂注入。另外，某些部位的脓肿、囊肿亦可用直接穿刺方法，抽出腔内所含液体而注入对比剂进行造影。

**2. 间接引入法** 是将对比剂通过口服或静脉注入体内，经过吸收，利用某些器官的排泄功能，使对比剂有选择地聚集到需要检查的部位而产生对比。一般有两种途径：①生理排泄法，如静脉肾盂造影；②生理吸收法，如间接淋巴管造影等。

**知识拓展** 非离子型与离子型对比剂的比较

**1. 渗透压** 非离子型造影剂具有低渗透性，不改变液体的渗透压，不引起内环境的破坏。

**2. 电荷** 在水溶液中不产生带电离子，从而消除了因电荷产生的毒副作用。不干扰人体内的电平衡。

**3. 水溶性** 非离子造影剂在苯环上引入了多个含羟基的亲水性侧链，其空间分布对称，包绕在碘原子周围，侧链上羟基还保证了很强的水溶性。由于水溶性较好，在血液中弥散快，不易聚集，因此很少造成微血管阻塞。

PPT

## 第二节 药敏试验、对比剂不良反应及处理措施

几乎所有的药物在发挥其功效的同时都会引发一定程度的不良反应，即便在正常用法、用量情况下，也有可能出现有害的或与用药目的无关的反应，严重者甚至可危及生命。按照WHO国际药物监测合作中心的规定，将正常剂量的药物用于预防、诊断、治疗疾病或调节生理功能时出现的有害的和与用药目的无关的反应称为药物不良反应（adverse drug reactions，ADR）。

### 一、药敏试验

造影过程中使用对比剂和麻醉药物对患者可能存在过敏反应，轻者影响检查，重者危及生命，因此造影前必须做药敏试验，包括碘过敏试验和麻醉药物过敏试验。

#### （一）碘过敏试验

微课

碘过敏试验的方法有皮内试验、静脉注射试验、口服试验、眼结膜试验、舌下试验5种方法，其中以静脉注射法相对可靠。应当注意，在做碘过敏试验时偶尔也有过敏反应现象，重者甚至会出现休克、死亡。其结果只有参考价值，阴性结果也存在着发生严重反应的可能性，阳性结果并不是一定发生过敏反应，有时会出现碘过敏的迟发反应。因此应随时观察患者的变化，不能掉以轻心。

**1. 皮内试验** 应用药敏试验注射器将30%有机碘对比剂0.1ml注入前臂皮内，在该处下方或对侧前臂皮内注入同量蒸馏水做对照。10~15分钟后观察结果，注药处出现直径≥1.5cm红斑或有伪足者为阳性；局部发生水泡、变黑或坏死为强阳性。部分患者虽然皮内试验阴性，造影时仍可出现过敏症状。

**2. 静脉注射试验** 在造影前用原装对比剂静脉注射1ml，观察3~5分钟，15分钟后出现恶心，呕吐，胸闷，咳嗽，气急、荨麻疹或休克等症状为阳性反应。

**3. 口服试验** 检查前3日口服复方碘溶液，每日3次，每次10滴，服后30分钟无反应即可进行造影。若服药后出现唾液腺肿胀，唾液增加、恶心及呕吐，皮肤潮红、手脚麻木等症状则为阳性反应 。

**4. 结膜试验** 检查患者两侧眼结膜无充血时，向一侧眼内滴入对比剂2~3滴，4~5分钟后观察结果。结膜充血、流泪、结膜血管增粗及迂曲为阳性反应。结膜试验反应快，通常在造影注药前进行。

**5. 舌下试验** 方法是将对比剂0.6~1.0ml滴入舌下，5分钟后如无反应嘱患者咽下。出现舌下充血、流涎、口唇及舌麻木感、心慌等为阳性反应。

### （二）麻醉药物过敏试验

麻醉药物过敏试验常为皮内试验，将造影用麻醉药0.1ml注入前臂内皮，15分钟后局部出现红晕、丘疹为阳性反应。

## 二、对比剂不良反应及预防措施

### （一）对比剂不良反应的发生机制

对比剂不良反应的发生取决于内在因素和外在因素，一般分为特异性反应和物理–化学反应两类。

**1. 特异性反应** 表现为荨麻疹、血管神经性水肿、喉头水肿、支气管痉挛、严重血压下降及突然死亡等，此类反应的发生机制主要与细胞介质释放、抗原–抗体反应、激活系统、胆碱能作用及精神性反应有关。

**2. 物理–化学反应** 表现为咳嗽、打喷嚏、结膜炎、鼻炎、恶心、胸闷、气短、剧烈呕吐、腹痛、腹泻、心慌、四肢发冷等。发生机制与对比剂本身的渗透压、水溶性、电荷、分子结构、黏稠度及毒性有关。

### （二）对比剂对主要系统的影响

**1. 循环系统** 离子型对比剂可抑制心脏传导系统功能，使心率减慢；还可抑制血管扩张，使血压下降。非离子型对比剂对上述变化影响不大。

**2. 泌尿系统** 由于对比剂使心肌收缩功能减弱，血管舒张，血压下降，致使肾血流量减少，影响肾功能。同时对比剂本身的毒性可引起肾小球及肾小管受损，产生异性蛋白尿，严重者发生肾功能衰竭。

**3. 神经系统** 离子型对比剂可以破坏血–脑屏障，具有一定毒性的对比剂接近脑细胞产生毒害作用，引起抽搐和癫痫发作。非离子型对比剂对神经组织损害较轻。

### （三）造影检查前的预防措施

**1. 正确掌握各种碘对比剂的适应证和禁忌证** 应熟悉受检者病史及全身情况。造影前均应筛查具有高危因素的受检者，严格掌握适应证，并做好预防和救治准备工作。明确碘对比剂禁忌证。

（1）绝对禁忌证 患者有甲状腺功能亢进。甲状腺功能亢进正在治疗或康复的患者，应咨询内分泌科医师是否可以使用含碘对比剂，如果内分泌科医师确认可以使用碘对比剂，建议使用能满足诊断需要的最小剂量，并且在使用碘对比剂后仍然需要密切观察患者的情况。注射含碘对比剂后2个月内应当避免甲状腺核素碘成像检查。

（2）慎用碘对比剂的情况 患者有肺动脉高压、支气管哮喘、心力衰竭、孕妇、副蛋白血症（骨髓瘤）、高胱氨酸尿等。

**2. 说明检查程序、注意补充水分、患者水化、合适的对比剂温度** 让受检者和家属了解整个造影检查程序，做好解释工作，消除受检者紧张情绪，并准备好各种抢救药品和设备。造影前应注意补液，评价其水、电解质平衡状况，并酌情纠正某些高危因素对脏器功能的影响，确保体内有足够的水分。对比剂存放条件必须符合产品说明书要求，使用前建议加温至37℃。建议在使用碘对比剂前6~12小时至使用后24小时内，对患者给予水化治疗。

## 三、对比剂不良反应的临床表现及处理措施

### （一）对比剂不良反应的临床表现

1. 根据对比剂不良反应临床表现的程度不同分为轻度反应、中度反应、重度反应。

（1）轻度反应　面部潮红、眼及鼻分泌物增加、打喷嚏、恶心、头痛、头晕、皮肤瘙痒、发热、结膜充血，少数患者可伴红疹、咳嗽、轻度呕吐、轻度荨麻疹等。

（2）中度反应　胸闷、气短、剧烈呕吐、腹痛腹泻、大片皮疹、结膜出血。表现为麻疹样皮疹，眼、面、耳部等水肿，胸闷气急、呼吸困难、声音嘶哑、肢体抽动，中度呕吐，轻度喉头水肿和支气管痉挛等，血压也可呈暂时性下降。

（3）重度反应　循环衰竭：血压下降、脉搏细速、意识模糊、知觉丧失、心搏骤停。呼吸衰竭：喉与支气管痉挛、呼吸困难，并发肺水肿时咳大量泡沫样或粉红色痰。过敏性休克：面色苍白、四肢青紫、发冷、呼吸困难、肌肉痉挛、血压下降、心搏骤停、意识丧失、惊厥等。

2. 根据对比剂不良反应的出现时间分为急性不良反应、迟发性不良反应和晚迟发性不良反应。

（1）急性不良反应　为对比剂注射后1小时内出现的不良反应。如恶心、呕吐、荨麻疹、支气管痉挛、喉头水肿、低血压、昏厥、全身过敏样反应。

（2）迟发性不良反应　对比剂注射后1小时至1周内出现的不良反应为迟发性不良反应。对比剂给药后可出现各种迟发性症状（如恶心、呕吐、头痛、肌肉疼痛、发热），但许多症状与对比剂应用无关，临床须注意鉴别。

（3）晚迟发性不良反应　为通常在对比剂注射1周后出现的不良反应，或可引起甲状腺功能亢进，偶见于未经治疗的Graves病或结节性甲状腺肿患者、年老和（或）缺碘者。

### （二）对比剂不良反应的处理措施

**1. 造影检查前常规准备**　检查间内必须备有紧急用药和器械，如呼吸机、氧、肾上腺素（1∶1000）、阿托品、$\beta_2$受体激动剂气雾剂、$H_1$受体拮抗剂、普通生理盐水或林格乳酸盐、血压计、吸痰机、听诊器。

**2. 造影检查中的对症处理**　对比剂不良反应一般发生在注射时或是注射后不久，发展快速。因此在注射过程中和注射完毕后要密切观察被检者，对高危患者要更加注意。

（1）恶心、呕吐　症状呈一过性，采用支持疗法；症状为重度、持续时间长的应考虑采用适当的止吐药物。

（2）荨麻疹　散发、一过性荨麻疹建议采用包括观察在内的支持性治疗；散发、持续时间长的荨麻疹应考虑采用适当的肌内或静脉注射$H_1$受体拮抗剂，但用药后可能会发生嗜睡和（或）低血压；严重的荨麻疹考虑使用肾上腺素（1∶1000），成人0.1~0.3ml（0.1~0.3mg）肌内注射；6~12岁患儿注射1/2成人剂量；6岁以下患儿注射1/4成人剂量。必要时重复给药。

（3）支气管痉挛　氧气面罩吸氧（6~10 L/min），定量吸入$\beta_2$受体激动剂气雾剂（深吸2~3次）。给予肾上腺素，血压正常时肌内注射1∶1000的肾上腺素0.1~0.3ml（0.1~0.3mg），有冠状动脉疾病或老年患者使用较小的剂量；患儿用量0.01mg/kg，最多不超过0.3mg。血压降低时肌内注射1∶1000的肾上腺素0.5ml（0.5mg），6~12岁患儿采用0.3ml（0.3mg）肌内注射；6岁以下患儿肌内注射0.15ml（0.15mg）。

（4）喉头水肿　氧气面罩吸氧（6~10L/min）；肌内注射1：1000肾上腺素，成人剂量为0.5ml（0.5mg），必要时重复给药；6~12岁患儿肌内注射0.3ml（0.3mg）；6岁以下患儿肌内注射0.15ml（0.15 mg）。

（5）低血压　单纯性低血压，抬高患者双下肢，氧气面罩吸氧（6~10L/min）；用普通生理盐水或林格乳酸盐快速静脉补液，无效时肌内注射1 ：1000肾上腺素，成人剂量为0.5ml（0.5mg），必要时重复给药；6~12岁患儿肌内注射0.3ml（0.3mg）；6岁以下患儿肌内注射0.15ml（0.15mg）。迷走神经反应（低血压和心动过缓）：抬高患者双下肢，经氧气面罩吸氧（6~10L/min）。静脉注射阿托品0.6~1.0mg，必要时于3~5小时后重复用药，成人总剂量可达3mg（0.04mg/kg），患儿剂量0.02mg/kg（最大剂量0.6mg），必要时重复给药，总量不超过2mg，用普通生理盐水或林格乳酸盐快速静脉内补液。

（6）全身过敏样反应　向心肺复苏小组求助；必要时行气道吸引；出现低血压时按上述处理低血压的方法处理并给予抗组胺药物。

#### （三）对比剂造影检查后的处理

1.使用碘对比剂后的受检者应至少观察30分钟以上，因为大多数的严重不良反应都发生在这段时间。

2.注射碘对比剂后有发生甲状腺功能亢进危险因素者，在注射含碘对比剂后应当由内分泌科医师密切监测。

3.对比剂外渗的处理措施

（1）轻度渗漏　多数损伤轻微，不需要处理，但需要嘱咐受检者注意观察，如果有加重，应及时就诊。对个别疼痛较为敏感者，局部给予普通冷湿敷。

（2）中、重度渗漏　可能引起局部组织肿胀、皮肤溃疡、软组织坏死和间隔综合征。处理措施：①抬高患肢，促进血液回流；②早期使用50%硫酸镁保湿冷敷，24小时后改为硫酸镁保湿热敷，或者黏多糖软膏等外敷；也可以用0.05%地塞米松局部湿敷。

（3）对比剂外渗严重者，在外用药物基础上口服地塞米松，一次5mg，3次/天，连续服用3天；必要时，咨询临床医师。

4.血透的受检者在接受对比剂检查后，应立即进行血液透析。

5.在进行泌尿系统造影时，在用棉垫、气囊或压迫器等压迫输尿管的同时，腹部内脏亦受到压迫和刺激，而引起迷走神经兴奋、冠状动脉痉挛和心肌神经传导障碍，症状和处理如下。

（1）轻度反应　表现为面色苍白、出冷汗、烦躁不安、脉搏细弱等休克症状。应立即去掉腹部压迫物，同时皮下注射阿托品0.5mg。

（2）重度反应　表现为意识障碍，甚至心搏骤停。应立即采取相应急救处理。

## 第三节　常用X线造影检查技术

PPT

造影检查是将对比剂注入人体内，使组织、器官与相邻组织、器官间的对比度提高的影像检查方法。该检查能进行病变的定位、大小、形态及定性，为临床诊断、治疗及手术提供直观的依据。常见的X线造影包括：消化道造影、泌尿生殖系统造影、“T”形管胆道造影等。

### 一、消化道造影

消化道造影常分为：食管造影、胃及十二指肠造影、小肠及结肠造影。其中食管造影、胃及十二指肠造影又称上消化道造影，小肠及结肠造影称下消化道造影（包括直肠）。消化道造影的方法常是在数字胃肠机下的动态观察，并选取有临床价值的影像进行点片。

### （一）食管造影

**1.适应证** 临床怀疑食管癌、食管异物、吞咽困难、食管静脉曲张，疑有占位内窥镜不能通过者及食管与其周围病变的关系等。

**2.禁忌证** 急性消化道出血、肠梗阻、消化道穿孔、食管与气管瘘等。

**3.对比剂** 医用硫酸钡。

**4.检查前准备** 调制高浓度钡剂，通常钡水比为（3~4）：1，如果临床提示食道梗阻进食严重困难，应适当稀释钡剂。疑有食管异物者需在钡剂中添加少许的消毒棉条。

**5.检查方法** 被检者进行立位的胸腹部透视，除外肠梗阻及消化道穿孔。被检者含一大口钡剂，在医生指令下吞钡，观察钡剂在走行过程中食管的蠕动、柔软度以及通畅程度，并在透视下进行多体位观察，并适时点片，常规拍摄左、右前斜位片。

疑有食管异物者行吞钡棉检查，观察棉条在食管中的走行，有无含钡棉条在食管中绕行或棉条钩挂现象，因此项检查具有较大风险性，往往选择安全性高的内窥镜或CT检查。

**6.图像后处理** 调节图像对比度，使结构显示清晰，对图像进行排版并打印（图3-1）。

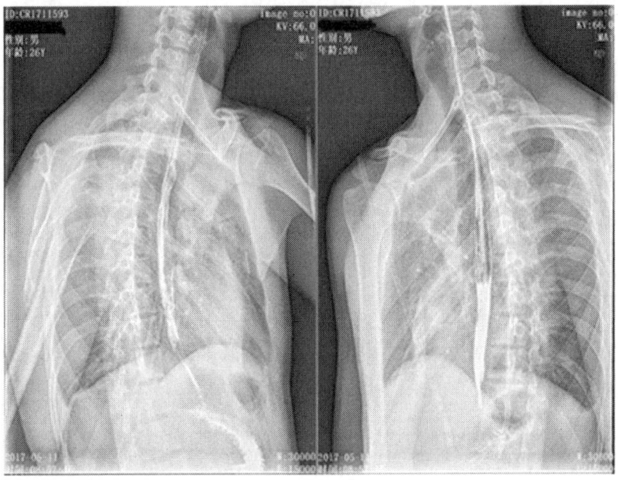

图3-1 食管造影

### （二）胃及十二指肠造影

**1.适应证** 疑有胃癌、胃炎、胃及十二指肠溃疡，鉴别腹部包块与胃肠道关系、因占位内窥镜不能通过者及胃底静脉曲张者等。

**2.禁忌证** 急性胃肠道出血、消化道穿孔、肠梗阻等。

**3.对比剂** 胃肠道造影专用硫酸钡（即产气剂）。

**4.检查前准备** 被检者禁食、禁水6小时，检查前2~3天禁服影响胃肠功能或金属药物，调制黏稠度适中的钡剂。

**5.检查方法** 被检者立位胸腹部透视，若发现大量胃潴留液，应先用胃管抽出或口服能促进潴留液排出的药物。

被检者含一大口钡剂，根据工作人员指令吞咽，并在气钡双对比条件下进行左、右前斜位观察食管情况并点片。将检查床调至水平位，嘱咐被检者在床上由左向右翻转2~3圈后仰卧，使钡剂充分涂抹于胃表面。在透视下不断地改变被检者体位，使钡剂在胃腔流动，在观察钡剂在胃腔情况时，要求全方位、多角度。并且在双对比情况下，依次适时点片。

常见体位有立位左右前斜位，仰卧位正位，仰卧位右前斜及左前斜位，俯卧位右后斜及左后斜。

**6.图像后处理** 调节图像对比度，使图像对比良好、胃及十二指肠结构显示清晰，对图像进行排版并打印胶片（图3-2）。

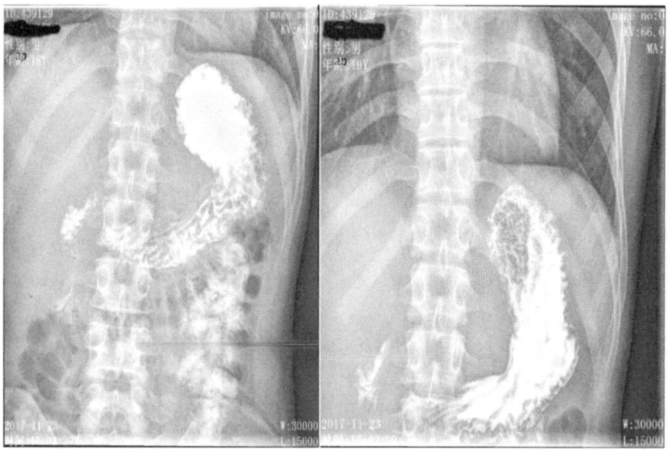

图3-2　胃及十二指肠造影

### （三）小肠造影

小肠包括十二指肠、空肠和回肠，因上消化道造影包括十二指肠，所以临床上小肠造影主要指空肠和回肠造影。

**1.适应证**　疑有小肠肿瘤、炎症、腹泻、腹痛等。

**2.禁忌证**　急性消化道出血、消化道穿孔及肠梗阻等。

**3.对比剂**　低浓度硫酸钡混悬液。

**4.检查前准备**　检查前1天嘱咐被检者吃少渣食物，尽可能吃流食，服用清肠导泻药物（常用番泻叶）并大量饮水，检查前6~12小时禁食、禁水。

**5.检查方法**　被检者首先行胸腹部透视。小肠造影通常在上消化道造影基础上，让被检者立即口服低浓度钡剂，使小肠完全充盈。如若只做小肠造影，则可直接选择口服低浓度钡剂。可右侧卧位增加胃张力，让钡剂更易进入小肠。检查过程中使用压迫法分开相互重叠的肠袢，并点片。需使回盲部钡剂充盈，末端回肠、部分盲肠及升结肠显影时，方可结束检查。

**6.图像后处理**　调节图像对比度，使图像对比度良好，结构显示清晰，对图像进行排版并打印胶片（图3-3）。

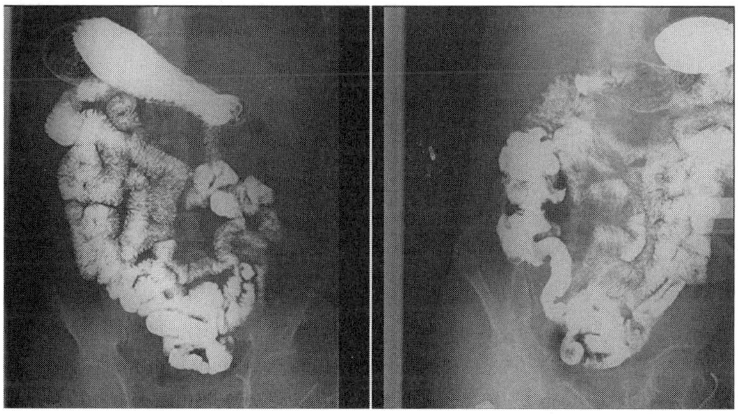

图3-3　小肠造影

### （四）结肠钡剂灌肠造影

**1.适应证**　结肠良、恶性肿瘤、炎症、结核，肠套叠、肠扭转及早期肠套叠灌肠复位，观察结肠与盆腔病变关系。

**2.禁忌证**　结肠穿孔、坏死及急性阑尾炎等。

**3.对比剂**　硫酸钡混悬液，低浓度钡剂1000ml左右。

**4.检查前准备**　清除结肠内容物，被检者检查前3天禁吃有渣食物，检查前1天晚上口服番泻叶。检查前1小时用温水或生理盐水灌肠。准备好带气囊的双腔导管，灌肠桶或压力灌注泵。

**5.检查方法** 首先进行胸腹部透视，被检者左侧卧位屈膝，将肛管缓慢插入肛门后改为仰卧位双膝弯曲。在透视下用灌肠桶或压力灌注泵将准备好的钡剂注入，钡剂注入结肠直至盲肠充盈，在灌注过程中，密切观察钡剂受阻、分流及狭窄情况，如果发现异常，应立即停止灌注，用手或压迫器在患处按压，观察肠管轮廓、狭窄、活动度及有无压痛或刺激征，适当时进行点片。对病变好发部位如直肠、乙状结肠及盲肠重点观察。待充盈像结束后，嘱咐被检者排便，根据需要分别对充盈像和黏膜像点片。

结肠低张双对比剂造影，注入低张药物后向结肠内灌注钡剂并注入足量气体，使肠腔充气扩张形成双重对比。该检查方法可以提高结肠内微小病变的检出率。

适应证：临床怀疑结肠息肉或肿瘤、慢性结肠溃疡性结肠炎或肉芽肿性结肠炎、肛门失禁或鉴别肠管局限性狭窄的性质等。

禁忌证：结肠穿孔或坏死、急性溃疡性结肠炎，中毒性巨结肠，体质虚弱或危重患者等。

对比剂：采用颗粒均匀细小的钡剂。浓度75%左右为宜。调制钡剂时温度应控制在40%左右。

检查前准备：与常规结肠钡剂灌肠造影相同。

检查方法：注射山莨菪碱10~20mg。被检者取仰卧位或左侧卧位，插入带有气囊的双腔导管，在透视下向结肠内分别注入钡剂。根据结肠走行改变体位，以便于钡剂流入，让钡剂经直肠、结肠而后抵达盲肠。如果钡剂未到达盲肠，应嘱咐被检者翻转体位5周左右，使钡剂均匀涂抹于肠壁上，形成双重对比。在透视下通过不断改变体位以达到结肠各段的显示，并适时点片。常见体位有仰卧位、俯卧位、左右前斜位等。

**6.图像后处理** 调节图像对比度，使肠道结构显示清晰，对比良好，对图像进行排版并打印胶片（图3-4）。

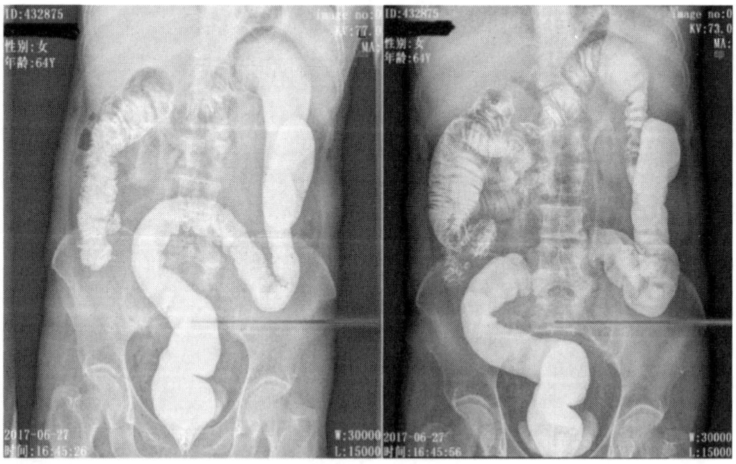


图3-4 结肠钡剂灌肠造影

## 二、泌尿生殖系统造影及其他造影

泌尿生殖系统造影检查可了解其系统内部结构、生理功能及病变的检出，为临床提供更直观的影像。

泌尿系统造影中要注意输尿管的三处生理性狭窄，即肾盂与输尿管移行部、输尿管与髂总动脉交叉处、膀胱入口处，它们往往是结石容易滞留的部位。

### （一）静脉肾盂造影

静脉肾盂造影（intravenous pyelograhy，IVP）又称静脉尿路造影。是将对比剂通过静脉注射，经肾脏排泄至尿路使其显影的方法。该检查风险小，痛苦少，费用相对较低。

**1.适应证** 尿路结石、结核、囊肿、肿瘤、慢性炎症、先天畸形；无原因血尿、脓尿；尿路损伤；腹膜后肿块与泌尿系统关系等。

**2.禁忌证** 碘过敏及甲状腺功能亢进者；严重肝、肾功能不全者；急性尿路感染，严重心血管疾病者等。

**3.对比剂** 建议用非离子型对比剂，但现实中常见用76%复方泛影葡胺，成人一般用量为20ml，对于肥胖检查者可适当增加剂量，一般总量不超过40ml。儿童则按0.5~1.0ml/kg剂量计算。

**4.检查前准备** 造影前2天不吃多渣和易产气食物，禁服钡剂、碘剂、重金属及含钙药物。造影前1天晚上服泻药（泡服番泻叶5~10g），造影前12小时禁食并适当控制饮水。做检查前先进行腹部透视，观察肠道是否有较多气体或食物残渣，必要时进行清肠工作，让肠内粪便或气体排出。拍摄全尿路平片用与造影平片的对比。做碘过敏试验，向被检者说明造影过程及注意事项，以取得被检者积极配合。

**5.检查方法** 被检者仰卧与检查床上，双臂自然放于身体两侧。把2个圆柱形棉垫呈“倒八字”状放置于脐下两侧与骶骨岬水平。用专用腹带将棉垫与腹部一起束紧，用于压迫输尿管，束紧度应在被检者承受力之内，不能太紧。由静脉注射对比剂，注射2ml左右后应减慢注射速度，观察2~3分钟，如无不良反应，将对比剂在3分钟内注射完毕，必要时可缩短注射时间。在注射过程中被检者如有不良反应，应立即停止注射，并松开束缚带。如果有轻微反应，可待症状缓解后再行检查。

注射完毕后通常在7分钟、15分钟及30分钟分别拍摄一张肾区影像。待肾盂、肾盏显示良好时，方可解除腹带并摄一张全尿路影像。如果30分钟后肾盂显影欠佳或不显影，且膀胱内无造影剂，应解除腹带，延长1~2小时再摄片。对于年老体弱、临床怀疑动脉瘤或腹部术后不久的患者，可在不用腹带情况下加大注射剂量并在3分钟内注射完毕，采取头低足高位15°左右完成该项检查。

**6.图像显示** 正常情况下双侧肾盂与肾盏显影清晰、密度相仿，膀胱内有造影剂显影，合理调节对比度，使图像对比度良好，对图像进行排版并打印胶片（图3-5）。

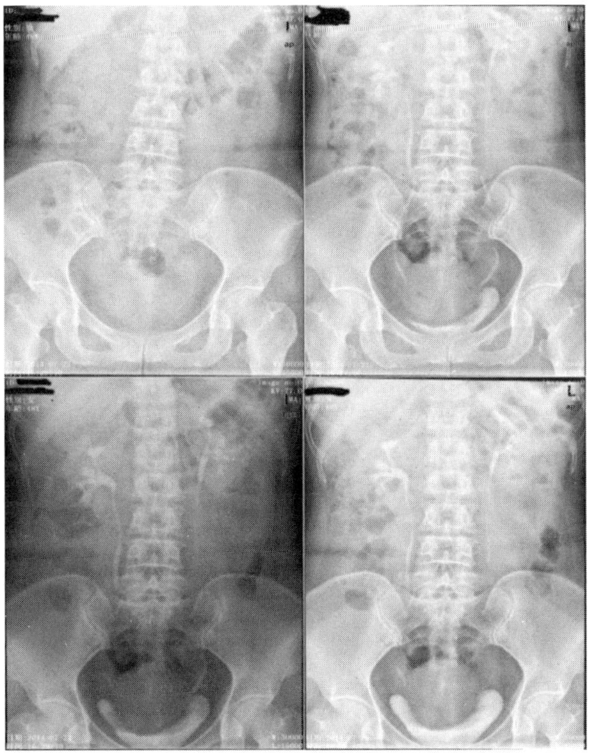

图3-5 静脉肾盂造影

### （二）逆行尿路造影

逆行尿路造影是指通过膀胱镜将专用导管插入输尿管内，并向导管内注入造影剂，使肾盂、肾盏、输尿管等显影的检查方法。该方法能使泌尿系统完全充盈、显示清晰，不受肾功能障碍影响，并且摄片时间及体位选择不受限制。缺点是痛苦较大、操作相对复杂，且不能观察肾功能情况，同时也容易发生逆行感染。

**1. 适应证** 碘过敏者；静脉肾盂造影不能达到诊断要求者；输尿管病变及证实尿路结石部位等。

**2. 禁忌证** 尿道狭窄者；泌尿系感染、血尿及肾绞痛者；禁做膀胱镜者；严重心血管病变或全身性感染者等。

**3. 对比剂** 建议用非离子型对比剂，但日常工作中常用稀释至15%~35%的76%复方泛影葡胺做检查，一般每侧对比剂用量为10~20ml。如有阳性结石可选用气体。

**4. 检查前准备** 清洁肠道；禁服钡剂、碘剂、含钙或重金属药物；摄尿路平片等。

**5. 检查方法** 在无菌条件下，由泌尿科医师在膀胱镜下将输尿管导管插入输尿管内，并透视观察导管位置，建议导管头一般处在肾盂下方一个椎体为宜。被检者仰卧位在透视条件下将对比剂缓慢注入，为防止对比剂外溢影响最终诊断，因此要求注射速度不宜过快，压力不可过高。每侧对比剂应在15秒内注射完毕，亦可根据病变情况多次注射。在透视条件下观察肾盂、肾盏充盈情况，根据诊断需求摄片。如果所摄片能满足诊断要求，应停止检查、拔出导管。通常摄仰卧前后位，必要时可摄侧位、斜位、头高位或足高位等。

**6. 图像后处理** 调节图像对比度，使肾盂、肾盏与周围软组织对比良好，图像清晰，对图像进行排版并打印胶片（图3-6）。

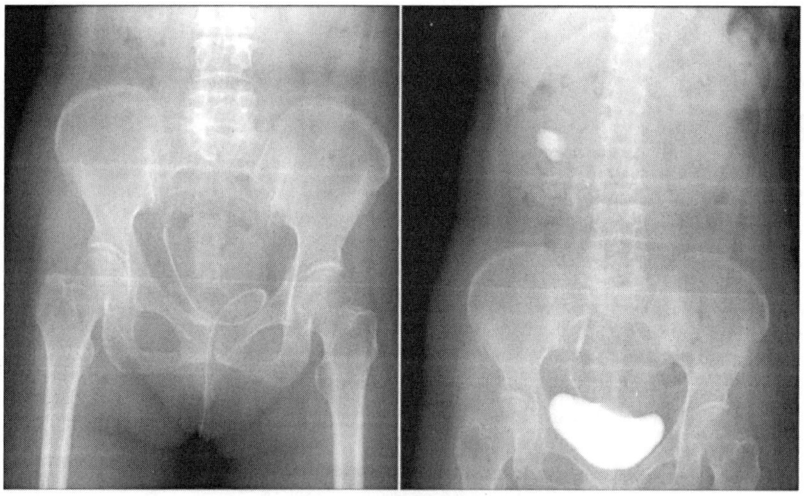

图3-6 逆行尿路造影

### （三）膀胱造影

膀胱造影是指向膀胱内注入造影剂，从而达到显示膀胱位置、形态、大小以及与周围器官关系的目的。主要有静脉尿路造影和逆行造影，通常用逆行造影检查方法。

**1. 适应证** 膀胱肿瘤、炎症、憩室及结石；尿失禁及输尿管反流；盆腔内肿瘤与膀胱关系、前列腺病变及输尿管囊肿等。

**2. 禁忌证** 急性膀胱炎、急性尿道炎、膀胱大出血及尿道严重狭窄等。

**3. 对比剂** 建议用稀释的非离子型对比剂，通常稀释比例为1∶1，但在日常工作中常用76%复方泛影葡胺稀释约35%，成人一般用量约为300ml，儿童用量约为100ml。怀疑占位或结石者，为避免病变被造影剂遮盖，应用稀释的低浓度对比剂。

**4.检查前准备** 清洁结肠及直肠内的粪便及气体；嘱咐被检者排尿，排尿困难者插导尿管；准备导尿管及其所需消毒用具等。

**5.检查方法** 被检者仰卧于检查床上，把导尿管经尿道缓慢插入膀胱，并固定导尿管，在透视条件下缓慢注入对比剂，在这一过程中改变被检者体位，多方位观察，若发现病变应立即点片。注药结束后拔出导尿管并摄膀胱前后位及左、右后斜位，必要时加拍侧位及俯卧位片。图像满足诊断要求后结束检查，并嘱咐被检者排尿将对比剂排出体外。

**6.图像后处理** 调节图像对比度，使图像结构显示清楚，对比度良好，对图像进行排版并打印胶片（图3-7）。

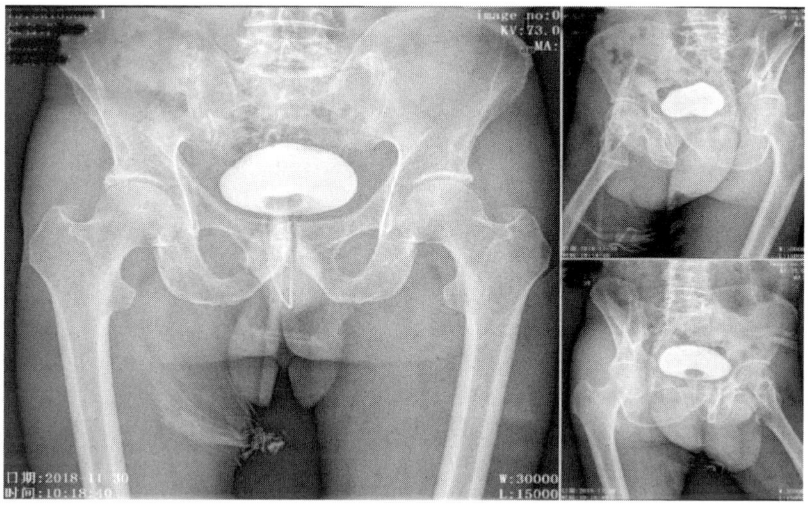

图3-7 膀胱造影

## （四）子宫输卵管造影

子宫输卵管造影是指将对比剂经子宫颈口注入，达到显示子宫颈管、子宫腔及双侧输卵管的造影方法。该检查主要用于观察子宫的位置、形态、大小及输卵管是否通畅，部分输卵管阻塞患者通过造影后会变通畅。

**1.适应证** 子宫炎症及肿瘤；子宫输卵管畸形；判断输卵管阻塞的位置及原因等。

**2.禁忌证** 子宫出血、月经前期及月经期；妊娠期、分娩后6个月内和行刮宫术后1个月内；子宫恶性肿瘤；急性生殖系统炎症；碘过敏者等。

**3.对比剂** 建议用含碘浓度较高的非离子型对比剂。

**4.检查前准备** 选择在月经停止后3~7天内进行造影检查；造影前3天禁止性交；造影前排空大小便，必要时做清肠工作，清洁外阴及尿道；做碘过敏试验。

**5.检查方法** 做好准备后首先由妇产科医师插管并注射对比剂；被检者仰卧于检查床，（取截石位）铺消毒孔巾后用窥阴器扩张阴道使宫颈暴露。用宫颈钳夹住子宫颈前唇，探得宫腔深度后放入专用导管，并将导管充盈排气，在透视条件下缓慢分段注射3ml对比剂后，再注入使子宫输卵管全部充盈为止点片，同时加拍双侧输卵管斜位片，待对比剂排空后再次摄片，在注射过程中注射压力忌过高，并密切观察有无宫旁静脉对比剂逆流，如果有对比剂逆流应立即停止注射。检查结束后嘱咐被检者服用3天抗感染药物，并且在1周内禁止性生活。

**6.图像后处理** 子宫腔及输卵管内的对比剂充盈，密度均匀，结构清晰，边缘光滑，合理调节图像对比度，对图像进行排版并打印胶片（图3-8）。

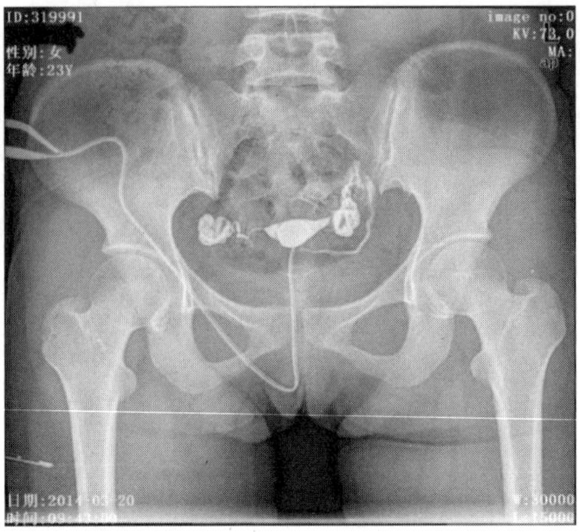

图3-8　子宫输卵管造影

(五)"T"形管胆道造影

"T"形管胆道造影是胆系手术后，从置于胆总管内的"T"形引流管注入对比剂使胆管显影的检查方法。

**1.适应证**　了解胆系术后胆管内有无残留结石、蛔虫、胆管狭窄程度及胆总管与十二指肠间是否通畅。

**2.禁忌证**　严重肝肾功能不全者；严重心衰，呼吸困难者；胆系感染或出血者；碘过敏者等。

**3.对比剂**　建议用非离子型对比剂；临床常用76%复方泛影葡胺，剂量在30ml左右，有条件情况下可以给造影剂适当加温以减轻对比剂对被检者的刺激。

**4.检查前准备**　做清肠工作和碘过敏试验。

**5.检查方法**　通常在胆系术后2周内进行造影检查，被检者仰卧于检查床上，给引流管接口处消毒并抽出管内胆汁，用0.9%氯化钠溶液冲洗管道，并向导管内缓慢注入10ml左右对比剂，在透视条件下观察胆管及胆总管充盈情况。若肝管充盈不良，可适当改变体位并在注入10ml左右对比剂。总注射剂量一般不超过60ml，待肝管及胆总管全部充盈后，立即进行摄片。在摄片过程中通过改变体位以达到避免胆总管与脊柱等结构重叠的影像。造影结束后将对比剂尽量抽出。

**6.图像后处理**　合理调节对比度，使胆道系统显示清晰，对比度良好，对图像进行排版并打印胶片（图3-9）。

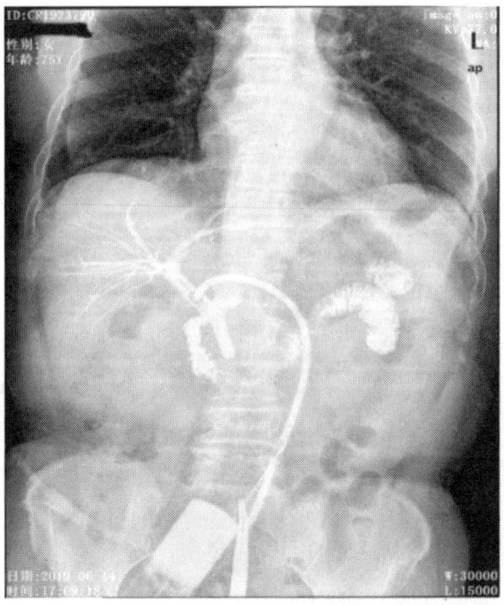

图3-9　"T"形管胆道造影

## 本章小结

1. 理想的X线对比剂应具备的条件包括：①与人体组织的密度对比相差较大，显影效果良好；②无味、无毒性及刺激性和不良反应小，具有水溶性；③黏稠度低，无生物活性，易于排泄；④理化性质稳定，久贮不变质；⑤价廉且使用方便。

2. X线对比剂存在许多种不同的分类方法。常用的分类方法包括：根据对比剂的显示效果分类；根据对比剂的分子结构分类；根据使用途径分类；根据渗透压分类等。

3. 对比剂的临床应用需了解常用的阴性对比剂和阳性对比剂。

4. 对比剂的引入途径有直接引入和间接引入两大类。

5. 碘过敏试验的方法有皮内试验、静脉注射试验、口服试验、眼结膜试验、舌下试验等方法，其中以静脉注射法相对可靠。

6. 在使用碘对比剂前必须与受检者或监护人签署知情同意书，并做好造影检查前的预防措施。

7. 在使用对比剂后要密切关注被检者的临床表现，根据其临床表现的轻重，采取相应的处理措施。

## 习 题

习题

### 一、单项选择题

1. 碘对比剂血管内给药后迟发性不良反应是指对比剂注射后多长时间的不良反应（　）。

A. 30分钟至24小时　　B. 30分钟至1周

C. 1小时至24小时　　D. 1小时至1周

E. 30分钟至48小时

2. 关于阴性对比剂的特点，叙述错误的是（　）。

A. 密度低　B. 成本低　C. 重量轻　D. 原子量高　E. X线易穿过

3. 关于碘对比剂，叙述错误的是（　）。

A. 是阳性对比剂　　B. 不必做碘过敏试验

C. 经肾排泄型使用较多　　D. 分离子型和非离子型

E. 分有机碘化物和无机碘化物

4. 应用胃肠道造影的对比剂是（　）。

A. 硫化钡　B. 氯化钡　C. 碳酸钡　D. 硫酸钡　E. 氰化铂钡

5. 以下不属于碘过敏试验方法的是（　）。

A. 静脉注射法　B. 口服试验　C. 舌下试验　D. 皮下试验　E. 结膜试验

6. 解除因腹部加压引起迷走神经反应的最有效的措施是（　）。

A. 抗休克措施　B. 注射阿托品　C. 注射肾上腺素

D. 立即解除压迫　E. 输液加速对比剂的排泄

7. 下列哪一个碘过敏试验方法最可靠（　）。

A. 静脉注射法　B. 口服试验　C. 舌下试验　D. 皮内试验　E. 结膜试验

8. 下列哪一个不良反应表现需要急救（　）。

A. 打喷嚏　B. 头晕　C. 腹痛腹泻　D. 结膜出血　E. 意识丧失

9. 使组织结构影像产生对比最明显的手段是（　）。

A. 利用天然对比　B. 利用生理功能　C. 利用人工对比

D.利用专用设备　E.利用高反差胶片

10.下列对比剂对主要系统的影响描述不正确的是（　）。

A.对比剂本身的毒性可引起肾小球及肾小管受损

B.离子型对比剂可以破坏血-脑屏障

C.对比剂使心肌收缩功能减弱，血管舒张，血压下降，致使肾血流量减少

D.对比剂使泌尿系统发生肾功能衰竭

E.非离子型对比剂可抑制心脏传导系统功能，使心率减慢。还可使血管扩张

11.静脉肾盂造影对比剂注射完成后，拍摄第1张照片的时间是（　）。

A.2分钟　B.7分钟　C.15分钟　D.25分钟　E.30分钟

12.日常工作中最常用于消化道造影的是对比剂是（　）。

A.76%的复方泛影葡胺　B.医用硫酸钡

C.非离子型对比剂　D.碘化油

E.优维显

13.子宫输卵管造影最佳时间段是（　）。

A.月经期第3天　B.月经期

C.月经停止后3~7天　D.经前期第7天

E.以上都不是

## 二、简答题

1.简述碘对比剂不良反应的临床表现和处理措施。

2.简述对比剂的引入途径。

3.简述上消化道造影禁忌证。

（王宝才　张　浩）

# 第二篇

# CT检查技术

# 第四章　CT扫描与CT图像

**知识目标**

1.掌握　CT的图像特点；影响CT图像质量的变量因素。

2.熟悉　CT的结构；CT成像原理；CT检查前准备；CT的临床应用及限度；CT检查的注意事项。

3.了解　CT发展简史。

**技能目标**

1.学会　正确规范操作CT机。

2.具备　做好自身防护和被检者防护的能力。

培养学生仔细、认真、严谨的工作态度。

PPT

## 第一节　CT概述

**案例讨论**

**案例**　下列两幅图像（图4-1，图4-2），哪一幅显示病灶结构更清晰？

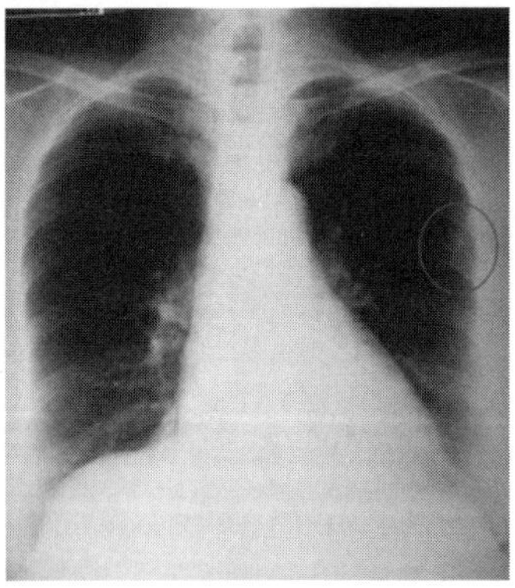

图4-1　胸部后前DR片

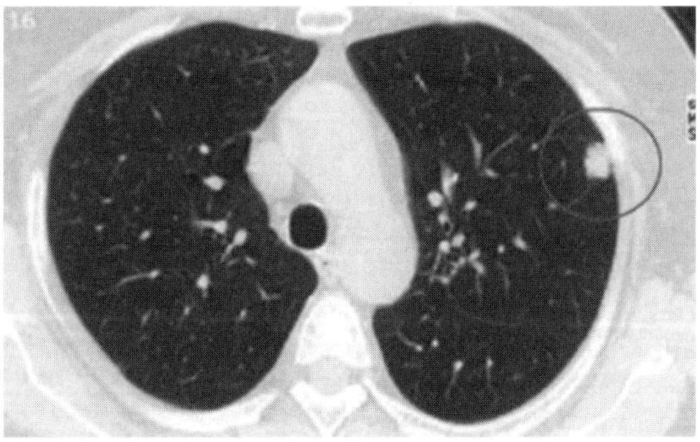

图4-2　肺CT影像

### 一、CT发展简史

#### （一）CT的诞生

CT（computed tomography）是计算机体层摄影的简称。1972年4月，英国EMI公司实验研究中心亨斯菲尔德（Houndsfield）和安普鲁斯（Ambrose）一起，在英国放射学研究院年会上宣读了关于CT的第一篇论文。同年11月，在芝加哥北美放射年会（RSNA）上也宣读了他们的论文，并向全世界宣布了CT的诞生。

CT的问世具有重要意义，被认为是继伦琴发现X射线以来对医学诊断的一划时代贡献。亨斯菲尔德于1972年获得了与工程学诺贝尔奖齐名的Mcrobert奖。1979年亨斯菲尔德和在塔夫茨大学从事CT图像重建研究工作的考迈克（Cormack）教授一起，获得了诺贝尔生理学或医学奖。

#### （二）各代CT的结构特点

CT发明以后，CT设备与技术发展十分迅速，20世纪80年代末螺旋CT发明之前，CT的发展通常以代称呼，而螺旋CT出现后，CT的改进和发展则不再以代称呼。以下是各代CT和螺旋CT的基本特点概述。

**1.第一代CT机**　为旋转－平移扫描方式（图4-3A），多属头颅专用机。X射线管是油冷固定阳极，扫描X射线束为笔形束，探测器一般是2~3个。扫描时，机架环绕被检者做旋转和同步直线平移运动，X射线管每次旋转1°同时沿旋转反方向做直线运动扫描。下一次扫描，再旋转1°并重复前述扫描动作，直至完成180°以内的180个平行投影值。缺点是射线利用率很低，扫描时间长，一个断面需3~5分钟。

**2.第二代CT机**　仍为旋转－平移扫描方式（图4-3B）。扫描X射线束改为5°~20°的小扇形束，探测器增加到3~30个，平移扫描后的旋转角度由1°提高到扇形射线束夹角的度数，扫描的时间缩短到20~90秒。另外，第二代CT缩小了探测器的孔径、加大了矩阵和提高了采样的精确性，故改善了图像质量。主要缺点：由于探测器排列成直线，对于扇形的射线束而言，其中心和边缘部分的测量值不相等，需要做扫描后的校正，以避免伪影的出现而影响图像的质量。

**3.第三代CT机**　改变了扫描方式，为旋转－旋转方式（图4-3C）。X射线束是30°~45°宽扇形束，探测器数目增加到300~800个，扫描时间缩短到2~9秒或更短。探测器阵列排列成彼此无空隙的弧形，数据的采集以X线管为焦点，随着X线管的旋转得到不同方位的投影，由于排列方式使扇形束的中心和边缘与探测器的距离相等，无需做距离测量差的校正。缺点：扫描时需要对每一个相邻探测器的灵敏度差异进行校正，否则由于同步旋转的扫描运动会产生环形伪影。

**4.第四代CT机**　扫描方式只有球管的旋转（图4-3D）。X射线束的扇形角达50°~90°。因此，也减少了X线球管的负载，使扫描速度可达1~5秒。探测器更多达600~1500个，全部分布在360°的圆周上。扫描时，没有探测器运动，只有球管围绕患者做360°的旋转。与第三代CT机扫描不同，在第四代扫描方式中，对于每一个探测器来说所得的投影值，相当于以该探测器为焦点，由X射线管旋转扫描一个扇形面而获得，这种扫描方式也被称为反扇束扫描。

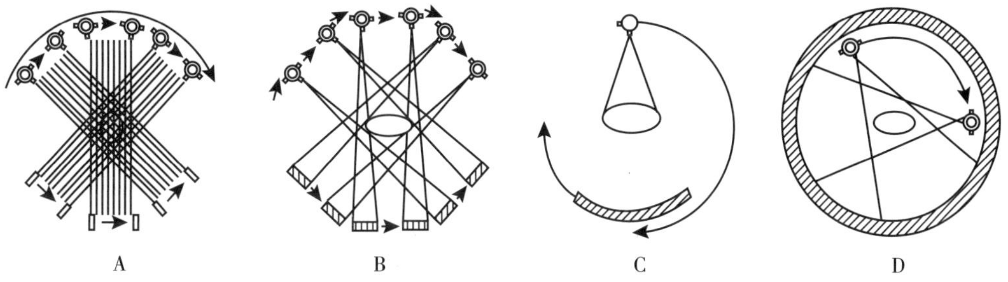


图4-3　前四代CT扫描方式

**5.第五代CT机**　又称电子束CT（electron beam CT，EBCT），超高速CT（UFCT）。它的结构明显不同于前几代CT机（图4-4）。它由一个电子束X射线管、一组由864个固定探测器阵列和一个采样、整理、数据显示的计算机系统构成。最大的差别是X射线发射部分，包括一个电子枪、偏转线圈和处于真空中的半圆形钨靶。扫描时，电子束沿X射线管轴向加速，电磁线圈将电子束聚焦，并利用磁场使电子束瞬时偏转，分别轰击4个钨靶。扫描时间为30毫秒、50毫秒和100毫秒。由于探测器是排成两排216°的环形次扫描可得2层图像，还由于一次扫描分别轰击四个靶面，故总计一次扫描可得8个层面。

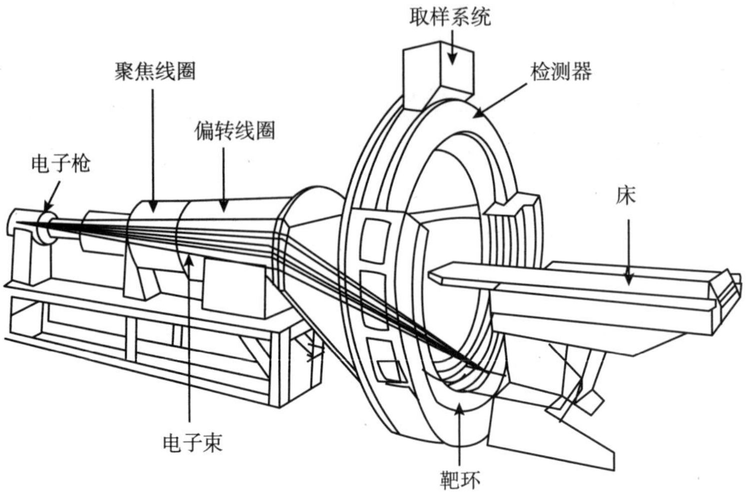


图4-4　第五代CT示意图

**6.螺旋CT扫描机**　螺旋CT机得益于滑环的出现，改变了以往扫描方式，扫描机架是连续、单向的旋转（图4-5，图4-6）。射线束仍为大扇束。单层螺旋CT的螺旋扫描时间通常是1秒，而目前多层螺旋扫描的最短时间为0.27秒。多层螺旋CT的探测器改用了超高速的稀土陶瓷，使射线的利用率大大提高，从原来的50%左右上升到99%。单层螺旋CT只是提高了连续扫描的能力，而多层螺旋CT不仅扫描速度快、覆盖范围大，而且几乎能进行人体所有器官的扫描检查。各代CT的特点比较见表4-1。

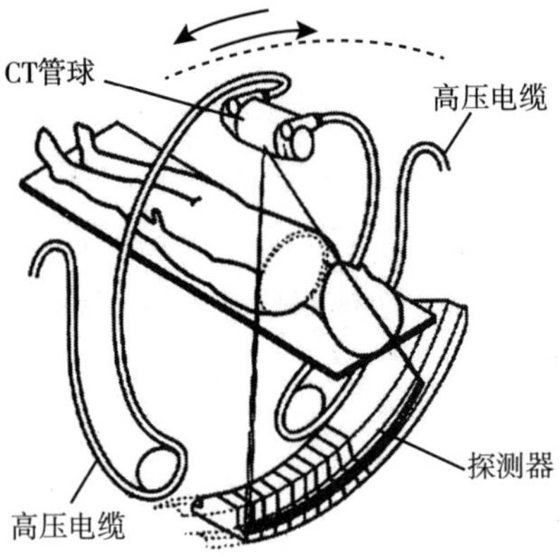


图4-5　非螺旋CT扫描方式（双向）

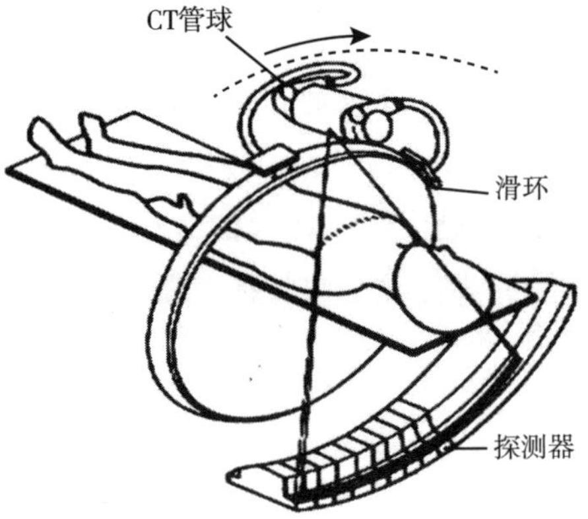


图4-6　螺旋CT扫描方式（单向）

**表4-1　各代CT特点比较**

| 项目 | 第一代 | 第二代 | 第三代 | 第四代 | 第五代 | 单层螺旋CT | 多层螺旋CT |
|---|---|---|---|---|---|---|---|
| X线管-探测器运动方式 | 平移-旋转 | 平移-旋转 | 旋转-旋转 | 仅X线管旋转 | 静止 | 连续旋转 | 连续旋转 |
| X线管 | 固定阳极 | 固定阳极 | 旋转阳极 | 旋转阳极 | 电子束控球管 | 大功率旋转阳极 | 大功率旋转阳极 |
| 射线束 | 笔形束 | 小扇形束 | 大扇形束 | 反扇形束 | 动态空间重现 | 大扇形束（孔束） | 大扇形束（孔束） |
| 扫描时间 | 5分钟 | 20~90秒 | 2~9秒 | 1~5秒 | 30~100毫秒 | 1秒左右 | 0.27秒、0.33秒 |
| 探测器数量 | 2~3个 | 3~30个 | 300~800个 | 600~1500个 | 单排864个 | 800个左右 | 多排乘以排数 |
| 射线束角度 | 2°~3° | 5°~20° | 30°~45° | 50°~90° | 216° | 30°~45° | 30°~45° |
| 扫描层数 | 1 | 2 | 1 | 1 | 8 | 1 | 640 |
| 应用范围 | 头 | 头 | 全身 | 全身 | 动态器官 | 全身 | 全身及动态器官 |

### （三）CT的发展趋势

1985年，滑环技术应用于CT，使CT实现了单方向连续旋转扫描。

1989年，在滑环基础上螺旋扫描方式问世，缩短了检查时间，也使各种三维后处理技术更为精确。

1992年，研制成功双层螺旋CT，开创多层螺旋扫描的先河。

1998年，多家公司同时推出了多（4层）螺旋CT，扫描速度提高了每次旋转0.5秒。

2001年，16层螺旋CT研制成功，扫描一周能同时获得16层0.75mm层厚的图像。

2003年，64层螺旋CT在北美放射学年会上正式发布和投入临床使用。

2005 年，首台双源和双探测器系统的CT投入临床。

2007年，北美放射学年会上推出了320层、256层和128层等多层螺旋CT。

综观CT的发展，无不朝着“更高、更快、更强、绿色X线”的方向发展，即：①图像质量越来越高。扫描层厚越来越薄，减少部分容积效应，更能客观反映病灶特点及其毗邻之间的关系，并且在三维方向上达到各向同性的效果。②扫描速度越来越快，CT计算机图像处理的速度越来越快。③后处理功能越来越强大，不仅重建速度与日俱增，还实现了任意方位的三维重组。④单幅图像的X线剂量越来越低。

## 二、CT的结构

CT主要由三大系统组成：扫描系统（成像系统）、计算机系统、图像显示与存储系统。CT组成示意图如图4-7所示。

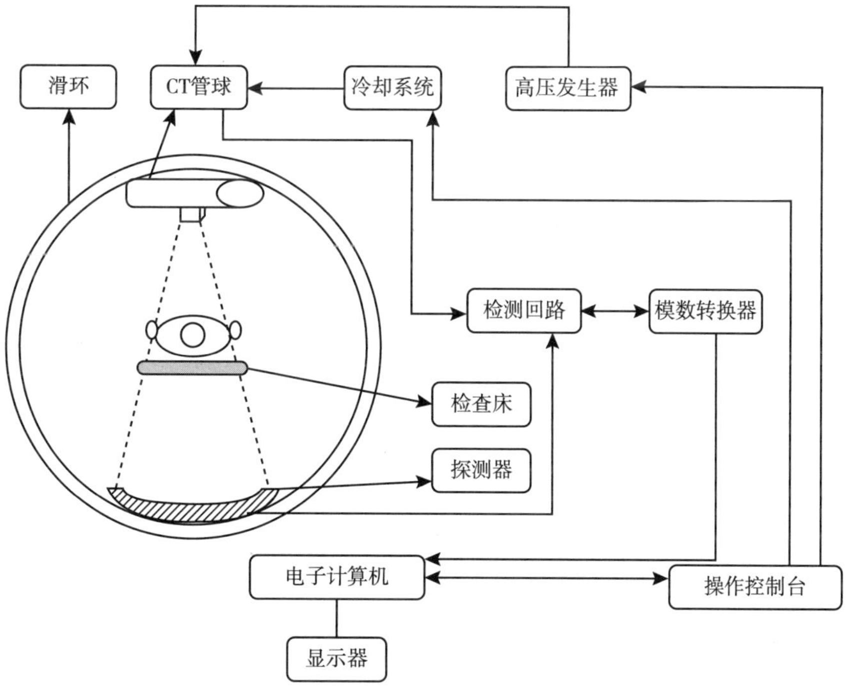


图4-7 CT组成示意图（螺旋CT）

### （一）扫描系统

扫描系统由X线发生装置、冷却系统、准直器、滤过器、数据采集系统（DAS）、扫描架和检查床等组成。其作用是产生X线和采集重建图像所需的原始数据。

**1. X线发生装置**

（1）高压发生器　作用原理是将低频、低压的交流电转换成高频、高压电源供给X线管使用。CT对高压电源的稳定性要求很高，现代CT机都采用体积小、效率高的高频发生器，可产生500~25000Hz的高频，经整流和平滑后，其电压波动范围小于1%。

（2）X线管　由电子阴极、阳极和真空管套组成，其基本结构与常规X线机的X线管相同，但额定功率较常规X线管稍大。CT用X线管也可分为固定阳极和旋转阳极两种。固定阳极X线管主要用于第一代、第二代CT机中。旋转阳极X线管主要用于扇束扫描方式的第三代、第四代CT机中。阳极靶面材质多为钨、铼合金。

现在螺旋CT机的X线管，一般都采用大功率的X线管，采用黄铜石墨靶面和化学气化沉淀石墨靶面，石墨有良好的储热性能，使球管热容量提高。而最新CT机的X线管开始采用液体轴承（液态镓基金属合金）替代过去的滚轴轴承，一方面增加球管的散热率，另一方面还能减少噪声和振动。

最新的X线管新技术有“零兆球管”技术、“飞焦点”技术等，都可以提高球管散热率。

CT用X线球管的产热量计算公式是：1.4×1kVp×1mA×1s（公式4-1）。单位是HU，1HU=1J（焦耳）。球管热容量越大越好，球管散热率越高，该球管的性能越好。热容量和散热率的单位分别是MHU和kHU。

**2.冷却系统**　CT的冷却系统一般有水冷却、空气冷却和水、气冷却三种，三种冷却系统各有优缺点，水冷效果最好，但是装置复杂、结构庞大，需一定的安装空间和经常性地维护；气冷却效果最差，其他一些方面也正好与水冷却相反；而水、气冷却则介于两者之间，目前新型的CT机多采用后者的冷却方式。

**3.准直器**　在CT扫描中，准直器有两个作用：①调节CT扫描的层厚；②减少患者的辐射剂量和改善CT图像的质量。

CT射线的辐射防护第一关是含铅的球管外壳，通过球管窗口出来的射线束初步形成了扇形束或锥形束。

CT机中的准直器一般有两套：一套是X射线管端的准直器（或称患者前准直器），由固定的和可调节的几组叶片组成。在多层螺旋CT扫描机中，为了减少焦点半影现象，可调节的准直器叶片，一般都安装在尽可能远离X线球管；另一套是探测器端的准直器（或称患者后准直器），同样由固定的和可调节的几组叶片组成，固定部分叶片的开口一般都等于或大于扫描中使用的最大层厚。前准直器主要控制患者的辐射剂量；后准直器主要控制扫描准直层厚。

**4.滤过器/板**　从X线球管发出的原发射线是一束包含不同能量的辐射，其中有不同数量的长波和短波。在实际使用中，CT机所产生的X射线也是多能谱的。现在CT机中所使用的楔形补偿器（或称滤过器/板）的作用是：吸收低能量X射线，优化射线的能谱，减少被检者的X射线剂量并且使通过滤过后的X射线束，变成能量分布相对均匀的硬射线束。

CT机通常必须使用滤过器/板，但同时使用滤过器/板也增加了X线的输出量。

**5.数据采集系统**

（1）探测器　探测器的作用是接收X射线辐射，并将其转换为可供记录的电信号。探测器作为一种成像介质，必须要具有转换效率响应时间、动态范围和稳定性等特性。转换效率指探测器将X线光子俘获、吸收和转换成电信号的能力。响应时间指两次X线照射之间探测器能够工作的间隔时间长度。动态范围指在线性范围内接收到的最大信号与能探测到的最小信号的比值。稳定性指探测器响应的前后一致性。

目前临床应用CT机的探测器可分为固体和气体两大类，固体和气体的作用原理分别是：固体探测器利用闪烁晶体将X射线转换成可见光，再把可见光转换成电子能；气体探测器利用气体电离室直接将X射线转换成电子能。固体探测器多采用闪烁晶体耦合一个光电倍增管组成，由闪烁晶体把X线转换为光信号，再用光电倍增管或高灵敏度荧光二极管接收，变成电信号送至信号采集处理器。通过探测器后的电信号实现了X线辐射能到电能之间的转换，其中闪烁晶体将辐射能转换为光能，光电管中的光电阴极又将光能转换为电能。

固体探测器优点是灵敏度较高，有较高的光子转换效率。缺点是相邻的探测器之间存在缝隙，X射线辐射的利用率相对较低；其次是晶体发光后余晖较长影响响应函数，使高低密度交界处的图像会产生拖尾伪影；最后是整个探测器阵列中的各个探测器不易做得完全一致，造成误差影响成像质量。

多层螺旋CT中最新的固体探测器是由两种新型的闪烁晶体材料耦合光二极管做成，它们分别是钨酸钙和高纯度的稀土氧化物陶瓷。稀土氧化陶瓷实际上是掺杂了一些像钇、钆之类金属元素的超快速氧化陶瓷，其采用光学方法使这些材料和光二极管结合在一起。钨酸钙的转换效率和光子俘获能力是99%，动态范围为1000001；而氧化稀土陶瓷的吸收效率也是99%，闪烁晶体的发光率却是钨酸钙的3倍。

气体探测器的优点是稳定性好、响应时间快、几何利用率高、无余晖产生。气体探测器的主要缺点是吸收效率较低；其次是在制作工艺上只能做成单排的探测器阵列，无法做成多排的探测器阵列。故在多层螺旋CT中已不采用高压氙气探测器阵列。一般而言，固体探测器的转换效率约为95%，几何效率为40%~50%；气体探测器的几何效率约为95%，转换效率约为45%。总检测效率的计算公式是：总检测效率=几何效率×固有（转换）效率。

（2）模数、数模转换器　模数转换器是CT数据采集系统的主要组成部分。CT最初探测到的模拟信号是连续地随时间变化而不断变化，它可由电压表读取或由示波器显示，但无法被计算机识别。模数转换器的作用是将来自探测器的输出信号放大、积分后多路混合变为数字信号送入计算机处理。同样数模转化器是上述的逆向运算，它的“时钟”电路根据输入的数字信号转换成相应的模拟信号。

模数和数模转换器有两个重要的参数——精度和速度。精度是指信号采样的精确程度，精度与分辨力有关，分辨力用量化级数或比特描述。速度是指信号的采集速度，也就是数字化一个模拟信号的时间。在模数和数模转换器中，信号采集速度与精确性始终是一对矛盾，即采样信号数字化的精确性越高，采集时间越长；反之，采集速度越快，采样的精确性则越低。

（3）数据采集系统　主要由模数转换器和信号放大器、数据传送器等共同组成，数据采集系统是位于探测器与计算机之间电子器件和探测器一起负责扫描后数据的采集和转换。

数据采集系统的作用：DAS的主要部件是模数转换器，主要作用有3个：①射线束测量，包括通过人体后的衰减射线和未通过人体的参考射线；②将这些数据编码成二进制数据；③将这些二进制数据送往计算机。

**6.机械运动装置**

（1）机架　是一个与检查床相垂直安装的框架（图4-8），里面安装各种成像部件。如滑环、X线管、高压发生器、准直器、探测器和数据采集系统等。由机架部分（固定部分）和转动部分构成。

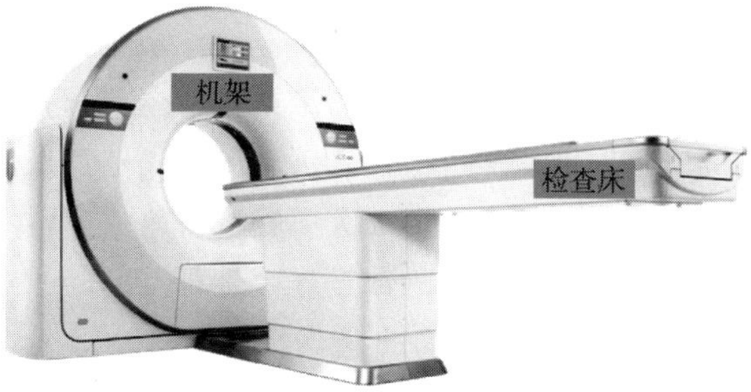


图4-8　CT机架、检查床

1）机架部分　旋转控制、旋转驱动、滑环的碳刷、机架冷却、机架倾斜、层面指示等。

2）转动部分　X线管、准直器、探测器、采集控制、X线系统的逆变器、高压发生器低压滑环、滑环等。

机架的孔径和倾斜范围两项性能指标在应用中较为重要，孔径指机架的开口大小，多数CT机的机架孔径为70cm。机架必须能够倾斜，以适应不同被检者的情况和各种检查的需要，倾斜角度通常为±12°~±30°。

（2）滑环　根据结构形状，滑环可有两种类型：盘状滑环和筒状滑环。导电刷通常也有两种类型：金属导电刷和混合导电刷。

滑环的传导方式：根据X线产生部分接受电压的高低，可分为高压滑环和低压滑环。

高压滑环通过滑环传递给产生X线的电压达上万伏，而低压滑环通过滑环传递给X线发生器的电压为数百伏。

低压滑环采用只有数百伏特的交流电源，根据X线发生控制信号，借助于导电刷将电流送入滑环。电流进入滑环后，由滑环将电流送入高压发生器，再由高压发生器把高电压送给X线球管。低压滑环的X线发生器、球管和其他控制单元全部都安装在机架的旋转部件上。交流电源直接供电给高压发生器，由高压发生器将高电压送入滑环，然后再输送给X线球管。

高压滑环一般采用小型的、高频发生器，而高压发生器不安装在旋转的机架上。高压滑环易发生高压放电导致高压噪音，影响数据采集系统并影响图像质量。低压滑环的X线发生器须装入扫描机架内，要求体积小、功率大的高频发生器。

目前，大多数厂家都采用低压滑环。

（3）扫描床　又叫检查床，作用是准确地把被检者送入预定或适当的位置上（图4-8）。

根据CT检查的需要，检查床有两个方面的要求：承重和床面材质。承重是确保特殊体型被检者的检查需要；另外，床面材料必须由易被X线穿透、能承重和易清洗的碳素纤维组成。检查床应能够上下运动，以方便被检者上下，同时检查床还能够纵向移动，移动的范围应该能够做头部至大腿的CT扫描，床纵向的移动要相当平滑，精度要求也很高，绝对误差不允许超过±0.5mm，高档CT机可达±0.25mm。

### （二）计算机系统

CT计算机硬件通常包括输入输出设备、中央处理器（CPU）、阵列处理器、接口装置、储存设备和通讯硬件。CT计算机还包括软件，并通过硬件执行指定指令和任务。CT计算机的作用主要是接收数据采集系统（DAS）的数字信号并将接收到的数据处理重建成一幅横断面图像。

### （三）图像显示及存储系统

**1. 显示器**　作用是通过键盘与计算机对话（包括被检者资料的输入、扫描过程的监控等）和扫描结果图像的显示。

**2. 存储器**　CT图像存储设备分别由硬盘、光盘等组成，其功能是存储图像、保存操作系统及故障诊断软件。由数据采集系统采集的原始数据先存储于硬盘的缓冲区，待扫描完成后，经重建处理后的图像，再存入硬盘的图像存储区。

总之，被检者被送入机架后，X线管和探测器围绕被检者旋转扫描采集数据，其发出的X线经由球管端的准直器高度准直。射线通过被检者后，源射线被衰减，衰减的射线由探测器接收。参考射线和衰减射线都转换为电信号，由放大电路进行放大；再由逻辑放大电路根据衰减系数和体厚指数进行计算、放大。经计算后的数据送至计算机前，还需由模数转换器将模拟信号转换为数字信号，然后再由数据传送器将数据传送给计算机。

## 三、CT成像原理

### （一）CT成像的基本原理

CT是医学影像领域最早使用数字化成像的设备。CT图像的基本特征可用两个词概括，即

"数字化"和"体积信息"。数字化图像的最小面积单位为像素。而无论层厚大小，横断面的扫描层面始终是一个三维的体积概念。根据雷登（J.H. Radon）的数字成像基本原理，一幅人体层面的图像可从任意方向产生，但目前CT成像所采用的方式是横断面成像。

### （二）CT与普通X线摄影比较

普通X线摄影是利用X线的穿透作用，通过被检者后的X射线，由于X线透过物体后的衰减差，形成一幅射线衰减强度不同的图像，该衰减图像被感光材料或其他感光记录装置接收，能被人眼识别，用于医学影像诊断。

与CT比较，普通X线摄影有一些缺点。首先是影像重叠，普通X线摄影在接收介质上得到的是一幅二维的、各组织结构互相重叠的图像，其密度的大小受物体衰减投影值大小的影响。其次是密度分辨力低，普通X线摄影或透视只能区分密度差别大的脏器，如肺、骨骼等，对密度差别不大的脏器，如肝、胰等大部分组织脏器则无法显示（图4-9），或须借助对比剂才能显示。

作为X线摄影使用的成像介质胶片，它只能区分5%~10%的X线强度差，其敏感性不足以区分密度差小的组织和器官，而且一经照片记录成像，对比度和灰度则无法调节。

CT是层面成像，是直接计算层面中的每一个体素值，各个体素之间的密度差或对比值只由该体素所包含的组织成分决定，基本不受邻近组织或重叠结构的影响（图4-10）。

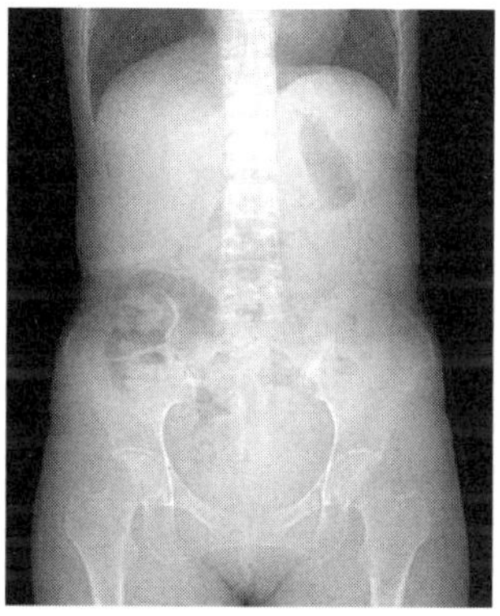

图4-9 腹部平片

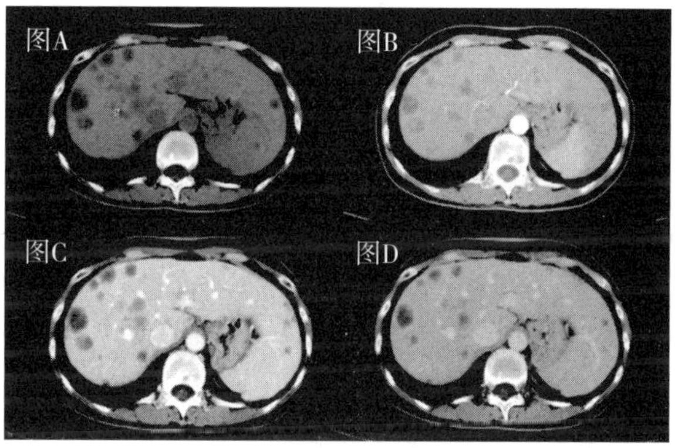


图4-10 腹部增强CT

图A：平扫；图B：动脉期；图C：门脉期；图D：延迟期

### （三）Lambert Beer定律

Lambert Beer定律衰减，其通过人体组织后的光子与源射线是一个指数关系，衰减的强度大小通常与物质的原子序数、密度、每克物体电子数、物体的厚度和源射线的能量大小有关。

$$I=I0e-\mu d \quad （公式4-2）$$

式中I是通过物体后X线的强度，I0是入射射线的强度，e是Euler常数（2.718），μ是线性吸收系数，单位是cm，d是物体厚度，这是X线通过均匀物质时的强度衰减规律，是经典的匀质物体线性衰减系数公式。

### （四）CT数据采集原理

被检者被送入机架，X线球管和探测器围绕被检者旋转。X线管发出的X线经滤过板形成均质的X线，由前准直器准直后，以窄束透过人体，穿过检查床，再透过后准直，使不同程度衰减的X线射达探测器（图4-11）。由光电转换后形成电信号送给数据采集系统，经放大电路放大，再经逻辑放大电路根据衰减系数和体厚指数进行计算、放大（图4-12）。经模数转换器接收，进行模拟信号与数字信号转换，再由信号传送器送给计算机。再进行各种校正、检验，利用计算机软件重新组合原始数据。进行各种校正后，进行图像的卷积处理、图像重建。重建后的图像由数模转换器转换成模拟信号，以不同的灰阶形式在显示器上显示。以数字形式存入计算机硬盘，或发送到干式打印机。

在理解采样过程中，我们还必须注意如下情况：①X线球管与探测器是一个精确的准直系统，球管和探测器围绕患者旋转是为了采样；②X线球管产生的射线是经过有效滤过的，射线束的宽度是根据层厚大小设置严格准直的；③探测器接收的是透过人体后的衰减射线，探测器将接收到的衰减射线转换为电信号（模拟信号）。

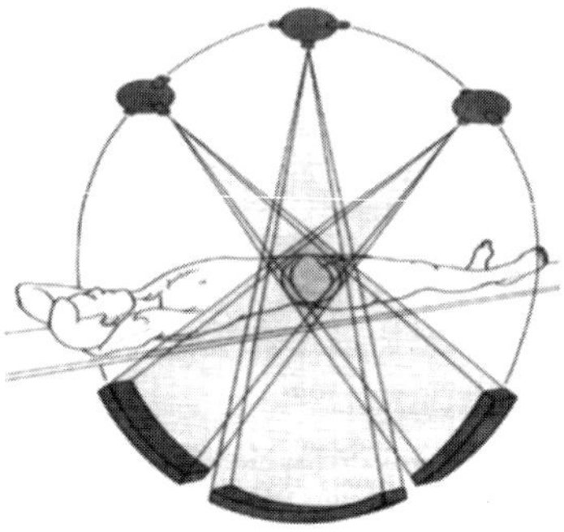

图4-11　CT围绕人体横断面扫描成像

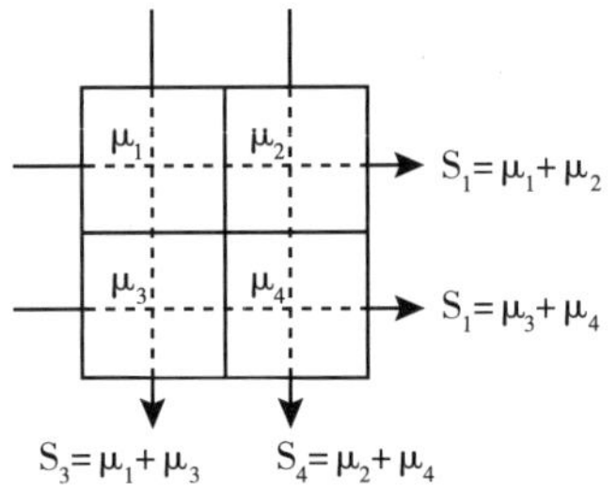


图4-12　计算各体素衰减系数

（五）CT图像的重建

CT扫描重建图像的基本方法有以下几种。

**1.滤过反投影法**　缺点是成像不够清晰，需花大量时间计算并且分辨率不够，目前已不采用，但这是CT其他成像算法的基础。

**2.迭代法**　又称逐次近似法，包括代数重建法、迭代最小平方法、联立方程重建法。

**3.解析法**　包括二维傅里叶重建法、滤波反投影法。

**4.傅里叶重建法**　优点是可采用改变频率的幅度来做图像处理，如边缘增强、平滑处理，此方法能被计算机接受，频率信号便于图像质量测试，如调制传递函数（MTF）。

（六）CT相关的基本概念

**1. CT值**　CT值（number/ value）由CT发明人亨斯菲尔德创建设定，专用于CT的计量单位，是重建图像中一个像素的数值。

$$CT值=（\mu_{组织}-\mu_{水}）k/\mu_{水} \quad （公式4-3）$$

式中$\mu_{组织}$是组织的吸收系数，$\mu_{水}$是水的吸收系数，k是常数，k值定为1000。为了纪念亨斯菲尔德不朽功绩，采用HU作为CT值的测量单位。CT值的大小与组织的线性衰减系数有关，人体不同组织CT值见表4-2、图4-13。

表4-2　人体不同组织CT值

| 组织 | CT值 | 组织 | CT值 |
|---|---|---|---|
| 空气 | -1000 | 松质骨 | 130 ± 100 |
| 脂肪 | -90 ± 10 | 致密骨 | >250 |
| 水 | 0 | 甲状腺 | 70 ± 10 |
| 脑白质 | 25 ± 10 | 肝脏 | 60 ± 5 |
| 脑灰质 | 40 ± 10 | 脾脏 | 45 ± 5 |
| 肌肉 | 45 ± 5 | 淋巴结 | 45 ± 10 |
| 静脉血 | 55 ± 5 | 胰腺 | 40 ± 10 |
| 凝固血 | 80 ± 10 | 肾脏 | 30 ± 10 |

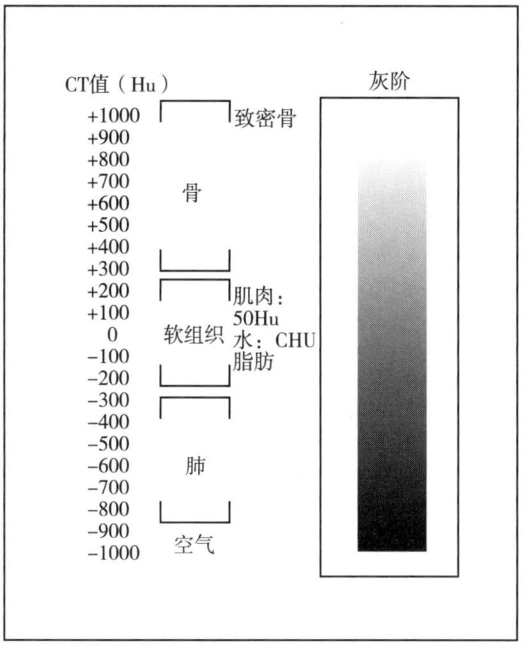


图4-13　人体主要结构CT值与灰阶

**2. 窗口技术**　人眼识别灰阶能力大约60级，只有两个像素灰阶相差60Hu时，人眼才能分辨出黑白差。因此按照CT值-1000Hu到+1000Hu的范围，2000个，相当于全灰阶范围内把从全黑到全白分成31个级差（图4-13）。

窗口技术的调节属于数字图像处理技术，能抑制或去除噪声和无用的信息，但不能增加图像的信息。

（1）窗宽　表示图像所显示的CT值的范围。窗宽越大，图像层次越丰富，组织对比度相应越小；窗宽越小，图像层次越少，对比度越大。

（2）窗位　又称窗中心，是指图像显示时灰阶的中心CT值。

**3. 像素**　又称像元，是数字图像的面积单元，或可被视为图像矩阵中的一个小方格。像素也是医学数字图像的最小单位，CT的像素尺寸在0.1~1.0mm。

**4. 体素**　是容积采集数字图像的立方体积单元。容积采集中的体素常对应于像素，如将CT层面的厚度视为深度，那么像素乘以深度即为体素。如被成像层面的深度为10mm，像素为1mm × 1mm，则体素为10mm × 1mm × 1mm。

**5. 矩阵**　是数字图像中像素纵横排列的阵列。目前CT机常用的矩阵是512 × 512，也有个别厂商采用1024 × 1024的矩阵。

**6. 原始数据**　是CT扫描后由探测器接收到的信号，经模数转换后传送给计算机，其间已转换成数字信号经预处理后，尚未重建成横断面图像的这部分数据被称为原始数据。

**7. 重建**　原始扫描数据经计算机采用特定的算法处理，最后得到能用于诊断的一幅横断面图像，该处理方法或过程被称为重建（reconstruction）或图像的重建。

**8. 重组**　一般是利用横断面图像数据重新构建图像的一种处理方法。如多平面图像重组、容积再现、最大密度投影等。扫描和重建的横断面图像层厚越薄、图像数目越多，重组后的图像质量越高，三维显示效果越好。

PPT

# 第二节　CT扫描

## 一、CT检查前的准备

### （一）CT机房设备的准备

1.观察机房环境是否适宜，CT机属于精密仪器，需要适宜且稳定的温湿度环境，保持机房空调及除湿机处于正常运行状态。一般CT机房的温度以18~22℃为宜，相对湿度45%~60%为宜。

2.每日开机后进行球管预热和空气校准。球管预热是训练X线管对X线管从低千伏、低毫安到高千伏、高毫安的多次曝光，目的主要是使冷却的X线管逐渐升温，避免过冷和突然热的情况出现，以起到保护X线管的作用。空气校准是对电器设备（特别是探测器），由于环境的变化在扫描时引起的误差所做的修正，又被称为“零点漂移校正”。需要注意的是为了避免电离辐射，进行CT球管预热和空气校准之前需要机房内人员退出，并关闭所有铅门。

3.检查前观察CT磁盘存储空间是否充足，确认信息栏或设备状态栏有无报错信息，确认网络连接、打印机连接正常。一切正常方可进行CT检查扫描。

4.CT室内应配备常规急救器械和药品。急救物品由专人负责管理，定期维护，定期检查急救药品有效期，定时添补更新。

### （二）被检者的准备

1.做CT检查前，被检者须携带有关检查资料及其他临床检查资料。

2.被检者检查前去除被检部位的金属物品，以防止产生伪影。

3.对于不能合作的被检者，如婴幼儿、亢奋的患者，可事先给予镇静剂。

4.对于胸、腹部检查的被检者，应做必要的呼吸训练，以避免呼吸运动伪影的产生。

5.对于做腹部检查的被检者，须根据检查的需要，事先做好口服对比剂或水等的准备。

6.检查前1周内，做过食管、胃肠钡餐和钡剂灌肠的被检者不能做腹部CT扫描，以避免肠腔内遗留的钡剂影响CT扫描。

7.做盆腔扫描检查的被检者，需提前1天做好口服对比剂的准备，需特别注意服用的方法、时间和剂量等事项。

8.做增强扫描或CT血管成像检查的被检者，需在知情同意的前提下签署注射碘对比剂CT增强检查知情同意书。

### （三）技师的准备

1.阅读并核对检查申请单，认真核对被检者检查申请单的基本资料，主要包括被检者姓名、性别年龄和CT影像号等一般情况，确认检查被检者无误。

2.明确检查部位及目的，阅读现病史、主要症状体征、既往史，实验室和其他影像学检查结果和资料，临床诊断、检查部位和目的等。如发现填写不清楚时，应与临床医生联系了解清楚后再行检查。

3.询问适龄女性是否怀孕或准备怀孕，孕妇或备孕者应避免X线检查，向被检者介绍辐射防护注意事项，向被检者说明检查过程、根据临床要求的检查部位和目的，制订扫描计划，向被检者解释检查过程，以及可能会出现的感受，取得被检者配合，并告知被检者出现异常情况时如何与操作人员联系。

4.采取适当防护措施摆位时要对非检查部位的重要器官进行辐射防护，如甲状腺和性腺用专用防护用品遮盖，尤其应注意对儿童和女性患者性腺区的保护，减少不必要的辐射。

5. CT技师应强化服务意识，确保被检者检查安全。熟练掌握CT机的性能及特点，能排除简单故障，具备一定临床知识，能看懂与疾病相关的其他辅助检查报告。掌握基本的影像诊断知识，能根据被检者的特点、诊断需求设置个性化的扫描序列与参数，并能初诊图像。熟练掌握各种急救技术，在被检者发生对比剂过敏或其他意外情况时能及时进行抢救。

## 二、CT检查的基本操作流程

**1.被检者的登记接待工作** 仔细审查申请单是否填写完整，检查部位是否符合要求，并根据病情的轻、重、缓、急和本部门的工作情况合理安排被检者的检查时间。在已建立PACS/RIS的医院，递交无纸质的电子申请单或通过扫描仪将纸质申请单扫描成电子申请单。如检查需要预先做准备工作的，给被检者检查须知并做好解释说明工作。编写被检者姓名索引、诊断索引、CT影像号码等，做日常工作量及其他各项统计工作。有放射信息系统（RIS）的医院，这部分工作由RIS系统完成。

**2.输入被检者的资料** 将被检者的姓名、性别、出生年月、CT影像号等信息输入CT机。有RIS和PACS系统的医院，输入被检者资料可由工作列表完成。

（1）选择扫描方向，是头先进还是足先进。

（2）被检者的位置是仰卧、俯卧、左侧卧还是右侧卧。

（3）如果是增强扫描，要注明C+，其他特殊扫描方式，必要时也注明。

**3.被检者体位处置**

（1）安置前首先根据检查的要求确定是仰卧还是俯卧，头先进还是足先进。

（2）根据检查的需要采用适当的辅助装置，固定被检者的检查体位。

（3）按照不同的检查部位升高检查床床面，开启定位指示灯，将被检者送入扫描孔内。

**4.扫描前定位** 定位是确定扫描范围，一般有以下两种方法：一是扫描定位像法。根据检查的要求定位像可以是前后位或侧位，然后利用CT机扫描软件中的定位功能确定扫描的起始线和终止线。另外一种方法是在摆体位时，利用定位指示灯直接从被检者的体表上定出扫描的起始位置。这种方法节省时间，且可以省去一幅定位像，但缺点是定位不如定位像定位准确。

**5.扫描** 是CT检查的主要步骤。方法有序列扫描、螺旋扫描（单层或多层螺旋扫描）和其他的一些特殊扫描功能。扫描的具体步骤是：先确定扫描方式，选择扫描条件（层厚、层间距、螺距、窗技术、重建函数等），然后按下曝光按钮。整个扫描过程中，CT操作者要密切观察被检者的情况、设备运行的情况（如异常声响等），观察显示器显示的扫描图像，根据需要有时需调整扫描的范围。

**6.照相和存储** 是完成整个检查的最后一步工作，根据不同的CT设备和工作方式，照相可自动拍摄完成或手工拍摄完成。可根据需要做一些放大、测量和CT值等后处理工作。一般扫描完毕的CT图像都暂存于CT机的硬盘上，如需永久存储，可选择硬盘、光盘等存储介质。在建立PACS系统后，也可在PACS系统中将图像永久存储。

## 三、CT检查的临床应用及限度

CT图像由于密度分辨率高、组织结构无重叠，有利于病变的定位、定性诊断，在临床上应用十分广泛。可用于全身各脏器的检查，对疾病的诊断、治疗方案的确定、疗效观察和预后评价等具有重要的参考价值。

### （一）颅脑

CT对颅内肿瘤、脑出血、脑梗死、颅脑外伤、颅内感染及寄生虫病、脑先天性畸形、脑萎缩、脑积水和脱髓鞘疾病等具有较大的诊断价值（图4-14）。多层螺旋CT的脑血管三维重组可以获得精细清晰的血管三维图像（图4-15），对于脑血管畸形、脑动脉瘤的诊断有较大价值。对颅底及颅后窝病变的显示不如MRI。

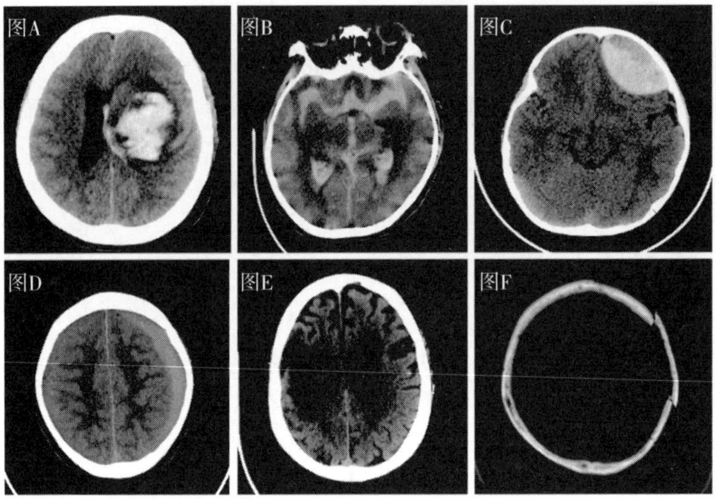


图4-14　颅脑CT图像展示

图A：脑出血；图B：蛛网膜下腔出血；图C：硬膜外血肿；
图D：硬膜下血肿；图E：脑梗死；图F：颅骨骨折

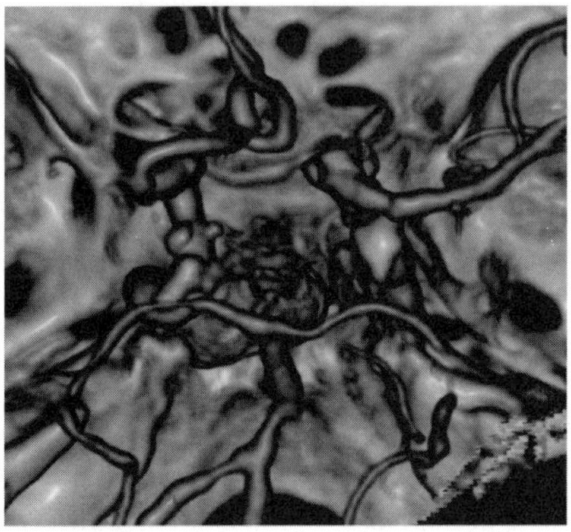

图4-15　颅脑CTA显示脑血管狭窄

### （二）头颈部

CT对眼眶和眼球良恶性肿瘤、眼肌病变、乳突及内耳病变、鼻窦及鼻腔的炎症、息肉及肿瘤，尤其是鼻咽癌、喉部肿瘤、甲状腺肿瘤以及颈部肿块等均有较好的显示能力（图4-16、图4-17）。多平面重组、容积重组等后处理技术可以任意角度、全方位反映病变密度、形态、大小、位置及相邻组织器官的改变，对外伤、肿瘤等病变的显示可靠、清晰、逼真，可以更有效地指导手术（图4-18）。颈部CTA检查可清晰观察颈部血管的形态，对狭窄、动脉瘤及血管畸形等的病变有很高的诊断价值。

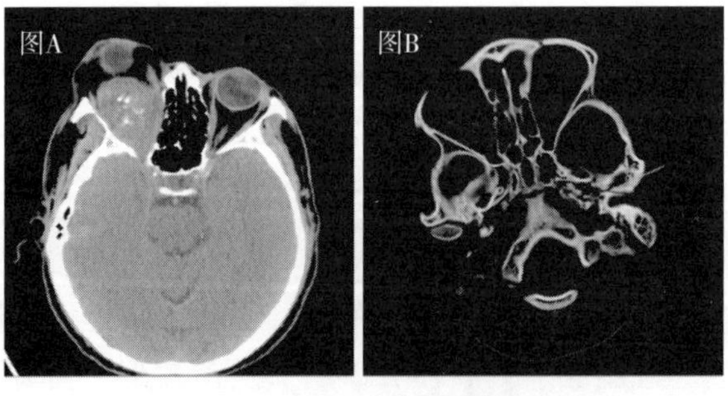


图4-16　眼眶肿瘤和颞骨骨折

图A：眼眶肿瘤；图B：颞骨骨折

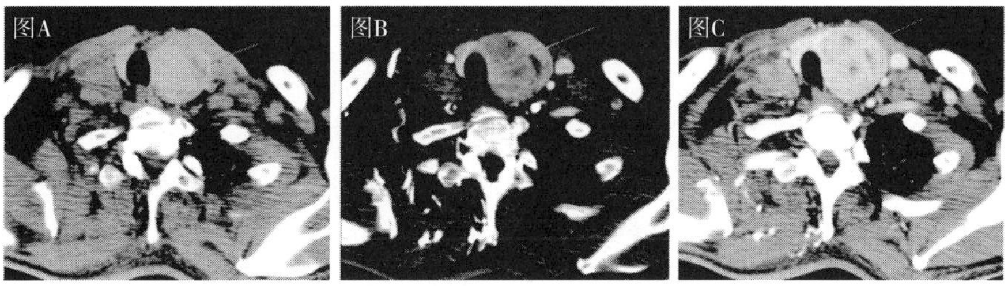


图4-17 甲状腺肿瘤CT扫描

图A：甲状腺肿瘤CT平扫；图B：甲状腺肿瘤CT增强动脉期；图C：甲状腺肿瘤CT增强静脉期

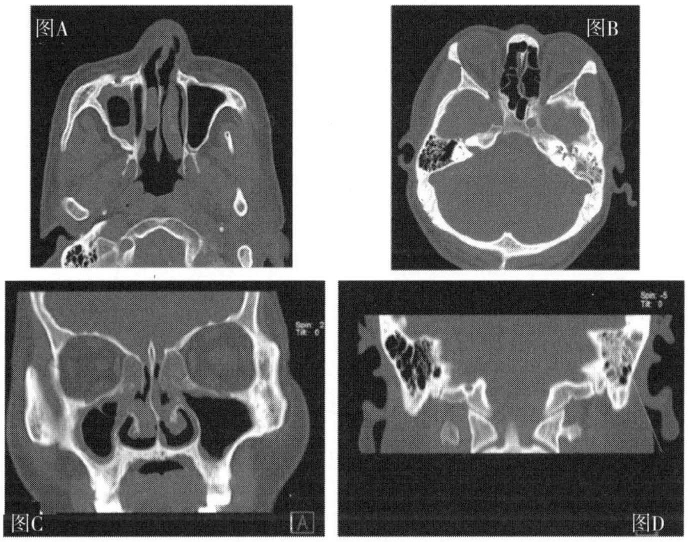


图4-18 鼻旁窦和内耳CT扫描

图A/C：鼻旁窦CT平扫+冠状位重组；图B/D：内耳CT平扫+冠状位重组

## （三）胸部

CT对肺肿瘤性病变、炎性病变、间质性病变、先天性病变等均可较好地显示。对支气管扩张诊断清晰准确。对支气管肺癌，可以进行早期诊断，显示病灶内部结构（图4-19），观察肺门和纵隔淋巴结转移；对纵隔肿瘤的准确定位具有不可取代的价值。可显示心包疾患，主动脉瘤，大血管壁和心瓣膜的钙化。冠状动脉CT血管造影可以清晰显示冠状动脉的走行、狭窄，对临床评价冠心病和进行冠脉介入治疗的筛查有重要的价值。

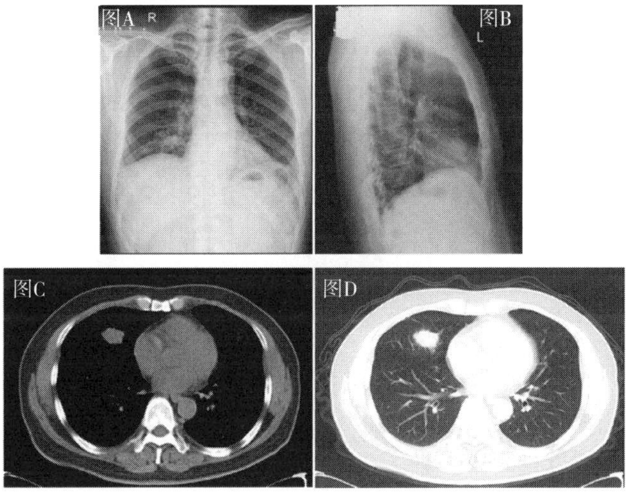


图4-19 支气管肺癌

图A、图B：肺癌患者胸部正、侧位X线摄片；
图C、图D：同一肺癌患者胸部CT平扫纵隔窗、肺窗

### （四）腹部和盆腔

CT对于肝、胆、脾、胰、肾、肾上腺、输尿管、前列腺、膀胱、睾丸、子宫及附件，腹腔及腹膜后病变的诊断，具有一定优势。对于明确占位性病变的部位、大小以及与邻近组织结构的关系、淋巴结有无转移等亦有重要的作用。对于炎症性和外伤性病变能较好显示。对于胃肠道病变，CT能较好显示肠套叠等（图4-20），亦可较好地显示肿瘤向胃、肠腔外侵犯的情况，以及向邻近和远处转移的情况。但目前显示胃肠道腔内病变仍以胃肠道钡剂检查为首选。

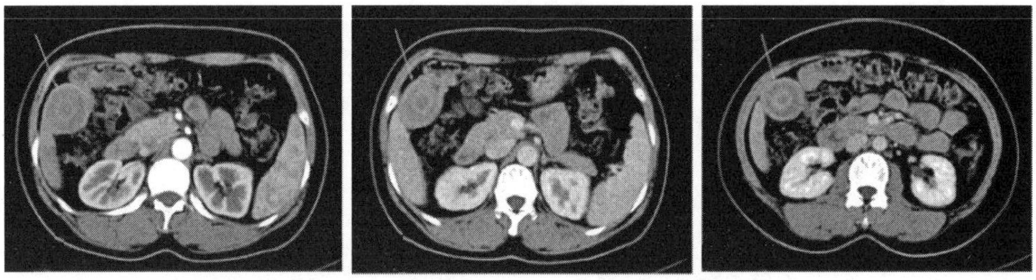

图4-20　CT腹部增强显示肠套叠

### （五）脊柱和骨关节

CT对椎管狭窄，椎间盘膨出、突出，脊椎小关节退变等脊柱退行性病变，脊柱外伤，脊柱结核，脊椎肿瘤等具有较大的诊断价值。对脊髓及半月板的显示不如MR敏感。对骨关节病变，CT可显示骨肿瘤的内部结构和肿瘤对软组织的侵犯范围，补充X线平片的不足。

## 四、CT检查注意事项

### （一）X射线的防护

CT机及机房本身结构需达到防护标准，以减少被检者、工作人员和与CT机房相邻地区人员的X射线辐射剂量。检查时要根据被检者情况正确、合理地设置参数，避免不必要的曝光。对被检者的非受检部位及必须留在扫描室内的陪同人员应采取防护措施。对育龄妇女及婴幼儿更应严格掌握适应证，非特殊必要，孕妇禁忌行CT检查。

### （二）碘对比剂不良反应的预防及处理

CT增强扫描使用的碘对比剂剂量较大、注射速度快，有引起不良反应甚至过敏样反应的可能，检查前应向被检者交代增强检查知情同意书，并由被检者本人或直系亲属签署知情同意书。CT室应常备必需的急救药品、器械，以备抢救之用。注意药品的有效期，定时添补更新。过敏体质的被检者更应谨慎，尽量选用非离子型碘对比剂，检查过程中要严密观察，一旦出现不良反应及时结束扫描，及时处理、抢救，否则可能危及生命。为避免迟发型过敏反应的发生，检查后应让被检者留CT室或护士站观察30分钟后再离开，观察期间应保留静脉通路。

### （三）危重症、婴幼儿患者的处理

病情危重，或过多搬动有生命危险的患者，可请临床医生应先控制病情，待病情较为稳定后再作CT检查。对必须进行CT检查的重症患者的搬动及检查应迅速、轻柔，检查以满足诊断需要为标准，不宜苛求图像标准而延误抢救时间。

婴、幼儿患者不能制动配合的，需睡着后或镇静后检查，检查时需监护人穿戴防护用品在机房内陪同，以免婴幼儿从检查床上跌落。

# 第三节　CT图像

PPT

## 一、CT图像特点

### （一）CT图像是数字化人体断面图像

CT是将采集到的X线数据信息经过计算机图像重建后由一定数目从黑到白不同灰度的像素按矩阵排列构成。像素反映的是人体相应单位容积（体素）的X线吸收系数。CT图像解剖结构清楚，无影像重叠。为了显示整个器官，需要多个连续的断面图像。CT图像常用的是横断面，通过CT后处理软件可以获得诊断所需的多方位（如冠状面、矢状面）断面图像。与常规X线体层摄影比较，CT得到的横断面图像层厚准确，图像清晰，密度分辨力高，无层面以外组织结构的干扰。

### （二）CT图像的分辨力

CT图像的空间分辨力不如X线摄影图像。目前最新的多层螺旋CT机的空间分辨力可达24LP/cm。CT图像密度分辨力较高，CT图像与X线摄影图像相比，具有较高的密度分辨力，其X线吸收系数的测量精确度可达0.1%~0.5%，即使密度差别比较小的人体软组织也能形成对比而成像，这是CT的突出优点。所以，CT可以更好地显示由软组织构成的组织器官，如脑、脊髓、纵隔、肝胆、胰、肾以及盆部器官等，并在良好的解剖图像背景上显示出病变的影像。CT图像上通过CT值来反映密度差异，可做定量分析，但人眼对灰度的识别远不及CT的密度分辨力，应用窗口技术可更好地显示图像。

### （三）CT图像后处理技术

CT图像的数据采集后，可借助于计算机和某些图像处理软件，对其进行多种图像后处理（具体内容见第五章第二节 CT图像后处理技术）。尤其是螺旋扫描的容积数据，可改变算法及重建间隔等参数进行图像重建，并进一步进行各种重组，可获得多方位的断面图像和高质量的三维图像，从不同角度、全方位立体观察影像，可作病灶的形状和结构分析，利于病变的定位和定性。

### （四）CT窗口技术

CT图像基灰度影像以不同的灰度来表示，反映组织和器官对X线的吸收程度。与X线摄影图像所示的黑白影像一样，黑影表示低吸收区，即低密度区，如肺部；白影表示高吸收区，即高密度区，如骨骼。

由于CT的密度分辨力高，人体组织的CT值有数千个，CT机显示系统灰阶设置一般为266个灰阶，一般人眼能区分16个灰阶，CT值的数量大大超出了人眼识别灰阶的能力。为了能够充分显示组织密度差异，使观察者清晰分辨感兴趣组织的结构细节，我们使用了CT窗口技术。即将CT值有选择地进行适当的灰阶图像表达，提供最大诊断信息的技术。在实际操作中，要根据所检查部位CT值的变化范围来确定合适的窗宽、窗位。通常将要观察的组织的平均CT值设定为窗位。观察同一个组织器官，根据观察目的不同，可以选用不同的窗宽、窗位如颅脑可以分别选用脑组织窗（WW：100，WL：40）和骨窗（WW：2000，WL：500）分别观察颅内脑组织和骨组织；胸部使用纵隔窗（WW：350，WL：40）和肺窗（WW：1600，WL：-700）分别观察胸部纵隔结构和肺组织。

窗技术的使用通常遵循的原则是：组织密度差别较大的部位，如肺、骨骼，使用宽窗宽（400~2000Hu）；组织密度较为接近的部位，如颅脑、肝脏，则使用窄窗宽（50~350Hu）；窗位则根据不同组织器官相应调节，通常按照所需显示的组织或器官的平均CT值设置，即大致等于被显示解剖结构的平均CT值。临床工作中，窗宽、窗位两者应相互协调、匹配才能获得既有一定层次，又有良好对比的CT图像来满足诊断的要求。

## 二、影响CT图像质量的变量因素

### （一）CT图像质量指标

**1.空间分辨力** 又被称为高对比分辨力，是在高对比度情况下（ΔCT>100Hu），区分相邻最小物体的能力，它是测试幅图像质量的量化指标，通常以毫米（mm）为单位或以每厘米的线对数（LP/cm）表示。

CT的空间分辨力受两大因素的影响：CT成像的几何因素和图像重算法。成像几何因素是指成像过程中与数据采集有关的元器件和参数的设置，包括球管焦点的尺寸、探测器孔径的大小、扫描层厚、焦点扫描野中心和探测器距离及采样距离。重建算法主要是指图像重建过程中采用的不同算法（或滤过函数），如平滑（软组织）算法、边缘增强（高分辨力）算法。另外，空间分辨力还受到成像矩阵大小的影响，即矩阵越小图像分辨力越高。

CT图像空间分辨力低于常规X线摄影图像。

**2.密度分辨力** 又称低对比分辨力，是在低对比度情况下（ΔCT<10Hu），分辨物体微小差别的能力。密度分辨力常以百分单位毫米数表示（%/mm），或以毫米百分单位表示（mm/%）。

密度分辨力与测量时所采用的剂量大小有关，密度分辨力受扫描层厚、像素噪声、重建算法、光子的数量、物体的大小、物体的对比度和系统MTF的影响，其中像素噪声是主要影响因素。像素噪声的定义是匀质水模一限定范围内CT值的标准偏差，它是在匀质断面图像中像素的点与点之间CT值的随机波动和它的平均值离散的测量。噪声可通过增加X线的光子数量，即增加扫描条件得到改善，日常工作中采用小的层厚须加大扫描剂量，就是因为小的层厚减少了X线的光子量。患者的体型大小也影响了射线的衰减，使到达探测器的光子数量减少，从而影响了密度分辨力。重建算法对密度分辨力和空间分辨力的影响相反，边缘增强算法使图像的边缘更清晰、锐利，但降低了图像的密度分辨力；而平滑算法提高了密度分辨力，边缘、轮廓表现不及边缘增强算法。

与常规影像设备比较，CT具有更高的密度分辨力，这是因为CT图像层面的上下没有重叠，X射线束高度准直，散射线少和采用了高灵敏度的探测器。

**3.噪声** 是一均匀物质扫描图像中各点之间CT值的上下波动，也可解释为是图像矩阵中像素值的标准偏差。噪声水平是对比度或CT值总数的百分比，在实际使用中，通常是以一划定大小的兴趣区来表示，平均值和标准偏差（SD）在图像一侧显示。

噪声可影响图像的质量，我们在质量较差的电视机上可以看到重叠于图像上、有规律分布、小颗粒状的现象即为噪声（或像素噪声）。CT图像中噪声的产生与X线的剂量，也就是与到达探测器上光子数量的大小有关，射线剂量越大或光子数越多，噪声越小。

**4.伪影** 是由于设备或被检者所造成的、不属于被扫描物体的影像。它在图像中表现的形状各异，并可影响诊断的准确性，有时候由于某些原因造成的图像畸变也被归类于伪影。

根据造成的原因不同，伪影可以分成两大类，即被检者造成的伪影和设备引起的伪影。由被检者造成的伪影多数为运动伪影。人体内一些不自主器官，如在心、肺、肠道等的运动和检查中被检者体位的移动可形成条状伪影；被检者身上携带的金属物可产生放射状伪影；在软组织骨的边缘也可产生条纹状伪影。由设备系统性能所造成的伪影都是由于设备运行的不稳定所造成的，如由于探测器之间的响应不一致，可造成环状伪影；由于投影数据测量转换的误差，可导致直线状伪影；另外，采样频率较低也可产生直线状伪影，而由于射线硬化，则可产生宽条状伪影。另外，由于被检者体位摆放不正确（如未放在扫描范围内），也可产生伪影。

伪影的基本表现和产生原因见表4-3。

表4-3　伪影的表现和产生的原因

| 现象 | 原因 |
|---|---|
| 条状 | 数据采样不当、部分容积效应、被检者运动、金属物、射线束硬化、噪声；螺旋扫描、机械故障 |
| 阴影状 | 部分容积效应、射线束硬化、螺旋扫描、散射线、焦外辐射、投影数据不全 |
| 环状和带状 | 探测器通道故障（常见于第三代CT） |

### （二）影响CT图像质量指标的变量因素

**1.影响空间分辨力的因素**　CT采集的是三维信息，但最终的图像显示仍是二维的，它包含的第三维实际上便是层厚。若层厚增加，则第三维的信息也增加，在图像中其像素显示的不过是体素所含全部组织的平均值而已。对于既含骨骼又含肌肉软组织的体素而言，其CT值不过是所有组织的平均值，具体的数值取决于各组织所占的比例。

（1）X射线束的宽度　X射线束的宽度对空间分辨力有着举足轻重的影响。X射线束的宽度大小受球管焦点大小的影响，焦点越大射线束宽度越大。其次与焦点–物体和物体–探测器距离有关，该距离越大射线束宽度越大，较宽的X射线束，其扫描成像结果的图像相对较模糊。第三是探测器的孔径大小也与有效射线束宽度相关。即某已知大小的射线束，通过被检查者到达探测器，根据探测器的孔径大小被分解成相对独立的射线束，相对探测器而言，X射线束的宽度受探测器孔径大小的影响。

（2）扫描层厚　层厚越薄空间分辨力越高，密度分辨力越低；反之，层厚越厚空间分辨力越低，密度分辨力越高。

改变层厚对于空间分辨力和密度分辨力的影响是相反的，因为增加层厚，在扫描条件不变的情况下，X线的光通量增加，探测器接收到的光子数增加，结果改善了密度分辨力。

（3）滤波函数　改变图像的滤波函数（或重建算法）可影响空间分辨力。如采用高分辨力的算法，其分辨力高于标准和软组织算法，但同时噪声也增加。一般，改变算法提高分辨力受机器本身的固有分辨力限制，并不能超过机器本身的固有分辨力。

（4）重建矩阵和显示矩阵　矩阵越大图像的分辨力越高，但并不是矩阵越大图像的质量越好，这是因为矩阵增大像素减小，同时每个像素所得的光子数减少，使像素噪声增加，并且使密度分辨力降低。

**2.影响密度分辨力的因素**　密度分辨力取决于X射线束的能量分布。

（1）光通量　即X线通过被检者后的光子数量，其数量的多少受曝光条件的影响，即kVp、mA和时间。总体说，曝光条件越大，X线的光子数量越多，其中mA和时间增加X线光子的数量，kVp增加物体的对比度。其次也受被扫描物体的厚度、密度和原子序数的影响。

（2）扫描层厚　增加层厚光子数增加，密度分辨力提高；反之则降低。

（3）重建算法　重建算法也可影响CT的密度分辨力。如将高分辨力重建算法改为软组织平滑的算法，则可减少噪声，使图像的密度分辨力提高。

**3.影响噪声的因素**

（1）光子的数量　光子数量的多少主要由毫安秒（mAs）决定。光子的数量通常还受球管电压（kV）的影响，相对高的电压可降低噪声，反之则噪声增加。X线球管电压较高，可使骨和对比剂的CT值有所降低，并且软组织显示的对比度也降低。但是，因管电压增加降低了噪声，也能改善密度分辨力使图像细节显示更清楚。

（2）物体的大小　比像素噪声更为重要的是通过物体后剂量的衰减。在与人体组织相仿的水中，每增加3.6cm水的厚度，射线衰减约50%，即在实际扫描中，被检者体厚每增加4cm，X射线量可有50%的衰减。因而只要诊断上许可，应尽可能采用高的扫描条件和较厚的扫描层厚。

（3）扫描的层厚　扫描层厚的大小可影响噪声的量以及图像的空间分辨力。这是一对相互制约的因素，即增加扫描层厚，降低噪声，但空间分辨力亦相应下降；减小层厚，空间分辨力上升，但噪声也增加。层厚的大小直接决定了光子的数量。

（4）滤波函数　采用不同的算法可同时影响噪声和分辨力，这两方面也是相互制约的。采用边缘增强的算法，如高分辨力算法，可使分辨力增加，但也使噪声增加；相反，采用平滑的算法，如软组织算法，使噪声降低，但分辨力也降低。在临床应用中，各个解剖部位都有相应的高、中、低不同的算法，不能借用。

其他还有一些因素也可影响噪声的大小，它们是矩阵的大小、散射线和电子噪声（探测器噪声）。

**4.影响伪影的因素**　根据CT图像伪影的来源，可分为：与CT成像技术及CT设备有关的伪影、与被检者有关的伪影及螺旋CT特有的伪影。

（1）被检者造成的伪影　多数为运动伪影，人体内不自主的运动器官，如心、肺、肠道等的运动；检查中被检者体位的移动可形成条纹状伪影或伪影暗带；被检者携带的金属物可产生放射状伪影；软组织与骨的边缘可产生条状伪影。

解决方案：检查前嘱咐被检者取下被检部位的金属等高密度物；检查前交代检查过程，指导被检者检查中不能移动；进行呼吸屏气训练，避免呼吸运动；服用或注射解痉药物，减少肠道运动伪影；选用快速扫描序列、在满足诊断的前提下，减少扫描范围，尽快完成检查，避免运动伪影。

（2）设备和检查技术造成的伪影　每日开机后，进行球管预热和空气校准，避免探测器伪影；在可能出现部分容积效应伪影的检查部位，追加薄层图像重建，较少伪影影响，增加诊断的准确性。

**知识拓展**　超高端CT的技术进展

CT机发展沿着快速扫描、宽体探测器、能谱或能量成像以及低辐射剂量等方向前行，现代CT成像不仅只是显示解剖结构，更能提供功能数据和能谱分析；为临床疾病的诊疗提供诊断和鉴别诊断，治疗方案的选择和疗效评价等，拓展类CT影像的临床价值。

医学精准、影像先行，影像精准，技术先行。随着超高端CT的逐步普及，医学影像技师需要技师掌握新理论和前沿知识，用好高端CT设备，提供更优质的图像。

CT发展紧密围绕着图像质量、覆盖范围、转速三个关键指标。目前已有CT厂家推出了可覆盖16cm的宽体探测器，同时机架转速最高可达0.28秒的平台，进一步降低25%的电子噪声。可一次心跳完成心脏冠脉CT成像，在双能减影方面，利用单球管高低电压两次扫描来实现。也有CT厂家推出了双球管、双探测器的双源CT，在低kVp条件下，对比剂的增强效果会更为显著，因此可节约碘对比剂的用量，降低被检者过敏和肾损伤的风险；双源CT的机架转速进一步提高到了0.25秒，配合双球管大螺距扫描，进床速度可实现737mm/s，这为老年人、儿童及急诊或重症被检者提供了优势，双源CT在双能减影方面，利用双球管高低电压同时但不同向来实现。还有CT厂家推出了单球管双层探测器的CT机，两层探测器紧贴在一起，在能量成像的过程中，球管发射一定kVp的X射线，首先会激发上层探测器，X射线中的低能量区被部分吸收（通常是50%），底层探测器主要吸收射线中的高能部分，以此实现能量减影。各CT厂家也推出了不同的迭代重建算法，可以极大地减少由于辐射剂量降低而增加的噪声，进而提高图像质量。

整体来说，CT影像在临床应用和技术精密上获得了巨大发展，同时CT影像依旧有着巨大的发展潜力，如果能成功抓住技术发展中的机遇和挑战，必将能给全人类带来福音！

**知识拓展**　双能量CT发展简述

双能量CT不是一个新的技术概念。在CT问世不久，就有研究者通过高低管电压次序列扫描对骨质中的钙进行分离和量化，实现了双能量CT测量骨密度。20世纪80年代，有研究者在单源CT上通过不断快速切换管电压的方式获得双能量CT数据，生成能谱图和能谱曲线，能谱技术因此而得名。但由于扫描速度很慢，后处理软件很难将高低管电压的数据配准，导致扫描结果容易受到扫描物体运动的影响。所以在很长的一段时间里，双能量CT技术一直局限在实验室的科研测试阶段。

2006年，有公司推出了双源双能量CT技术，将双能量CT技术真正推广应用到临床，代表双能量CT技术进入初步成熟阶段。这种技术通过两套独立的球管和探测器系统，调制管电流，同时获得双能量CT数据。2010年推出的第二代双源CT部分解决了第一代双源CT的视野缺失等问题，另外，在140kV球管蝶形滤线器的远端增加锡滤线板，即所谓的择性能谱纯化技术，可以加大高低能量的差异，减少能谱重叠，可以提升对物质的鉴别能力和量化精度。

2009年有公司推出了宝石能谱CT，采用含有石榴石的材料作为探测器的闪烁晶体，利用单一球管实现高低管电压（80kV和140kV）快速（<0.5ms）切换，产生双能量数据，实现数据空间能谐解析，同时提供物质密度图像、单能量图像、实现物质分离。

2014年，有公司推出了单源序列双能量CT扫描（DNA单源能谱CT），该技术通过两次扫描获得物质在不同管电压下的数据。目前这种技术已经用于临床研究，能够进行虚拟单能谱成像、金属伪影去除、脑出血定性、肿瘤性质判定、物质分离量化等；但由于这种双能量CT技术两次扫描的间隔较长，对CT血管成像等应用有较大限制。

目前，双能量CT技术处在不断的发展中。未来双能量技术的发展应该有两大方向：一是在球管输出端纯化能谱，使得双能量扫描时高低能量之间的能谱范围重叠尽量小。二是使用新型的探测器材料，从探测器方面提升对不同能量的X线光子的区分。

## 本章小结

CT是计算机体层摄影的简称，由英国的亨斯菲尔德（Houndsfield）于1972年发明。螺旋CT发明之前，CT的发展共经历了5代。滑环发明后，CT进入了螺旋CT阶段。

CT成像的基本过程是：数据采集→重建图像→显示图像。依据图像形成过程，CT主要由扫描系统、计算机系统、图像显示和存储系统三大系统组成。

扫描系统由X线发生装置、准直器、滤过器、数据采集系统、扫描架和检查床等组成。其作用是产生X线和采集重建图像所需的原始数据。CT计算机系统包括计算机硬件和计算机软件，硬件通常包括输入输出设备、中央处理器、阵列处理器、接口装置、储存设备和通信硬件。计算机软件，通过硬件执行指定指令和任务。CT计算机的作用主要是接收数据采集系统的数字信号并将接收到的数据处理重建成一幅横断面图像。图像显示和存储系统主要由接口电路、图像显示器、多幅照相机或激光相机、硬盘、刻录光盘等组成。

CT是医学影像领域最早使用数字化成像的设备。

CT图像的基本特征可用两个词概括，即“数字化”和“体积信息”。数字化图像的最小面积单位为像素。而无论层厚大小，横断面的扫描层面始终是一个三维的体积概念。根据数字成像基本原理，一幅人体层面的图像可从任意方向产生，但目前CT成像所采用的方式是横断面成像，依据Lambert Beer定律衰减，计算每个像素的衰减系数，得到数字化图像信息，由计算机转换成模拟图像。

CT图像由于密度分辨率高组织结构无重叠，有利于病变的定位、定性诊断，在临床上应用十分广泛，可用于全身各脏器的检查，对疾病的诊断、治疗方案的确定、疗效观察和预后评价等具有重要的参考价值。

---

# 习 题

习题

## 一、单项选择题

1. CT的国际通用英文名称是（　）。

A. computed aided tomography
B. computed transaxial tomography
C. computerized tomography
D. computed tomography
E. computerized transverse tomography

2.关于CT的发明，哪两位人物获得了诺贝生理学或医学奖（　）。
A.亨斯菲尔德和莱德雷
B.亨斯菲尔德和考迈克
C.亨斯菲尔德和安普鲁斯
D.安普鲁斯和莱德雷
E.安普鲁斯和考迈克

3.第三代CT机由于同步旋转扫描运动容易产生（　）。
A.移动条纹状伪影
B.环形伪影
C.杯状伪影
D.模糊伪影
E.帽状伪影

4.扫描时，探测器不动，只有球管旋转，属于哪一代CT机（　）。
A.第一代CT机
B.第二代CT机
C.第三代CT机
D.第四代CT机
E.第五代CT机

5. CT用X线管的突出特点是（　）。
A.与常规X线管结构完全相同
B.形状尺寸比常规X线管大得多
C.不适用固定阳极X线管
D.额定功率比常规X线管大
E.只有单一小焦点

6.下列不属于CT滤过器作用的是（　）。
A.吸收高能量射线
B.优化射线能谱
C.减少被检者的照射剂量
D.使射线能量分布均匀
E.变成近似单一的硬射线

7. CT使用滑环技术的主要特点是（　）。
A.连续曝光
B.连续采集
C.单向连续旋转
D.床面连续移动
E.高压发生器连续旋转

8.下列指标中，CT低于普通X线摄影的是（　）。
A.空间分辨力　B.密度分辨力　C.灰度等级　D.最大密度　E.最小密度

9. CT图像的基本特征可用两个词概括（　）。
A.横断面、体积信息
B.像素、横断面
C.数字化、体积信息
D.数字化、横断面
E.像素、数字化

10. CT成像的依据是（　）。
A.横断面图像观察的特性
B. X线的吸收衰减特性
C.探测器的模数转换功能
D.多幅照相机成像原理
E.多方位成像技术

## 二、简答题

1.简述CT检查前准备和检查步骤。
2.叙述CT硬件结构组成与主要的特点。
3. 简述CT图像质量的指标、影像图像质量指标的参数及其意义。

（张秀富）

# 第五章　CT的检查方法与图像重组技术

**知识目标**

1.掌握　CT检查方法及图像后处理技术的操作。

2.熟悉　CT检查方法及图像后处理技术的临床应用。

3.了解　CT图像后处理技术的特点。

**技能目标**

1.学会　用CT后操作。

2.具备　独立完成CT图像后处理技术的处理能力。

具备良好的职业道德、医患沟通能力和团队协作精神。

## 第一节　CT的检查方法

PPT

### 一、扫描方式

#### （一）普通扫描

普通扫描又称为平扫或非增强扫描，是指血管内不注射对比剂的单纯CT扫描。普通CT（非螺旋扫描）常采用横断面扫描，根据患者病情的需要可采用冠状层面扫描作为补充。横断扫描时，被检者仰卧于检查床上，扫描部位伸入扫描架内，定好扫描基线和扫描范围。扫描层厚和间距依检查的需要而定。通常管电压120~140kV，管电流70~260mA，转速0.4~1m，螺距1.0~1.5，矩阵512×512，层厚5~10mm，层距5~10mm，连续扫描。螺旋CT常采用多平面重组冠状面、矢状面或其他斜面。螺旋CT扫描采集层厚为0.625~1mm，重建层厚和重建间距常为7~10mm。普通扫描主要适用于骨骼、肺等密度差异较大的组织，其次是急腹症，以及存在对比剂禁忌证的被检者。对于颅脑以及头面部病变，可横断扫描获得的容积数据重组冠状层面，对于小器官及小病灶则需要选用薄层和连续扫描。

#### （二）薄层扫描

薄层扫描通常指扫描层厚小于5mm的无间隔或有间隔扫描，一般采用1~5mm。普通CT机和螺旋CT机都可实施，平扫和增强扫描均可。如层厚小于1mm的则为超薄层扫描。薄层扫描能够减少部分容积效应，真实反映组织密度，突出影像的高对比分辨率（图5-1）。主要应用于：①微小的组织器官和结构，如内耳、垂体、椎间盘等；②较小病灶的观察，如肺部、肝脏、胰腺及肾上腺等部位的微小病灶，胆系和泌尿系的梗阻部位等；③观察病灶内部细微结构或成分；④所采集的影像数据以利于重建和后处理。薄层螺旋扫描方式获得的影像数据由于是连续容积采集，影像实现高质量的同性重建。但也存在缺点，随着扫描厚度的降低，探测器获得的X线光子数减少，使图像的信噪比降低，因此为了保证图像质量，常规扫描需适当增加X线剂量。

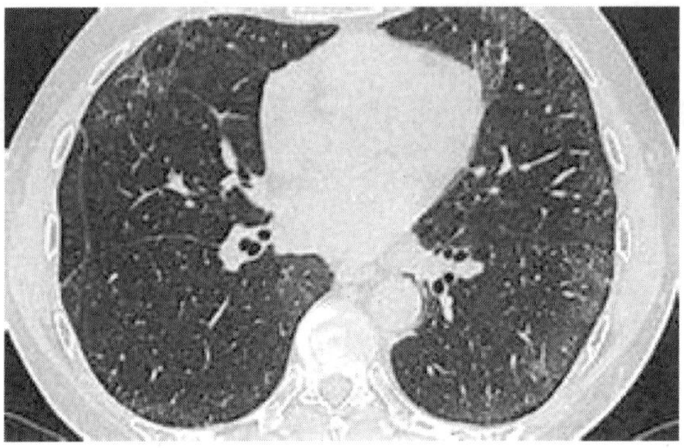

图5-1　薄层扫描

### （三）容积扫描

容积扫描是指螺旋CT扫描后得到容积数据，采用滑环技术，X线管和探测器可以不断360°旋转，连续产生X线，并进行连续的数据采集；同时，检查床沿Z轴方向匀速移动，所得数据可无遗漏，便于小病灶的检出。普通CT轴扫方式，只要层厚和间距相同，所得数据没有遗漏，也可以实现容积扫描，得到容积数据，也可以进行三维重组。但是因为轴扫时扫描和数据采集不连续，两次扫描进床时容易造成患者移动，所以数据不连续。胸腹部器官和小病灶因扫描时患者的呼吸运动，容易出现漏扫和重复扫描。所以人们一般不用轴扫方式进行容积数据采集。

### （四）重叠扫描

重叠扫描是指普通扫描层距小于层厚，相邻的扫描层面部分重叠的扫描方法。例如扫描层厚10mm，层距5mm，相邻两个层面就有5mm厚度的重叠。扫描方法可以减少部分容积效应和提高小病灶的检出率。此方法与普通扫描方式相同，在层厚固定的情况下可提高图像质量。其缺点是重叠扫描层面增多可使X线吸收剂量加大，不利于被检者的防护。一般只用于感兴趣区的扫描以提高小病灶检出的机会。

### （五）靶扫描

靶扫描是仅对被扫描层面内某一局部感兴趣区进行图像重建，其实是靶重建。所获得的局部感兴趣区的图像与普通显示野图像的重建矩阵规模相同，使局部感兴趣区单位面积内像素数目增加，提高空间分辨力。靶扫描与普通扫描图像放大是不同的，前者是提高了空间分辨力，而后者只是局部图像像素的放大，图像的空间分辨力不能提高。靶扫描的层厚、层距常用1~5mm，电压、电流与普通扫描相同，主要用于小器官和小病灶的显示，如内耳、鞍区、脊柱、肾上腺和胰头区的检查。

### （六）高分辨力CT扫描

高分辨力CT（HRCT）是通过薄层或超薄层扫描，高的输出量、足够大的矩阵、骨算法和小视野图像重建，具有良好的组织细微结构和极好的空间分辨力，对于显示小病灶及病灶的细微形态学表现优于常规CT扫描，可作为常规检查方法，但多为常规CT检查的一种补充。一般是在常规CT的基础上对感兴趣区进一步检查或用于小器官或小病变的检查，例如肺内弥漫性病变与肺小结节性病变和内耳等检查。

**知识链接**　　高分辨力CT

高分辨力CT必须具备以下几个基本条件：全身CT机的固有空间分辨率小于0.5mm；采用超薄层扫描，层厚在1.0~1.5mm；图像重建采用高空间分辨率算法，即骨算法：矩阵为512×512；采用高电流（200~220mA）和高的管电压（120~130kV），降低图像噪声；扫描时间应尽量短，一般为1~2秒。其图像特征：空间分辨率高，图像的细微结构清晰，边缘锐利度高，组织对比度好，噪声大，较多的伪影，如条状影及双边影。

### （七）定量扫描

定量扫描（QCT）是利用CT检查来测定某一感兴趣区内特殊组织的某一种含量的扫描方法。依X线的能级分为单能定量CT和多能定量CT。现在多用于监测骨质疏松或其他代谢性骨病患者的骨矿密度。扫描感兴趣区的CT值，通过软件，参照密度校正并计算出骨密度值。扫描患者腰1~腰4椎体下骨密度校正体膜（图5-2），体膜内含有数个已知不同密度的溶液或固体参照物。单位是以每立方厘米羟磷灰石的当量浓度来表示。常用于测量椎体海绵骨前部的椭圆形、去除椎体皮质骨的感兴趣区、皮质骨和海绵骨的综合感兴趣区。

冠状动脉钙化积分（CACS）是利用CT检查对冠状动脉钙化灶进行定量测定，也属于定量CT检查。

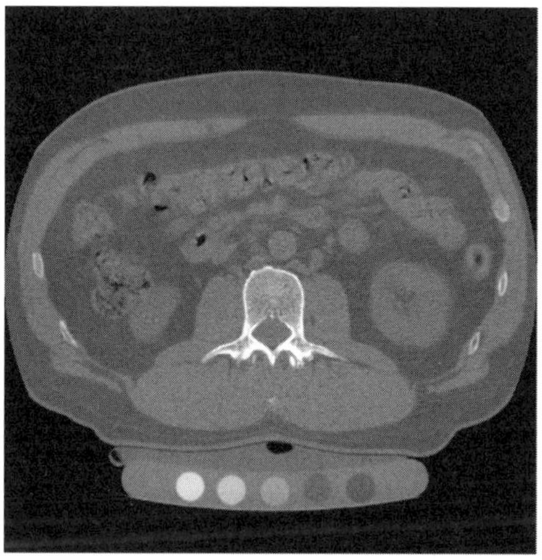

图5-2　骨密度定量CT扫描

### （八）低剂量扫描

低剂量扫描（LDSCT）即在其他扫描参数不变的情况下，降低管电流成像，既能清楚地显示组织及组织内部的结构，同时又降低X线管球及机器本身的消耗，并极大地减轻被检者的辐射剂量。也能达到影像诊断的要求。随着CT技术的发展，其临床检查频率和辐射剂量都有较大的增加。CT检查的医疗辐射也成为重要的公共卫生问题。人们对CT辐射剂量存在的潜在危害越来越关注，合理使用低辐射剂量已成为CT检查中应该遵循的原则。

辐射剂量增加表现在，体积扫描代替分离扫描、薄断层选择、断层面相互重叠、随意选择宽的身体部分、高分辨率CT扫描、选用高照射因子改善影像质量、重复选用CT扫描等。

低辐射剂量CT扫描技术的临床应用，针对不同被检者的实际情况，制定不同的CT扫描方案，实现个性化CT扫描。可以采用以下的应用技术。

**1. 自动X线管电流调制**　自动X线管电流调制（ATCM）技术是比较常用的降低辐射剂量的技术，分为角度（X-Y轴）X线管电流调制、长轴（Z轴）X线管电流调制和角度-长轴联合X线管电流调制（图5-3）。联合X线管电流调制是一种最有效的CT剂量管理技术，它可以同时在3个方位进行调制，属于一种前瞻性的3D剂量调控技术。使用者根据临床需要预先设置所需要图像的噪声指数，在接下来的扫描过程中，设备程序将根据扫描所得定位像预判断被检者体形在X、Y、Z轴上的变化，自动调节相应的毫安量。ATCM可应用于全身所有部位，尤其是非对称部位和扫描范围大的部位的扫描，例如，胸部应用低辐射剂量扫描体现了较好的临床价值。头颈或胸腹部CTA检查可以大幅降低辐射剂量。

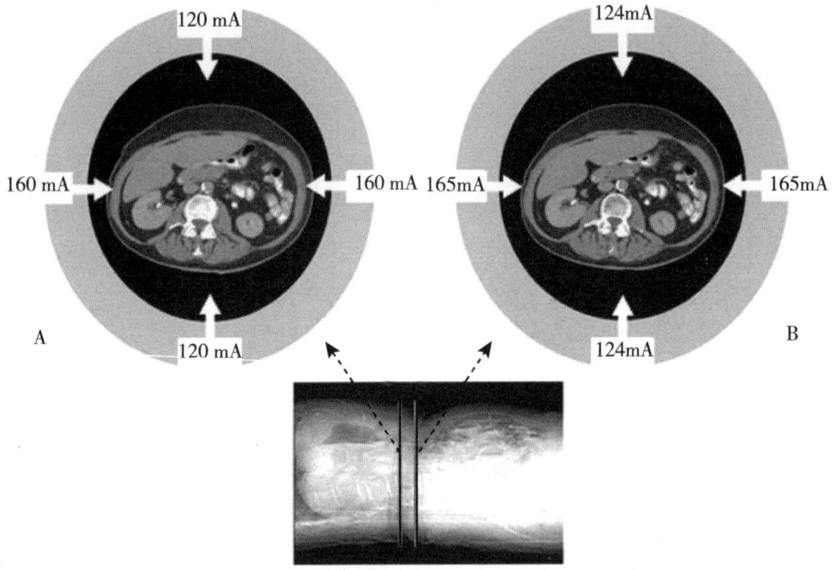


图5-3　X线管电流调制（X-Y-Z轴）

**2. 心电门控（ECG gating）自动X线管电流调制**　是应用在心脏扫描中很有价值的降低辐射剂量的技术，MSCT大多同时提供ECG后门控螺旋扫描和ECG前门控扫描两种不同的冠状动脉CTA扫描的方式。ECG后门控螺旋扫描在心脏收缩期采用低毫安输出，而在舒张期采用高毫安输出（图5-4）。即保证舒张期的冠状动脉成像，又不影响心功能检查，与连续使用高毫安输出的心脏检查相比可减少50%以上的辐射剂量。ECG前门控扫描在扫描开始前根据同步的ECG信号相位，预先设定的期相内，一般设定为舒张期，进行曝光和数据采集，其他时相不进行曝光。可以大幅降低辐射剂量，而又不影响冠状图像的观察。

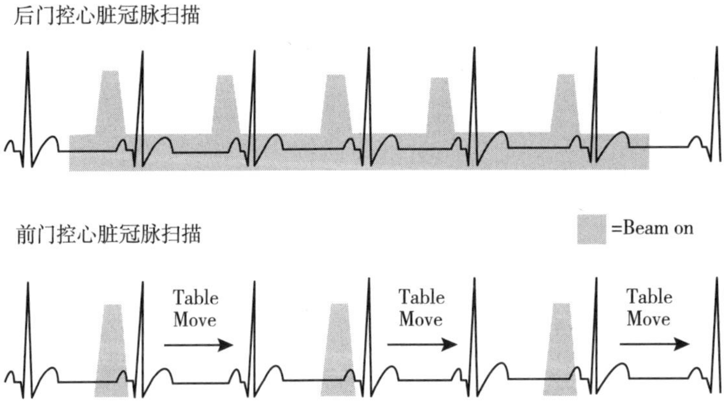


图5-4　门控心脏冠脉扫描示意图

**3. 非对称屏蔽采集技术**　常规扫描在成像启动阶段和结束阶段的采集并不用于成像，即在扫描开始和结束阶段会有无效射线存在，这种无效辐射随着探测器宽度增加而增多。非对称屏蔽采集技术是通过使用非对称启动关闭准直器，屏蔽扫描过程中成像前后产生的无效辐射，使辐射剂量降低25%左右。可应用于全身各部位扫描。

**4. 图像重建阶段应用迭代重建算法降低辐射剂量**　迭代重建算法能基于光子统计学计算多种更精确的噪声模型，在降低图像噪声方面有更佳的表现；能处理不完整数据集，从而减少图像重建所需的投影数据。由于迭代重建算法的计算复杂，在应用过程中受到一定的阻碍，但随着计算机硬件性能和计算效率的提高，迭代重建算法已广泛应用于临床。使用迭代重建算法，可在保证图像质量不受损的前提下，大幅降低辐射剂量。

其他对CT机探测器、滤线器、X线管和二次扫描技术的改进等，均可降低辐射剂量。

**知识链接** 能谱成像

能谱成像（spectral CT imaging）是利用物质在不同X线能量下产生不同的吸收系数来提供影像信息，通过单球管高低双能的瞬时切换（<0.5ms能量时间分辨率）获得时空上完全匹配的双能量数据，在原始数据空间实现能谱解析，可提供双能量减影、物质分离、物质定量分析、单能量成像、能谱曲线及有效原子序数等功能分析。通常使用最低电压（80kVp）和最高电压（140kVp）来达到最大能量分离以最大限度的区分不同的物质。

**知识链接** CT导向穿刺活检

CT导向穿刺活检（CT guide biopsy）是一种在CT导引下对全身各部位兴趣病灶（靶病灶）经皮穿刺取得病理标本而最终获得病理诊断的非血管介入技术。首先在常规CT扫描基础上，确定出病灶中心层面所对应的体表标志，确定进针点、进针深度和进针路径，常规消毒穿刺，抽出少许病灶组织。

完毕后再次扫描，了解有无出血及其他并发症。由于CT能清晰显示病变大小、形态、位置、坏死空洞区，明确显示与邻近血管、神经等的良好解剖关系，故可精准进针部位、角度和深度，避免损伤血管、神经和脊髓等，从而大大提高了介入操作的安全性、成功率和病理准确率。优点是：方法简便，对组织损伤小，出血少，较为安全，感染机会少，可在门诊于局部麻醉下进行，也不影响早期治疗。缺点是：取材量较少，若经验不足或取材部位不当，未刺入靶病灶内取得有代表性的组织，则难于得出准确的结论。

## 二、增强扫描方式

经静脉内注入对比剂后的CT扫描，称为增强扫描。增强扫描使血供丰富的组织和器官以及富血流供应的病灶内碘含量增高，而使血供较少组织或病灶内的碘含量降低，从而增加正常组织与病灶间的密度差，动态观察不同脏器或病灶中对比剂的分布与排泄情况，来发现平扫难以发现的小病灶、等密度病灶或显示不清的病灶，以及观察血管结构和血管性病变等。根据不同病灶的强化类型、时间和特点，以及病灶大小、形态、范围与周围组织间的关系，有助于病变的定位、定量和定性诊断。

### （一）对比剂

**1.对比剂的类型** 用于血管造影和CT增强扫描的水溶性碘对比剂与X线血管造影用对比剂基本相同，多为三碘苯环的衍生物，根据分子结构在溶液中以离子或分子形式存在分为两种类型，以离子形式存在的称为离子型对比剂，以分子形式存在的称为非离子型对比剂。两种类型均有单体和二聚体之分。离子单体对比剂渗透压高为1500~1600mOsm/kg，非离子型单体对比剂渗透压为500~700mOsm/kg。

临床常用的对比剂的名称及特性见表5-1。

**表5-1 临床常用对比剂的名称及特性**

| 结构 | 渗透压（mOsm/kg） | 通用名 | 英文名 |
|---|---|---|---|
| 离子型单体 | 1500~1600 | 泛影葡胺 | meglumine diatrizoate |
| 非离子型单体 | 500~700 | 碘海醇 | iohexol |
| | 500~700 | 碘普罗胺 | iopromide |
| | 500~700 | 碘佛醇 | ioversol |
| | 500~700 | 碘帕醇 | iopamidol |
| | 500~700 | 碘比醇 | iobitridol |

**2.对比剂不良反应** 对比剂进入体内，有化学毒性、渗透压毒性、免疫反应、离子失衡、肝肾功能损害等毒性反应。大多数对比剂经过肾脏排泄，对于肾功能正常的患者无碍。对肾功能有损害的患者，其肾小球滤过率越低，发生对比剂肾中毒的危险性越大。肾功能不全的患者其肝脏的排泄量增加，若同时存在肝脏疾病，有可能对肝脏产生较轻的，一过性的影响。对肝脏、肾脏的影响离子型和非离子型对比剂之间无明显差异。

**3.不良反应的症状及处理措施**

（1）轻度症状 被检者出现恶心、呕吐、寒战，皮肤潮红、瘙痒、荨麻疹、眼睑浮肿等症状。采取的措施：口服氯苯那敏，静脉注射异丙嗪或地塞米松，对症治疗。

（2）中度症状 被检者出现血压下降、心动过缓、呼吸困难、痉挛性咳嗽等症状，应立即吸氧，静脉输液。采取的措施：出现血压下降时，被检者平卧，静脉滴注血浆代用品；出现心动过缓时，静脉滴注异丙肾上腺素；出现呼吸困难、痉挛性咳嗽时，应取半坐位，静脉滴注氨茶碱或氢化可的松，严密观察被检者生命体征，做好记录。

（3）重度症状 被检者出现休克、心动过速、血压骤降；支气管（喉头）痉挛、哮喘急性发作；喉头水肿；肺水肿等症状。应立即吸氧并建立多路静脉通道。采取的措施：出现休克、心动过速、血压骤降时，被检者取半坐位，静脉注射肾上腺素，静脉滴注氢化可的松；喉头水肿时，行气管插管，必要时行气管切开；发生肺水肿时，应加压给氧，静脉注射利尿剂；发生痉挛时，静脉注射地西泮。严密观察被检者生命体征，做好记录。

（4）极重度症状 被检者出现呼吸循环停止，立即行心肺复苏术。

为了防止不良反应的发生，增强扫描前要了解被检者有无过敏反应史及身体状况，预先做好碘过敏实验，并让被检者在碘对比剂检查说明书上签字，碘过敏者禁做增强扫描。首选毒性小，渗透压低，碘浓度高，具有良好耐受性的非离子型对比剂。

**（二）常规增强扫描**

常规增强扫描指静脉注入水溶性有机碘对比剂后按普通扫描的方法进行扫描。对比剂通常通过手背静脉或肘静脉注射。注射方法有两种：一种是静脉团注法，此种方法应用广泛。以2.0~4.0ml/s的流速注入对比剂50~100ml，注射完毕立即扫描。其血管增强效果明显，消失迅速。另一种是快速静脉滴注法，快速静脉滴注对比剂100~180ml，滴注约一半时开始扫描。此方法血管内对比剂浓度维持时间较长，但强化效果不如团注法，不利于时相的选择和微小病变的显示，多用于扫描速度慢的CT机。还可以两种方法同时使用，即先静脉团注法注入半量对比剂，剩余半量快速静脉滴注，边滴注边扫描，血管增强效果有所改善。

对比剂用量一般按体重计算，1.0~1.5ml/kg。根据不同的检查部位、扫描方法、被检者的年龄、体质等，其用量、流速不同。

**（三）动态增强扫描**

动态增强扫描是指静脉注射对比剂后对感兴趣区进行快速连续扫描，扫描结束后再重建图像的方法。对比剂采用团注法静脉注入。扫描方式有进床式动态扫描和同层动态扫描两种。

**1.进床式动态扫描** 扫描范围包括整个被检器官，以发现病灶为主要目的，是现在最常用的CT增强扫检查方式。现在CT机器探测器的不断增宽，转速不断提高，扫描范围大，因此注射一次对比剂可完成全身CTA检查，而不需要增大对比剂的用量。根据注射对比剂后扫描次数的不同，可分为双期和多期扫描。

双期和多期增强扫描是指一次静脉注射对比剂后，分别在血供的不同时期，对被检查器官进行二次或多次扫描。对比剂注入后经血液循环进入靶器官，首先动脉灌注，进一步进入微循环，最后经静脉循环流出靶器官。选择合适的时间进行扫描，获得靶器官的动脉期、实质期、静脉期图像即为多期扫描。多期扫描的图像，能够明确反映该器官和病变的动脉期、实质期及静脉期的血供状态，能更有效地发现小病灶并了解被检查器官及病灶的强化特点，提高病灶的检出率和定性能力。

多期螺旋扫描在螺旋CT上，一次静脉注射对比剂后，分别在血供不同时期，对被检查器官进行多次完整的容积扫描。可采用实时增强检测技术触发，扫描的层厚和层距与平扫相同。用团注法，以3~5ml/s的速度滴入对比剂300~370mgI/ml，用量为1.0~1.5ml/kg，注射后即按设置好的起始扫描时间在短时间内对被检查器官分别进行多次屏气扫描，可用于身体各部分的扫查（图5-5）。

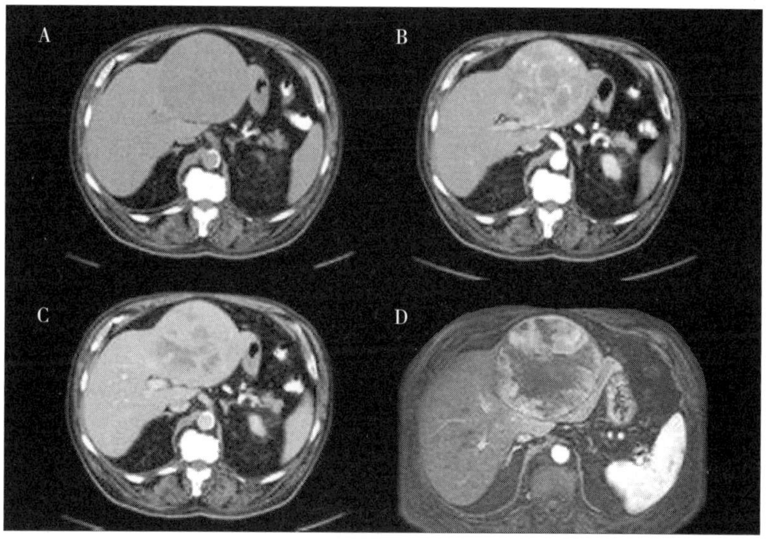


图5-5　肝脏多期增强扫描

**2. 同层动态扫描**　也就是CT灌注成像（CT perfusion imaging，CTPI），能反映组织的血管化程度及血流灌注情况，提供常规CT增强扫描不能获得的血流动力学信息，反映生理功能变化，属于功能成像，是一种特殊形式的动态扫描。是对同一感兴趣层面连续进行多次扫描，测定CT值并制成时间-密度曲线，然后根据曲线利用不同的数学模型计算出组织血流灌注的各项参数，并用色阶赋值形成灌注图像，以此来评价组织器官的灌注状态。扫描范围根据探测器宽度设定，所以这种扫描方式可以把两次扫描时间间隔设定的很小，如采用电影扫描甚至可以连续扫描。采用此种方法可以密切观察层面内脏器或病灶CT值的变化情况。CT灌注扫描，监测对比剂的进入和廓清过程，则可以得到层面内病灶或脏器注入对比剂后完整的时间密度曲线，根据该曲线，利用不同的灌注模型，推算出脏器或病灶的血流量、血容量、达峰时间、平均通过时间等参数，以研究该层面病变血供的动态变化特点。

动态增强扫描的曝光持续时间较长，需被检者保持良好的屏气状态，以确保扫描层面不随呼吸运动出现上下波动，因此，需嘱被检者进行屏气训练，必要时可采用腹带压迫法或呼吸门控辅助技术。

### （四）延迟增强扫描

延迟增强扫描是指在常规增强扫描后延迟一段时间再对感兴趣区进行扫描的方法。延迟扫描的时间因不同组织和病变的性质而定。用于观察组织与病变在不同时间的密度差异。其根本原因在于碘对比剂在体内不同的组织和病变的代谢不一致。主要用于肝脏小病灶的检出以及肝癌和肝血管瘤之间的鉴别。基本原理是正常肝细胞具有摄取和排泄有机碘的功能，静脉注入的水容积有机碘对比剂1%~2%被肝细胞吸收后经胆管系统排泄。静脉注入对比剂数小时后正常肝实质及其周围的微细胆管的CT值可提高10~20Hu，而病变的肝细胞不具备这种吸碘和泌碘的功能，其密度低于正常肝，从而造成病变与正常肝之间的密度差增大，使平扫和常规增强扫描中呈等密度的病灶在延迟增强扫描中表现为相对低密度，从而提高了肝脏小病灶的检出率。

### （五）低对比剂用量扫描

由于碘对比剂有肾毒性及过敏反应，所以在满足诊断要求的前提下应尽可能地降低对比剂的用量，也包括降低注射速度和降低对比剂的浓度。由于碘对比剂的所有不良反应均与碘含量有关，总碘注入量降低了，碘对比剂在血管或脏器内的峰值浓度则会降低，由此可以有效降低不良反应的发生率，也能降低对肾功能的损害。而这样做的缺点是由于缩短了碘对比剂在血管或脏器内的峰值持续时间，降低了峰值浓度，造成其CT值下降，允许的有效扫描时间窗减少，仅在体重较小的被检者或对图像要求不高的检查时应用。而随着CT技术的发展，机器扫描速度的提高，可以在短时间内完成大范围的扫描，对对比剂的峰值持续时间要求降低。一般采用降低管电压，以提高脏器CT值，提高管电流，以降低由于管电压的降低引起的噪声的增加。此方法由于射线能量的降低，可能会引起被检者对辐射剂量的吸收比率增加，但是由于降低管电压后，辐射剂量降低幅度较大，该技术利用管电压的瞬间切换技术，可以重建出单电子能量的图像，可以在碘浓度很低的情况下，得到满足诊断的血管图像。

## 三、CT血管检查

### （一）血管检查

CT血管检查（CT angiograthy，CTA）是经周围静脉快速注入水溶性有机碘对比剂，在靶血管对比剂充盈的高峰期，用螺旋CT进行快速容积数据采集，获得的容积数据经计算机后处理。CTA是一种微创性血管造影术，可清楚显示较大血管的主干和分支的形态；清晰地显示血管与肿瘤的关系；从不同角度观察动脉瘤的形态、大小、位置、蒂部和血栓等情况（图5-6）。

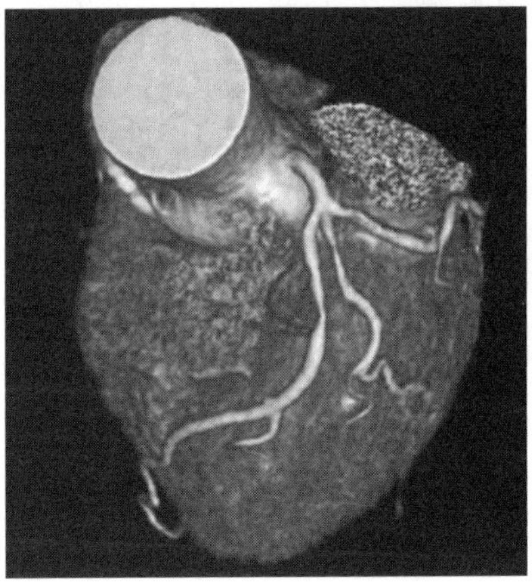

图5-6　冠脉CTA图像

CTA具有操作方便、经济、有效、微创等优点。

随着螺旋CT设备的发展，空间分辨力、图像后处理功能提高，扫描速度明显加快，使图像质量更好，血管的立体观察效果更逼真，临床应用范围得到了进一步扩大，除了可检查胸主动脉、腹主动脉以外，还可进行大范围的CTA检查，一次注射对比剂就可完成胸腹部、盆部、下肢及全身的CTA检查。

**1.扫描条件**　一是扫描架转速快，可提高图像的时间分辨力，对运动部位的血管很重要，例如，心脏冠脉检查，为了成像效果好，要求在心脏的舒张中期内完成图像的采集。二是，进床速度快，可在相同转速、螺距、时间内扫描范围更大。甚至全身CTA检查也可以在一次注射对比剂后一次屏气扫描完成。对图像质量要求高，CTA检查扫描条件比一般扫描高，要提高有效毫安，降低薄层图像的噪声。

**2.对比剂用量及注射速度**　对比剂用量与扫描范围及扫描速度有关，因为一定量对比剂按一定速度注入人体后，在靶血管内的浓度随时间变化呈类似抛物线变化，其CT值与碘浓度密切相关，所以血管内CT值的时间-密度曲线也呈这种抛物线变化。要求血管内CT值一般不小于250Hu。血管越细，诊断要求的血管内CT值越高，比如心脏冠脉检查时，一般要求冠状动脉内CT值不能低于300Hu，否则可能影响诊断的准确性。注入对比剂后靶血管的时间－密度曲线上超过一定CT值的持续时间称为峰值持续时间。把曲线最高点称为峰值浓度。峰值浓度与注射速度及注射对比剂的碘浓度有关，注射速度越快，注射的对比剂碘浓度越高，峰值浓度越高。

注射方案的制定，一般按千克体重对比剂用量。由于含碘物质的CT值与管电压相关，同样的物质，管电压越低，CT值越高。据此，对于一些低体重的被检者，可以通过降低管电压来降低对比剂用量，适当增加管电流以弥补由于降低管电压造成的图像噪声的升高。

对比剂的注射速度主要影响峰值浓度，一般为3.0~4.0ml/s。根据检查需要可以适当增减，对于比较细小、迂回的血管，应当增加注射速度，以提高峰值浓度，例如心脏冠状动脉和颅内动脉检查，对比剂注射速度可适当提高。对于粗大的血管检查，可适当降低注射速度，以保证安全，可以降低被检者的不适。

**3. 延迟时间** 当注射的对比剂量一定时，即靶血管内峰值持续时间固定时，延迟时间过长或过短都会导致扫描时靶血管内血药浓度不够，血管CT值低，影响诊断效果。影响延迟时间的被检者自身因素包括患者年龄、性别、身高、体重、血压、心率等。而每个人的基础情况不同，延迟时间也不同。

（1）小剂量对比剂预注射法　即经肘前静脉高压注射器以和检查时相同的流率注射对比剂20ml，相同速率生理盐水20ml，注药后延迟10秒在靶血管层面间隔1秒进行多次重复扫描，待此层面主动脉的CT值由低变高又由高逐渐变低后停止扫描。在靶血管内取感兴趣区，面积约为10mm$^2$，由后处理软件生成时间－密度曲线，根据该时间－密度曲线，测量延迟扫描时间，即靶血管达峰值时间加4~5秒即为正式扫描时的延迟时间。优点是可以观察到靶血管注入对比剂后的完整的时间－密度曲线，预测的延迟时间较准确。给被检者静脉内注入小剂量对比剂，可以使其适应该检查的过程，避免在正式扫描过程中由于紧张导致检查失败。缺点是增加了对比剂用量，也增加了被检者接受的辐射剂量。

（2）智能监控技术　在靶血管起始部选定一个层面设定好阈值，注射对比剂10秒后开始对这个层面进行低剂量同层动态扫描，间隔1~3秒，当管腔内浓度达到设定的阈值时，开始正式扫描。优点是可以节省对比剂。缺点是增加了被检者接受的辐射剂量；对操作熟练程度要求较高。

（3）经验法　根据经验大致估算延迟时间，注药后直接等待延迟时间后开始扫描。优点是降低了对被检者的辐射剂量，相对于预注射法也减少了对比剂用量。缺点是不能估算出准确的延迟时间，因为每个人的延迟时间变异较大。一般都会适当加大对比剂用量，这样可以延长靶血管内峰值持续时间，保证扫描时靶血管内血药浓度足够高，亦会造成对比剂的浪费。

**（二）静脉成像**

静脉系统成像分为回流法静脉成像和首过法静脉成像。

**1. 回流法静脉成像** 回流法可以对大部分静脉进行成像，如门静脉、腔静脉、下肢静脉、颈静脉、颅内静脉和肺静脉等，是最常用的静脉成像法。经静脉注入对比剂后，对比剂经过体循环或肺循环后回流入静脉系统，待预成像的静脉内对比剂浓度达到峰值时，进行CT扫描，然后经过重组可以得到静脉血管影像。对比剂量按1.5~2.0ml/kg体重计算。如想提高血管内对比剂浓度，可以提高对比剂注射量，静脉注射对比剂浓度峰值持续时间较长，所以扫描时间窗大，静脉期扫描即可。所以存在对比剂量大和CT值不高的缺点。

**2. 首过法静脉成像** 应用于四肢静脉或锁骨下静脉成像，在预成像的静脉远心端注射稀释后的对比剂，待靶血管内对比剂峰值浓度达到峰值后进行CT扫描。使用少量对比剂即可达到较好的成像效果，靶血管内对比剂浓度峰值与体重及心排血量关系不大，主要取决于对比剂的稀释浓度及注射速度，该方法可以克服回流法静脉成像的缺点。具体方法是将对比剂稀释，一般按20%~30%的比例稀释，稀释至扫描时不产生高密度伪影为佳。将稀释后的对比剂以2.0~3.0ml/s的速度注入静脉，10~20秒后进行扫描。

## 四、非血管造影CT

非血管造影CT是先对被检器官或结构进行非血管性造影，然后再做CT扫描的检查方法。常用的有CT脑池造影（CTC）、CT脊髓造影（CTM）和窦道及窦管造影等。现在应用较多是窦道及瘘管造影以及口服对比剂或气体灌肠CT造影。窦道及瘘管造影指经窦道或瘘管注射对比剂后进行CT扫描。口服对比剂造影常用于腹部检查时，口服对比剂以充盈胃和十二指肠，借以区别胃、十二指肠和其他器官、淋巴结，还可用于胃肠道病变的显示；盆腔检查是憋尿，并保留灌肠，以显示膀胱，区别肠道，有助于病变的发现。气体灌肠CT扫描主要用于虚拟结肠镜检查，也可认为是一种非血管造影CT。有的增强扫描也可起到造影的效果，如延迟扫描，膀胱可以充盈对比剂而显影。

PPT

# 第二节　CT图像后处理技术

CT图像后处理技术是由一系列像素组成的数字化图像，计算机数据采集后，尤其是螺旋CT的容积数据采集后，利用容积数据进行一系列2D或3D图像后处理。包括图像重建技术和图像重组技术。目前，图像重建技术算法有标准算法、软组织算法、骨算法和肺算法等。较为成熟和常用的后处理重组技术有：多平面重组（multi planar reformation，MPR）、曲面重组（curved planar reformation，CPR）、多层面容积再现（multi plane volume rendering，MPVR）、表面遮盖显示（surface shaded display，SSD）、容积再现（volume rendering，VR）、CT仿真内镜（CT virtual endoscopy，CTVE）和血管探针技术（vessel probe，VP）等。

## 一、重建技术

重建技术（reconstruction）是指使用原始数据（raw data）在特定的工作站上，经计算机采用各种特定的重建算法处理得到横断面影像的一种技术。可将CT图像的原始数据，改变图像的矩阵、视野，进行图像再次重建处理。还可根据所选滤波函数，改变算法，再次重建图像。比如内耳骨算法扫描后，还可改变为软组织算法再次重建图像，提高了组织间的密度分辨力，使图像更细致、柔和。也就是说，一次扫描通过不同的重建算法可以获得数套不同的CT图像，使用不同的窗值来观察，使得诊断信息更加丰富。

CT机内一般都装有不同的图像重建数学演算方法软件，常用的有标准算法、软组织算法、骨算法和肺算法等。应根据检查部位的组织成分和密度差异，选择合适的数学演算方法，使图像达到最佳显示。

**1.标准演算法**　是最常用的图像重建算法，适用于大多数CT图像重建，使图像的空间分辨力和密度分辨力达到均衡，例如颅脑重建（图5-7）。

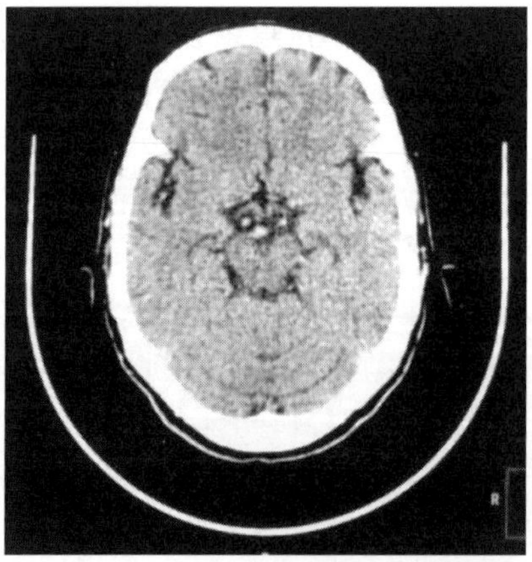

图5-7　头颅CT横断面扫描

**2.软组织演算法** 适用于需要突出密度分辨力的软组织图像重建，例如腹部器官的图像重建。

**3.骨算法** 适用于需要突出空间分辨力的图像重建，例如骨质结构和内听道的图像重建（图5-8）。

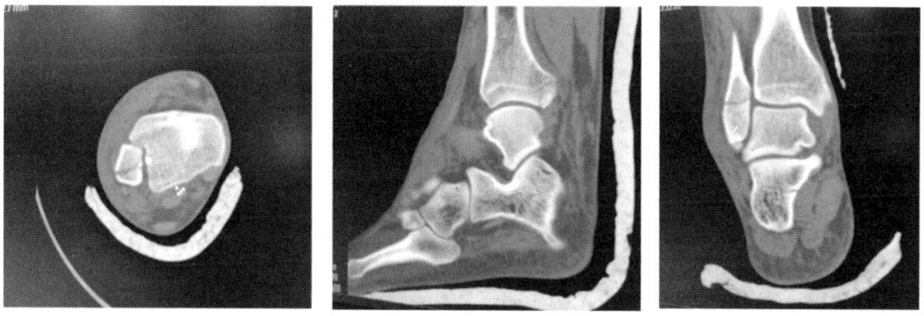

踝关节CT横断面　　踝关节CT矢状面　　踝关节CT冠状位

图5-8 踝关节CT图像

**4.肺算法** 适用于肺部表面性质的显示，又能显示肺内血管，有利于确定肺部病变部位和血供情况，图像演算方式选择不当会妨碍病变的显示（图5-9）。

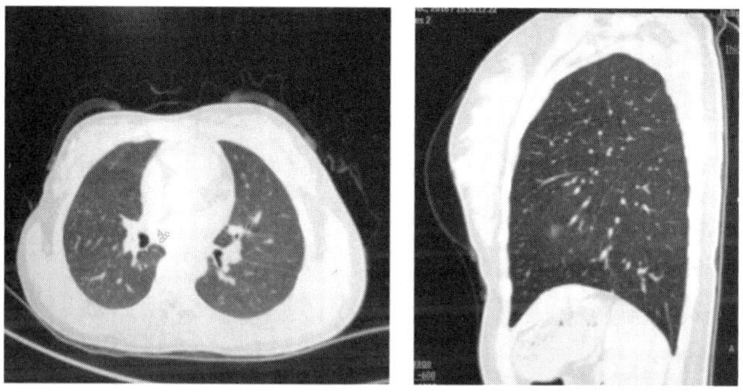

肺部CT横断面　　肺部CT矢状面

图5-9 肺部CT扫描图像

## 二、重组技术

重组技术（reformation）是指不涉及原始数据处理的一种图像处理方法，或者说使用重建后的数据实施进一步后处理的技术方法。

### （一）重组方法

目前的MSCT提供的重组方法很多，如二维、三维图像重组等，它们的主要不同是：二维的多平面重组图像的CT值属性不变，即在多平面重组的图像上仍可采用CT值测量，而三维图像的CT值属性已改变，不能做CT值测量。在重组技术中，MPR和CPR属于2D重组技术，其余均属于3D重组技术。

**1.多平面重组** MPR是将扫描范围内所有的轴位图像叠加起来，再对某些标线标定的重组线所指定的组织进行冠状、矢状位、任意角度斜位图像重组。在CT图像中任意断面上按需要划线，然后沿该划线将断面上的层面重组，即可获得该划线平面的二维重建图像。MPR可较好地显示组织器官内复杂的解剖关系，有利于病变的准确定位。它的显示形式有矢状面、冠状面、斜面等。要求连续扫描层面不少于6层，扫描层厚小于5mm。层厚越薄，层数越多，重组图像越清晰、平滑。螺旋扫描后的MPR，图像质量明显优于普通CT。但当层厚与螺距选择不当时，容易造成阶梯状伪影。一般MSCT机都具有此项功能，常作为横断面图像的重要补充而广泛应用（图5-10）。

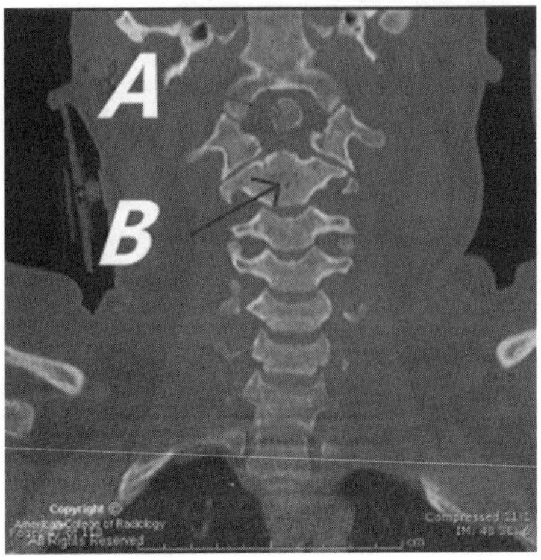


图5-10　冠状位CT

MPR显示一个小圆形的齿突（A），与颈2椎体分离（B），皮质边缘均匀平滑

**2. 曲面重组**　CPR是多平面重组的一种特殊形式。在容积数据的基础上，沿感兴趣区画一条曲线，计算指定曲面的所有像素的CT值，并以二维的图像形式显示出来。曲面重建将扭曲、重叠的血管、支气管、牙槽等结构伸展拉直显示在同一平面上，能较好地显示其全貌，是MPR的延伸和发展。能任意产生新的断层图像，而无须重复扫描。原图像的密度值被真实保持到了结果图像上。曲面重组能在一幅图像里展开显示弯曲物体的全长，但其难以表达复杂的空间结构，曲面重组易造成假阳性（图5-11）。CPR的特点如下。

（1）能任意产生新的断层图像，而无须重复扫描。

（2）原图像的密度值被真实的保持到了结果图像上。

（3）曲面重组能在一幅图像里展开显示弯曲物体的全长。

（4）难以表达复杂的空间结构。

（5）曲面重组易造成假阳性。

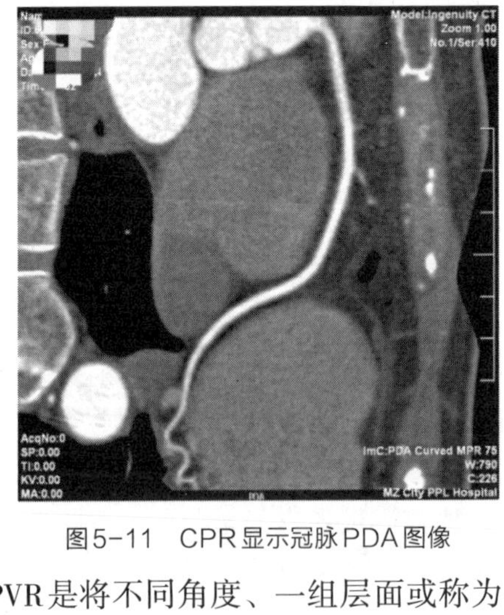

图5-11　CPR显示冠脉PDA图像

**3. 多层面容积再现**　MPVR是将不同角度、一组层面或称为一个厚片（slab）的容积资料进行重建，采用最大密度投影（maximum intensity projection，MIP）、最小密度投影（minimum intensity projection，MinIP）或平均密度投影（average intensity projection，AIP）进行运算，得到重组2D图像，这些2D图像可从不同角度（3D）观察和显示。或采用容积重组（volume reformation，VR）进行运算，得到重组3D图像。

（1）最大密度投影　MIP是通过计算机处理，从不同方向对被观察的容积数据进行数学线束透视投影，仅将每一线束所遇密度值高于所选阈值的体素或密度最高的体素投影在与线束垂直的平面上，并可从任意投影方向进行观察。MIP在临床上常用于显示和周围组织对比具有相对较高密度的组织结构，例如注射对比剂后显影的血管、明显强化的软组织肿块、肺小结节等（图5-12）。当组织结构的密度差异较小时，MIP的效果不佳。

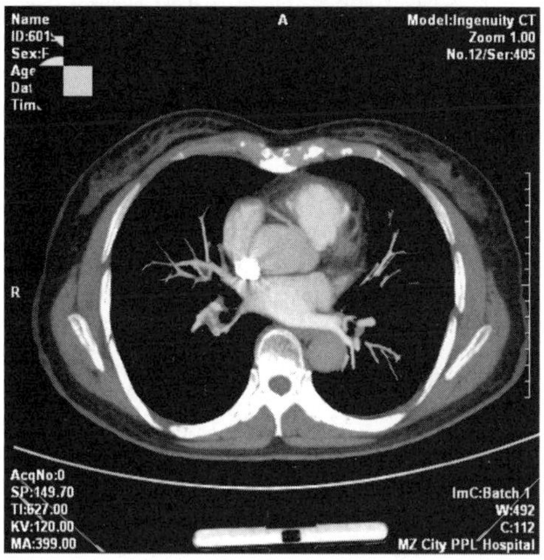


图5-12　MIP重建显示肺动脉

（2）最小密度投影　MinIP是仅将每一投影线束所遇密度值低于所选阈值的像素或密度最低的体素投影到与线束垂直的平面上。主要用于显示密度明显低的含气器官，如胃肠道、支气管等（图5-13）。

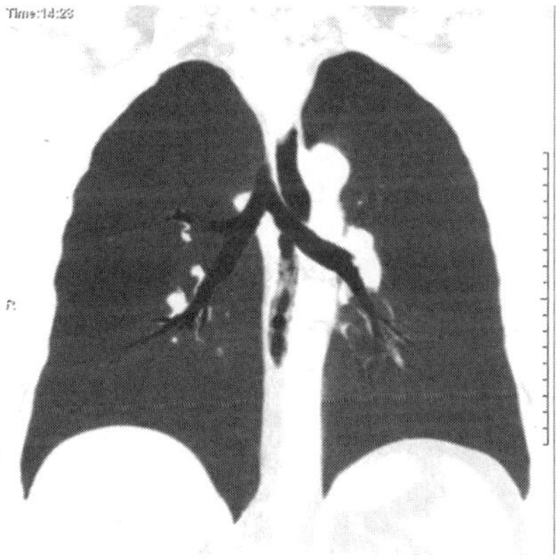

图5-13　Min-IP支气管树重组清晰显示支气管走向

（3）平均密度投影　AIP是将每一投影线束所遇全部体素密度值平均后投影到与线束垂直的平面上。此法因组织密度分辨力较低，临床上很少应用。

**4.容积再现技术（VR）**　是利用螺旋CT容积扫描的所有体素数据，根据每个体素的CT值及其表面特征，使成像容积内所有体素均被赋予不同颜色和不同的透明度，通过图像重组和模拟光源照射，从而显示出具有立体视觉效果的器官或组织结构的全貌。VR图像不仅可以显示被观察物的表面形态，而且可根据观察者的需要，显示被观察物内部任意层次的形态，帮助确定病灶与周围重要结构间的位置关系。VR图像的主要特点是分辨力高，可以分别显示软组织及血管和骨骼，3D空间解剖关系清晰，色彩逼真，可任意角度旋转，操作简便和适用范围广，是目前MSCT 3D图像后处理最常用的技术之一。VR图像适于显示骨骼系统、血管系统、泌尿系统、胆道系统和肿瘤等。缺点是数据计算量大，不能显示内部细微结构和微小的病变。目前，MSCT的VR应用比较广泛。多用于观察头颅和脊柱四肢骨关节外伤、畸形性疾病，脑血管、冠状动脉、颈部血管、内脏大血管、四肢血管等血管性病变，胆管病变，尿路病变，以及肿瘤性病变（图5-14~图5-16）。采集容积数据时，薄层扫描、良好的血管增强效果是获得优质的

VR图像的基础；在后处理操作中，准确选择预设的CT值上下限十分重要，过高或过低的阈值都可能影响图像的清晰度和真实性。

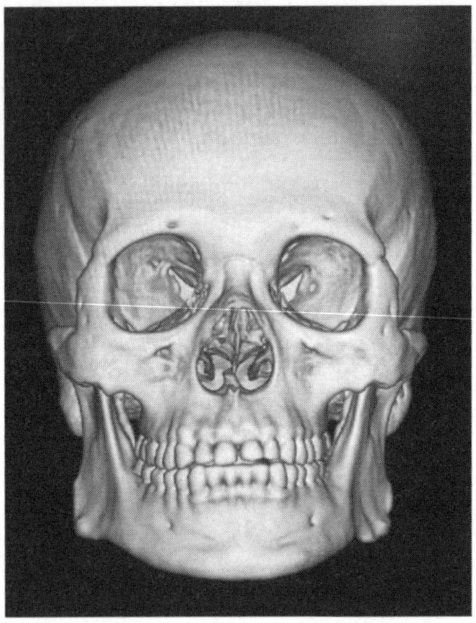

图5-14　颅脑三维立体图像

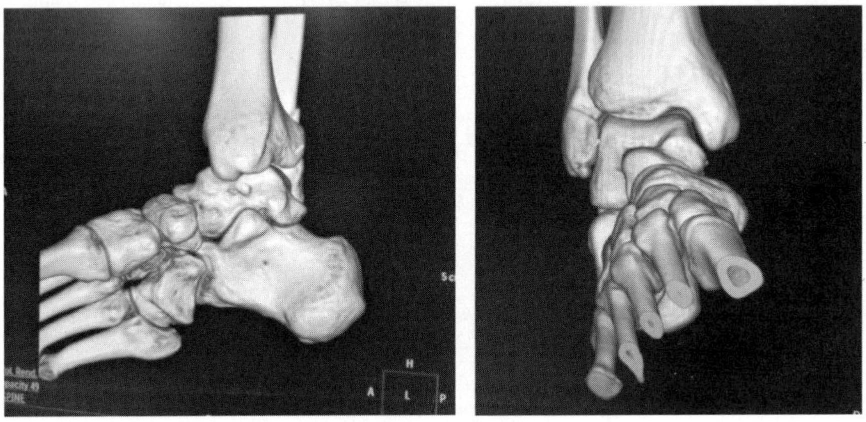

图5-15　踝关节三维立体图像

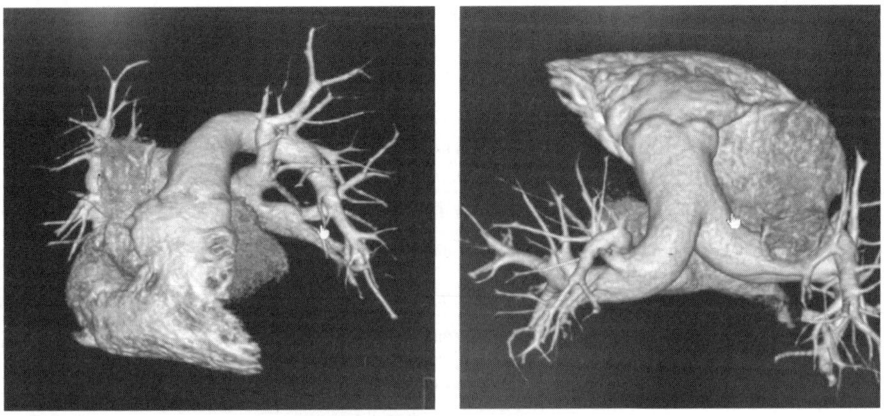

图5-16　肺部血管重建

**5.表面遮盖显示**　SSD是通过计算被扫描物体的表面所有相关像素的最高和最低CT值，保留所选CT阈值范围内的像素影像，将超出CT阈值的像素透明处理后重组成表面数字模拟三维图像。SSD空间立体感强，解剖关系清晰，有利于病灶的定位。多用于骨骼系统、空腔结构、腹腔脏器和肿瘤的显示（图5-17）。SSD受CT阈值选择的影响较大，选择不当，容易失去利于定性诊断的CT密度，使细节显示不佳。比如CTA时，CT阈值过高，选中的组织多，空腔管径显示窄；反之CT阈值过低，细微病变就可能漏掉，管径显示宽。此外，SSD也不能显示被检查部位内部结构的形态，所以现在SSD重建应用较少。

**6. CT仿真内镜** CTVE是容积数据同计算机领域的虚拟现实结合，重组出空腔器官内表面的立体图像，类似于纤维内镜所见的影像。螺旋CT连续扫描获得的容积数据重组的立体图像是CTVE成像的基础。在此基础上调整CT值阈值及透明度，使不需要观察的组织透明度为100%，消除伪影，需要观察的组织透明度为0，保留其图像。再行伪彩色编码，使内腔显示更为逼真。还可利用计算机远景投影软件功能调整视屏距、视角、透明方向及亮度，以管道内腔为中心，不断缩短物屏距（调整Z轴），产生目标物体不断靠近观察者和逐渐放大的多幅图像。随后以电影回放速度连续显示这些图像，即可产生类似纤维内镜进动和转向的动态观察效果。从其检查的微创性，图像的直观性和整体性以及CTVE与纤维内镜图像的一致性来看，CTVE具有良好的临床应用前景（图5-18）。不足之处是容易受伪影的影响，颜色为伪彩色，不能真实反映组织表面颜色，另外就是不能进行组织活检。CTVE目前多用于观察气管、支气管、大肠、胃、鼻腔、鼻窦、喉、膀胱和主动脉等管道窦腔。

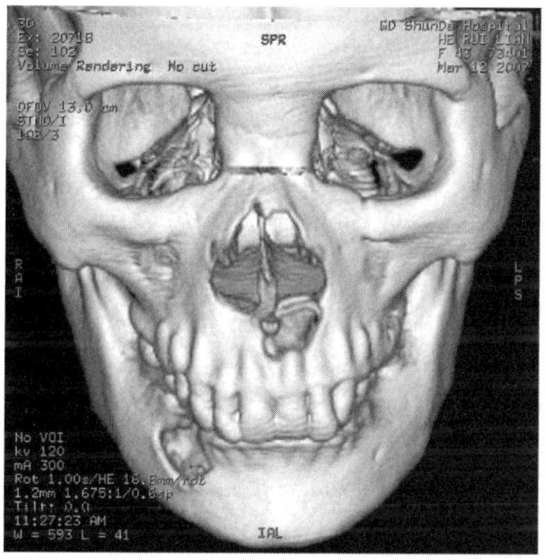


图5-17 上下颌骨SSD重建图像

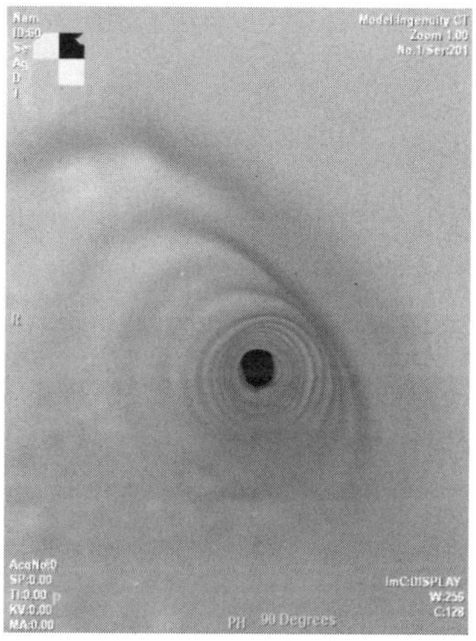

图5-18 CTVE显示气管图像

**7. CT血流灌注** CTP是属于CT功能成像技术，是指用CT动态增强来分析局部器官或病变的动态血流变化，并以图形和图像的形式将其显示出来的一种功能性成像技术。需在MSCT机上进行扫描，并使用专用软件进行处理和分析。CTP的检查过程：经外周静脉快速团注水溶性非离子型碘对比剂后，对选定的层面进行同层动态扫描，获得该层面内每一像素的时间-密度曲线（time-density curve，TDC），根据该曲线利用不同的数学模型计算出脑血流量（cerebral blood flow，CBF）、脑血容量（cerebral blood volume，CBV）、对比剂峰值时间（time to peak，TTP）和表面通透性（permeability surface，PS）等。CBF的单位是ml/（100g·min），是指单位体积组织（100g）在单位时间内的血液供应量，与组织器官或病变的血容量、组织耗氧量、静脉引流和淋巴回流状况等因素有关；CBV的单位是ml/100g，是指组织微血管内所含有的血量占整个组织的体积比，反映了组织或器官的血液灌注量，与脉管系统的容量及毛细血管开放的数量有关；MTT的单位是秒，是指对比剂由供血动脉进入组织并到达引流静脉所需时间的平均值；PS的单位是ml/（min·100g），是指对比剂单向通过毛细血管内皮进入组织间隙的传输速率，反映毛细血管内皮细胞完整性及血管壁通透性。

CTP是一种定量的检查方法，目前应用较多的是脑血流灌注，对缺血性脑梗死的早期诊断具有明显优越性（图5-19）；在肿瘤病变的鉴别诊断和分级诊断以及其他方面的应用也具有较好的应用前景。

彩图

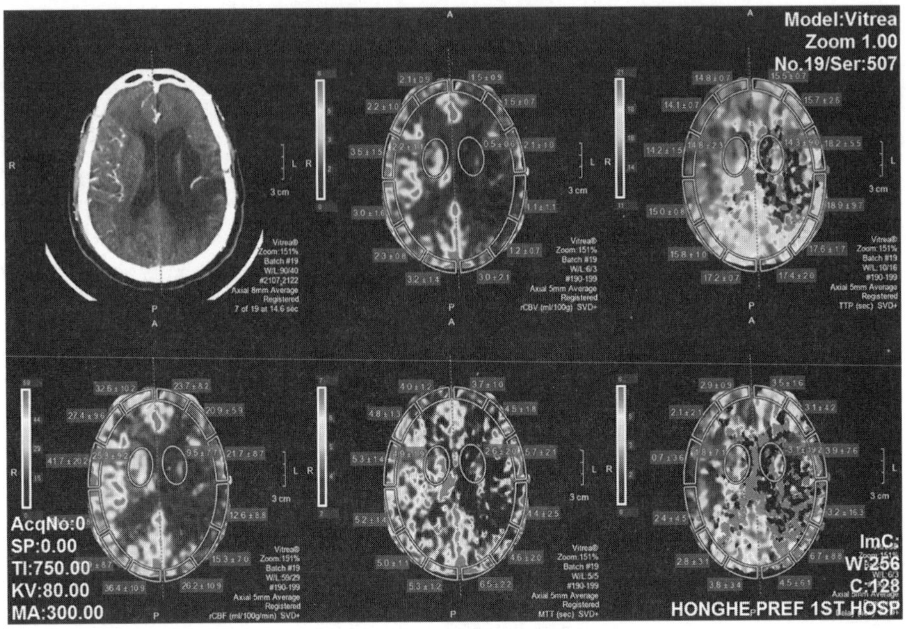


图5-19 CTP显示颅内血流

**8.血管探针技术** VP是在VR的成像图上，利用计算机自动沿着血管走向重组出靶血管的连续横断面图像，并从两个垂直方向重组出CPR图像，显示血管管壁及血管内腔情况（图5-20）。适用于显示走行迂曲的小血管，如冠状动脉，能清楚显示血管管壁的软硬粥样硬化斑和血管的狭窄程度。

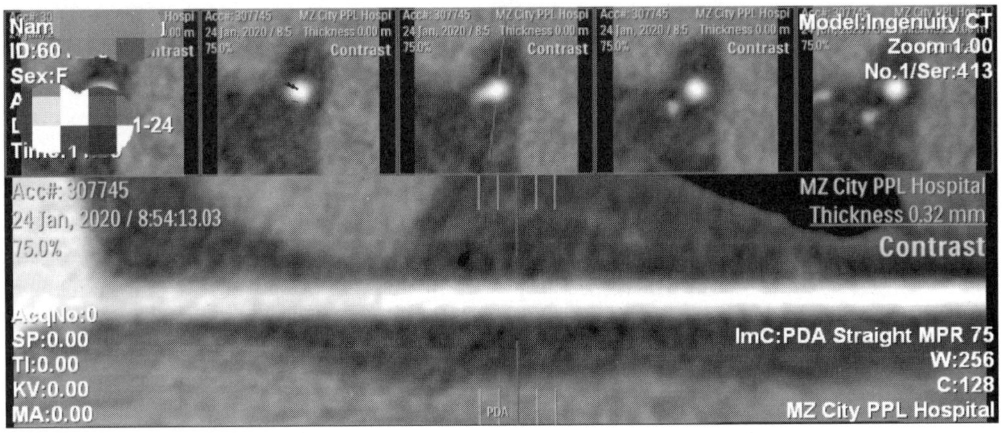


图5-20 VP显示血管情况

### （二）重组技术的扫描参数设置

重组技术主要是为了改变图像的显示形式或方位，它对重建数据有一定要求，要求图像的分辨力，尤其是纵向分辨力要足够高，要达到和轴位图像即层面内分辨力相同，才能实现所谓的“各向同性”。另外，对于运动器官的扫描，如冠状动脉扫描、大范围胸腹部扫描等，还要求提高扫描的时间分辨力。这需要在扫描前参数设置时充分考虑。

**1.单层螺旋CT参数设置** 一般常用的扫描参数为X线管电压120kV，X线管电流200~240mA，检查床移动速度2~6mm/s，层厚1~3mm，扫描范围50~240mm，根据扫描范围选择螺距1~2；扫描时间25~40秒。胸腹扫描时被检者需屏气，如果扫描时间较长，超过25秒，则需分设两处相连或相互重叠5mm的螺旋扫描程序，在两处扫描程序间隔10秒让被检者呼吸。分段扫描获得的容积数据彼此之间容易出现错位。

**2. MSCT参数设置** 常用的扫描参数为X线管电压120~140kV，X线管电流250~600mA，检查床移动速度12~200mm/s，层厚0.5~2mm，螺距1~1.5。根据检查目的一次完成靶器官或全身各部位扫描。64层或以上螺旋CT完成全身1750mm范围扫描仅需10秒或更短，且不会出现容积数据错位。

因CT各种机型探测器排数不同，扫描选择的参数也有所不同，可根据实际情况选择扫描参数。

**3.数据的后处理** 扫描结束后可将容积扫描获得的原始数据重建出有部分重叠的多幅横断层面图像。重建后显示的图像在Z轴方向的每层厚度称为重建层厚。重建层厚可等于或大于采集层厚，最大可于采集层厚多倍，最小等于最小探测器宽度。例如某一型号的64层螺旋CT采集层厚为0.625mm × 64，重建层厚则介于0.625~5mm之间。MSCT扫描横断层面图像一般选择薄的采集层厚和厚层重建以提高图像的信噪比，减少显示图像数量。但以往受设备条件所限，体素Z轴方向的边长（即图像的层厚）总是大于X、Y方向的边长（即横断图像像素边长），使MPR和其他后处理获得的图像空间分辨力总是低于横断层面图像。随着设备的改进和探测器体积的缩小，重建层厚减薄，使体素的Z轴方向的边长与X、Y轴边长接近一致，基本实现了各向同性，例如显示野为36cm，矩阵为512 × 512，那么层面内体素的边长为0.7mm，如果扫描层厚也为0.7mm，就能够达到各向同性。Z轴空间分辨力与横断层面图像空间分辨力相近，后处理图像质量与横断层面图像基本一致。颅脑和五官检查，可用MPR图像替代直接冠状扫描图像，免除特殊体位的不适；在体部，可用不同方位的MPR图像弥补横断层面图像的不足，提高对正常解剖和病理改变的显示能力。MSCT的优势不仅是检查速度的提高，更主要的是后处理功能和图像质量的提高。

## 本章小结

螺旋CT的容积数据采集后，利用容积数据进行一系列2D或3D图像后处理。包括图像重建技术和图像重组技术。目前，图像重建技术算法有标准算法、软组织算法、骨算法和肺算法等。较为成熟和常用的后处理重组技术有：多平面重组、曲面重组、多层面容积再现、表面遮盖显示、容积再现、CT仿真内镜和血管探针技术等。

MSCT提供的重组方法很多，如二维、三维图像重组等，它们的主要不同是：二维的多平面重组图像的CT值属性不变，即在多平面重组的图像上仍可采用CT值测量，而三维图像的CT值属性已改变，不能做CT值测量。在重组技术中，MPR和CPR属于2D重组技术，其余均属于3D重组技术。

VR图像的主要特点是分辨力高，可以分别显示软组织及血管和骨骼，3D空间解剖关系清晰，色彩逼真，可任意角度旋转，操作简便和适用范围广，是目前MSCT 3D图像后处理最常用的技术之一。VR图像适于显示骨骼系统、血管系统、泌尿系统、胆道系统和肿瘤等。缺点是数据计算量大，不能显示内部细微结构和微小的病变。

# 习 题

习题

## 一、单项选择题

1.下列不是螺旋CT后处理技术的是（　）。

A.多平面重组　　B.表面遮盖显示　　C.最大密度投影

D.动态增强扫描　　E. CT仿真内镜

2.对缺血性脑梗死的早期诊断具有明显优越性的是（　）。

A. MPR　　B. SSD　　C. MIP　　D. VR　　E. CTP

3.关于重组图像技术，错误的叙述是（　）。

A.重组图像与图像重建是完全不同的概念

B.重组图像是利用计算机将各个不同层面的像素重新排列的技术

C.重组图像是将已有的各层面中的有关显示数据取出来，重新组合为新的层面图像

D.最常用的重组图像是冠状面和矢状面图像

E.重组的图像质量优于直接重建的图像质量

4.下列哪一个是多平面重组（　）。

A. MPR　B. SSD　C. MIP　D. VR　E. CTP

5.下列哪一个不是CPR的特点（　）。

A.能任意产生新的断层图像，而无须重复扫描

B.原图像的密度值被真实保持到了结果图像上

C.曲面重组能在一幅图像里展开显示弯曲物体的全长

D.能很好表达复杂的空间结构

E.曲面重组易造成假阳性

6.常用于显示和周围组织对比具有相对较高密度的组织结构，例如注射对比剂后显影的血管、明显强化的软组织肿块、肺小结节等的是（　）。

A. MIP　B. MinIP　C. AIP　D. VR　E. SSD

7. VR图像的主要特点是（　）。

A.薄层扫描　B.分辨力高　C.显示细微结构

D.不能显示内部结构　E.后处理数据量少

8.下列不能用于CTVE观察的是（　）。

A.气管、支气管　B.大肠、胃　C.鼻腔、鼻窦

D.喉　E.输尿管

9.单位是ml/（100g·min），是指单位体积组织（100g）在单位时间内的血液供应量，与组织器官或病变的血容量、组织耗氧量、静脉引流和淋巴回流状况等因素有关的是（　）。

A.密度曲线（time-density curve，TDC）

B.脑血流量（cerebral blood flow，CBF）

C.脑血容量（cerebral blood volume，CBV）

D.对比剂峰值时间（time to peak，TTP）

E.表面通透性（permeability surface，PS）

10. MSCT参数设置不正确的是（　）。

A.常用的扫描参数为X线管电压120~140kV

B. X线管电流250~600mA

C.检查床移动速度12~200mm/s

D.层厚0.5~2cm

E.螺距1~1.5

## 二、简答题

1.常用的CT扫描方式有哪些?

2.简述CT后处理重组技术有哪些，特点分别是什么。

（于　昊　王宝才）

# 第六章　CT检查技术的应用

**知识目标**

**1.掌握**　CT的图像特点与CT检查的基本参数；CT检查在人体常用部位的技术参数、图像处理及临床应用原则。

**2.熟悉**　CT检查前的准备工作与CT检查的适应证；CT平扫与增强扫描的检查方法；常用后处理技术的原理及临床应用。

**3.了解**　CT特殊检查技术临床应用。

**技能目标**

**1.学会**　CT检查的基本操作步骤。

**2.具备**　识别CT的适应证和禁忌证；CT的图像特点的能力。

具有良好的职业道德和医德，具备爱护患者身体的意识，良好的沟通能力和团队协作意识。

PPT

## 第一节　头　颅

**案例讨论**

**案例**　患者，男性，65岁，头晕、头痛伴左侧肢体麻木1天。门诊医生初步诊断为脑卒中，送影像科CT室进行头颅CT扫描。

**讨论**　1.该患者检查前应做哪些准备？

2.如何选择扫描基线？

3.如何给患者摆体位？

4.具体检查参数如何设置？

CT检查技术最早就是从颅脑检查发展起来的，目前在许多颅脑疾病检查中，CT检查仍然起着非常重要的作用，有些疾病CT检查还是首选的检查方法，如颅脑外伤、出血等。颅脑CT常规应用横断面扫描，有时需冠状层面扫描。冠状层面扫描能较好地显示颅内结构和病变上下关系，MSCT可以从横断层面扫描获取的容积数据中直接重组冠状层面图像，无需做冠状层面扫描。颅脑CT扫描可选用轴扫（非螺旋扫描）或螺旋扫描，然后根据临床诊断需要进行增强扫描或相应的其他检查。颅脑CT检查方法有横断面扫描、冠状面扫描、增强扫描、CT血管造影和脑血流灌注等。颅脑扫描容易制动，通常采用非螺旋扫描。但是CT血管造影等特殊检查方式通常采用螺旋扫描。

### 一、颅脑平扫

#### （一）横断面扫描

**1. 适应证**　颅脑外伤、脑肿瘤、脑血管性病变、颅内炎症、先天性畸形及新生儿疾病、脑白质病及脑萎缩、脑积水等。

**2. 扫描注意事项**

（1）扫描前去除被检者体表影响成像的物品，如金属发卡、耳环等。

（2）检查前应向被检者说明检查所需的时间及扫描过程中机器发出的声响。

（3）在扫描过程中被检者的体位需保持不动，对不能合作的被检者及婴幼儿，可采用药物镇静。成人一般检查前肌内或静脉注射10mg地西泮，少数效果差者可重复给予地西泮10mg；小儿口服或水合氯醛保留灌肠，按每千克体重50~75ml（总剂量不得超过2g）。

（4）应注意检查以外重要部位的防护屏蔽。

微课

**3. 检查体位和扫描范围**

（1）检查体位　被检者仰卧于检查床上，头先进，头部置于头托内，下颌内收，使两侧听眦线所在平面垂直于床面，两外耳孔与检查床面等距，即X线摄影中的标准头颅前后位。摆好位置后移动扫描床使被检者进入扫描机架的孔内，使扫描机架上定位灯的定位线与两侧听眦线在同一平面上。准确摆位的主要目的是使每层图像两侧对称，准确反映该层面解剖结构，有利于病变的发现和两侧结构的对照。扫描基线一般取听眦线（听眦线垂直于床面），或根据被检者情况和诊断需要另定。

（2）扫描范围　从扫描基线开始连续向上扫描至颅顶。下方应显示颅底各结构，若怀疑颅底骨折第一层应包括枕骨大孔、筛窦、蝶窦；上方应到达顶叶，对怀疑有转移性肿瘤的被检者更应注意顶叶皮层区扫描；四周应包括头部皮肤在内（图6-1）。

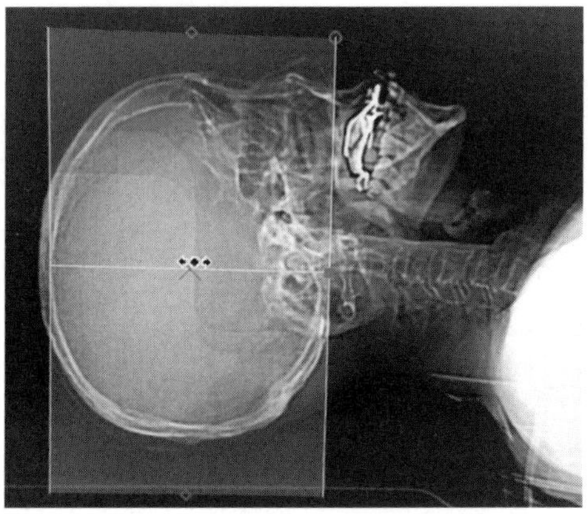

图6-1　颅脑横断面CT扫描定位图

**4. 扫描方式和参数**

（1）扫描基线　扫描基线是CT在定位像上确定解剖结构的扫描起始线。颅脑CT横断面扫描基线有三条，即听眉线、听眦线和听眶线。

1）听眉线（EML）　是眉上缘的中点与同侧外耳孔的连线。EML作扫描基线时有以下优点：①标志醒目，定位准确；②EML通过三个颅凹的最低处，扫描范围较理想；③采用EML扫描，显示组织结构较清楚，幕下显示第四脑室好，幕上显示基底节好。

2）听眦线（OML）　即眶耳线，是外耳孔与同侧外眼眦的连线。可同时显示三个颅凹，颅脑CT检查常以此线作为扫描基线。

3）听眶线（RBL）　又称大脑基底线，即Reid基线（Reid's base line）。是外耳孔上缘与眶下缘的连线。用此线扫描，断面通过眼窝、中颅凹和后颅凹的上部，前颅凹未扫到，而后颅凹已超过大半，第四脑室及枕骨大孔附近均未显示出来。听眶线与台面垂直时扫描，被检者的位置较舒服。

（2）扫描方式及参数

1）采用侧位定位像，一般非螺旋扫描，层厚、层距5~10mm，扫描视野（field of view，FOV）250mm，若发现较小病变时，可在病变区加做更薄的层厚扫描，以提高图像的空间分辨率，减少部分容积效应的影响。MSCT可采用容积扫描后薄层重建。

2）颅脑是一个相对静止的器官，如果扫描过程中被检者配合，使用非螺旋扫描的方式也不会因呼吸运动而出现漏层现象，由于螺旋扫描的层面不是真正的横断层面，需要在重建图像时加以修正，如果其他扫描参数一样，非螺旋扫描方式的图像质量要高于螺旋扫描方式。

**5.图像后处理** 观察脑组织结构时：窗宽80~100Hu，窗位35Hu左右；观察颅骨结构时：窗宽1500~2500Hu，窗位400~700Hu（图6-2）。对于颅脑外伤的被检者，常规要求拍摄脑组织窗和骨窗CT片，以免遗漏骨折的诊断。

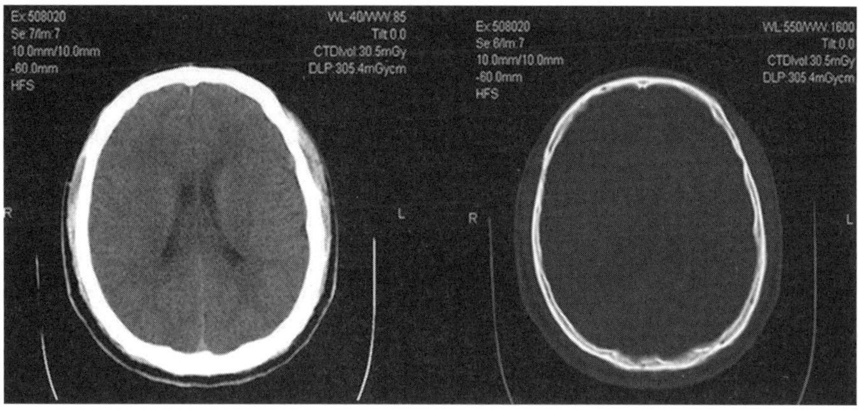


图6-2 脑组织窗和骨窗横断面图像

### （二）冠状面扫描

**1.适应证** 当疑有垂体瘤、鞍区占位、颅底病变、小脑病变以及大脑凸面病变时可做冠状面扫描。但一般不作为颅脑的常规扫描方法。冠状面扫描的缺点是由于被检者体位不舒适，易动，难固定，同时由于厚的颅底及鼻窦、鼻腔等含气结构的X线吸收差别较大，容易产生伪影而影响图像质量。对于鞍区扫描常规采用冠状面扫描，但随着颅脑MR在垂体诊断中的优越性，CT已不是垂体检查的首选。

**2.扫描注意事项**

（1）扫描前去除被检者体表能产生伪影的物品，如金属发卡、耳环等。

（2）告知被检者此体位稍有不适，要求被检者在检查的过程中，必须保持体位的固定。

（3）应注意检查以外重要部位的防护屏蔽。

**3.检查体位和扫描范围**

（1）检查体位 被检者仰卧于扫描床上，头尽量后仰采取X线摄影中的颏顶位或俯卧于扫描床上取顶颏位（图6-3），一般顶颏位较常用，被检者较易配合。两者均要求听眦线（OML）与扫描层面垂直。

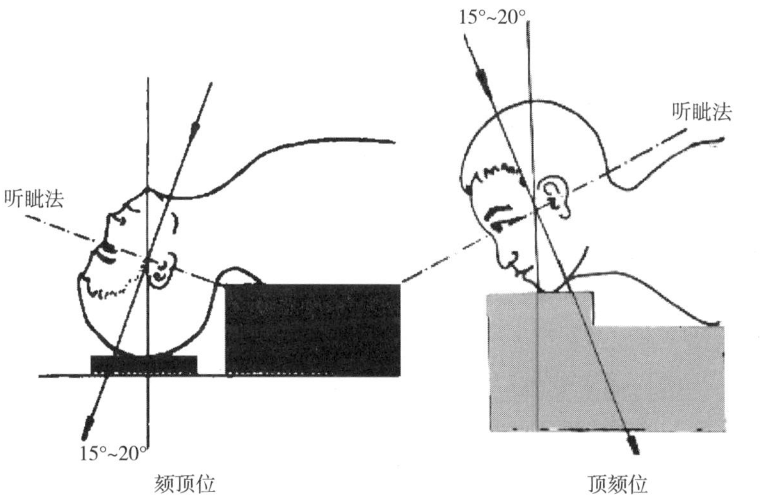


图6-3 冠状位扫描定位图

（2）扫描范围　颅脑冠状面扫描范围应从额叶到枕叶。鞍区扫描范围应根据蝶鞍大小而定，原则上包括蝶鞍前床突和后床突，有较大的占位性病变时应扩大扫描范围，从而使病灶能完整显示出来。

**4. 扫描方式和参数**　均采用头颅侧位定位像，非螺旋扫描。①颅脑扫描应倾斜扫描机架使扫描层面尽可能与OML垂直，以层厚、层距5~10mm，FOV 200~250mm连续逐层扫描，直至脑实质扫完为止。②鞍区扫描应尽可能与蝶鞍后床突平行或与鞍底垂直，层厚、层距1~2.5mm，FOV 150~200mm进行连续逐层靶扫描。

**5. 图像后处理**　颅脑冠状面观察条件同常规横断面，鞍区显示窗宽250~350Hu，窗位50~70Hu。

## 二、颅脑增强扫描

**1. 适应证**　临床上若怀疑颅内原发或继发性肿瘤、颅内感染性病变、脑血管性疾病、脑白质病、寄生虫病、先天性颅脑发育畸形中的组织源性疾病（如结节性硬化、神经纤维瘤病等）应在平扫的基础上做增强扫描。急性脑出血、脑梗死、颅脑外伤、颅脑先天性畸形、脑萎缩、脑积水等疾病，一般只做横断层面扫描即可达到诊断目的。

**2. 扫描注意事项**　在平扫注意事项的基础上，增强扫描前应做碘过敏试验并让被检者（家属）签订对比剂使用知情同意书，有碘过敏者、严重肝肾功能损害、急性出血和脑外伤者应禁用或慎用对比剂。

**3. 检查体位、扫描范围、扫描方式和参数**　同常规平扫（图6-4）。

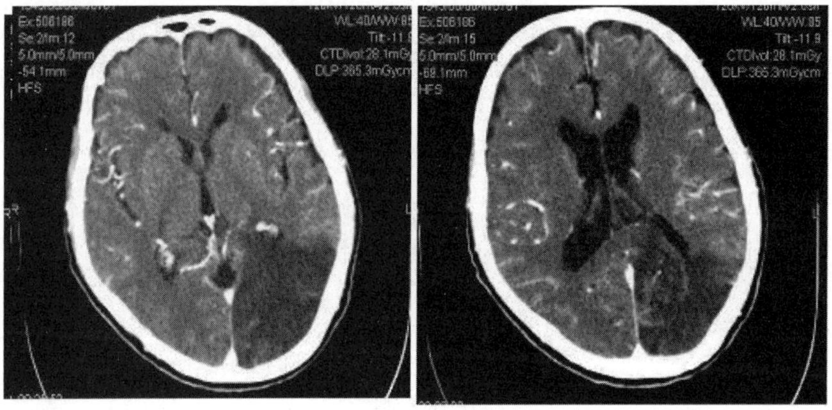

图6-4　颅脑增强横段面图像

**4. 对比剂的使用**　一般使用非离子型对比剂（碘普罗胺），成年人一般用量50~80ml，儿童用量为1.0~1.5ml/kg。用高压注射器静脉团注法给药，注射速率2.0~3.0ml/s。注射完成即行增强扫描。

## 三、脑血管CTA检查

**1. 适应证**　临床可用于脑动脉瘤、脑血管畸形、急性脑卒中、脑血管狭窄或血管闭塞性疾病等的诊断，具有较高的阳性检出率和确诊率，尤其是对于直径5~30mm的动脉瘤显示满意，与DSA结果具有很好的一致性。检查创伤小，可进行全方位观察（图6-5）。

**2. 扫描注意事项**

（1）检查前由扫描技师认真填写检查申请单的相关项目，并签名。

（2）扫描前去除被检者体表能产生伪影的物品，如金属发卡、耳环等。

（3）应注意检查以外重要部位的防护屏蔽。

（4）增强扫描后，被检者应留观15~60分钟，以观察有无过敏反应。

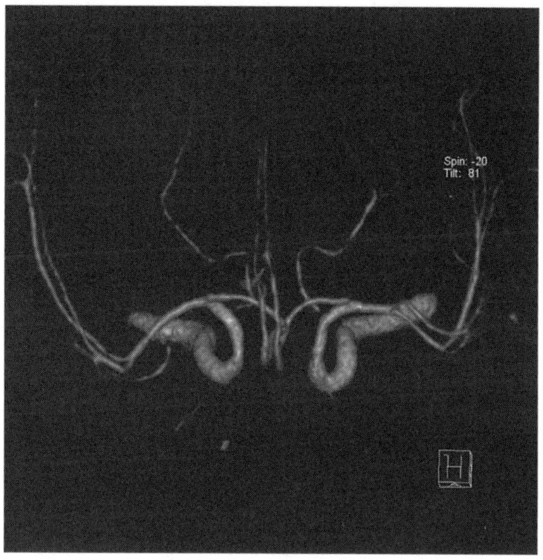


图6-5　颅脑CTA图像

**3.检查体位和扫描范围**

（1）检查体位　常规采取仰卧位，头先进，头部用绷带固定于头架上以减少运动伪影。

（2）扫描范围　从舌骨水平到颅顶，由足侧向头顶侧扫描。

**4.扫描方式和参数**　为了获得优质的脑血管CTA图像，至少使用4排以上多层螺旋CT机（MSCT）。采用侧位定位像，螺旋扫描，螺距1~1.5，层厚、层距≤1mm，重建间隔0.7mm，FOV 250mm，使用高压注射器静脉团注对比剂，成人用量50~80ml，儿童用量1.0~1.5ml/kg或参照药品说明书使用，生理盐水20~50ml，注射速率3.0~5.0ml/s。

对于脑实质有病变者，在CTA扫描结束后可以再行颅脑常规增强扫描，既可以了解脑血管情况，也可以了解脑组织及其他结构的情况。

**5.图像后处理**　扫描结束后，可在操作台或工作站上使用3D软件，利用CTA扫描的原始数据，根据临床诊断的需要进行MIP、CPR、VR、SSD等多种方式的重建，可通过裁剪去除骨骼的影响，并可旋转图像，以多角度观察血管，获得多种二维、三维图像。

## 四、脑CT灌注成像

**1. 适应证**　CTP技术已较成熟的应用于临床许多疾病的诊断与器官功能的评价，对脑梗死的早期诊断具有明显的优势，在脑肿瘤的诊断与鉴别诊断以及肿瘤的放化疗疗效的评价方面显示很大的优越性；CTP扫描对噪声非常敏感，因此，小脑、脑干等伪影较多的部位其应用受到一定限制。

**2.检查体位和扫描范围**　检查体位及扫描前准备同脑血管CTA。扫描时应行颅脑横断面平扫，根据平扫图像及临床要求，选择好合适的感兴趣区层面（通常为10~20mm），要尽可能采用较大的扫描视野和较厚的层厚。

**3.扫描方式和参数**　使用高压注射器经肘静脉团注40~50ml碘对比剂，20ml生理盐水，注射速率通常应大于5ml/s，注射开始后5~7秒对选定的层面进行连续多次扫描，层厚5mm，FOV 150mm，共扫40~50层，总扫描时间40~45秒，然后在后处理工作站利用专用的软件计算出各灌注参数值并可形成彩色功能图。

**4.图像后处理**　CTP在工作站的技术操作过程如下：首先在工作站的浏览表中选中检查患者的增强灌注图像并点击灌注软件，进入CT灌注模式选择界面，根据临床检查要求选择不同算法和不同功能灌注模式，然后进行图像校正以减少图像在X、Y轴方向的运动，下一步是调整CT值的阈值，再选择感兴趣区和附近的代表动脉与静脉的兴趣区域，则软件自动描绘出各兴趣区的时间–密度曲线（TDC），设置最后一幅增强前的图像和第一幅增强后的图像，点击下一步即可重建出各种血流灌注参数的功能图。如果选择的是脑卒中灌注软件并以彩图模式观察，则可以分别得到CBV（脑血容量）、CBF（脑血流量）和MTT（对比剂峰值时间）功能彩图，如果选择的脑肿瘤的灌注软件，则可以得到CBV、CBF、MTT和PS（表面通透性）功能彩图（图6–6）。

彩图

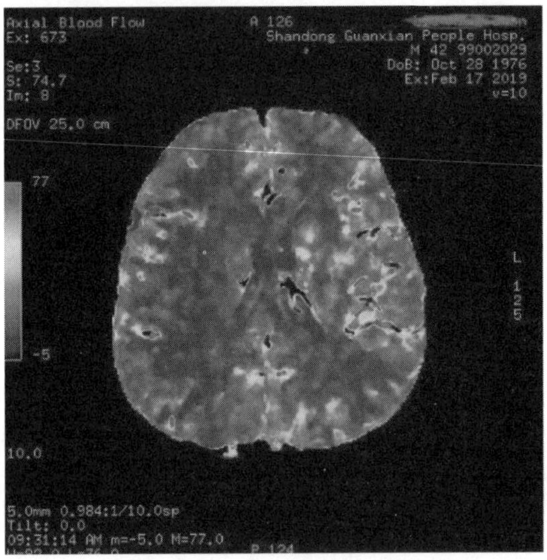


图6–6　颅脑CTP图像

PPT

## 第二节　头颈部

**案例讨论**

**案例**　患者，女，15岁，右鼻腔反复出血1月余；查体发现总鼻道后端见肿物生长，微红，鼻腔通气差。门诊医生初步诊断为鼻咽血管纤维瘤，送影像科CT室进行鼻咽部CT扫描。

**讨论**　1.该患者检查前应做哪些准备？

2.如何给患者摆体位？

3.如何确定扫描范围？

4.具体检查参数如何设置？

头颈部CT检查包括五官和颈部的CT扫描，常规采用横断面扫描，而眼部、鼻咽、鼻窦可加做冠状面扫描。耳部、颞骨CT检查可以用横断层面扫描和（或）冠状层面扫描，横断层面扫描可较好显示外耳道前后壁、锤砧关节，鼓室的前、后、内、外壁，乙状窦壁以及颞颌关节等；冠状层面扫描能清晰显示鼓膜嵴、上鼓室、听小骨、水平半规管、卵圆孔、内耳道横嵴、鼓室底、颈静脉窝等。颞颌关节、茎突可直接行冠状层面扫描。喉部常规为横断面扫描，还可以结合冠状位与矢状位重组图像进行喉部结构与病变的观察。MSCT可以从横断层面扫描获得容积数据中直接重组冠状层面图像，无需做冠状层面扫描。一般头颈部CT检查主要做平扫检查，但为了进一步了解某些病变的性质，可以加做增强扫描。

### 一、眼眶

**1.适应证**

（1）主要用于眼球突出的病因诊断，如眼型Graves病（GO）。

（2）眶内肿瘤、炎性假瘤、血管性疾病的诊断。

（3）用于眼眶外伤及眶内异物的检查。

**2. 扫描注意事项**

（1）扫描前，嘱咐被检者去除头上的金属饰物。

（2）说明在扫描期间必须保持头部不动。

（3）闭上眼睛保持眼球固定不动。因故不能闭眼的，可嘱被检者眼睛盯住一目标，保持不动。

**3. 检查体位和扫描范围** 眼眶部CT检查常规采用横断面扫描。被检查者取仰卧位，头先进，下颌稍抬起，听眶线与床面垂直，两外耳孔与床面等距，正中矢状面与床面中线重合，嘱被检查者在扫描时保持眼球固定不动。由于听眶线与视神经走向大体一致，使用该线扫面显示视神经和眼外肌较好，故常用听眶线为扫描基线。扫面范围从眶底至眶顶。必要时可根据需要扩大扫描范围。

在下列情况下可做冠状位扫描检查。①对于眼外诸肌肉病变状态下的观察；②确定眼内异物的方位；③观察和确定病变与眶顶和眶底的关系；④观察眶尖的紧邻结构，辨别眶尖病变的侵袭范围；⑤眼部外伤时判断有无眶底或眶顶的骨折及其程度。眼眶部冠状位检查被检者取仰卧或俯卧位，头后仰，使听眶线与台面平行，正中矢状面与台面中线重合。扫描范围从眼球前部到海绵窦。

**4. 扫描方式和参数** 采用侧位定位像，螺旋扫描，扫描层厚为2~5mm，FOV 150~250mm。CT平扫如发现眶内病变，尤其是占位病变或疑有血管性病变时应加做增强扫描。扫描条件与平扫相同，延迟扫描时间50秒。临床怀疑血管病变时，做动静脉双期扫描，对比剂用量60~80ml，注射速度3ml/s，延迟扫描时间为动脉期25秒，静脉期60秒。

**5. 图像后处理** 眼眶图像的显示一般需同时采用软组织窗和骨窗。软组织的窗宽和窗位分别在200~300Hu和35~40Hu，骨窗的窗宽和窗位分别1500~2000Hu和350~500Hu。图像的拍摄原则基本与颅脑检查相同，必要时可采用放大拍摄。如需要更好的显示眶壁情况，可以将容积数据进行1mm薄层重建并进行MPR图像重组，作为横断面图像的补充（图6-7）。

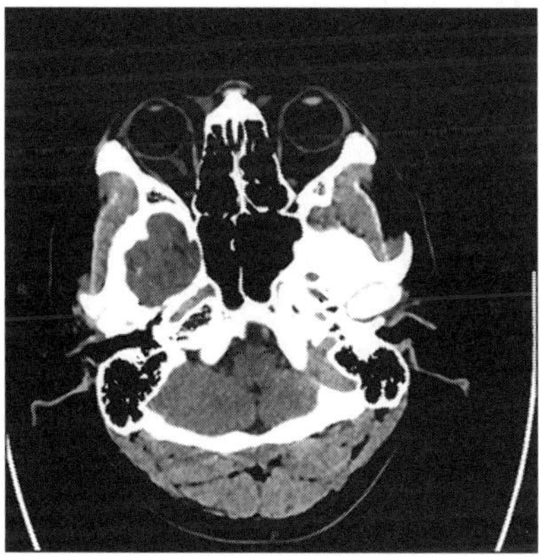

横断面扫描

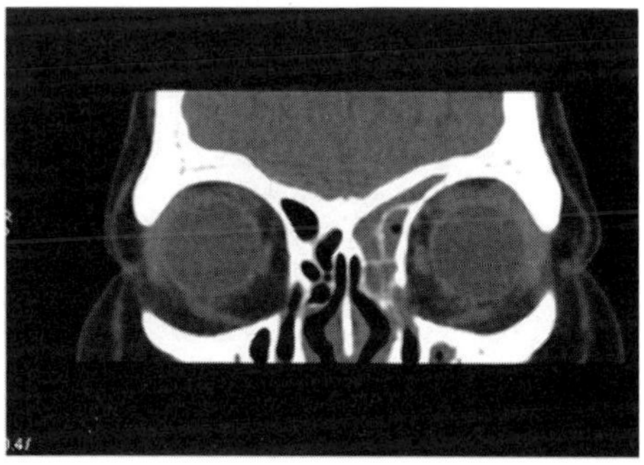

冠状面扫描

图6-7 眼眶CT

## 二、耳部

**1. 适应证** 中耳炎性病变；肿瘤性疾病；先天性畸形；外伤等。

**2. 扫描注意事项**

（1）扫描前去除被检者体表能产生伪影的物品，如膏药、金属物等。

（2）仔细阅读病史及相关检查资料，选择扫描方法和断面。

（3）嘱咐被检者在检查期间保持体位不动，不要做吞咽动作。

（4）应注意检查以外部位的防护屏蔽。

（5）婴幼儿、外伤、意识不清及躁动不安的者，酌情给予镇静剂。

（6）1周内未服含重金属的药物，未做过胃肠钡剂检查。

**3.检查体位和扫描范围** 常规采用的检查位置是横断面和冠状面。横断面扫描时，被检查者取仰卧位，头先进，听眶线与床面垂直，两外耳孔与床面等距，正中矢状面与床面中线重合。横断扫描基准线为听眶线，扫描范围为以听眶线向上连续扫描至鼓窦盖。冠状面扫描时，被检查者取俯卧位，头尽力后仰或顶颏位，并使听眶线与床面平行，保持两外耳孔与床面等距，正中矢状面与床面中线重合，应有效地固定头部不动。冠状扫描基准线为冠状线，扫描范围为以冠状线垂直听眶线自外耳孔前缘向后连续扫描。

**4.扫描方式和参数** 采用侧位定位像，非螺旋扫描，扫描层厚1~2mm。如仅需观察一般形态结构平扫即可，临床疑有中耳乳突炎合并有胆脂瘤和骨破坏时，需加做增强扫描。增强扫描时，高压注射器将非离子型含碘对比剂静脉内团注。注入后15~18秒开始扫描。扫描程序及参数与平扫相同。

**5.图像后处理** 一般采用骨窗和软组织窗同时观察，骨窗的窗宽为1000~1600Hu，窗位250~500Hu；软组织窗的窗宽为250~300Hu，窗位30~50Hu。其他要求高分辨算法（图6-8）。

## 三、鼻骨

**1.适应证**

（1）可用于鼻部炎症、鼻骨骨折等疾病的检查。

（2）对齿槽、腭部、眶底、筛上颌窦角和前颅窝底的显示，以冠状面扫描为首选。

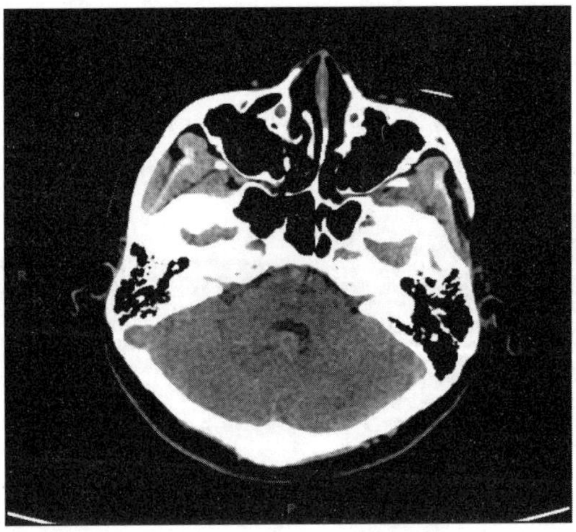

图6-8 乳突CT横断面扫描

**2.扫描注意事项**

（1）扫描前去除被检者体表能产生伪影的物品，如膏药、金属物等。

（2）嘱咐被检者在检查期间保持头部固定不动，并告知被检者扫描期间不要做吞咽动作。

（3）应注意检查以外部位的防护屏蔽。

**3.检查体位和扫描范围** 被检者取仰卧位，头先进，头部正中矢状面与床面中线垂直，下颌稍内收。扫描范围为鼻根部至鼻尖。

**4.扫描方式和参数** 采用侧位定位像，螺旋扫描，层厚3~5mm，FOV 250mm，重建算法为标准重建和骨算法重建。对鼻外伤怀疑鼻骨骨折的被检者，以扫描层面平行于鼻根至鼻尖的连线，沿鼻背部做冠状面薄层扫描（图6-9）。

**5.图像后处理** 一般采用骨窗和软组织窗同时观察，骨窗窗宽1550~2050Hu，窗位300~600Hu；软组织窗窗宽200~250Hu，窗位30~50Hu。扫描完成后可进行层厚、层距1mm的薄层重建，并做冠状面重组以获得冠状面图像，便于诊断。

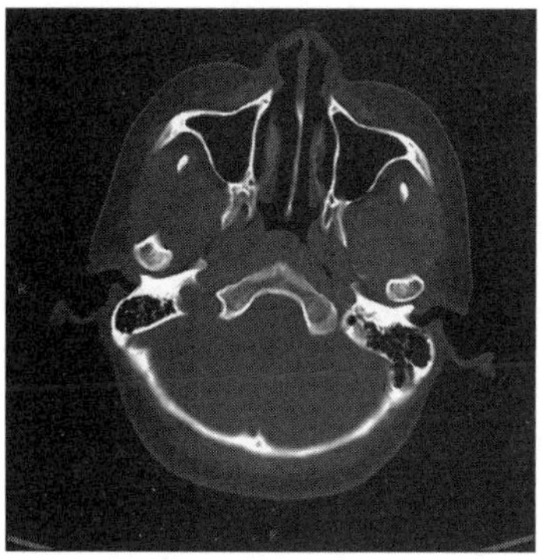

横断面

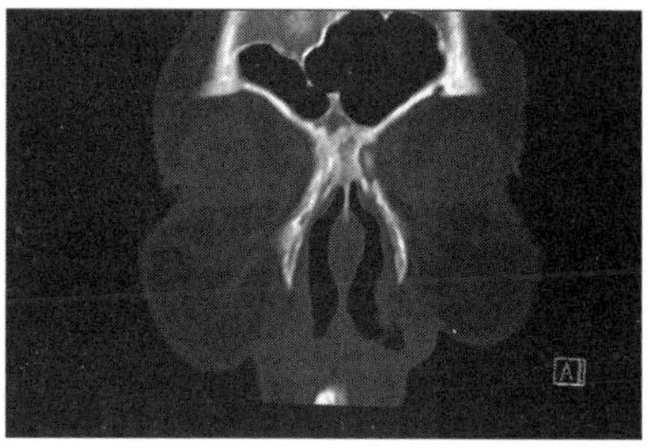

冠状面

图6-9　鼻骨CT扫描

## 四、鼻窦

**1.适应证**

（1）鼻窦的炎症、肿瘤、外伤骨折等疾病。

（2）窦腔的形态、大小异常。

（3）邻近解剖结构的改变。

**2.扫描注意事项**

（1）扫描前去除被检者体表能产生伪影的物品，如膏药、金属物等。

（2）嘱咐被检者在检查期间保持体位不动，不要做吞咽动作。

（3）应注意检查以外部位的防护屏蔽。

（4）婴幼儿、外伤、意识不清及躁动不安者，酌情给予镇静剂。

**3.检查体位和扫描范围**　被检者取仰卧位，头先进，头部正中矢状面与床面中线垂直，下颌稍内收。扫描范围为硬腭至额窦上缘。在没有MSCT之前通常采用冠状面扫描，可整体性观察鼻腔及其周围结构，对鼻窦病变的上下关系显示较好。对齿槽、腭部、眶底、筛上颌窦角和前颅窝底的显示也以冠状面扫描为首选。由于部分被检查者不能很好地配合冠状面扫描，有时图像效果不理想。MSCT出现后多以螺旋扫描、薄层重建、冠状面重组的方式进行处理（图6-10）。

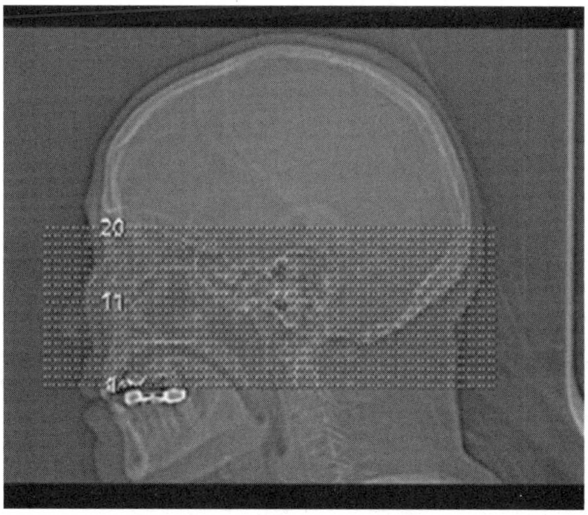


图6-10　鼻窦CT扫描定位图

**4.扫描方式和参数**　采用侧位定位像，螺旋扫描，层厚3~5mm，FOV 250mm，重建算法为标准重建和骨算法重建。如有需要则进行冠状面扫描，被检者头先进，采取仰卧位或俯卧位。

仰卧位时头后伸，体位摆成颌顶位；俯卧位时头尽量前伸，成顶颌位，两外耳孔与床面等距，听眶线与床面平行，可适当倾斜机架角度，采用侧位定位像，以扫描层面尽可能与听眶线垂直或平行于上颌窦后缘为原则，扫描范围从蝶窦后壁起至额窦前壁，包括额窦、筛窦、蝶窦和鼻腔，扫描条件与横断面扫描相同。对怀疑脑脊液鼻漏的被检者应以层厚1~2mm的薄层扫描寻找漏口。

**5.图像后处理** 一般采用骨窗和软组织窗同时观察，骨窗窗宽1550~2050Hu，窗位300~600Hu；软组织窗窗宽200~250Hu，窗位30~50Hu。扫描完成后可进行层厚、层距1mm的薄层重建，并做冠状面重组以获得冠状面图像，便于诊断（图6-11）。

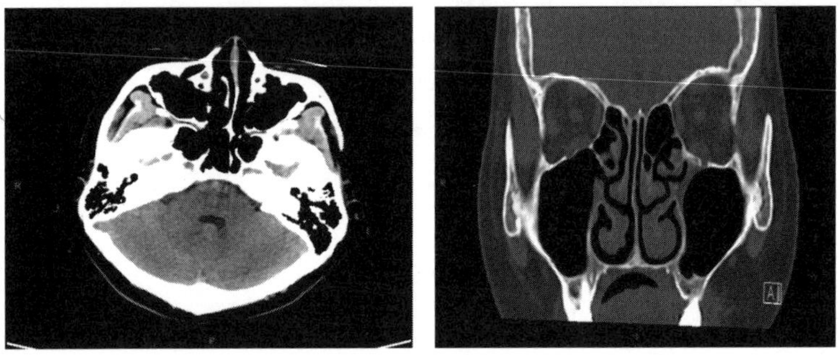

横断面　　冠状面

图6-11　鼻窦CT扫描

## 五、上、下颌骨

**1.适应证**

（1）颌面部骨折、挤压伤等。

（2）下颌骨良性肿瘤，如牙骨质瘤、纤维骨瘤等。

（3）牙种植的辅助检查。

（4）炎症性病变。

（5）上颌窦肿瘤等。

**2.扫描注意事项**

（1）认真审阅检查申请单，了解被检者检查的目的和要求。

（2）扫描前去除被检者体表能产生伪影的物品，如膏药、金属等。

（3）向被检者简要介绍操作过程，取得其配合，嘱咐被检者检查期间保持体位不动。

（4）应注意检查以外部位的防护屏蔽。

**3.检查体位和扫描范围** 被检者仰卧于检查床上，头先进，身体正中矢状面垂直于床面并与中线重合，下颌抬起并后仰，以听口线（外耳孔至口角连线）垂直检查床面为标准位。下颌骨扫描时，扫描基线为听眶下线，扫描范围包括整个下颌骨和颞颌关节。上颌骨CT扫描一般与鼻部CT平描同时进行，这样可防止发生不必要的漏诊（图6-12）。

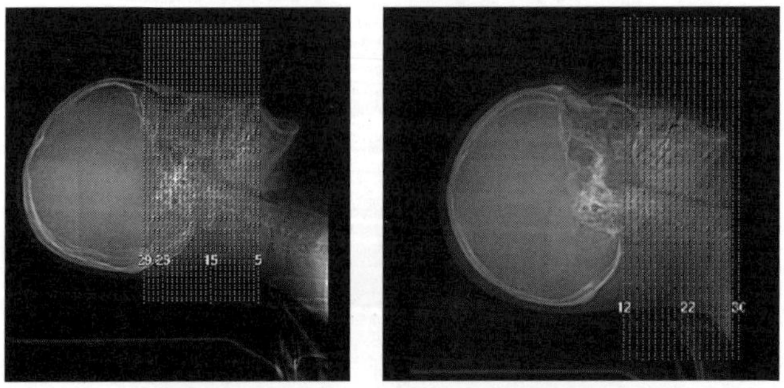

上颌骨　　下颌骨

图6-12　上、下颌骨CT扫描定位图

**4.扫描方式和参数** 一般采用横断面扫描，扫描层厚为3~5mm，FOV 250mm。采用骨算法或骨算法加标准算法。

**5.图像后处理** 一般采用骨窗和软组织窗同时观察，骨窗窗宽1500~2000Hu，窗位400~600Hu；软组织窗窗宽300~500Hu，窗位35~45Hu（图6-13）。

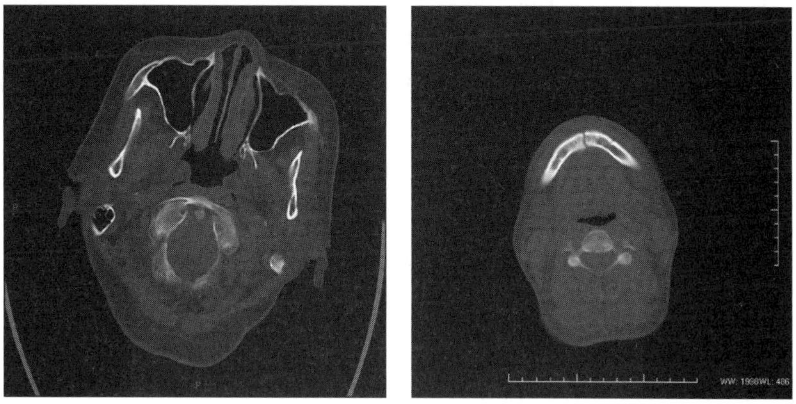

上颌骨　　下颌骨

图6-13　上、下颌骨横断面扫描

## 六、颈部

颈部结构复杂，上界为下颌骨下缘、下颌角至乳突的连线、上项线及枕骨隆凸；下界为胸骨上切迹、胸锁关节、锁骨和肩峰至第7颈椎棘突的连线。颈部前方以胸锁乳突肌前缘为界，前方为颈前部，其后方至斜方肌前缘为颈外侧部，被斜方肌被覆的部分称为颈后部（图6-14）。CT以其无创、快速、准确，已成为颈部疾病检查的基本手段，特别是多层螺旋CT（MDCT）的出现，能在数秒内完成对整个颈部的扫描，从而避免了呼吸产生的伪影，并能获得较高质量的图像，因而应用越来越广泛。由于颈部的复杂结构，颈部CT检查往往需要加做增强扫描，以提高病变组织与邻近正常组织间的密度差别。

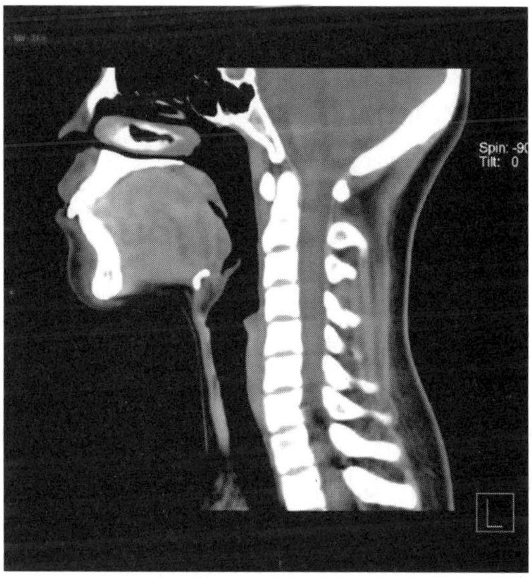


图6-14　颈部矢状面扫描

**1.适应证**

（1）颈部感染性病变，包括位于颈部各个间隙的各种特异性和非特异性感染。

（2）颈部囊肿和肿瘤，包括位于颈部各个间隙的良性肿瘤和恶性肿瘤。

（3）颈椎病和外伤性病变。

（4）甲状腺病变、颈部淋巴结病变等。

**2.扫描注意事项**

（1）扫描前去除被检者体表能产生伪影的物品，如膏药、金属物等。

（2）嘱咐被检者在检查期间保持体位不动，并告诉被检者尽量不做吞咽动作。

（3）应注意检查区以外部位的防护屏蔽。

（4）如需增强扫描，做前需先做碘过敏试验，并签订相关协议。

**3.检查体位和扫描范围** 被检者仰卧于检查床上，头先进，身体正中矢状面垂直于床面并与中线重合，头部稍后仰，以减少下颌骨与颈部的重叠，同时两肩放松，两上臂置于身体两侧，以减少肩部骨骼结构对下颈部扫描的影响。先扫定位片，然后依据颈部病变的部位、性质决定扫描范围。喉部扫描范围从第四颈椎向下至环状软骨下缘1cm，扫描时可让被检者连续发"咿"音，使声带内收，梨状窝扩张，此时可较好显示声带结构、梨状窝尖端、咽后壁及杓会厌襞的形态及病变，如发现肿块可加扫至颈根部；甲状腺扫描范围从舌骨下缘至主动脉弓上缘。

**4.扫描方式和参数** 先摄取侧位定位像，螺旋扫描，层厚3~5mm，FOV 200mm，重建算法为标准重建。当用于检查和鉴别甲状腺结节或肿块的性质时，多采用平扫加增强扫描。如需增强扫描则在注射对比剂完成后即行增强扫描。

**5.图像后处理** 一般采用骨窗和软组织窗同时观察，骨窗窗宽1500~2000Hu，窗位400~600Hu；软组织窗窗宽300~500Hu，窗位35~45Hu。喉部与甲状腺横断面图像经冠状面、矢状面重组，可以更好显示解剖结构与病变。

## 七、咽部

**1.适应证**

（1）咽部较为复杂的外伤。

（2）咽部良性肿瘤及恶性肿瘤。

（3）常规X线检查较难诊断的早期骨质破坏等病变。

**2.扫描注意事项**

（1）扫描前去除被检者体表影响成像的物品，如膏药、金属等。

（2）嘱咐被检者在检查期间保持体位不动。

（3）应注意检查以外部位的防护屏蔽。

（4）对增强扫描者，按含碘对比剂使用要求进行准备。

（5）检查前4小时禁食。对婴幼儿、外伤、意识不清及躁动不安者，酌情给予镇静剂。

**3.检查体位和扫描范围** 被检者仰卧于检查床上，头先进，身体正中矢状面垂直于床面并与中线重合。头稍后仰，使颈部与床面平行，两外耳孔与床面等距。扫描范围为口咽下1cm向上至颅底。若发现肿瘤可扫描至颈根部，以了解淋巴结受累情况。扫描基线：层面与咽部平行。

**4.扫描方式和参数** 一般采用横断面扫描，先摄取侧向定位片，再制定扫描计划，确定扫描范围及扫描参数；层厚3~5mm，层距3~5mm；采用骨算法或骨算法加标准算法。如观察颅底骨有无破坏，或确定有无微小的病变，采用2mm的层厚、层距扫描。

一般可不做增强扫描，但对富血供病变、肿瘤及疑有颅内侵犯时应做增强扫描检查，目的是确定肿瘤侵犯范围及了解淋巴结是否有转移。对比剂使用方法和剂量等与头颅常规增强扫描检查相同。

**5.图像后处理** 咽部图像的显示和摄影一般用软组织窗摄影，窗宽300~350Hu，窗位35~40Hu；外伤患者加摄骨窗，窗宽1500~2000Hu，窗位300~400 Hu。图像的拍摄、测量、放大等原则同常规。应用仿真内镜观察时，需仔细调节病变部位的CT值阈值，可提高喉部病变的诊断能力（图6-15）。

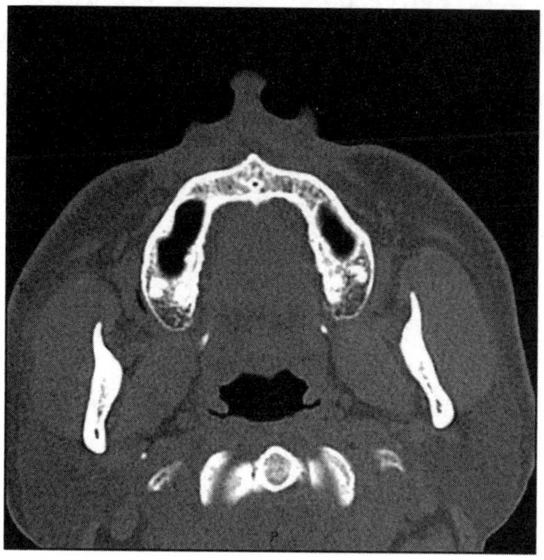

图6-15　咽CT扫描

## 八、喉部

**1.适应证**

（1）喉咽肿瘤、甲状腺病变和各种原因引起的淋巴结肿大。

（2）颈部的大血管栓塞。

（3）外伤所致的颈部损伤，确定病变所在的部位、范围以及损伤程度等。

**2.扫描注意事项**

（1）扫描前去除被检者体表产生伪影的物品，如膏药、金属物等。

（2）嘱咐被检者在检查期间保持体位不动，禁止做吞咽动作。

（3）应注意检查区以外部位的防护屏蔽。

（4）应训练被检者用腹式呼吸。

**3.检查体位和范围**　被检者仰卧于检查床上，头先进，略后仰，使颈部与床面保持平行，两外耳孔与台面等距。扫描范围自舌骨至环状软骨下缘，为了解颈淋巴结的转移，扫描范围要包括全颈部。扫描基线应与喉室平行，可以参考与甲状软骨相邻的椎间隙角度，使扫描线与椎间隙平行，定位线中线与身体正中矢状面重合。如发现有肿瘤，应扫描至颈根部以便了解淋巴结受累情况。

**4.扫描方式和参数**　一般采用横断面扫描，先摄取侧向定位片，再制定扫描计划，确定扫描范围及扫描参数；层厚3~5mm，层距3~5mm；采用骨算法或骨算法加标准算法。为显示真、假声带及喉室，可采用1~2mm薄层扫描。非喉病变处扫描时，层厚可用8~10mm。为了解声带的运动功能嘱被检者持续发“咿”声扫描。

喉颈部一般都要做增强扫描，一方面是区别颈部淋巴结与丰富的血管，另一方面对占位性病变的定性有较大帮助，并可了解病变的侵犯范围。喉颈部增强扫描对比剂的使用剂量、注射速率和扫描延迟时间与颅脑常规增强扫描相同。

**5.图像后处理**　喉及颈部的图像显示和摄影一般采用软组织窗进行，窗宽和窗位分别是250~400Hu，35~50Hu。其他常用的放大、测量等技术同一般显示摄影，常规检查中发现有肿块等病变时，必须做增强前后CT值测量。外伤的患者应加摄骨窗，窗宽和窗位分别是1500~2000Hu，350~500Hu（图6-16）。

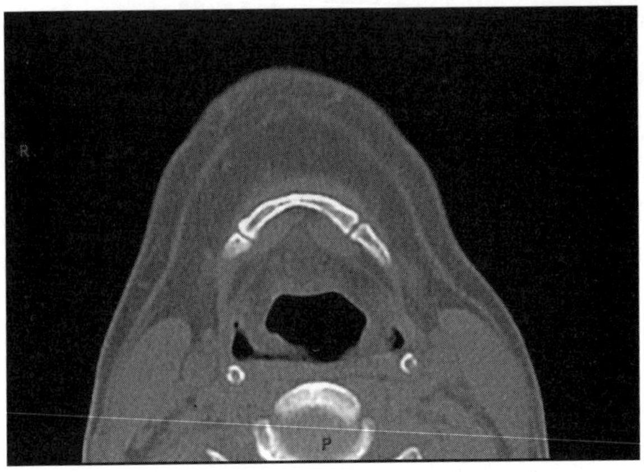

图6-16　喉部CT扫描

## 九、甲状腺

**1.适应证**　甲状腺炎、颈部淋巴结结核、甲状腺腺瘤囊变、甲状腺乳头状癌、弥漫性甲状腺肿和结节性甲状腺肿等。

**2.扫描注意事项**

（1）扫描前去除被检者体表能产生伪影的物品，如膏药、金属物等。

（2）嘱咐被检者在检查期间保持体位不动，禁止做吞咽动作。

（3）应注意检查以外部位的防护屏蔽。

（4）对婴幼儿、外伤、意识不清及躁动不安者，酌情给予镇静剂。

（5）对增强扫描者，按含碘对比剂使用要求进行准备，增强扫描后，被检者应留观15分钟左右，以观察有无迟发过敏反应。

**3.检查体位和范围**　被检者仰卧于检查床上，身体置于床面中间，头稍后仰，使下颌支与床面垂直。上界为舌骨下缘，下界至主动脉弓上缘。

**4.扫描方式和参数**

（1）横断面连续扫描　层厚、层距为3~5mm，对微小病变可薄层扫描。软组织窗窗位30~50Hu，窗宽200~400Hu；骨窗窗位250~500Hu，窗宽1000~1600Hu。软组织或标准算法。

（2）增强扫描　扫描程序和参数与平扫相同。一般选择非离子型含碘对比剂60~80ml。通过静脉团注或加压快速滴注。注射50ml后快速连续扫描。

**5.图像后处理**　扫描完成后可进行层厚、层距1mm的薄层重建，便于诊断（图6-17）。

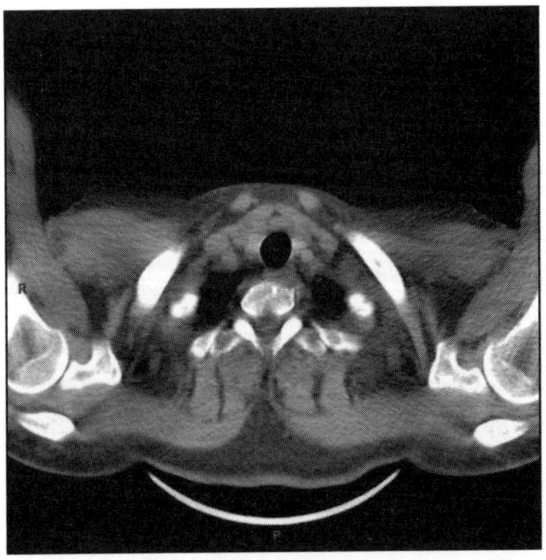

图6-17　甲状腺CT扫描

## 十、颈部血管

**1.适应证**

（1）颈部血管疾病，如大动脉炎、颈动脉粥样硬化等。

（2）颈动脉间隙内的恶性肿瘤，颈动脉瘤，副神经节瘤，神经鞘瘤和神经纤维瘤。

（3）咽旁、咽后、椎前间隙的良、恶性肿瘤等。

**2.扫描前准备**

（1）扫描前去除被检者体表能产生伪影的物品，如膏药、金属物等。

（2）应注意检查以外部位的防护屏蔽。

（3）检查之前常规的禁食6~8小时。

（4）嘱咐被检者在检查期间保持体位不动。训练被检者发持续的“咿”声或瓦氏呼吸，由于发声时声带振动会有运动伪影。

（5）老年人行脑血管造影检查前后要多输注平衡液稀释造影剂。

**3.检查体位和扫描范围**　体位同颈部常规扫描。扫描范围从主动脉弓上缘至颅底（包括Willis环）。

**4.扫描方式和参数**　采用颈部侧位定位像，螺旋扫描，层厚1~2mm，层间隔0.5~1mm，FOV 200mm，重建算法为标准重建，螺距1~1.5，以3~4ml/s注射速度静脉团注对比剂70~100ml，开始注药后15~18秒开始扫描，或使用对比剂团注追踪技术自动触发扫描，感兴趣区常置于主动脉弓，设定阈值80~100Hu。

**5.图像后处理**　颈部血管CTA经MIP与CPR等后处理技术重组所得到的二维、三维图像，可清晰显示颈部血管的形态、走行，有助于颈动脉与椎动脉狭窄或扩张、动脉炎及动脉畸形等的诊断（图6-18）。

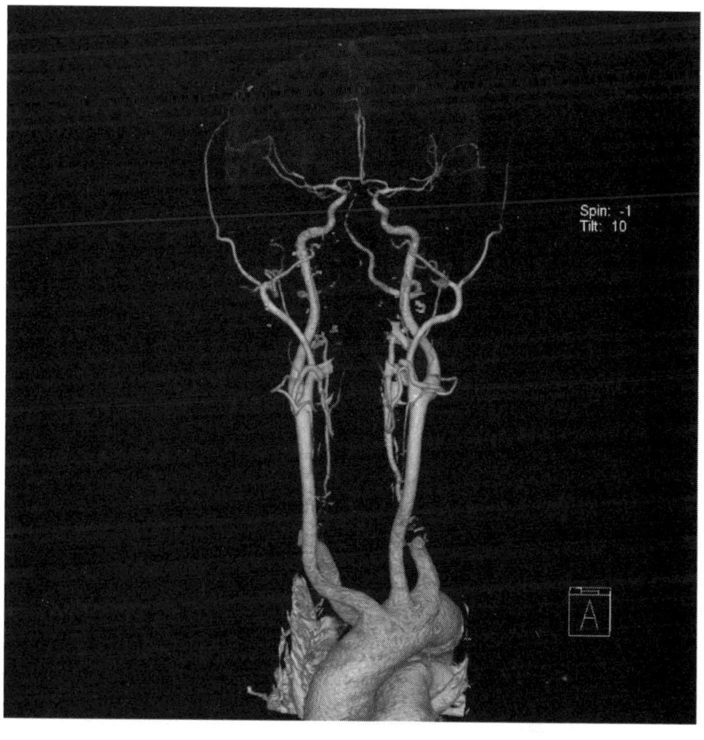


图6-18　颈部血管CTA

PPT

# 第三节 胸 部

因肺部有大量气体存在，故和邻近软组织形成良好的天然对比，胸部X线是肺部病变的首选检查方法，但胸部X线平片是重叠的影像，密度分辨力较低，少部分病变被遮挡而极其容易漏诊。CT密度分辨率很高，图像可以通过平扫获得组织图像，增强扫描可显示细小的血管、肺内软组织结构、心腔等进行明确的位置关系。在CT检查中对于小结节、毛玻璃病灶、囊性病灶和肺间质病变显示也十分敏感，同样增强扫描可以确定病变的部位和性质。随着科技的发展，快速扫描，低剂量辐射是今后的趋势，而且在心脏冠脉分析、心功能分析、全身血管疾病的检查诊断中也发挥其别的检查不可比拟的作用。

## 一、普通扫描

普通扫描又称为平扫或非增强扫描，是指血管内不注射对比剂的CT扫描。一般采用横断面扫描，有时也可做冠状扫描，普通扫描的层厚和重建间隔一般采用10mm，但随着CT检查设备的发展，采用5mm或3mm甚至1mm层厚的扫描、重建已成为趋势。

**1.适应证**

（1）肺脏 肺内的良恶性肿瘤、结核、炎症和间质性、弥漫性病变等。对肺门的增大，可以区分是血管性结构还是淋巴结肿大。

（2）纵隔肿瘤 能准确地显示病变的性质、大小及范围。可发现有无淋巴结的肿大，显示病变与周围结构的关系。

（3）胸膜和胸壁 能准确定位胸膜腔积液和胸膜增厚的范围与程度，鉴别包裹性气胸与胸膜下肺大疱，了解胸壁疾病的侵犯范围及肋骨和胸膜的关系，了解外伤后有无气胸、胸腔积液及肋骨骨折等情况。

**2.检查体位和扫描范围及参数**

（1）检查体位 被检者仰卧、头先进，两臂上举抱头，身体置于床面正中，侧面定位线对准人体正中冠状面。如图6-19所示。

（2）定位像 常规扫描一个胸部前后正位像，可作为定位扫描用，又能给诊断提供参考。

（3）扫描范围和扫描参数 从肺尖开始，经肺部一直扫描到肺底。常规胸部扫描采用螺旋扫描，层厚5~10mm、层间距5~10mm，FOV 300~350mm，重建算法为标准重建。被检者自然呼吸，当听到屏气指令后，深吸气末屏住呼吸并保持一段时间直至完成CT扫描。标准呼吸带来获益的是可以减少肺内血管、支气管等聚集和肺血的坠积效应，同时尽量减小呼吸带来的运动伤影。

微课

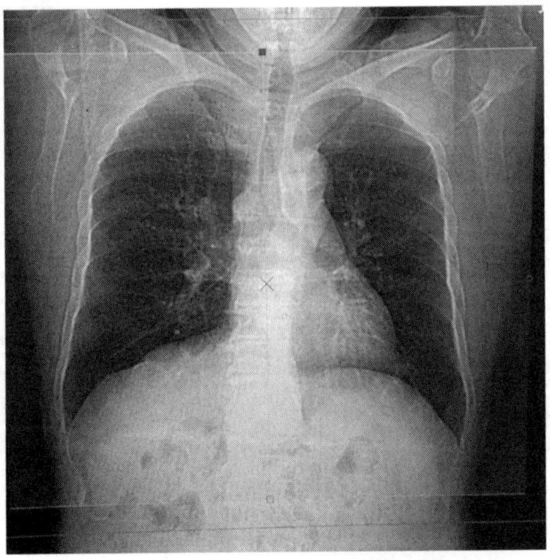

图6-19 胸部扫描范围

**3.图像后处理** 胸部图像的显示和摄影常规用双窗技术，即肺窗和纵隔窗。纵隔窗窗宽300~500Hu，窗位30~50Hu；肺窗窗宽800~1500Hu，窗位-800~600Hu。如图6-20所示。

对于外伤患者，应观察和摄影骨窗，必要时做肋骨的三维重建图像（图6-21）。对肺部的片状影，块状影及结节病灶，可由肺窗向纵隔窗慢慢调节，选择最佳的中间窗观察和摄影。必要时可以重建至最薄层厚，进行冠状面和矢状面的重组图像，目的是能够多角度、多方位的观察病灶，力争做出更准确的诊断。

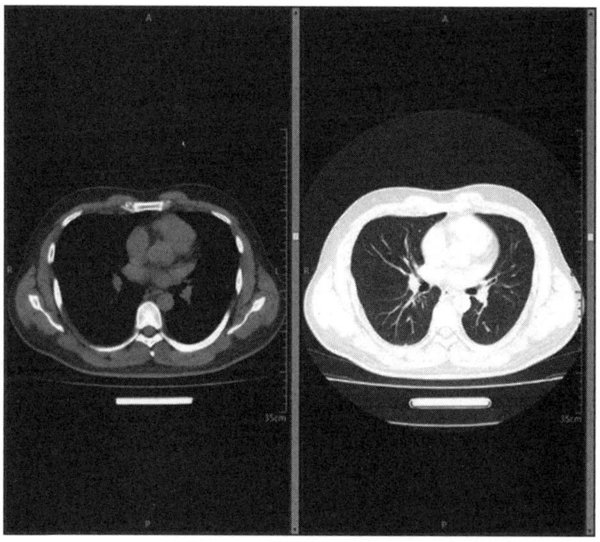

图6-20 纵隔窗和肺窗

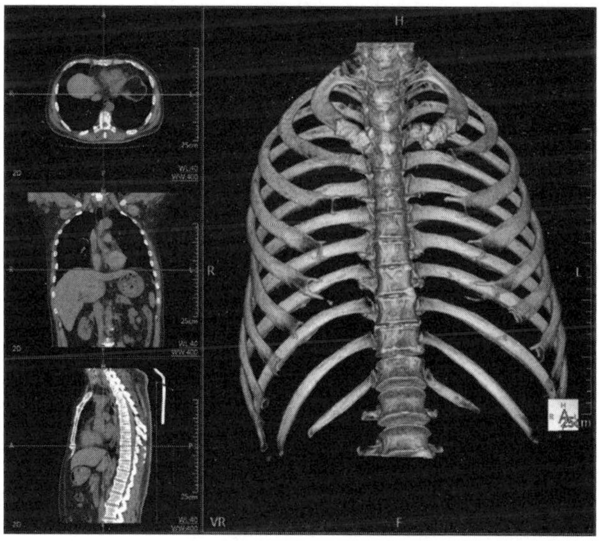


图6-21 肋骨的三维重建图像

## 二、薄层扫描

薄层扫描是指扫描层厚小于5mm的扫描，一般采用1~5mm。目的是减少部分容积效应，观察病变内部细节以及小病灶时，同时可以重建图像MPR（多平面重建）观察。

## 三、目标扫描

目标扫描又称靶扫描或放大扫描，是对兴趣区进行扫描的一种方法。这种方法现在很少使用。

## 四、高分辨扫描

通过薄层或超薄层、高输出量、足够大的矩阵、骨算法和小视野图像重建，获得良好的组织细微结构及高的图像空间分辨率的扫描方法。一般不常用。

**1.适应证** 肺部结节病变；肺部间质性病变；胸膜病变；肺部囊性病变；支气管扩张等。

**2.检查体位和扫描范围** 同常规胸部扫描。

**3.扫描方式和参数。**

（1）用薄层扫描，可根据病变大小，选择层厚1~2mm。病变如果呈现弥散性分布时，如肺间质纤维化，为避免被检者接受大量X线，需要间隔薄层扫描，层间距5~10mm，或者扫描后采用算法重建为高分辨率。

（2）当病变靶目标较小时，可以缩小扫描视野进行放大扫描或靶扫描，可以提高观察效果。

（3）提高管电压和电流，可以降低由于层面减薄而引起的图像噪声。

**4.图像后处理** 通过调节窗宽和窗位可获得最佳观察效果。

## 五、低剂量CT扫描

**1.适应证** 在满足诊断需求的前提下不明显降低图像质量，尽量降低X线射线剂量进行CT扫描的技术。随着技术不断发展，全民健康意识提高，低剂量CT扫描在胸部健康体检、肺癌普查、肺小结节病变随访、眼眶、鼻窦及儿童颅脑中的应用越来越受到重视并逐步被社会认可。

**2.检查体位和扫描范围** 同常规胸部扫描。

**3.扫描方式和参数** 管电压110~120kV，管电流20~50mA，层厚10mm，以50mA作为低剂量标准。

**4.图像后处理** 降低剂量有时会造成图像噪声增加，可以适当调整窗宽和窗位以达到诊断标准。

## 六、肺功能定量分析扫描

**1.适应证** 适应于慢性阻塞性肺疾病（COPD），如慢性支气管炎、肺气肿，弥散性肺气肿、肺减容手术。它与临床测定肺容积的金标准肺功能实验的指标具有很好的相关性，在筛查COPD患者中临床应用价值较高。

**2.检查体位和扫描范围** 同常规胸部扫描。

**3.扫描方式和参数** 层厚5~10mm，FOV 300~350mm，重建算法为标准重建。不同于正常胸部扫描的是，此方法于深吸气末和深呼气末进行两次扫描。

**4.图像后处理** 分别逐层测定方法，即对深吸气末和深呼气末的横断面图像进行测定，由肺定量分析软件自动将肺组织与其他结构自动分配，通过计算得出每层肺组织的容积数据和面积，在计算后基础上再分别得出深吸气末与深呼气末的全肺体积，最后计算出肺容积变化率和容积比等参数，最终获得肺的功能情况（图6-22）。

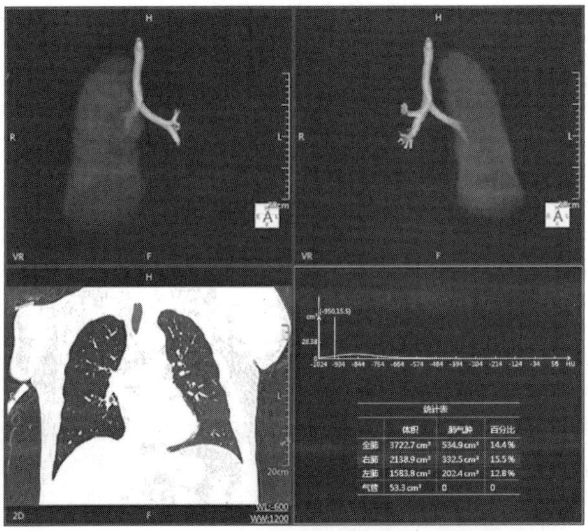


图6-22　肺功能测评软件

## 七、增强扫描

**1.适应证** 胸部内肿瘤性病变、血管性病变、纵隔淋巴结病变等。

**2.检查体位和扫描范围** 同常规胸部扫描。

**3.扫描方式和参数** 扫描参数与平扫相同。首选使用对比剂团注追踪技术自动触发扫描，可静脉团注对比剂60~100ml，流速2~3ml/s，扫描延迟时间30~35秒，或开始注射对比剂后25~30秒扫动脉期，55~60秒扫静脉期（图6-23）。

**4.图像后处理** 通过层厚、层间距最薄的重建获取病变与血管的关系，也可通过测量CT值观察病变是否强化以明确诊断。

## 八、冠状动脉CTA

**1.适应证**

（1）根据临床检查，怀疑有冠状动脉狭窄或血流动力异常者。

（2）怀疑冠心病，运动试验结果不确定者。

（3）冠状动脉各种先天性变异者。

（4）冠状动脉斑块稳定性评价者。

（5）冠状动脉内支架术术后对支架通畅性复查的评价者。

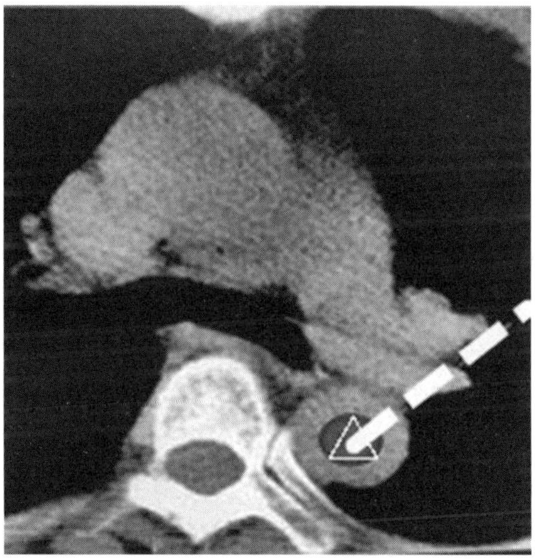

图6-23 增强对比剂团注追踪技术自动触发标注位置

（6）冠状动脉搭桥，术前制定手术计划和术后目标血管通畅程度的评价。

（7）心功能分析测量及其评价。

（8）心脏各种肿瘤和先天性心脏病的测定与筛查等。

**2.检查体位和扫描范围** 根据不同型号机器，选择体位也不尽相同，被检者一般采取仰卧，身体置于床面中间，双手上举，使心脏位置尽可能位于扫描区域中心区。扫描范围开始于气管隆嵴下1cm至心脏隔面下方，如果怀疑冠状动脉异位起源或者冠状动脉-肺动脉漏时，应考虑扩大扫描范围，方向向上；冠状动脉搭桥术后复查患者自起始于锁骨下缘至心脏膈面下方；考虑胸痛三联征者起始于主动脉弓至心脏膈面下方。扫描前的患者准备工作对心脏冠状动脉CT成像质量非常重要，是检查成败的关键所在。

（1）被检者检查前8小时内不饮用含咖啡因饮料或浓茶，4小时内不可吃固体食物，适当饮水，不做任何运动。

（2）检查前需确认被检者为窦性心律并且心率稳定在70次以下（以60次左右为最佳，各别型号机器可不考虑控制心率），稳定状态下心率过快和心律不齐者可在检查前1~7天在临床医生指导下服用β受体阻滞剂等药物，检查当日被检者可自带控制心率的药物，或者在临床医生指导下用药。

（3）向被检者介绍检查过程中可能出现的不适感觉，以此消除被检者过度紧张情绪（必要时可服用镇静剂或吸氧），使其能够顺利配合检查。

（4）因心脏检查准备时间较长，建议提前预约检查，预约时嘱被检者去掉外衣、紧身内衣和胸部金属饰物，尽量穿宽松单层衣服，仰卧于检查床上并处于舒服放松状态。

（5）按正常测定心电要求连接导线和电极。观察心电监测仪所显示的被检者ECG信号和心率，同时确认屏气状态下R波信号识别准确。

（6）对被检者进行屏气训练，可反复几次，直至被检者真正确认好呼吸方式，以确保扫描期间被检者胸腹部处于静止状态；并观察屏气状态下的心率变化。建立静脉通路，连接高压注射器。

**3.扫描方式和参数** 按胸部CT扫描参数进行摆体位，让心脏尽可能在检查床面扫描野中心点。扫描步骤如下。

（1）先做胸部双定位像扫描即冠状位和矢状位。

（2）在降主动脉中段水平任选一个层面，经右肘部静脉以5ml/s的速度首次注射生理盐水15ml，测试血管通畅性。然后在CT横断面图像的降主动脉腔内选择一个兴趣区并测定其时间密度曲线。

（3）确定扫描范围 自气管隆嵴水平至心脏膈面下2cm。

（4）设置扫描参数 采用回顾性心电门控技术，（心率控制得好，屏气配合等）也可选择前瞻性心电门控技术、单或双扇区重建算法；层厚0.6~1mm；采集视野FOV 250mm，矩阵512×512；X线管电压120~140kV，管电流300~700mA。

（5）对比剂以非离子型高浓度碘剂为最佳，使用双筒高压注射器，经肘部静脉以不低于5ml/s的速度注射对比剂60~90ml；生理盐水再次注射1次（15~30ml）。

（6）嘱被检者听机器自动提示音进行憋气，要求被检者正常吸气后屏气。

**4.图像后处理** 标准算法重建，选择相应的图像相位窗，一般取舒张期75%或者45%相位窗进行横断面CT图像重建（图6-24）。有时建像效果不理想，可添加60%、70%等多相位，在相位窗上对主要冠状动脉及其主要分支进行多平面重建（MPR）（图6-25）、容积再现（VR）（图6-26）、最大密度投影（MIP）（图6-27）、仿真内镜（CTVE）等。图像的后处理最终均需要冠状动脉分析软件进行处理（图6-28）。

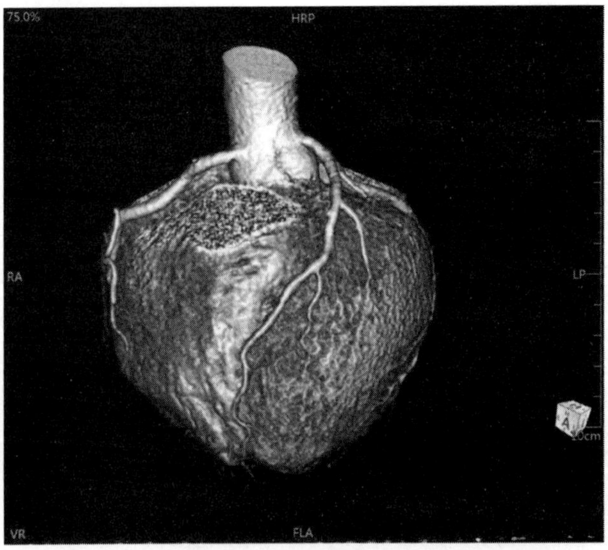


图6-24 冠状动脉VR图像

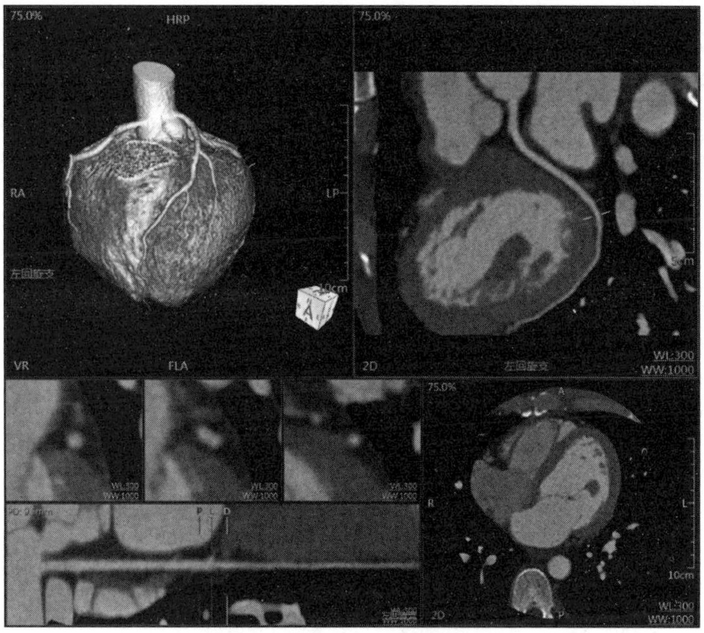


图6-25　心脏MPR图像

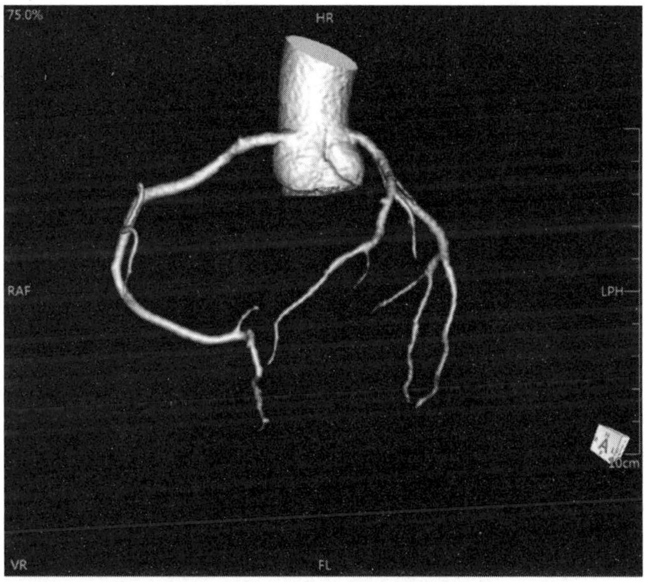


图6-26　冠状动脉VR图像

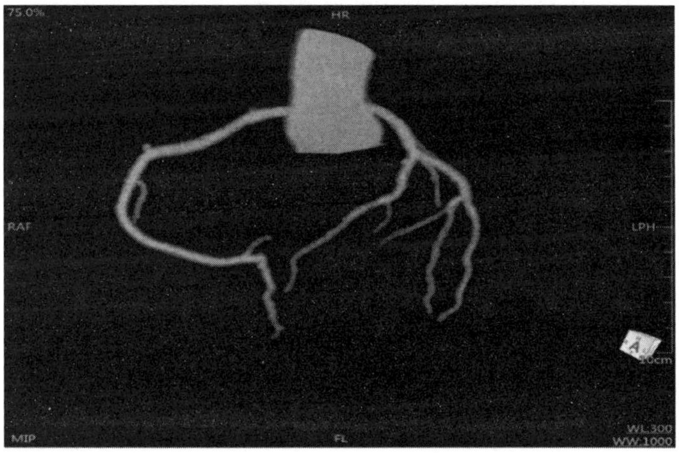


图6-27　冠状动脉MIP图像

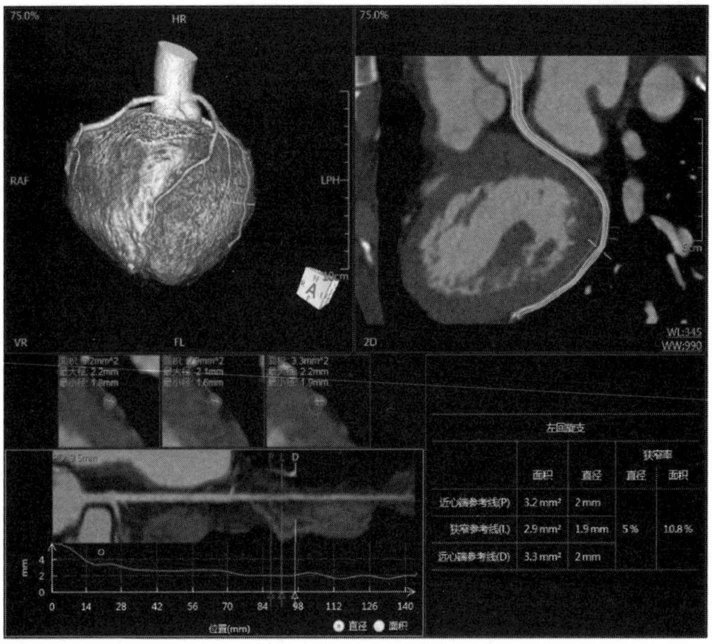


图6-28 冠状动脉分析软件

## 九、肺动脉CTA

**1. 适应证** 肺动脉栓塞首选检查。

**2. 检查体位和扫描范围** 同常规胸部扫描。

**3. 扫描方式和参数** 采用正位定位像，层厚1mm、层间距1mm，FOV 300mm，重建算法为软组织重建。经右侧肘部静脉以3~4ml/s的速度注射对比剂，首选采用对比剂团注追踪技术自动触发扫描，也可扫描延迟时间为开始注射对比剂后14~18秒。在CT增强图像上发现肺动脉栓塞后，可再次对盆腔以下的双下肢CT扫描，可同时扫描出下肢静脉增强图像，并能够发现下肢静脉的血栓，但前提是有足够的操作经验。

**4. 图像后处理** 肺窗观察肺脏的改变，如肺梗死实变影等；纵隔窗主要显示增强的肺动脉有无栓塞，诊断标准为肺动脉内的充盈缺损。后处理工作站做三维图像重建、MPR、MIP等（图6-29）。

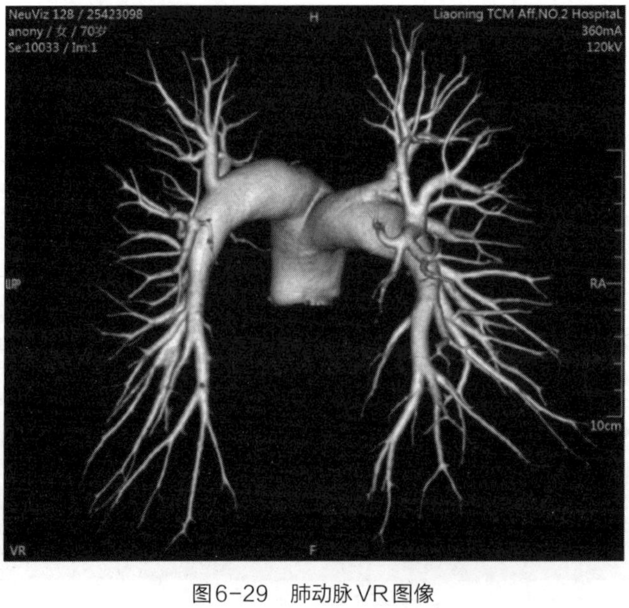


图6-29 肺动脉VR图像

## 十、支气管仿真内镜

**1.适应证** 用于支气管疾病、中心型肺癌病变与支气管的关系、支气管狭窄程度、气管异物等。

**2.检查体位和扫描范围** 同常规胸部扫描。

**3.扫描方式和参数** 采用正位定位像，层厚1mm、层间距1mm，FOV 300mm，重建算法为标准重建。

**4.图像后处理** 把原始图像重建到最薄，用仿真内镜软件观察目标位置（图6-30）。

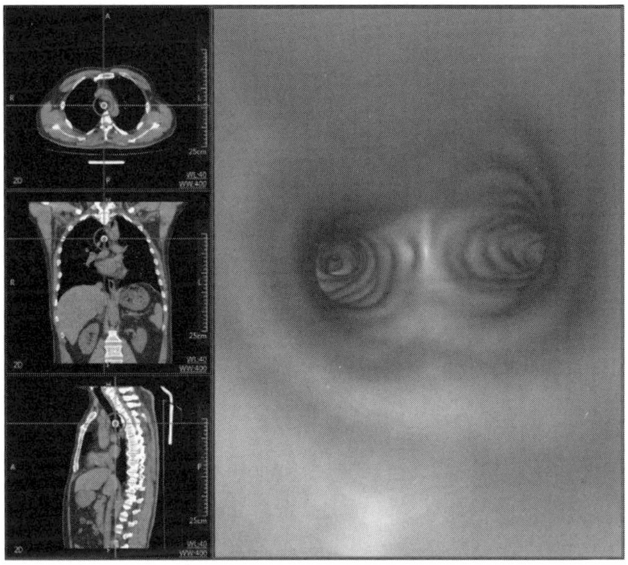

图6-30 仿真内镜软件

## 十一、肋骨

**1.适应证** 肋骨骨折及肋骨其他病变。

**2.检查体位和扫描范围** 同常规胸部扫描。扫描范围应包括锁骨至12肋骨完全扫描结束。

**3.扫描方式和参数** 采用正位定位像，层厚1mm、层间距1mm，FOV 300mm，重建算法为标准重建。

**4.图像后处理** 扫描后图像重建至最薄VR、MIP、AIP、MINIP等进行三维重建明确诊断（图6-31~6-34）。

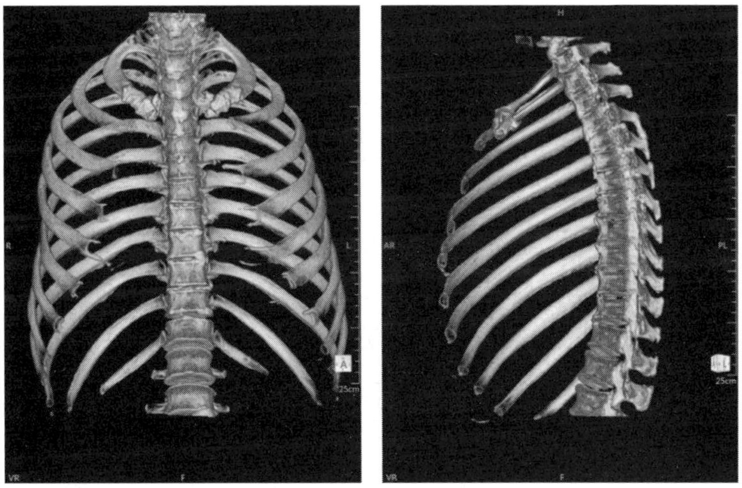

图6-31 肋骨三维重建

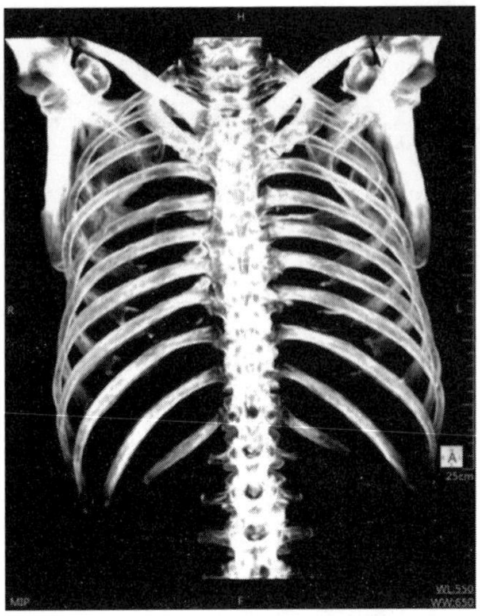

图6-32　最大密度投影

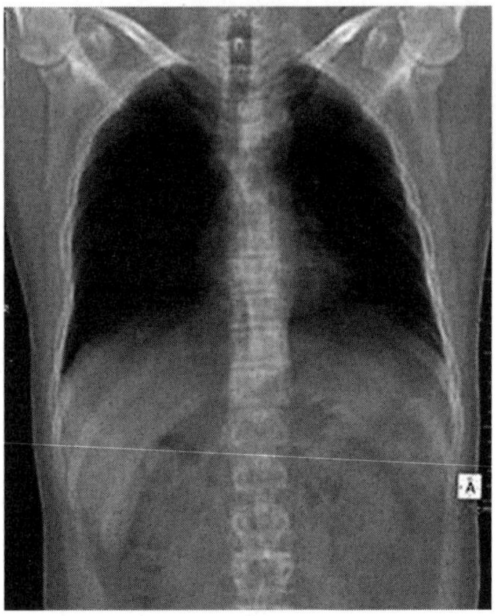

图6-33　平均密度投影

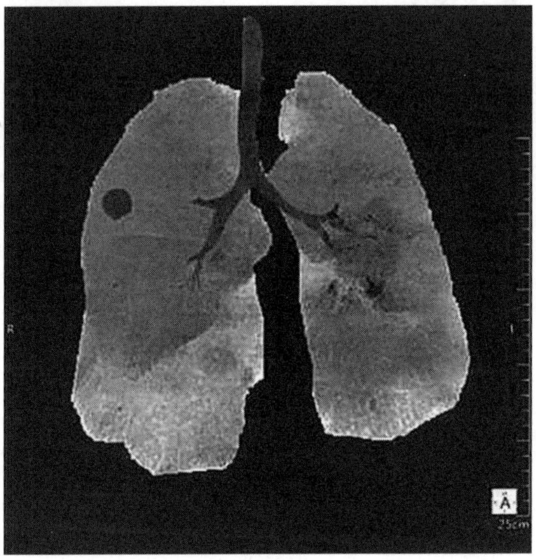

图6-34　最小密度投影

PPT

## 第四节　腹　部

腹部位于胸部和盆部之间，由腹壁、腹腔和腹腔器官三部分构成。在腹部有许多重要的脏器和器官，他们均为中等密度组织，缺少良好的密度对比。此时CT图像高的密度分辨率就尤为重要，随着空间和密度分辨率不断提高，扫描速度的不断加快，CT检查在腹部疾病的发现与诊断中发挥了极其重要的作用。由于腹部的密度对比度欠缺，在CT检查前应做好胃肠道准备工作。

### 一、对比剂

常用对比剂分三种即阳性对比剂、中性对比剂和阴性对比剂。

**1.阳性对比剂**　常使用碘对比剂，利用碘对比剂（泛影葡胺、碘帕醇等）加水配置而成，离子型或非离子型对比剂均可，浓度不宜过高，一般1%~2%，CT值在70~120Hu为宜，浓度过高时容易产生线束硬化伪影。优点是密度均匀、性质稳定、胃肠道吸收少、对比良好，临床工作中常使用。对比剂少量被胃肠道吸收后，经肾脏代谢，可在肾盂、肾盏、膀胱内显影。

**2.中性对比剂**　中性对比剂为水，优点是简单、方便、安全、被检者易接受，密度均匀，不会引起图像伪影，与胃肠道壁有一定的对比度，显示效果好。缺点是与腹腔内囊性病变容易混淆；其次水的吸收速度快，容易排空，一般采用检查前口服300~500ml，如遇特殊情况，可在水中加入20mg山莨菪碱同时口服。

**3.阴性对比剂** 主要是脂肪密度对比剂或气体。口服脂肪密度对比剂较少使用。气体为空气或二氧化碳，多用于肠道CT仿真内镜检查、透明显示重组等，使用二氧化碳气体可减少肠痉挛的发生率。

## 二、平扫

**1.适应证**

（1）肝脏、胆囊 包括肝肿瘤、肝囊肿、肝脓肿、脂肪肝、肝硬化、胆道占位、胆管扩张、胆囊炎和胆结石等。

（2）脾脏 CT能确定脾脏的大小、形态、内部结构和先天变异等，并能区分肿瘤、炎症及外伤引起的出血等。

（3）胰腺 可显示胰腺炎症渗出的范围以及有无假性肿瘤形成和并发症，为外科治疗提供依据。对于慢性胰腺炎可显示微小的钙化、结石，为内科保守治疗或手术后作随访观察。能确定有无肿瘤，并了解肿瘤的来源、部位和范围。

（4）肾和肾上腺 确定肾脏有无良恶性肿瘤及其大小、范围，有无淋巴结转移等。确定有无肾脏的炎症、脓肿、结石及结石的大小和位置。肾动脉CT血管造影可显示有无血管狭窄及其他肾血管病变。显示外伤后有无肾损伤及出血情况，确定肾上腺有无良恶性肿瘤的存在。

（5）腹部及腹膜后腔 观察有无腹部肿瘤及腹膜后腔的淋巴结转移、炎症和出血等。

**2.相关准备**

（1）检查前应少渣饮食，不能服用含有金属的药品，或进行消化道钡剂造影等。

（2）检查当日空腹

（3）被检者应携带其他影像学资料及其他临床相关检查资料。

（4）CT增强者应严格掌握适应证，并做好碘过敏试验。

（5）将对比剂加入温开水中配置成1% ~2%的浓度给被检者口服。检查肝脏、胰腺及脾脏时，扫面前15分钟口服该浓度对比剂500ml，使胃及十二指肠壶腹部充盈，形成良好的对比。临床检查前再口服300~500ml，使胃充盈，使扫描图像能更好地将胃及其他的相邻脏器区别开来。若观察肾及肾上腺则要提前20~30分钟口服对比剂。对于腹膜后腔检查则应提前2小时口服1% ~2%浓度的对比剂800~1000ml以便于充盈整个肠道系统。

**3.检查体位和扫描范围**

（1）检查体位 被检者常规取仰卧位，头先进，两臂上举抱头，身体尽量置于床面正中间，侧面定位线对准人体正中冠状位。

（2）定位像 为确定扫描基线和扫描范围摄取一个正位定位像。

（3）扫描基线 在定位像上设定，肝脏和脾脏以膈顶为扫描基线，胆囊和胰腺以肝门为扫描基线，肾和肾上腺以肾上极为扫描基线，腹膜后腔以肝门为扫描基线。

（4）扫描范围 肝、脾从膈顶扫描至肝右下角；胆囊及胰腺从肝门直至胰腺扫描完整；肾从肾上极扫描到肾下极；肾上腺从起始扫描到肾脏中部；腹膜后腔从肝门扫描到髂前上棘。

**4.扫描方式和参数** 腹部扫描采用标准或软组织模式，与胸部CT相似，腹部也易受呼吸运动影响，扫描前应训练被检者的呼吸与屏气，憋气应该均匀，以免被检者屏不住气引起呼吸伪影和层面的移位。用螺旋扫描，肝、脾扫描采用5~10mm层厚、5~10mm间距；胆道扫描采用3mm层厚、3mm间距；肾脏采用5mm层厚、5mm间距；肾上腺采用3mm层厚、3mm间距；腹膜后腔采用5~10mm层厚、5~10mm间距。

**5.图像的后处理** 腹部CT图像观察和照相的窗宽与窗位因脏器不同而异，肝脏窗宽为180~250Hu，窗位30~60Hu；胰腺窗宽250~350Hu，窗位35~50Hu；肾脏窗宽250~350Hu，窗位35~45Hu；肾上腺窗宽250~350Hu，窗位10~45Hu；腹腔及腹膜后窗宽300~400Hu，窗位20~40Hu；根据脏器和疾病需要可适当调窗。

## 三、增强扫描

**1.适应证** 腹部脏器的CT检查，为了提高病变的诊断率一般均应做增强扫描。增强扫描常在平扫后进行，便于发现病变并做出定性诊断。脏器一般采用双期或多期增强扫描。

**2.检查体位和扫描范围** 同常规平扫。

**3.扫描方式和参数** 腹部增强扫描的对比剂注射法均采用静脉团注法，对比剂用量60~100ml，流速2~3ml/s。肝脏、脾脏增强通常采用三期扫描，动脉期扫描延迟时间25~30秒，门脉期扫描延迟时间60~70秒，实质期延迟时间85~90秒。若怀疑肝血管瘤，则实质期的扫描延迟时间为3~5分钟甚至更长，直至病灶内对比剂充满为止（图6-35）。胰腺增强扫描通常采用"双期"，动脉期扫描延迟时间35~40秒，静脉期延迟时间65~70秒；肾脏增强扫描通常应扫描皮质期、髓质期和分泌期，皮质期扫描延迟时间25~30秒，髓质期60~70秒，分泌期2~3分钟。

**4.图像后处理** 测量病变部位CT值，测量病变的大小。

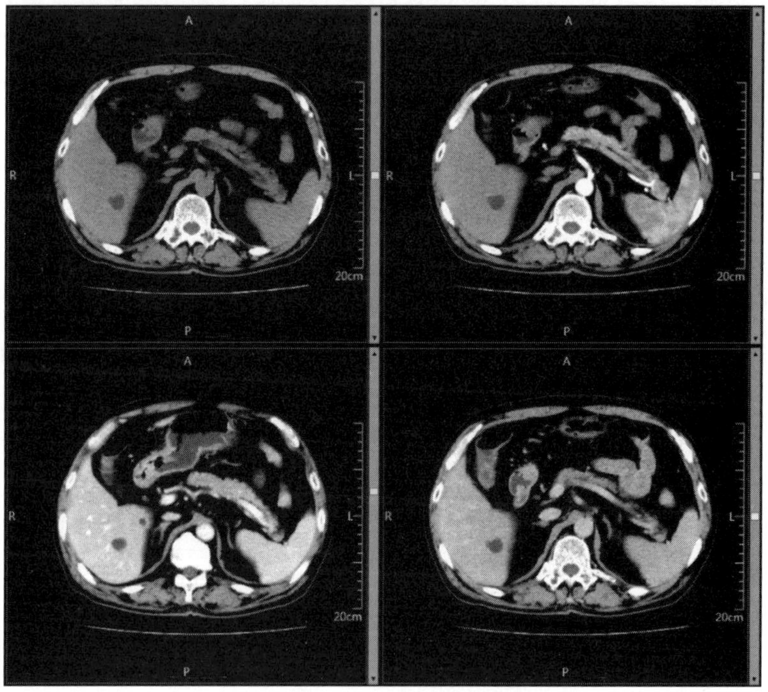


图6-35 肝脏平扫、动脉期、静脉期、延迟期

## 四、腹部CT血管造影

**1.适应证** 通常用于腹主动脉及其大分支的血管成像，可用于诊断腹主动脉夹层、腹主动脉瘤、肝血管异常及肾动脉狭窄等。

**2.检查体位和扫描范围** 同常规腹部扫描。也可根据临床需求选取。

**3.扫描方式和参数** 采用正位定位像，层厚1mm、层间距1mm，FOV 350mm。检查前不宜口服对比剂，以免干扰血管造影。对比剂总量80~100ml，生理盐水20~50ml，流速3~4ml/s，扫描延迟时间通常为15~20秒。首选对比剂追踪技术自动触发扫描，或注射对比剂后25~30秒启动扫描。

**4.图像后处理** 用MIP、SSD、VR三维重建进行血管腔、管壁及钙化的分析，对血管瘤、血管畸形、血管狭窄等血管病变显示很有价值。

由于CTA扫描时间短，所以即使是急性破裂的不稳定动脉瘤和急性主动脉夹层患者也能比较安全地完成检查，但最好有临床治疗医生的陪同，以防万一，出现危险及时抢救，增强检查时，影像检查技师应该有安全抢救的能力和意识，把检查的医疗安全摆在最重要的位置。

## 五、胃肠道CT仿真内镜

CT仿真内镜（CTVE），在人体许多腔道疾病的筛查与诊断中发挥了重要作用，优点是安全、被检者痛苦小、简单易行；能从不同角度和狭窄或阻塞远端观察病灶；还可改变透明度，观察管腔内、外情况。

**1.扫描方法** 胃肠道CTVE检查前被检者的胃肠道准备是关键，基础是螺旋CT连续扫描获得的容积数据重组出的胃肠道立体图像，体内残留的粪便会造成重建假象。被检者从检查前1天晚餐起禁食直到次日检查，并服用泻药如硫酸镁、甘露醇、番泻叶等，目的是达到彻底清洁肠道。检查当日也可清洁灌肠，但要等至少1.5小时后才能进行CTVE检查，避免肠道内残留水分假象掩盖病灶。同时扫描前5~10分钟肌内注射山莨菪碱注射液20mg。

**2.胃内对比剂检查方法** ①扫描前口服产气剂6~9g；②扫描前口服1000~1500ml浓度为1.0%~1.5%的对比剂稀释液；③口服1000~1500ml水。

肠道CTVE检查不用口服对比剂，无需静脉注射对比剂。嘱被检者侧卧位，先经肛门注入适量（1000~1500ml）空气或二氧化碳气体，等待被检者觉腹部饱胀时，改成仰卧位，双手上举，在扫描腹部正位定位像，从定位像上观察到胃肠道充气足够时进行扫描。扫描参数为管电压120kV，管电流200~240mA，层厚1mm，重建间隔0.5~1.5mm，螺距1~1.5，一次屏气扫完全腹。

特别注意的是，肠道内充盈足够的气体是CTVE检查成功的重要保障，因此萎陷的肠道是无法进行肠道仿真内镜成像的。

**3.图像后处理** 完成扫描后CTVE软件重建（图6-36）。因为结肠行走不规整，重组仿真内镜图像时，为保持观察方向始终与肠腔一致，需小幅度调整视野方向。也可通过结肠透明技术观察（图6-37）。

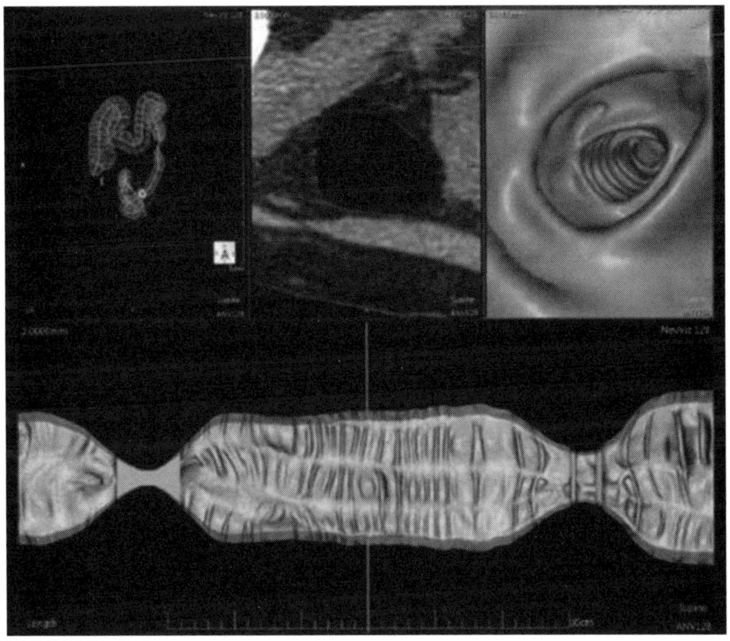

图6-36 仿真内镜CTVE

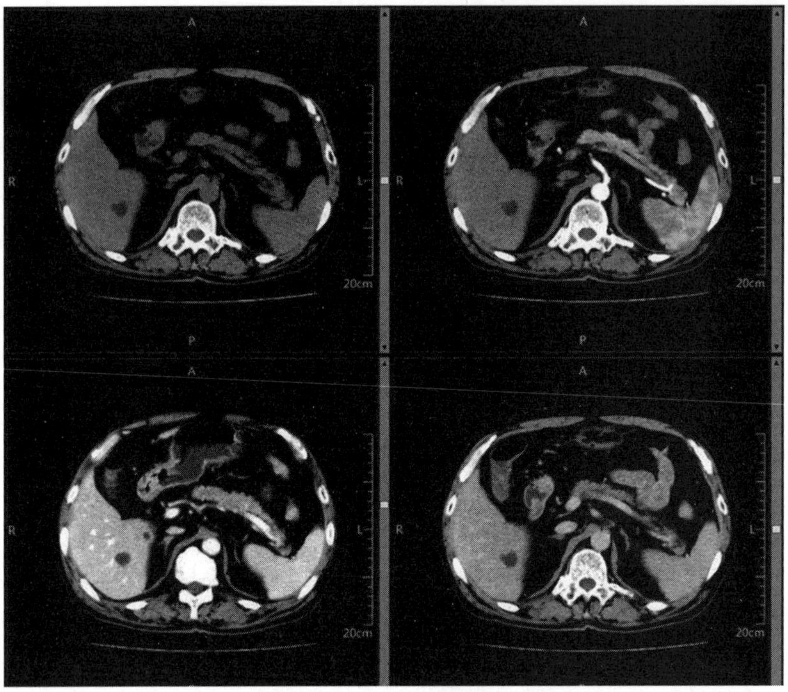


图6-37　结肠透明技术

PPT

## 第五节　盆　腔

男性可观察有无膀胱、前列腺、精囊、睾丸、直肠病变的良恶性肿瘤以及前列腺增生等。在女性可观察有无膀胱、子宫和卵巢的良恶性病变及其他病变。扫描前，与腹部CT一样，需要做好胃肠道准备。

盆腔CT检查前准备不可忽视，在检查前1周，不可以进行胃肠道钡剂造影检查。膀胱扫描者，应该在检查前大量喝水并憋尿，使膀胱充分充盈。为了使小肠、结肠充盈，最好检查前一晚，口服1%~2%阳性对比剂1000ml，每间隔1小时服用250ml，也可在检查前行保留灌肠，使盆腔内的小肠、直肠和乙状结肠显影。同一被检者，口服对比剂和保留灌肠的对比剂最好选择一致。

**1.扫描方法**　被检者仰卧，头先进，两臂上举抱头，身体置于床面正中间，侧面定位线平人体正中冠状面。定位像：盆腔正位定位像。扫描范围：从髂前上棘扫描至耻骨联合下缘。

**2.扫描参数**　采用标准软组织模式，主要扫描膀胱和前列腺时采用层厚5mm、层间距5mm。如果观察肿块扫描整个盆腔大小时可采用5~10mm层厚，5~10mm层间距，FOV 300~400mm，检查精囊和前列腺层厚3~5mm。

为鉴别膀胱内肿瘤、结石、肿块，获得更多盆腔内器官复杂解剖关系的位置，可添加俯卧位扫描。

**3.增强扫描**　对盆腔占位病变进行定性，并确定其部位、大小和范围，以及是否引起盆腔淋巴结转移等，必须做增强扫描。增强扫描常规用静脉内团注法，首选使用对比剂团注追踪技术自动触发扫描，定位层如图6-38所示。对比剂总量60~100ml，流速2~3ml/s，扫描延迟时间30~35秒，必要时延迟5分钟延迟扫描，可观察膀胱内肿瘤与充盈膀胱的关系或观察到膀胱内肿瘤引起的充盈缺损。输尿管延迟后可观察到双侧肾脏及其输尿管走形（图6-39）。

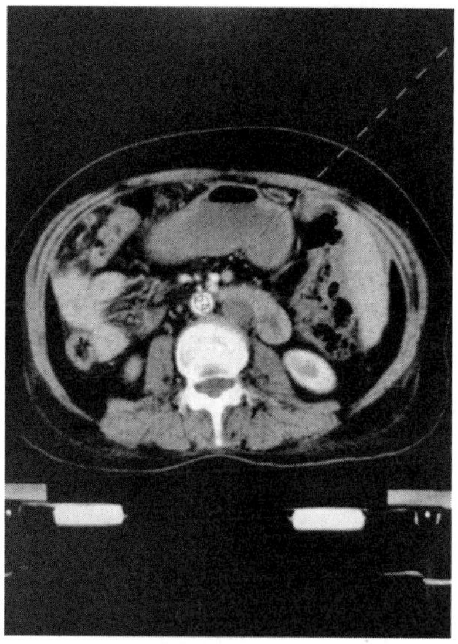

图6-38 盆腔增强对比剂追踪定位层

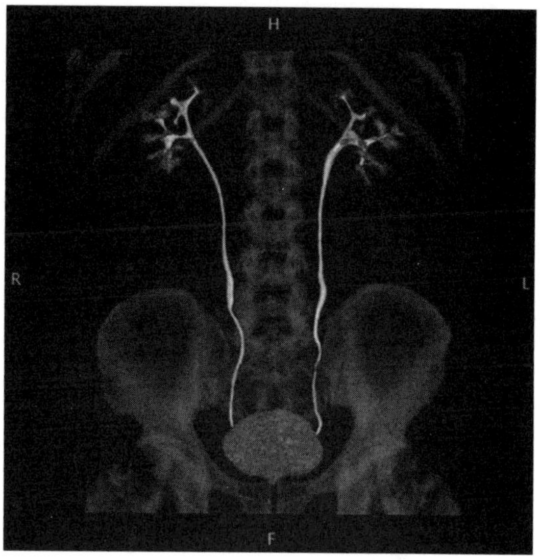

图6-39 输尿管造影重建

# 第六节 脊 柱

PPT

成人脊柱由26块椎骨（颈椎7块，胸椎12块，腰椎5块，骶椎1块（刚出生时5块）、尾椎1块）借韧带、关节及椎间盘连接而成。脊柱上端承托颅骨，下联髋骨，中附肋骨，并作为胸廓、腹腔和盆腔的后壁。脊柱具有支持躯干、保护内脏、保护脊髓和进行运动的功能。脊柱内部自上而下形成一条纵行的脊管，内有脊髓（注：脊柱不等于脊椎或脊椎骨，脊柱是由多块脊椎组成的）。一般平扫即可，当发现占位性病变时，可以加做增强扫描。

**1.适应证**

（1）各种原因引起的椎管狭窄及椎管内占位性病变。

（2）椎间盘变性或病变。

（3）椎骨外伤，如骨折、脱位等，特别是观察碎骨片的情况和金属异物的位置以及脊髓的损伤情况。

（4）椎骨骨病，如结核、良性肿瘤以及椎旁肿瘤对椎骨的侵犯情况。

（5）椎骨及脊髓的先天性变异。

**2.扫描方法**

（1）被检者仰卧于检查床上，身体置于检查床中间。

（2）颈椎扫描　被检者头部略垫高，使椎体尽可能与床面平行，双臂置于身体两侧，并尽量往下沉肩。

（3）胸椎扫描　被检者双手抱头。

（4）腰椎扫描　最好用一专用的脚垫，把被检者的双腿抬高，这样可以使腰椎的生理弧度尽可能与床面平行。

（5）定位像　颈椎和腰椎常规扫描侧位定位像，便于设计扫描角度，胸椎可以根据具体情况扫描正位或侧位定位像。

（6）扫描基线　若是以观察椎体和椎旁组织为主，颈椎椎间盘扫描则把所有椎间盘扫描完（图6-40）；胸椎扫描应扫描全部椎体及椎间盘；腰椎和骶尾椎扫描所包含的椎体（图6-41）。

（7）扫描参数　层厚和重建间距以扫描椎体的大小而定。颈椎采用5mm层厚、5mm重建间距；颈椎间盘采用2mm层厚、2mm重建间距；胸椎采用5~10mm层厚、5~10mm间距；腰椎椎间盘采用3mm层厚、3mm间距；腰椎及骶尾椎椎体采用5mm层厚、5mm间距。以上扫描均采用非螺旋扫描，标准扫描模式。螺旋扫描时，层厚3~5mm，FOV 150~200mm。脊柱结核性病变扫描视野要大，以便于观察椎旁囊肿等。

**3.图像后处理** 脊柱的显示和摄影需同时采用软组织窗和骨窗。软组织窗窗宽200~350Hu，窗位35~45Hu；骨窗窗宽800~1500Hu，窗位200~400Hu。

重建椎间盘时，选用层厚、层间距3mm，根据临床需求重建出所需椎间盘。如图6-42、6-43所示。骶髂关节层厚选取3~5mm，采用高分辨骨算法重建。必要时重建图像可通过MIP、VR、SSD获取脊柱冠状面和矢状面以及三维重建图像（图6-44~图6-46）。

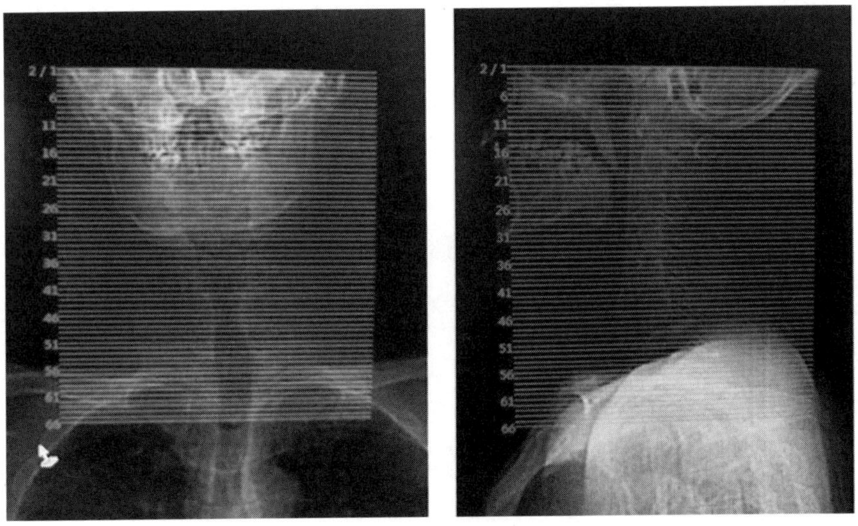

图6-40 颈椎扫描范围

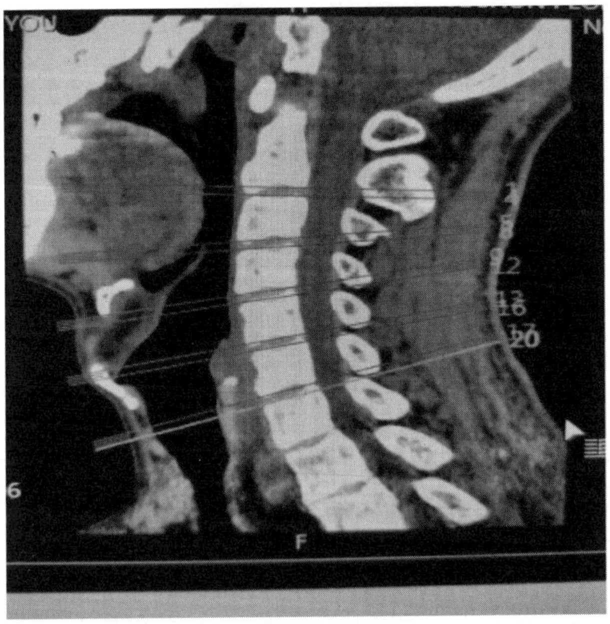

图6-41 颈椎间盘重建范围

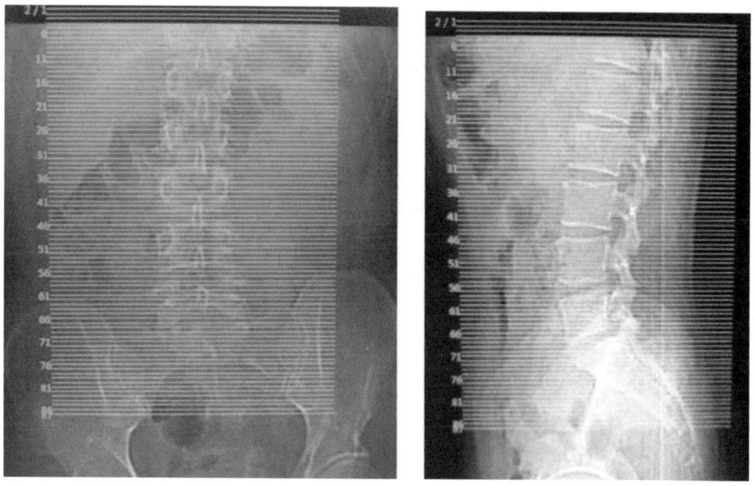

图6-42　腰椎扫描范围

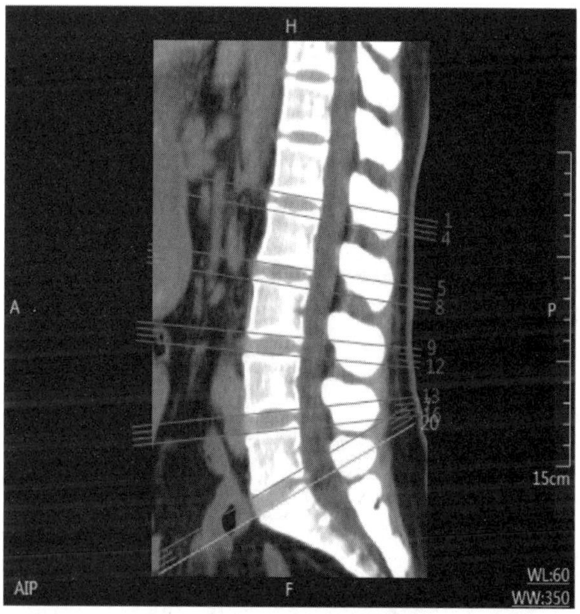


图6-43　腰椎间盘重建范围

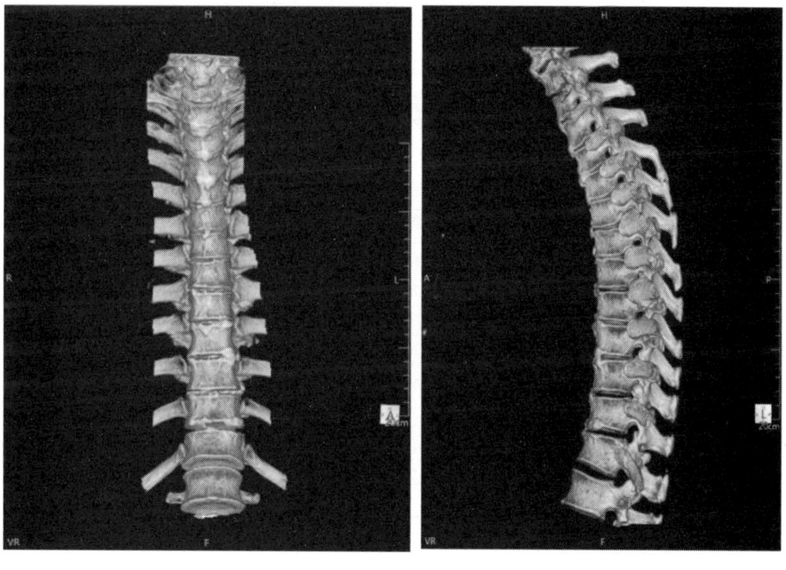

图6-44　胸椎VR图像

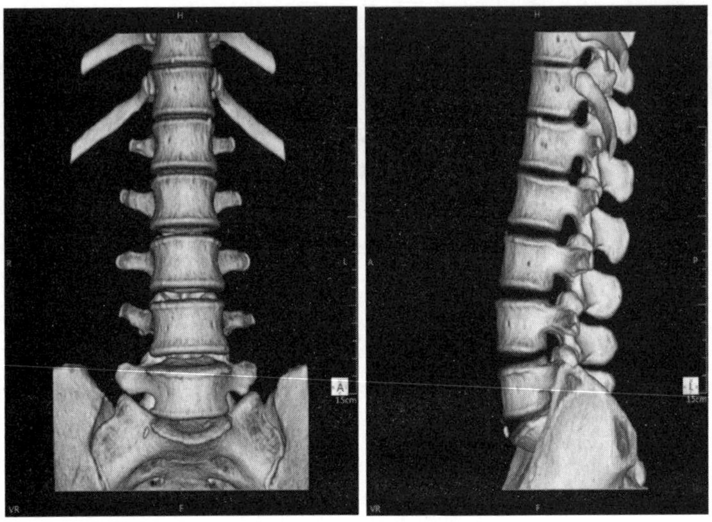


图6-45　腰椎VR图像

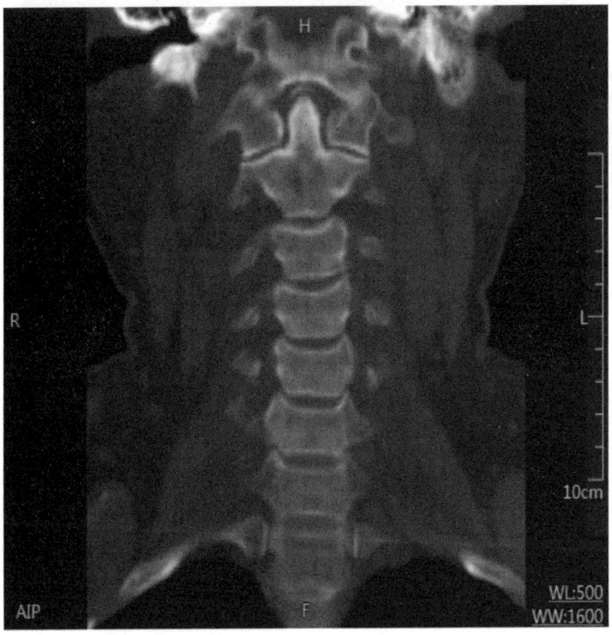


图6-46　颈椎AIP重建图像

PPT

## 第七节　四肢及骨关节

四肢骨是人体运动系统的重要组成部分，肌肉附着于四肢骨上，根据大脑的命令进行收缩，牵动这些骨来完成运动功能。四肢骨包括上肢和下肢两个部分。CT以高分辨率和丰富的后处理重建在四肢病变检查中起到越来越重要的作用。

**1.适应证**

（1）骨折CT扫描可以显示骨折碎片及移位情况，同时还能显示出血、血肿、异物以及相邻器官的有关情况。

（2）骨肿瘤CT平扫及增强可观察和显示肿瘤病变的部位、形态、大小、范围及血供等情况，有助于对肿瘤进行定性诊断。

（3）其他骨病，如骨髓炎、骨结核、骨缺血性坏死等。

（4）半月板的损伤，如膝关节的CT扫描可显示半月板的形态、密度等，有助于对半月板损伤的诊断。

2.检查方法

（1）双手及腕关节的扫描采用俯卧位，头先进，双臂上举平伸，双手间隔5cm，手指并拢，手心向下，两中指末端连线与检查床中轴线垂直（图6-47）。FOV 150~200mm、层厚2mm。

（2）双肩关节、胸锁关节及锁骨、肘关节及上肢长骨的扫描采用仰卧位，头先进双上臂自然平伸置于身体两侧，双手手心向上，身体置于床面正中（图6-48）。肩关节、胸锁关节及锁骨FOV 400~500mm、层厚3~5mm。肘关节FOV 150~200mm、层厚2~3mm。

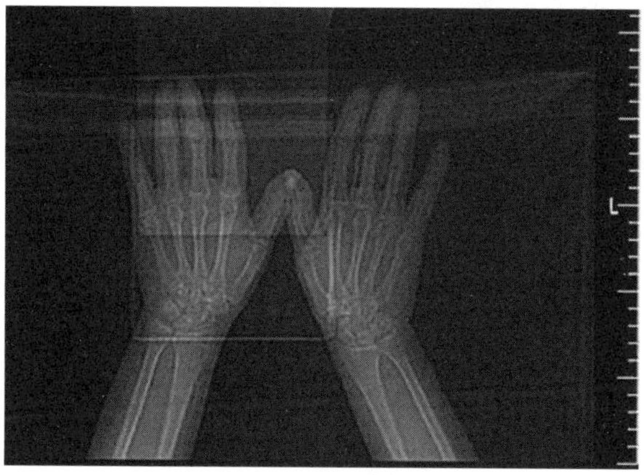


图6-47　手部扫描定位像

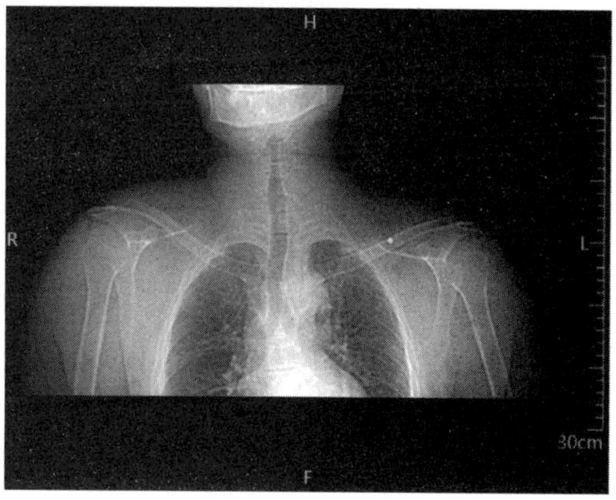


图6-48　锁骨/肩关节扫描定位像

（3）双髋关节及股骨上段的扫描采用仰卧位，头先进，双足跟略分开而足尖向内侧旋转并拢，双上臂抱头，身体躺平。FOV 300~400mm、层厚3~5mm。

（4）双膝关节、踝关节和下肢长骨的扫描采用仰卧位，足先进，双下肢。并拢，足尖向上双足跟连线与检查床中轴线垂直，双上臂抱头。双膝关节、下肢长骨FOV 300~400mm、层厚3~5mm。如图6-49所示。观察半月板则应采用1mm层厚、1mm间距。踝关节FOV 150~200mm、层厚2~3mm。

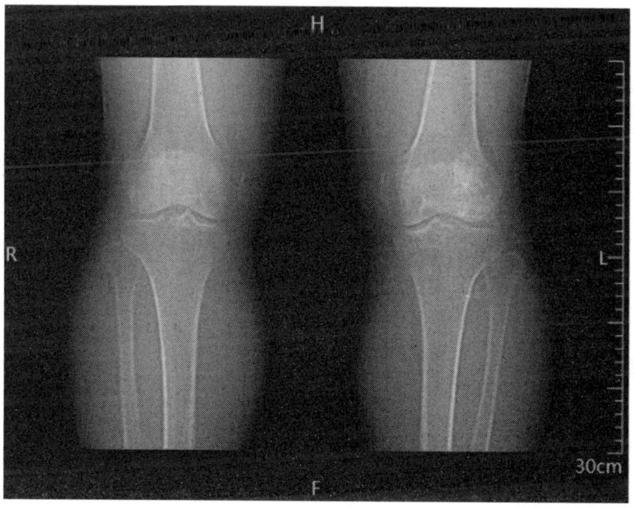


图6-49　膝关节扫描定位像

（5）双足扫描时应仰卧，足先进，双下肢弯曲，双足平踏于检查床面，双足纵轴互相平行且均平行于检查床纵轴，双足间隔约5cm，双足跟连线垂直于检查床中轴线（图6-50）。FOV 150~200mm、层厚2~3mm。

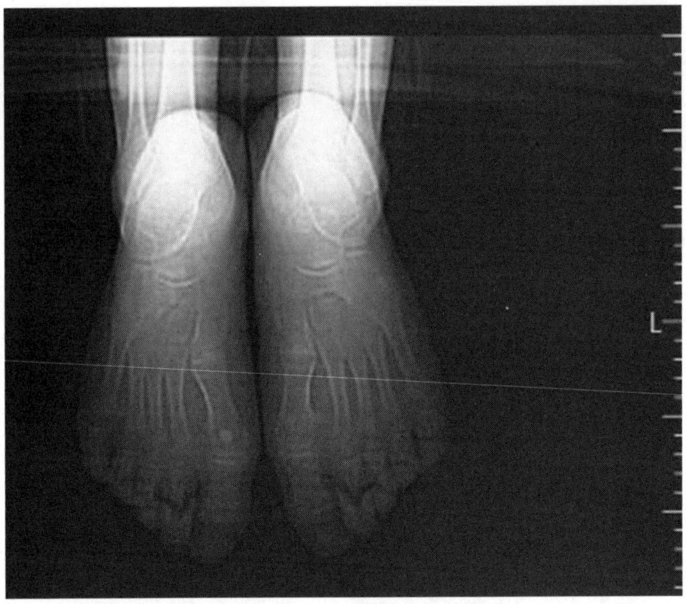


图6-50　足部扫描定位像

（6）定位像　四肢关节的扫描均需扫描定位像，定位像应包含关节及相邻的长骨。

扫描范围：在定位像上设定扫描范围。各关节的扫描不仅要将关节扫描完，而且还应包含相邻长骨的一部位；各长骨的扫描也应包含相邻的关节。四肢骨关节的显示摄影须同时采用骨窗和软组织窗。

软组织：窗宽200~400Hu，窗位40~50Hu。骨窗：窗宽1000~1500Hu，窗位300~400Hu。

必要时重建图像到最薄，做矢状面、冠状面、VR等观察病变位置。如图6-51所示。

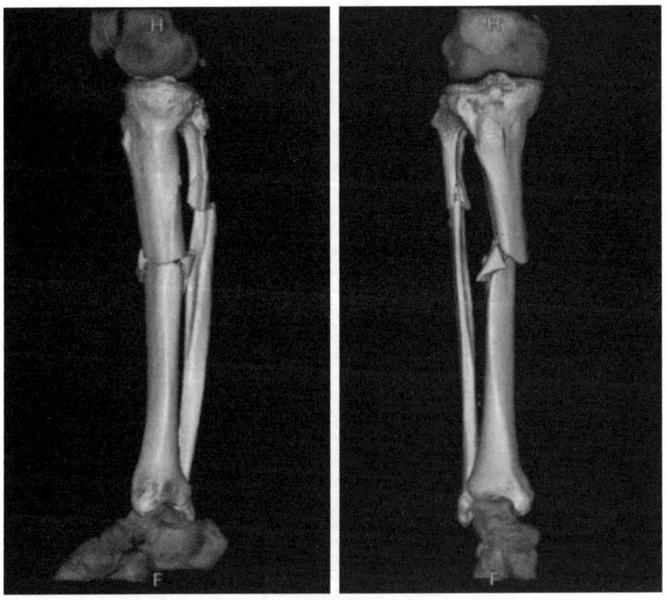


图6-51　胫、腓骨骨折VR图像

**知识拓展**

车载CT

传统的CT检查是设备固定在医院，需要人来“寻找”设备，车载CT是让设备“适应”人，可以在更快的时间，更灵活的地点进行更便捷的检查，具有更强的机动性和灵活性。

对急诊患者，时间就是生命。车载CT就近接收患者立即完成CT检查，尽早明确诊断。比如在偏远落后农村收到脑梗死患者立即做CT检查，在转运过程中可以明确诊断，对没有禁忌证的患者立即进行静脉溶栓，充分利用了患者转运的时间，将检查和治疗都提前到院前，并可通过智能云将检查结果发送至医院，与手术室实现无缝对接，大幅度节约了院内救治流程跑赢时间，提高救治成功率、生存率及生活质量。

车载CT相当于将三甲医院的高端设备带到任何地方，人工智能系统保证了一致化的图像输出，提供结构化报告，提升了诊断效率和诊断水平。智能云还可以实现专家的远程诊断，对于一些需要复诊、转诊的病例，图像质量也可以满足上级医院的诊断需求，避免入院再次检查导致的资源浪费。

医学救援，现代野战医疗“侦察兵”车载CT所具备的可移动、智能云功能，对于救灾、国防、野战支援等也有非常重要的意义。我国在2019新冠肺炎疫情期间在方舱医院部署了大量车载CT。车载CT能获取人体所有重要脏器的形态学信息，其快速、无创的特点为急诊救治提供非常有价值的指导信息，是现代野战医疗、救灾、紧急医疗的保障利器。

## 本章小结

本章详细介绍了颅脑普通平扫和增强扫描的适应证、体位扫描范围及参数、图像后处理，以及脑血管CTA检查、脑灌注等。颈部、内耳，甲状腺、喉咽部的普通平扫和增强扫描的适应证、体位扫描范围及参数、图像后处理，颈部CTA等。

胸部作为人体第二大体腔，内部有大量气体存在，所以和软组织形成良好的天然对比。本章还详细介绍了胸部普通平扫和增强扫描的适应证、体位扫描范围及参数、图像后处理。目标扫描、低剂量扫描、肺功能定量分析扫描、冠状动脉CTA等一系列高级检查。

腹部位于胸部和盆部之间，由腹壁、腹腔和腹腔器官三部分构成。腹部和盆腔的平扫和增强适应证、体位扫描范围以及参数、图像后处理 造影剂的分类以及适应证、相关准备等。

成人脊柱由26块椎骨（颈椎7块，胸椎12块，腰椎5块，骶椎1块（刚出生时5块）、尾椎1块）借韧带、关节及椎间盘连接而成。四肢骨是人体运动系统的重要组成部分，本章讲述了脊柱、四肢及骨关节CT扫描的适应证、体位、扫描范围以及参数、图像后处理。

# 习 题

习题

## 一、单项选择题

1. 颅脑CT非螺旋扫描的基线为（　）。
A. 听眉线　B. 听眶线　C. 听眦线　D. 听鼻线　E. 瞳间线

2. 颅脑非螺旋扫描颅底层面厚度为（　）。
A. 0.5~1.0mm　B. 1.0~3.0mm　C. 3.0~5.0mm　D. 5.0~8.0mm　E. 8.0~10mm

3. 颅脑常规螺旋扫描多层CT采集层厚
A. 0.5~1.0mm　B. 1.0~3.0mm　C. 3.0~5.0mm　D. 5.0~8.0mm　E. 8.0~10mm

4. 关于常规颅脑CT平扫及增强扫描后处理，不正确的是（　）。
A. 利用薄层源图像行多平面重组　B. 重组范围以病变或脑干为中心
C. 重组层厚5mm，重组间距10mm　D. 冠状面重组与脑干平行
E. 矢状面重组与人体正中矢状面平行

5. 颅脑常规增强扫描的碘对比剂用量（　）。
A. 0.5~0.8ml/kg　B. 0.8~1.0ml/kg　C. 1.0~1.2ml/kg　D. 1.2~1.4ml/kg　E. 1.4~1.6ml/kg

6. 某患者颅脑CT平扫发现颅内囊性病灶，为鉴别液体与脂肪成分，最佳窗宽窗位是（　）。
A. 窗宽60~70Hu，窗位40~45Hu　B. 窗宽70~80Hu，窗位35~30Hu

C.窗宽100~120Hu，窗位-10~10Hu
D.窗宽100~120Hu，窗位40~50Hu
E.窗宽300Hu，窗位40Hu

7.增强扫描的目的是（　）。
A.提高图像分辨力
B.减少被检者辐射剂量
C.提高空间分辨
D.增加受检区域组织对比度
E.减少部分容积效应对图像的影响

8.CT检查说法正确的是（　）。
A.扫描参数固定不变
B.扫描参数越高越好
C.扫描范围越大越好
D.和被检者沟通避免重复检查
E.为保证图像质量尽量薄层扫描

9.图像显示技术中，主要的应用技术是（　）。
A.放大技术
B.窗口技术
C.重建技术
D.重组技术
E.黑白反转技术

10.在扫描过程中被检者不自主运动会产生下列哪项（　）。
A.杯状伪影
B.环状伪影
C.移动条纹伪影
D.高密度放射状伪影
E.以上都是

11.颅脑CT平扫的适应证不包括（　）。
A.颅内出血
B.脑血管畸形
C.脑梗死
D.脑萎缩
E.脑外伤

12.表示听眦线的英语缩写是（　）。
A. RBL
B. EML
C. OML
D. SML
E. CBF

13.关于增强扫描，错误的叙述是（　）。
A.增强扫描提高了病变的检出率和诊断率
B.增强就是增加组织之间对X线的吸收差
C.增强扫描的实质是加大X线照射量的扫描
D.增强后形成的图像对比度增加
E.用高压注射器静脉团注法给药

14.血管内造影剂浓度高且维持时间长的注射方法是（　）。
A.点滴法
B.团注法
C.多次大剂量急速注射法
D.大量快注~滴注法
E.小量快注~滴注法

15.图像显示技术中，应用最多而且最重要的是（　）。
A.窗口技术
B.放大技术
C.黑白反转技术
D.三维图像重建技术
E.缩小技术

16.CT扫描成像基本步骤不包括（　）。
A.产生X线
B.采集数据
C.重建图像
D.图像后处理
E.扫描方式的选择

17.关于喉部CT扫描，错误的叙述是（　）。
A.主要用于检查喉部恶性肿瘤
B.扫描时要求患者做吞咽动作
C.图像显示一般用软组织窗，必要时用骨窗
D.喉部扫描嘱被检者发“咿”音
E.喉部扫描范围从第4颈椎向下至环状软骨下缘1cm

18.关于窗技术，错误的叙述是（　）。
A.根据诊断需要调节图像的对比度的一种调节技术
B.窗技术包括窗宽、窗位的选择
C.窗宽指显示图像时所选用的CT值的范围

D.如窗位和窗宽均调节至80，显示CT值的范围是80~160
E.根据诊断需要调节图像亮度的一种调节技术
19.甲状腺CT检查扫描范围正确的是（　）。
A.从颈6扫至胸1下缘　B.从颈2扫至颈7下缘
C.从颈1扫至颈7下缘　D.从颈5扫至甲状腺下极
E.从颈2扫至颈5下缘
20.为减轻或消除CT图像部分容积效应，可采用（　）。
A.提高扫描矩阵　B.缩小扫描层厚　C.骨算法重建
D.提高扫描X线条件　E.增加层厚
21.下列哪项不是CT检查的适应证（　）。
A.外伤　B.炎症性病变　C.肿瘤　D.骨质性病变　E.血管变异
22.下面哪项不是CT的扫描方法（　）。
A.普通扫描　B.增强扫描　C.重叠扫描　D.动感扫描　E.目标扫描
23.下面不是CT的扫描方法的是（　）。
A.目标扫描　B.动态扫描　C.延迟扫描
D.高分辨率CT扫描　E.定期扫描
24. CT检查前被检者的准备工作不包括（　）。
A. CT检查前，被检者须携带有关检查资料
B.对被检者应做好耐心的解释说明工作
C.检查并去除被检部位的金属物品
D.做增强的患者不必做碘过敏试验
E.对于胸腹部检查的患者，做必要的呼吸训练
25.下列哪项是胸部CT扫描的适应证（　）。
A.气管炎　B.支气管炎　C.炎症
D.过敏性哮喘　E.咳嗽
26.腹部CT扫描技术不包括（　）。
A.常规为被检者仰卧，头先进　B.定位像为正位定位像
C.肝脏和脾脏以膈顶为扫描基线　D.腹膜后腔以肾门为扫描基线
E.肾和肾上腺以肾上极为扫描基线
27.关于肝脏CT增强扫描检查技术不合理的是（　）。
A.肝脏增强通常采用三期扫描　B.动脉期延迟时间25~30秒
C.静脉期延迟扫描时间60~70秒　D.实质期延迟扫描时间85~90秒
E.怀疑肝血管瘤，则实质期延迟扫描时间120秒
28.脊柱CT扫描不能用于检查以下哪种疾病（　）。
A.椎管狭窄及椎管内占位性病变　B.脊髓灰质炎
C.椎间盘变性或病变　D.椎骨外伤
E.椎骨良、恶性肿瘤
29.脊柱CT扫描可用于检查下面哪种疾病（　）。
A.髓核积气　B.所有椎间关节的病变　C.早起髓核变性
D.脊髓灰质炎　E.神经炎
30.关于脊柱CT平扫技术描述错误的是（　）。
A.颈椎扫描，被检者头部略垫高，使椎体尽可能与床面平行
B.胸椎扫描，被检者双手抱头

C.腰椎扫描，用一专用的腿垫，把被检者的双腿抬高

D.骶椎扫描，被检者侧卧

E.颈椎和腰椎常规扫描做侧位定位像

## 二、简答题

1.简述CT肝脏增强扫描分期，及其延迟时间？

2.简述颅脑CT检查的适应证及相关准备？

3.试述确定颅脑CT血管扫描的扫描开始时间方法？

（赵　蕾　王天宇）

第三篇

# MRI检查技术

# 第七章　MRI扫描与MRI图像

**知识目标**

1.**掌握**　MRI检查的基本操作步骤；MRI的适应证与禁忌证；MRI的图像特点。

2.**熟悉**　磁共振成像的结构；磁共振成像原理；MRI成像的基本参数；MRI检查前准备；MRI的临床应用及限度；MRI的生物效应及安全性。

3.**了解**　磁共振成像的发展简史。

**技能目标**

1.具有MRI检查的基本操作能力。

2.具有识别MRI的适应证与禁忌证；MRI图像特点的能力。

培养高尚的职业道德、良好医患沟通能力和团队协作精神。

**案列讨论**

**案例**　患者，男性，46岁，工地高处坠落伤，腰部疼痛，经X线腰椎正、侧位摄片和腰椎CT平扫+后处理检查后，显示第1腰椎压缩性骨折，骨折片向椎管内压迫移位。现患者有双下肢麻木、无力症状。

**讨论**　如何做进一步检查？具体检查技术参数如何设置？

PPT

## 第一节　MRI概述

### 一、磁共振成像发展简史

磁共振成像（magnetic resonance imaging，MRI）是利用射频（radio frequency，RF）电磁波对置于磁场中的含有自旋不为零的原子核的物质进行激发，发生核磁共振（nuclear magnetic resonance，NMR），用感应线圈采集磁共振信号，按一定数学方法进行处理而建立的成像方法。

1946年美国加州斯坦福大学Bloch和哈佛大学的Purcell教授同时发现了核磁共振现象。由于这一发现在物理、化学、生物化学、医学上具有重大意义，两人于1952年获得诺贝尔物理奖。1946年~1972年NMR主要用于有机化合物的分子结构分析，即磁共振波谱分析（magnetic resonance spectroscopy，MRS）。1971年美国纽约州立大学的达曼迪恩（Damadian）教授在《科学》杂志上发表了题为"NMR信号可检测疾病"和"癌组织中氢的T1、m2时间延长"等论文。1973年美国人Lauterbur用反投影法完成了MR的实验室的模拟成像工作。1975年Ernst提出采用相位和频率编码及傅里叶转换方法进行磁共振成像，并因在傅里叶转换方法所取得的成绩于1991年获得诺贝尔化学奖。1977年Mansfield发展了平面回波（EPI）技术。1978年英国第一台头部MRI设备投入临床使用，1980年全身的MR研制成功。2003年美国Lauterbur和英国Mansfield因磁共振成像方面的发现而荣获诺贝尔生理学或医学奖。

### 二、磁共振成像系统的结构

磁共振成像设备是随着计算机技术的飞速发展，基于在X线CT成像的临床应用基础上发展起来的一种新型医学数字成像技术。它主要由主磁体系统、射频系统、梯度磁场系统、计算机及图像处理系统及辅助设备等五部分组成，各系统间相互连接，由计算机控制、协调。

### （一）主磁体系统

主磁体是磁共振成像（MRI）仪最基本的构件，是产生磁场的装置，主磁体的性能将直接影响磁共振图像的质量。自磁共振成像技术应用于临床以来，提高主磁体质量和性能是各厂商主要努力方向。

**1. 主磁体主要性能指标** 主磁体最重要的性能指标包括主磁场强度、主磁场均匀度、主磁场的稳定性、主磁体的长度及有效孔径。

（1）主磁场强度 可用高斯（Gauss，G）或特斯拉（Tesla，T）来表示，特斯拉（T）是目前磁场强度的法定单位。距离5A（安培）电流通过的直导线1cm处检测到的磁场强度被定义为1G（图7-1）。特斯拉（T）与高斯（G）的换算关系为：1T=10000G。

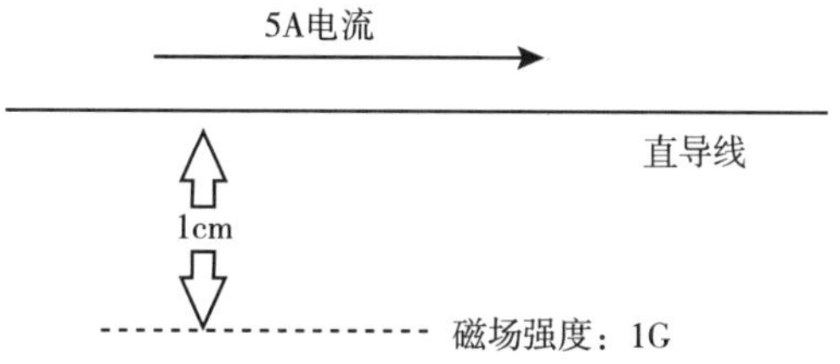


图7-1 高斯（G）的定义

目前1.5T和3.0T磁共振设备已大量应用到临床，高场强MRI的主要优势表现为：①提高质子的磁化率，增加图像的信噪比；②在保证信噪比的前提下，可缩短MRI成像时间；③增加化学位移效应使磁共振波谱（magnetic resonance spectroscopy，MRS）对代谢产物的分辨力得到提高；④增加化学位移效应使脂肪饱和技术更加容易实现；⑤增加血氧饱和度依赖（BOLD）效应，使脑功能成像的信号变化更为明显。当然MRI设备场强增高也存在一些问题：①设备生产成本增加，价格提高；②噪声增加，虽然采用静音技术降低噪声，但是进一步增加了成本；③射频特殊吸收率（specific absorption ratio，SAR）与主磁场场强的平方成正比，高场强下射频脉冲的能量在人体内累积明显增大，SAR值问题在高场磁共振设备上表现得比较突出；④各种伪影增加，包括运动伪影、化学位移伪影及磁化率伪影等一般随场强的增高而更为明显。

（2）主磁场均匀度 磁场均匀性是指在一定的容积范围内磁场强度的均性，也即单位面积内通过的磁力线数目的一致性。主磁场的均匀度通常以主磁场强度的百万分之几（part per million，ppm）数值（即ppm值）作为磁场强度偏离的单位。该值越小表明磁场均匀性越好。

MR技术对主磁场均匀度的要求很高，原因在于：①高均匀度的场强有助于提高图像信噪比；②场强均匀是保证MR信号空间定位准确性的前提；③场强均匀可减少伪影（特别是磁化率伪影）；④高度均匀的磁场有利于进行大视野扫描，尤其肩关节等偏中心部位的MRI检查；⑤只有高度均匀的磁场才能充分利用脂肪饱和技术进行脂肪抑制扫描；⑥高度均匀的磁场MRS才能有效区分不同的代谢产物。

（3）主磁场的稳定性 主磁场的稳定性实际上是指主磁场强度及其均匀性的变化，也称为磁场漂移。磁场的稳定性可分为热稳定性和时间稳定性。时间稳定性指磁体所建立的静磁场随时间而变化的程度。磁场强度值还会随温度变化而漂移，其漂移的程度是用热稳定性来表述。通常，磁场短期（1~2小时）漂移不能大于5ppm，而长期（以8小时为周期）漂移量需小于10ppm。

（4）主磁体的长度及有效孔径 磁体主要的尺寸指标是长度和有效孔径。磁体的有效孔径是指磁体中安装了匀场装置、梯度线圈、射频线圈及其他辅助配件，并加盖机壳后供人体检查时使用的空间上下垂直距离。目前主流磁共振设备有效孔径一般在60cm以上。目前生产的1.5T磁共振主磁体长度多在140~175cm，主磁体的缩短及孔径的增大可以增加被检者舒适度，减少“幽闭恐惧症”的发生，但对磁体制作技术来说是个挑战，磁体越短、孔径越大，则保持磁场均匀度的难度越大。

**2.主磁体分类** 根据磁场产生的方式可将主磁体分为永磁型和电磁型，电磁型主磁体由线圈绕制而成，根据绕制线圈的材料不同，电磁型主磁体又可分为常导磁体和超导磁体。常导磁体目前在临床磁共振成像系统中已经很少采用。根据磁体产生的静磁场强度大小可分为：低场（0.1T~0.5T）、中场（0.6T~1.0T）、高场（1.5T~3.0T）、超高场（>3.0T）磁共振设备。下面以磁场产生方式分类为例介绍主磁体。

（1）永磁型磁体 永磁型主磁体一般由多个永磁材料制成，按照特殊的空间分布拼接而成，用于生产永磁型磁体的材料通常是稀土永磁材料，如钕铁硼，我国用于生产钕铁硼的稀土资源非常丰富。目前绝大多数低场强开放式MRI仪采用永磁型主磁体，永磁型主磁体通常采用C形臂（图7-2）、U形臂或双立柱来支撑，一般由上下两组磁体构成，两组磁体之间的空间距离称为检查空间。

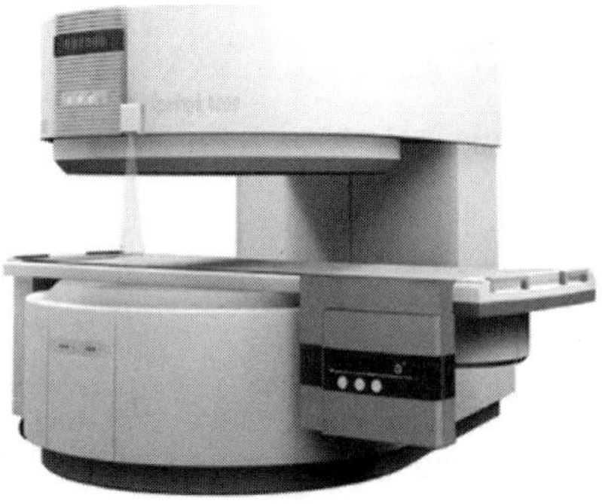

图7-2 国产“C型结构”永磁型MRI设备

目前低场强磁共振成像仪一般采用永磁型磁体。永磁型磁体具有以下优点：①结构相对简单；②开放性结构使被检者更为舒适；③造价相对低廉；④低耗能；⑤无需使用液氦；⑥维护费用相对较低。当然永磁型磁体也存在一些缺点，主要表现为：①场强较低，永磁型磁体的磁场强度多在0.5T（特斯拉）以下，但目前已经有国内厂家宣布研制出0.7T（特斯拉）的永磁型磁体；②磁场均匀度一般低于超导磁体；③温度变化将容易造成磁场的漂移，对磁体间的温度稳定性要求较高，一般要求温度变化控制在±1℃以内。

（2）电磁型磁体及超导磁体 电磁型主磁体由导线绕成的线圈和磁介质构成，线圈通电后即可产生磁场。根据导线材料不同又可将电磁型磁体分为常导磁体和超导磁体。常导磁体的线圈导线采用普通导电性材料（通常是铜线），由于具有耗能大，对电源的稳定性要求高的缺点，目前几乎被永磁型磁体和超导磁体取代。超导磁体的线圈导线采用超导材料制成，置于接近绝对零度的超低温环境中，导线内的电阻抗几乎消失，通电后，在无需大量供电的情况下导线内的电流一直存在，并产生稳定的磁场，目前中高场强的MRI设备几乎均采用超导磁体，最常用的圆筒型磁体，其超导磁体产生的磁场通常为水平磁场，磁力线与平卧的人体长轴平行（图7-3）。

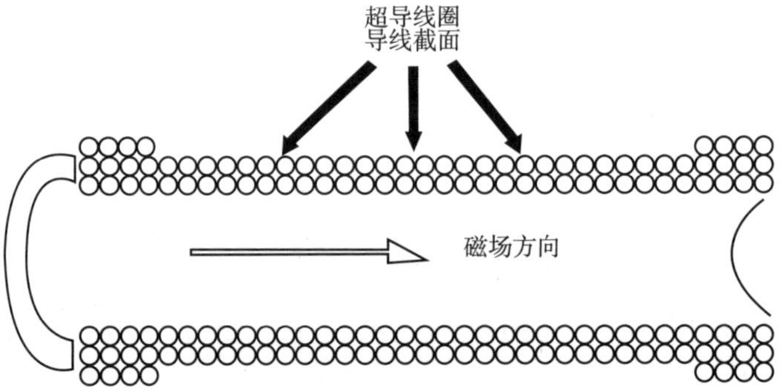


图7-3 超导线圈导线截面

超导磁体具有以下优点：①容易产生高磁场，目前1.5T高场强及3.0T以上的超高场强的磁共振设备，一般都采用超导磁体；②高稳定性，磁场强度随时间的漂移非常小；③磁场均匀性高，明显高于永磁型磁体和常导磁体；④低能耗，超导线圈几乎不消耗电能。超导磁体的缺点主要在于：①造价较高；②因为需要定期补给液氦，其维护费用相对较高。

（二）射频系统

**1. 射频系统的组成** 射频系统主要由射频脉冲发射单元和射频脉冲接收单元两部分组成，其中包括射频发射器、射频功率放大器、射频发射线圈、射频接收线圈及低噪声射频信号放大器。射频系统的作用是发射射频脉冲，使磁化的质子吸收能量产生共振，并接收质子在弛豫过程中释放的能量，而产生MR信号。

**2. 射频线圈的种类** 按功能分为发射或接收两用线圈及接收线圈，具有体线圈模式、头线圈模式、表面线圈模式。按适用范围分为全容积线圈、部分容积线圈、表面线圈、体腔内线圈、相控阵线圈。

**3. 射频屏蔽** MRI设备使用的射频脉冲对邻近的精密仪器产生干扰，同时人体磁共振信号非常微弱，易于受到外界射频信号如电视广播信号、无线电及各种噪音等的干扰。因此必须安装射频屏蔽，以避免互相干扰。射频屏蔽由铜铝合金或不锈钢制成，并密封安装于扫描室墙壁、天花板及地板，窗口用铜网，拉门接缝贴合紧密，整个屏蔽间与建筑物绝缘，只通过一根电阻符合要求的导线接地。

（三）梯度磁场系统

梯度磁场系统是MRI设备最重要的硬件之一，由梯度线圈、梯度放大器、数模转换器、梯度控制器、梯度冷却装置等构成，梯度线圈安装于主磁体内。梯度磁场系统的作用是产生线形变化的梯度磁场（图7-4）。梯度磁场的主要作用有：①进行MRI信号的空间定位编码；②产生MR回波，磁共振梯度回波信号是由梯度场切换产生的；③施加扩散敏感梯度场，用于水分子扩散加权成像；④进行流动补偿；⑤进行流动液体的流速相位编码等。梯度线圈的主要性能指标包括梯度场强和梯度切换率。

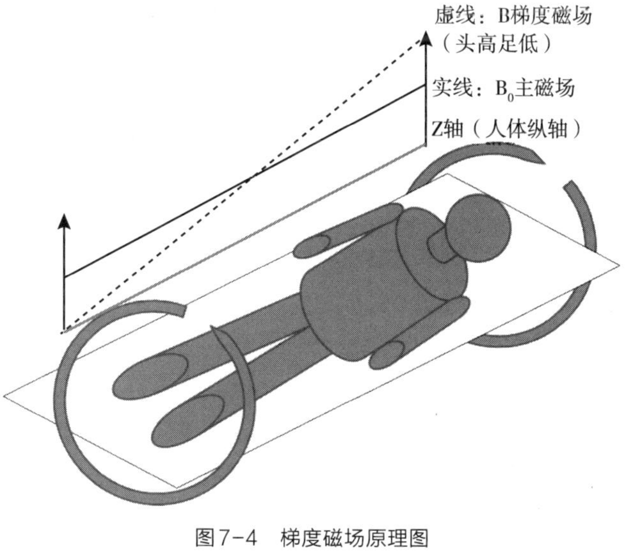


图7-4 梯度磁场原理图

**1. 梯度场强** 是指单位长度内磁场强度的差别，通常用每米长度内磁场强度差别的毫特斯拉量（mT/m）来表示。

图7-5为梯度场强示意图，水平粗黑线表示均匀的主磁场，斜线表示线性梯度场；两条线相交处为梯度场中点，该点梯度场强为零，不引起主磁场强度发生变化；粗黑线下方的斜线部分表示反向梯度场，造成主磁场强度呈线性降低；粗黑线上方的斜线部分为正向梯度场，造成

主磁场强度呈线性增高。有效梯度场两端的磁场强度差值除以梯度场施加方向上有效梯度场的范围（长度）即表示梯度场强，即：梯度场强（mT/m）= 梯度场两端的磁场强度差值（mT）÷ 梯度场的有效长度（m）。

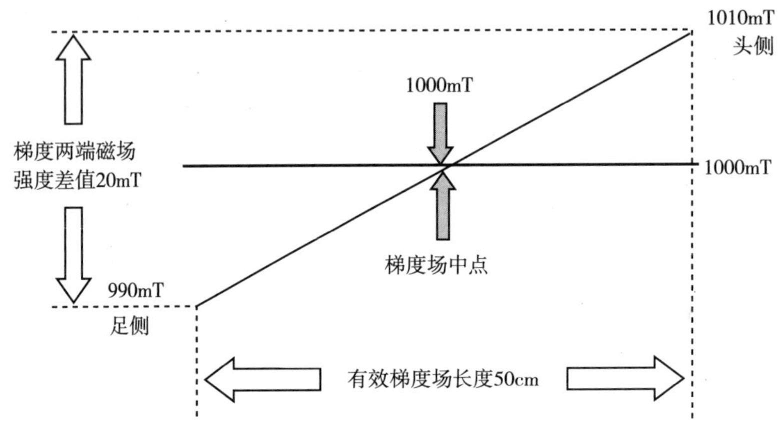


图7-5　梯度场强

**2. 梯度切换率**　是指单位时间及单位长度内的梯度磁场强度变化量，常用每毫秒每米长度内磁场强度变化的毫特斯拉量［mT/(m·ms)］或每秒每米长度内磁场强度变化的特斯拉量［T/(m·s)］来表示，切换率越高表明梯度磁场变化越快，也即梯度线圈通电后梯度磁场达到最大强度所需要时间（爬升时间）越短。

图7-6为梯度场切换率示意图，梯形的左腰表示梯度线圈通电后梯度场强逐渐增高、直至最大值，梯度线圈通电后梯度场从零增高到最大值所需的时间被称为爬升时间，切换率的计算公式如下：切换率 = 梯度场强度/爬升时间，实际上梯度切换率就是图中梯形左腰的斜率。斜率越大，即切换率越高，梯度场爬升越快，所需的爬升时间越短。

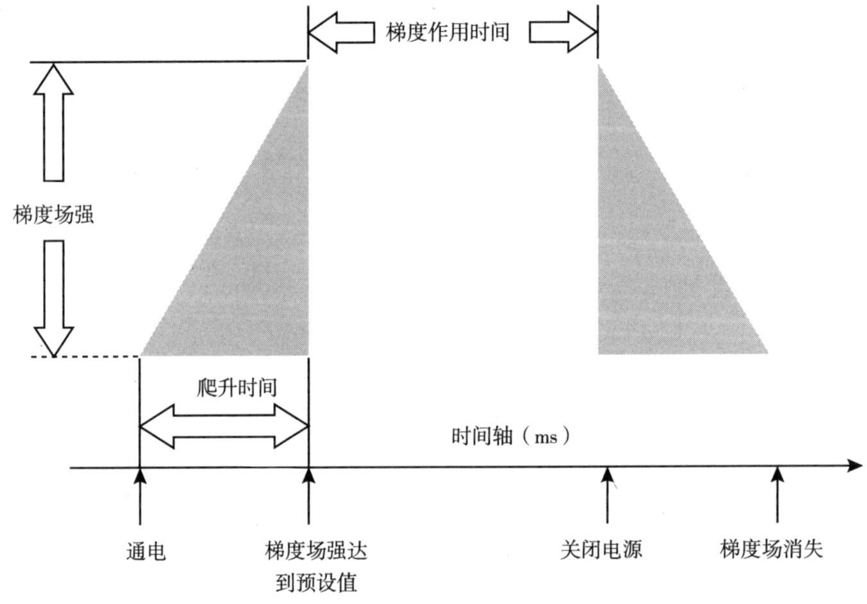


图7-6　梯度场切换率示意图

**（四）计算机及图像处理系统**

计算机及图像处理系统属于MRI设备的大脑，控制着MRI仪的射频脉冲激发、信号采集、数据运算和图像显示等功能。磁共振设备的发展，同计算机科学的发展有非常紧密的联系。计算机硬件处理速度的提高，使得磁共振设备可以生成更复杂的扫描序列，并可计算步骤更多的后处理算法。计算机技术的发展还显著减轻了并行采集及后处理数据引起的数据负担，使实时高分辨快速成像技术的临床应用成为可能。

### （五）辅助设备

磁共振设备除了以上四大主要系统外，还需要一些辅助设施方能构成一个完全的系统，完成患者的MRI检查。辅助设备主要包括以下内容。

**1.检查床及定位系统** 用于检查时承载患者，并进行患者的精确定位。MRI设备的检查床可以下降高度，有利于患者特别是老年患者或体弱患者上下床；部分厂家磁共振设备的检查床可以脱离主机，并可推到患者的担架或床旁，危重患者或不能起立行走的患者可直接从担架床移到检查床。

**2.液氦及水冷却系统** 超导磁体需要浸泡在超低温的液氦密封罐中，而目前新型的高场MRI设备一般在1~2年甚至更长时间才需要添加一次液氦。梯度线圈等则需要水冷却系统进行降温。

**3.空调** MRI磁体间和设备间对温度和湿度都有很高的要求，以保证设备的正常运转。永磁型磁体对温度的要求更高，温度的改变将会导致磁场的漂移。

**4.图像传输、存储及胶片处理系统** MRI主设备能够存储的图像是有限的，因此患者的图像资料需要储存到其他设备或媒介上。图像的储存可以在主设备上进行光盘刻录或其他媒介的存储，也可以传输到PACS等其他存储设备上。另外，图像也需要传输到胶片处理设备上进行打印。

**5.生理监控仪器** 绝大多数患者在MRI检查过程中无需进行生理监控，但部分危重或特殊的病例则需要进行生理监控。MRI设备本身装备的生理信息探测装置只能供MRI生理性门控如呼吸门控、心电门控等技术使用，并不能用作患者的生理监控。普通的生理监控设备易受磁场干扰，在磁场环境中还有可能导致发生金属抛射等危险，因此不能在MR磁体室内使用。

## 三、磁共振成像原理

### （一）磁共振成像物质基础

**1.原子核的结构** 氢原子是人体中含量最多的原子。原子由原子核和绕核运动的电子组成，电子在原子核外快速运动，有轨道运动和自旋运动。电子有质量和电荷，轨道运动产生轨道角动量和轨道磁矩，自旋运动产生自旋角动量和自旋磁矩。轨道磁矩的贡献很小，分子的磁矩主要来自自旋。原子核位于原子的中心，由质子和中子组成。原子核中的质子是带正电荷的，通常与原子核外的电子数相等，以保持原子的电中性，原子核中的质子和中子可有不同，质子和中子决定原子的质量，原子核主要决定该原子的物理特性。质子和中子如不成对，将使质子在旋转中产生角动量，磁共振就是要利用这个角动量的物理特性来进行激发、信号采集和成像的。

**2.原子核的自旋特性** 原子核中的质子类似地球一样围绕着一个轴做自旋运动，正电荷附着于质子，并与质子以一定的频率旋转，为称自旋。地球自转会产生地磁，质子的自旋类似于电流通过环型线圈，根据法拉第电磁原理，将产生一定值的微小磁场。我们把这种带有正电荷的磁性原子核自旋产生的磁场称为核磁，因此磁共振成像也称为核磁共振成像（NMRI）。

**3.用于人体磁共振成像的原子核** 我们把能够自旋产生核磁的原子核称为磁性原子核，理论上人体组织中所有的磁性原子核都可以作为磁共振成像的对象，但一般用于人体磁共振成像的原子核为氢原子核（$^1$H），$^1$H仅有一个质子而没有中子，因此也被称为氢质子或直接简称为质子。除非特殊说明，一般所指的磁共振图像即为$^1$H的磁共振图像。

从表7-1可以看出，氢原子核（$^1$H）在人体中的摩尔浓度最高。$^1$H的磁化率也是最高的。选择$^1$H用于常规磁共振成像的理由有：①$^1$H是人体中最多的原子核，约占人体中总原子核数的2/3以上，因此可以产生较强的磁共振信号；②$^1$H的磁化率在人体磁性原子核中是最高的，也可以产生更强的磁共振信号；③$^1$H存在于人体的各种组织中，因此具有生物代表性。

表7-1 人体组织中常见磁性原子核

| 人体组织常见磁性原子核 | 平均摩尔浓度 | 相对磁化率（与氢质子磁化率的比率） |
|---|---|---|
| $^{1}H$ | 99.0 | 1.0 |
| $^{14}N$ | 1.6 | 0.083 |
| $^{31}P$ | 0.35 | 0.066 |
| $^{13}C$ | 0.1 | 0.016 |
| $^{23}Na$ | 0.078 | 0.093 |
| $^{39}K$ | 0.045 | 0.0005 |
| $^{17}O$ | 0.031 | 0.029 |
| $^{2}H$ | 0.015 | 0.096 |
| $^{19}F$ | 0.0066 | 0.83 |

其他的磁性原子核也可以用于磁共振成像，近年来利用如$^{23}Na$等其他磁性原子核进行活体组织磁共振成像的研究越来越多。

（二）进入主磁场前后人体氢质子的核磁状态

**1.进入主磁场前人体氢质子的核磁状态** 人体组织内的氢质子不计其数，每毫升水中的氢质子数可达$3 \times 10^{22}$个。每个氢质子自旋均能产生一个小核磁，人体内众多质子自旋将产生无数小核磁，但人体并无磁性，原因是：尽管每个质子都产生小核磁，但这种小核磁排列是随机无序的，每个质子产生的磁化矢量相互抵消（图7-7），因此，人体在自然状态下并无明显磁性，即没有宏观磁化矢量产生。

**2.进入主磁场后人体氢质子的核磁状态** 我们知道在地磁环境下，指南针的指针会平行于地球地磁磁力线，与此类似，进入主磁场后，人体组织中质子产生的小核磁也不再杂乱无章，而是呈规律排列，从图7-8可以看出，进入主磁场后，质子产生的小磁场有两种排列方式：一种是与主磁场方向平行且方向相同，另一种是与主磁场平行但方向相反。这两种核磁状态代表质子的能量差别，平行同向的质子处于低能级，其磁化矢量的方向与主磁场的方向一致；平行反向的质子处于高能级，能够对抗主磁场的作用，其磁化矢量尽管与主磁场平行但方向相反。由于处于低能级的质子略多于处于高能级的质子，进入主磁场后，人体组织内产生了一个与主磁场方向一致的宏观纵向磁化矢量（图7-9）。总体而言，进入主磁场后处于低能级的氢质子仅比处于高能级的氢质子多出数个ppm（1ppm为百万分之一），而磁共振成像利用的就是这部分多出来的少量氢质子，所以磁共振信号是非常微弱的。

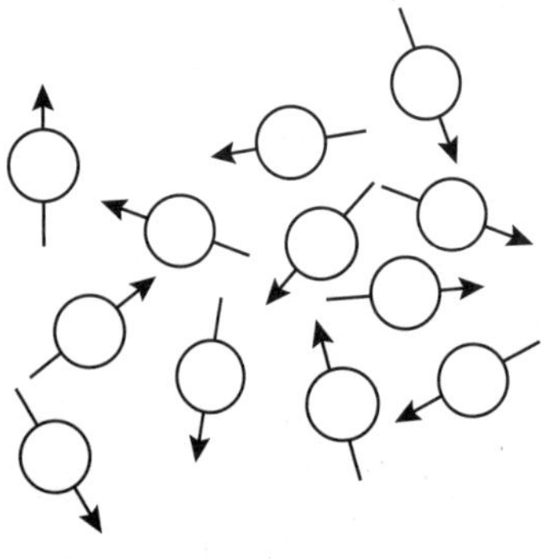

图7-7 进入主磁场前的人体氢质子核磁状态

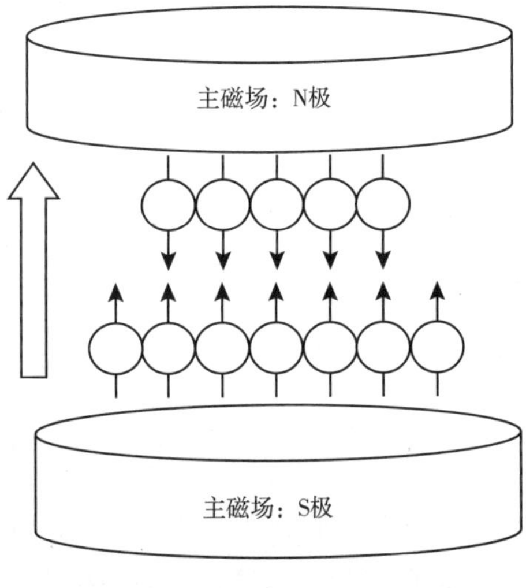


图7-8 进入主磁场后的人体氢质子核磁状态

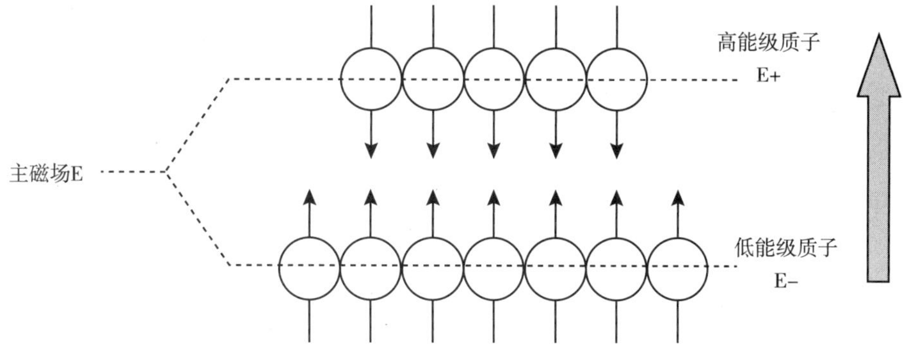


图7-9 主磁场内不同能级氢质子的核磁状态

**3.进动和进动频率** 原子核自身旋转的同时又以主磁场$B_0$为轴做旋转运动，称为进动。它是一种围绕某一个轴心的圆周运动，这个轴心就是$B_0$的方向轴。例如陀螺自身在旋转时，它会出现自身旋转轴与地面垂直线有夹角的情况，这时陀螺本身的位置将围绕某一点做圆周运动，它的轨迹将是一个圆周。当人体置于强磁场中一定时间达到相对平衡后，质子总的磁矩围绕$B_0$旋转的角度也相对恒定（图7-10）。

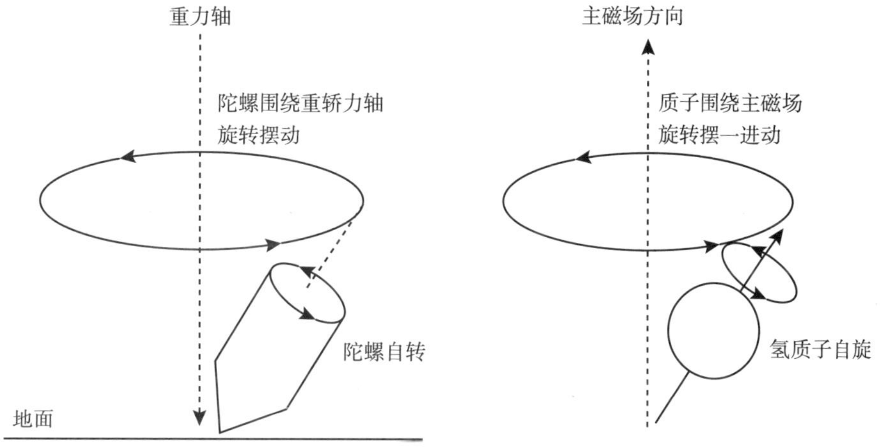


图7-10 进动原理示意图

外加磁场的大小决定着磁矩与$B_0$轴的角度，磁场越强大，角度越小，B方向上的磁矩值就会越大，因此可用来进行磁共振的信号会越强，图像结果会更好。此外，外加主磁场的大小也决定了进动的频率，$B_0$越强大，进动频率越高。与$B_0$强度相对应的进动频率也叫Lamor（拉莫）频率（公式7-1）。原子在1.0T的磁场中的进动频率称为该原子的旋磁比（$\gamma$），为一常数值。氢质子的$\gamma$约为42.5MHz/T，$B_0$为主磁场的场强，单位为特斯拉（T）。

$$\omega = \gamma \cdot B_0 \quad \text{（公式7-1）}$$

从公式可以看出氢质子的进动频率$\omega$与主磁场的场强$B_0$成正比。

无论是处于低能级的质子还是处于高能级的氢质子都存在进动。由于进动的存在，质子自旋产生小磁场可以分解成两个部分，即纵向磁化分矢量和横向磁化分矢量（图7-11）。质子的纵向磁化分矢量的方向是不变的，处于高能级者与主磁场方向相反，处于低能级者与主磁场的方向相同，处于低能级的质子略多于处于高能级者，产生一个与主磁场同向的宏观纵向磁化矢量。由于质子在进动，横向磁化分矢量则以主磁场方向为轴（Z轴），如同时钟的指针在XY平面做旋转运动，横向方向处于不断的动态变化中。尽管每个氢质子的小核磁都有横向磁化分矢量，但各个氢质子的横向磁化分矢量在360°圆周中所处的位置不同，即相位不同，横向磁化分矢量相互抵消，所以没有宏观横向磁化矢量产生（图7-12）。

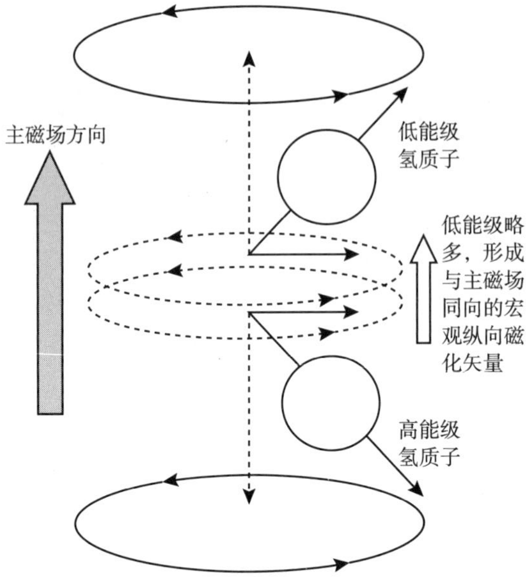


图7-11　高、低能级氢质子进动的宏观磁化矢量

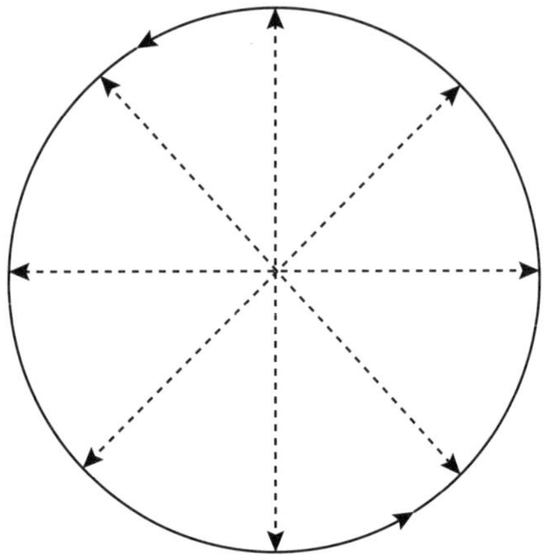

图7-12　在XY平面旋转的质子横向磁化矢量

人体组织进入主磁场后被磁化，产生了宏观的纵向磁化矢量，某一组织（或体素）产生的宏观纵向矢量的大小与其含有的质子数有关，组织中质子含量越高则产生宏观纵向磁化矢量越大。但是进入主磁场后组织中产生的宏观纵向磁化矢量尽管对于每个质子的小核磁来说是宏观的，而相对强度很大的主磁场来说却又是非常微小，MR接收线圈不能检测到宏观纵向磁化矢量，也就不能区分不同组织之间因质子含量差别而产生的宏观纵向磁化矢量的差别。

磁共振信号的探测就犹如一个发电机，如果组织中有一个旋转的宏观横向磁化矢量，它将切割接收线圈而产生电信号，因此接收线圈能够探测到的是旋转的宏观横向磁化矢量。

### （三）磁共振现象

**1.共振现象**　共振是生活中常见的物理现象，物理学上定义为能量从一个振动着的物体传递到另一个物体，而后者以前者相同的频率振动（图7-13）。共振的条件是相同的频率，共振的实质是能量的传递。

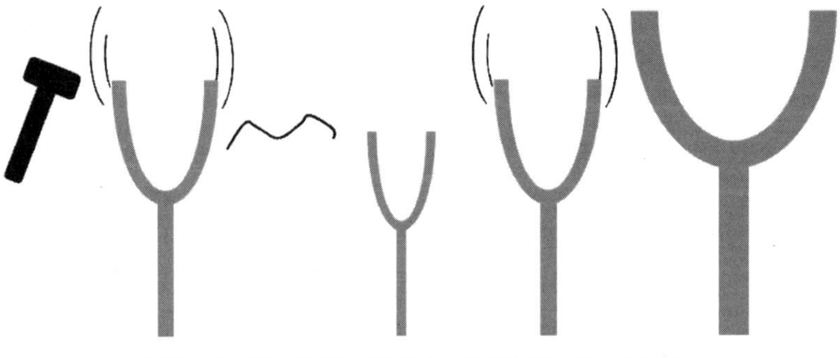

图7-13　敲击左侧中号音叉，引起右侧中号音叉共振

**2.磁共振现象**　我们给处于主磁场中的人体组织一个射频脉冲，脉冲频率与氢质子的进动频率一致，那射频脉冲的能量将传递给处于低能级的质子（共振的实质），处于低能级的质子获得能量后跃迁到高能级，我们把这种现象称为磁共振现象。

从宏观角度看，磁共振现象的结果是使宏观纵向磁化矢量发生偏转，偏转角度与射频脉冲的能量有关，能量越大，偏转角度越大（图7-14）。如果射频脉冲使宏观磁化矢量偏转90°，即完全偏转到X/Y平面并产生一个旋转的宏观横向磁化矢量，我们称这种脉冲为90°脉冲。另外也有小角度脉冲（偏转<90°）、180°反转脉冲（纵向磁化矢量偏转180°）。

我们以90°射频脉冲激发为例，在90°射频脉冲激发后，可产生旋转的宏观横向磁化矢量，磁共振接收线圈可以接收信号。90°射频脉冲激发后产生的宏观横向磁化矢量的大小与激发前（平衡状态）的宏观纵向磁化矢量大小有关，即与组织中质子含量（质子密度）成正比。组织质子含量越高，其宏观纵向磁化矢量越大，90°射频脉冲激发后产生的宏观横向磁化矢量越大，切割接收线圈产生的信号就越强，MR信号就越高；反之，组织质子含量越少，宏观纵向磁化矢量越小，90°射频脉冲激发后产生的宏观横向磁化矢量越小，切割接收线圈产生的信号就越低，MR信号就越低。如此MR图像就可区分不同质子密度的人体组织了。

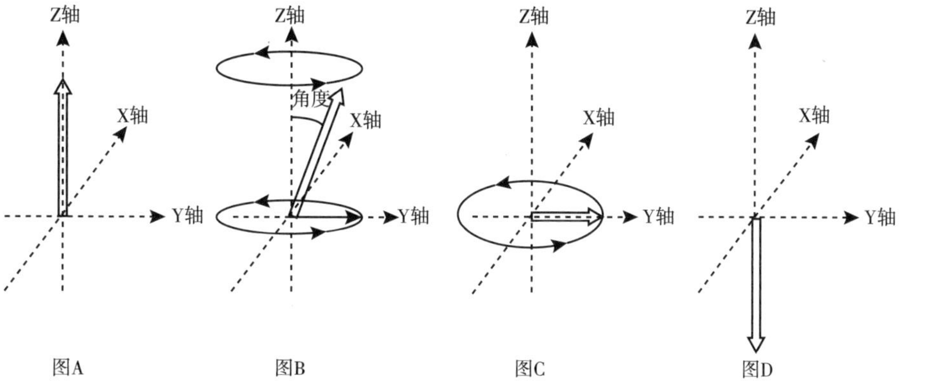


图7-14　不同能量射频脉冲激发后宏观磁化矢量变化

图A：组织进入主磁场的平衡状态；图B：小角度射频脉冲激发后；
图C：90°射频脉冲激发后；图D：180°射频脉冲激发后

### （四）核磁弛豫

我们一般不总在射频脉冲激发后马上采集MR信号，因为仅仅区分组织的质子密度差别对于临床诊断来说是远远不够的，一般在射频脉冲关闭后，等待一定时间再进行干预和采集。

90°射频脉冲激发前，人体组织在主磁场内形成宏观纵向磁化矢量（图7-15图A），90°射频脉冲激发后形成了旋转的宏观横向磁化矢量（图7-15图B），当射频脉冲关闭后，组织中的宏观横向磁化矢量开始由最大值逐渐减小为零（图7-15图C-E），而宏观纵向磁化矢量由零开始逐渐恢复至最大值即平衡状态（图7-15图C-F），我们把这种现象或过程称为核磁弛豫。核磁弛豫可以分解为两个相对独立的部分：横向磁化矢量由最大值逐渐减小为零，称为横向弛豫；纵向磁化矢量由零开始逐渐恢复至最大值即平衡状态，称为纵向弛豫。

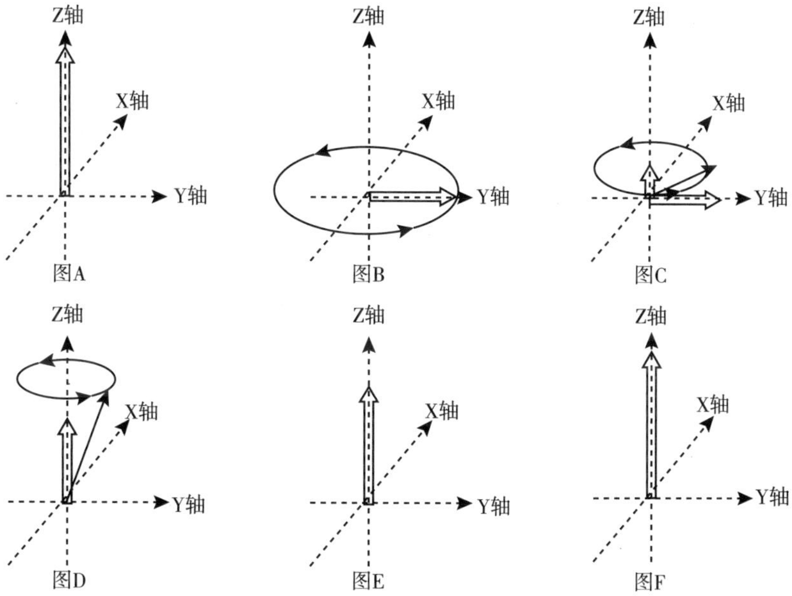


图7-15　90°射频脉冲激发后的核磁弛豫

我们把纵向磁化矢量由零开始逐渐恢复至最大值即平衡状态的63%所需要的时间，称为纵向弛豫时间，用$T_1$表示。横向磁化矢量由最大值逐渐减小为最大值的37%所需要的时间，称为横向弛豫时间，用$T_2$表示。

### （五）磁共振信号的空间定位

磁共振利用梯度线圈产生的梯度磁场来实现，利用梯度磁场让不同位置的磁共振信号带有不同的空间定位信息，通过数学转换解码，就可以将MR信号分配到各个像素中，磁共振信号的空间定位包括层面和层厚的选择、频率编码、相位编码。

**1.层面的选择和层厚的决定** 对于二维磁共振成像，首先需要进行的是层面及其层厚的选择。我们已经知道，要使组织中的氢质子发生磁共振现象，需要给组织发射一个频率与氢质子进动频率一致的射频脉冲进行激发。实际上，主磁场总存在一定程度的不均匀，而发射的射频脉冲中是包含有一定范围的频率，而射频脉冲的中心频率及频率范围我们是可以控制的。通过控制层面选择梯度场和射频脉冲来完成二维MR图像层面和层厚的选择。

以1.5T磁共振设备扫描体部横断面为例，质子的进动频率约为64MHz，我们要进行横断面的层面选择，必须在上下方向（即Z轴方向）上施加一个梯度场。设定这个梯度场为足侧高头侧低，则在Z轴梯度线圈中点位置的磁场强度仍为1.5T，因而该处氢质子的进动频率保持在64MHz；Z轴方向上单位长度内氢质子进动频率差别的大小与施加的梯度场强度有关，根据拉莫尔频率公式（公式7-1），足侧到头侧质子进动频率逐渐变慢，头侧组织内质子的进动频率最低，足侧最高。施加梯度场强越大单位长度内氢质子进动频率的差别越大。

假设我们施加的梯度场的场强造成质子进动频率的差别为1MHz/cm，我们采用的射频脉冲的频率为63.5~64.5MHz，则被射频脉冲激发的层面的位置（层中心）就在Z轴梯度线圈中点（$G_0$），层厚为1cm，层厚范围包括了Z轴梯度线圈中点上下各0.5cm的范围（图7-16）。在检查部位与层面选择梯度线圈的相对位置保持不变的情况下，层面和层厚受梯度场强度和射频脉冲影响的规律如下：①梯度场不变，射频脉冲的频率增加，则层面的位置向梯度场高的一侧移动；②梯度场不变，射频脉冲的带宽加宽，层厚增厚；③射频脉冲的带宽不变，梯度场的场强增加，层厚变薄。

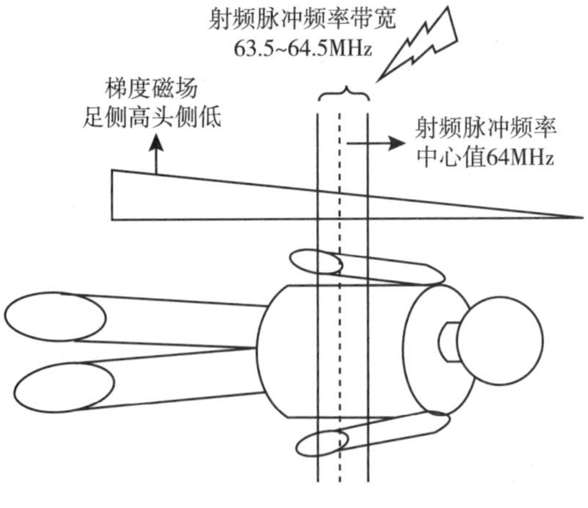


图 7-16　层厚及层面的空间定位示意图

我们举的例子是标准横断面的层面和层厚选择。磁共振成像还可以利用前后方向的梯度场进行标准冠状面成像，利用左右方向的梯度场进行标准矢状面成像；实际上利用X、Y、Z三组梯度场的有机组合进行层面和层厚选择，磁共振成像可以在任意断面上进行扫描。

**2.频率编码** 层面选择仅确定了被激发采集二维层面的中心位置及其厚度，这时采集的MR信号包含有全层的信息，我们必须把采集的MR信号分配到层面内不同的空间位置上（即各个像素中），才能显示层面内的不同结构。因此还必须进行层面内的空间定位编码。层面内的空间定位编码包括频率编码和相位编码。频率编码类似于白色的太阳光经一块三棱镜的折射后可以分解出红、橙、黄、绿、青、蓝、紫等七种颜色的光线，这七种颜色的可见光代表7种不同的频率。磁共振成像频率编码的原理与上述三棱镜分解不同频率光线的现象有些类似。傅里叶变换可以区分出不同频率的MR信号，其作用相当于三棱镜。首先必须让来自层面中不同位置的MR信号包含有不同的频率，采集到混杂有不同频率的MR信号后，通过傅里叶变换才能解码出不同频率的MR信号，而不同的频率代表不同的位置。以体部横断面为例，一般以前后方向为频率编码方向，在MR信号采集的时刻在前后方向上施加一个前高后低的梯度场，前后方向上氢质子所感受到的磁场强度就不同，其进动频率即存在差别，前部的质子进动频率高，而后部的质子进动频率低（图7-17）。采集的MR信号中就包含有不同频率的空间信息，经傅里叶转换后不同频率的MR信号就被区分出来，分配到前后方向各自的位置上。需要指出的是频率编码梯度场必须在磁共振信号采集过程中同时施加，这样所采集到的磁共振信号中才会有频率编码信息。

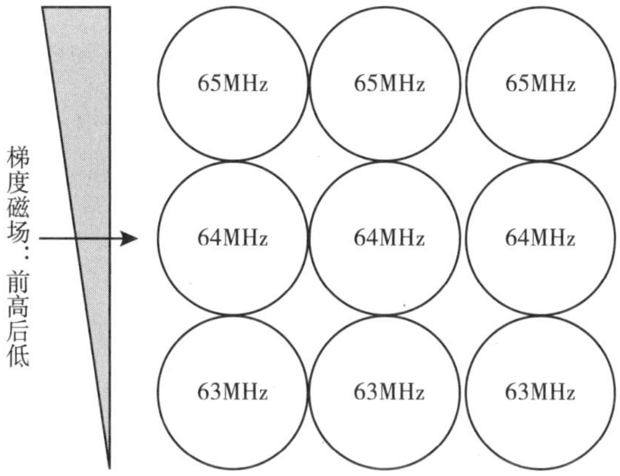


图7-17　前高后低梯度场形成频率差异

**3.相位编码**　在二维成像平面中，对横断面成像在前后方向上施加了频率编码梯度场后，经傅里叶转换的MR信号仅完成了前后方向的空间信息编码，而左右方向上的空间定位编码并未能实现。必须对左右方向也进行空间定位编码，才能真正完成层面内的二维定位。在一个方向进行了频率编码，则必须在其垂直方向进行相位编码。和频率编码一样，相位编码也使用梯度场，但与频率编码梯度场不同的是：①梯度场施加方向不同，应该施加在频率编码的垂直方向上。以横断面为例，如果频率编码梯度场施加在前后方向，则相位编码梯度场施加在左右方向上。在临床磁共振成像时，根据需要相位编码方向和频率编码方向是可以相互切换的。②施加的时刻不同，频率编码必须在MR信号采集过程中的同时施加，而相位编码梯度场必须在信号采集前施加，而当磁共振信号采集过程中，相位编码梯度场必须关闭。③一幅图像的每个MR信号的频率编码梯度场方向和大小都是一样的，而各个MR信号的相位编码梯度场强度和（或）方向是不同的。

以体部横断面为例，在左右方向施加一个左高右低的相位编码梯度场，在层面内左右方向不同位置上的磁场强度将存在差别，梯度场中点位置上磁场强度保持不变，该处的氢质子进动频率保持不变；越靠左侧磁场强度越高，氢质子进动频率越高；越靠右侧磁场强度越低，氢质子进动频率越低。由于进动频率的不同，过一段时间后，左右方向不同位置上的氢质子进动的相位将出现一定的差别。这时关闭左右方向的相位编码梯度场，左右方向不同位置上的磁场强度差别消失，各个位置上氢质子的进动频率也恢复一致，但前面曾施加过一段时间梯度场造成的氢质子进动相位差别被保留下来。这时采集到的MR信号就带有不同的相位信息，通过傅里叶变换可区分出不同相位的MR信号，而不同的相位则代表左右方向上的不同位置，也就完成了左右方向上磁共振信号的空间定位（图7-18、图7-19）。

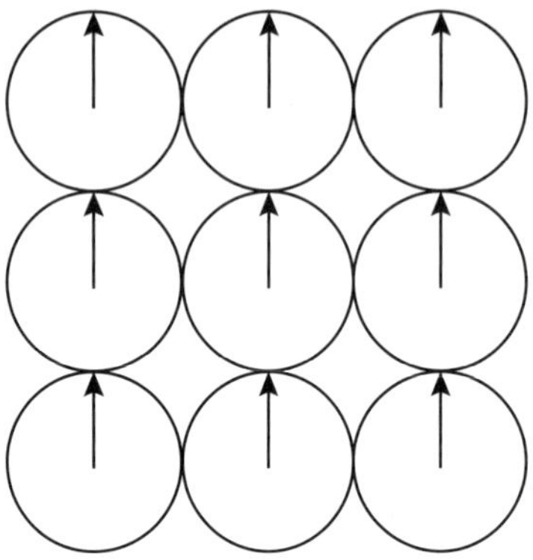

图7-18　主磁场中质子相位一致

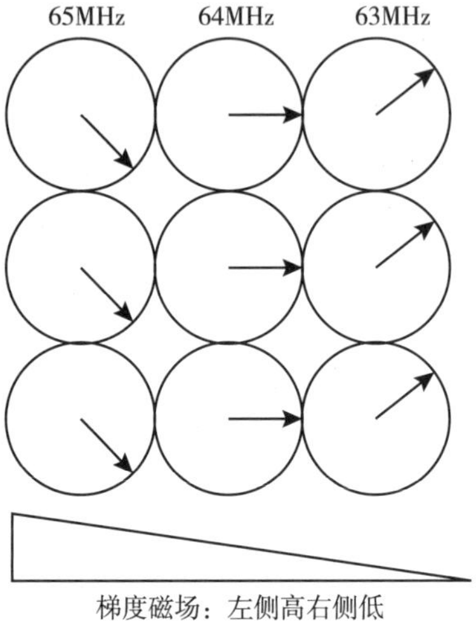


图7-19　施加梯度场后相位差异

需要指出的是由于傅里叶变换本身的特性，它区分不同频率MR信号的能力很强，但区分MR信号相位差别的能力较差，只能区分相位相差180°的MR信号。所以MR信号的相位编码需要多次重复进行。

## 四、MRI图像特点

由于MRI的成像原理与X线成像、超声成像及核素成像的原理不同，所以MR图像具有自身的特点，主要有以下几方面。

### （一）多成像参数

MRI成像性能参数多，可提供丰富的诊断信息。例如采集组织的质子密度差异的质子密度加权成像（PDWI）、采集组织纵向弛豫时间差异的$T_1$加权（$T_1$WI）、采集组织横向弛豫时间差异的$T_2$加权（$T_2$WI）、采集组织弥散差异的弥散加权（DWI）等。

### （二）组织对比度高

氢质子在体内的分布极为广泛，不同组织器官内含量不同，导致组织中氢质子的MR信号强度不同。MRI的软组织对比度明显高于X线及CT。

### （三）多方位断面成像

MRI获得任意方位扫描层面的方法是通过改变梯度磁场的方向，不需要改变或移动患者的体位。通过梯度磁场方向的改变，获得冠状位、矢状位、横轴位及任何方向图像，从而可以从三维空间上观察人体。

### （四）无须对比剂的血管成像

利用血管内血液的流动所产生的时间飞跃效应和相位对比敏感性，进行磁共振血管成像。它与传统的血管造影法相比，最大优点为无创伤性，无须对比剂，不但能提供血管的形态信息，还可了解血流的方向、流速、流量等定量信息。

### （五）提供人体生理和生化信息

各种病变在出现形态学变化之前，往往首先出现生理或生化方面的改变。常规影像学检查方法对病变的认识多是基于形态学的改变，但在组织只有生理或生化方面的改变而未发生形态改变时，则不易被发现。而MRI是影像学从分子生物学水平上认识疾病，即使还没有发生形态学的变化，只要有生理或生化方面的改变就可以在MR图像中表现出来，为疾病的早期诊断提供依据。

### （六）无电离辐射

根据磁共振的成像原理，磁共振对生物体不存在电离作用，MRI的这种优势为其在临床各领域的应用创造了条件。

### （七）无骨性伪影干扰

与CT成像相比，MRI可以消除骨性伪影的干扰，从而使后颅凹等的解剖结构和病变的观察更为清晰。

PPT

## 第二节　MRI扫描

### 一、MRI机的基本操作

#### （一）患者的登记接待工作

登记前首先确认患者有无MRI检查禁忌证。确认患者身高、体重。仔细审查申请单是否填写完整，检查部位是否符合要求，并根据病情的轻、重、缓、急和本部门的工作情况合理安排患者的检查时间。在已建立PACS/RIS的医院，递交无纸质的电子申请单或通过扫描仪将纸质申请单扫描成电子申请单。如检查需要预先做准备工作的，给患者检查须知并做好解释说明工作。编写患者姓名索引、诊断索引、MRI影像号码等，做日常工作量及其他各项统计工作。有放射信息系统（RIS）的医院，这部分工作由RIS系统完成。

#### （二）输入患者的资料

将患者的姓名、性别、出生年月、MRI影像号等信息输入MRI设备。有RIS和PACS系统的医院，输入患者资料可由工作列表完成。

1.选择扫描方向，是头先进还是足先进。

2.患者的位置是仰卧、俯卧、左侧卧还是右侧卧。

3.如果是增强扫描，要注明C+，其他特殊扫描方式，必要时也注明。

4.输入患者身高、体重。

#### （三）患者体位处置

1.进入机房前，再次确认患者有无MRI检查禁忌证，去除患者身上的铁磁性物品。

2.安置前首先根据检查的要求确定是仰卧还是俯卧，头先进还是足先进。

3.按照不同的检查部位和方法选用适当的射频线圈。

4.按照不同的检查部位升高检查床床面，开启定位指示灯，将患者送入扫描孔内。

5.因磁共振扫描时间较长，需要跟患者交代好检查流程和所需时间。嘱咐患者不要移动。

#### （四）扫描前定位

定位是确定扫描范围，一般采用一次快速$T_1$序列扫描定位，可以得到检查部位的冠状位、矢状位、横断位三组图像。个别部位如肩关节等可能需要在第一次定位像的基础上进行第二次定位像设定，以得到更准确的定位图像。

#### （五）扫描

扫描是MRI检查的主要步骤。根据检查部位和病史的不同，添加各种序列如$T_1$WI、$T_2$WI或DWI，设置并优化序列的各种参数如扫描方位（冠状位、横断位、矢状位）、TR时间、TE时间等，整个扫描过程中，MR操作者要密切观察患者的情况、设备运行的情况（如异常声响等），观察显示器显示的扫描图像，根据需要调整扫描的范围和添加序列等。

#### （六）照相和存储

照相和存储是完成整个检查的最后一步工作，根据不同的MRI设备和工作方式，照相可自动拍摄完成或手工拍摄完成。可根据需要做一些放大、测量和三维重组等后处理工作。一般扫描完毕的MRI图像都暂存于MRI设备的硬盘上，如需永久存储，可选择硬盘、光盘等存储介质。在建立PACS系统后，也可在PACS系统中将图像永久存储。

## 二、MRI检查的临床应用

MRI是一种多参数、任意方位成像的检查技术，具有软组织分辨力高、无电离辐射等特点，临床上应用已相当广泛，可应用于全身各大系统的检查和疾病诊断。

**1.中枢神经系统** MRI对颅脑肿瘤、外伤性病变、感染性病变、脑血管病变、脑白质病变、颅脑先天发育异常、脑室及蛛网膜下腔病变，椎管肿瘤、脊髓血管性病变、脊椎先天发育异常、脊椎感染、椎体及脊髓外伤等均具有很高的临床诊断价值。对颅底交界区、椎管及脊髓病变为首选检查方法。同时MRI还能对脑组织存活性白质纤维束走行、脑功能活动定位和脑组织生化分析进行研究。颅脑磁共振血管成像（MRA）技术对了解脑血管形态结构起到重要作用。

**2.头颈部** MRI对眼眶、内耳、鼻窦、咽喉部、甲状腺及颈部软组织、淋巴结病变的诊断有较高临床价值。头颈部磁共振血管成像、内耳迷路水成像等特殊技术也是对疾病诊断的重要检查方法。

**3.心血管系统** MRI可用于评价心脏大血管解剖学形态、血流动力学变化、心肌存活性。对大血管病变如，主动脉瘤、主动脉夹层、肺动脉栓塞及肺动静脉瘘等血管发育异常进行诊断，也用于心肌病、先天性心脏病、心血管肿瘤及心包病变的诊断，但由于心脏大血管具有周期性搏动，会产生搏动伪影干扰，需应用心电门控触发技术方可得到较为清晰的图像。

**4.呼吸系统** 肺属于含气器官，缺乏氢质子，MRI在肺部检查受到限制，肺部疾病首选CT检查。MRI在显示纵隔疾病及肺门淋巴结方面有较大价值。

**5.消化系统** MRI对肝脏、胆囊、胆管、胰腺疾病有较高的诊断价值，磁共振胰胆管成像（MRCP）对于胆囊和胰胆管疾病的诊断有类似ERCP的效果。在胃肠道方面的疾病，尤其是肿瘤方面的疾病，在结合磁共振胃肠道水成像（MRGIH）、扩散加权成像（DWI）等特殊技术的应用，除提高对肿瘤本身定位、定性诊断的同时，还能清楚显示肿瘤浸润程度、邻近脏器侵犯、淋巴结转移等情况。为了减少和避免产生呼吸运动伪影，常用呼吸门控技术提高影像清晰度。

**6.泌尿生殖系统** MRI对肾、输尿管、膀胱疾病的诊断有较高临床价值。磁共振尿路成像（MRU）对肾盂、输尿管、膀胱的显示近似X线静脉肾盂造影，对泌尿系梗阻的诊断有重要价值。在生殖系统MRI可清楚显示前列腺、子宫等脏器的各层结构，提高了疾病的定位、定性诊断。

**7.肌肉骨骼关节系统** MRI对软组织病变、关节和关节周围病变（含肌肉、肌腱、韧带、软骨）、骨骼及骨髓腔病变有重要临床诊断价值（图7-20、图7-21），是其他影像学检查所无法比拟的。

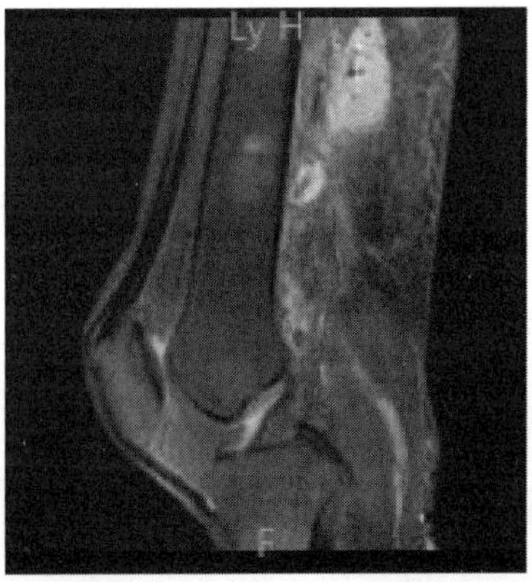

图7-20 股骨中下段骨髓炎

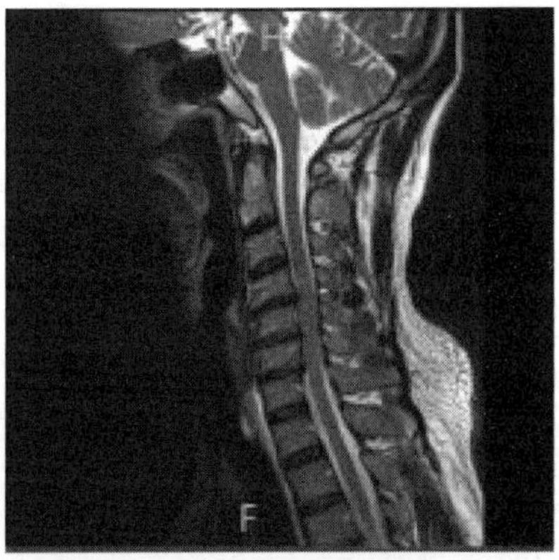

图7-21 颈椎椎间盘突出

**8.乳腺** MRI对乳腺良、恶性肿瘤的诊断和鉴别诊断，对乳腺癌分期、肿瘤血管生成评估及术后随访有重要临床诊断价值，通过对病灶时间-信号强度曲线的分析可提高对疾病诊断的准确性。

**知识链接** 人体正常组织的MRI信号特点

MRI信号强度是多种组织特征参数的可变函数，MRI信号强度与组织的弛豫时间、氢质子含量、血液（或脑脊液）流动、化学位移及磁化率有关。以下简单介绍一下正常组织的MRI信号特点。

**1.水** 正常人体组织中MRI信号80%来自细胞内，20%来源于细胞外间隙。纯水的$T_1$和$T_2$弛豫时间均很长。水分子很小，具有较高的自由运动频率，这部分水称为自由水；如果水分子依附在运动缓慢的较大分子，如蛋白质周围时，它的自由运动频率就会大大降低，这部分水称为结合水。自由水运动频率明显高于Larmor共振频率，$T_1$弛豫缓慢，$T_1$时间长，当两者较近时，$T_1$弛豫快；两者不同时，$T_1$弛豫时间缓慢。较大分子的运动频率明显低于Larmor共振频率，$T_1$弛豫也慢，$T_1$长。结合水运动频率介于自由水和大分子水之间，$T_1$弛豫时间明显缩短。

**2.脂肪与骨髓** 脂肪与骨髓具有较高的质子密度和非常短的$T_1$值，信号强度大。$T_1$加权像表现为高信号，呈白色；$T_2$加权像也表现为较高信号，脂肪抑制序列（STIR）上呈低信号。

**3.肌肉** 肌肉所含质子密度明显少于脂肪组织，它具有较长$T_1$值和较短$T_2$值。$T_1$加权像呈较低信号，$T_2$呈中等灰黑信号。韧带和肌腱的质子密度低于肌肉组织，也具有长$T_1$短$T_2$弛豫特点，其$T_1$加权像和$T_2$加权像均呈中低信号。

**4.骨骼** 骨皮质含质子密度很低，MRI信号强度非常低，无论短TR的$T_1$加权，还是长TR的$T_2$加权，均表现为低信号（黑色）。松质骨为中等信号，如椎体$T_1$和$T_2$加权像均呈中等偏高信号。致密骨呈长$T_1$短$T_2$低信号。纤维软骨组织内的质子密度明显高于骨皮质，$T_1$、$T_2$加权像呈中低信号。透明软骨内所含水分较多，具有较大的质子密度，并且有较长$T_1$和长$T_2$弛豫特征，$T_1$加权呈低信号，$T_2$加权信号强度明显增加。

**5.淋巴** 淋巴质子密度高，具有较长的$T_1$值和较短的$T_2$值，组织$T_1$加权像呈中等信号，$T_2$加权像因$T_2$不长也呈中等信号。

**6.气体** 气体因其质子密度趋于零，故表现为黑色无信号区。因此，在任何脉冲序列，改变TR、TE值都不会改变信号。

人体病理组织的MRI信号特点

1.水肿

（1）血管源性水肿　血管源性水肿是由于血-脑屏障破坏，血浆由血管内漏出进入细胞外间隙所致，常见于肿瘤和炎症，典型者呈手指状分布于脑白质中。它以结合水增多为主，自由水增加为辅，最初仅在T2加权像显示。这种水肿的早期显示，往往提示存在一个较早期或局限脑部病变，如脑肿瘤。肿瘤实质和水肿的鉴别需长TE长TR序列，随着回波时间延长水肿信号逐渐增高，而肿瘤本身信号增强幅度不大。Gd-DTPA增强扫描，水肿无异常对比增强。

（2）细胞毒性水肿　细胞毒性水肿是由于缺氧，钠与水进入细胞内，造成细胞肿胀，细胞外间隙减少。常见于急性脑梗死的周围，白质、灰质同时受累。在$T_2$加权像之边缘信号较高。

（3）间质性水肿　由于脑室压力增高脑脊液经室管膜迁移到脑室周围白质中所致。脑脊液为自由水，间质性水肿为结合水。如急性脑积水或交通性脑积水时，于脑室周围出现。

边缘的稍长$T_1$长$T_2$信号带，由于间质性脑水肿所含结合水增加，信号强度明显高于脑室内脑脊液。$T_2$加权能见到此现象，质子密度加权像更明显。

2.出血

（1）超急性　出血发生在24小时以内。红细胞内为氧合血红蛋白，MR信号不变。氧合血红蛋白内电子成对，不具顺磁性。

（2）急性期　出血发生后1~3天内。由于氧合血红蛋白变为去氧血红蛋白，后者具有4个不成对电子，有显著顺磁性。因此，使$T_2$弛豫时间缩短，呈低信号。

（3）亚急性期　出血发生后4~7天时。出血从周边开始形成正铁血红蛋白，有很强的顺磁性，$T_1$加权像血肿周围呈高信号，限于红细胞内的正铁血红蛋白有短T作用，对$T_2$时间不产生作用。

（4）慢性期　出血发生后8~14天。血肿中心部也产生正铁血红蛋白，且均位于红细胞外，红细胞破裂使得血肿内较均匀地分布正铁血红蛋白及少量去氧血红蛋白。这种正铁血红蛋白具有短$T_1$长$T_2$作用，$T_1$和$T_2$加权像均呈高信号。慢性血肿在14天以上，中心部$T_1$加权像呈均匀低信号，$T_2$加权像呈均匀高信号；而外周部红细胞内有含铁血黄素（有短$T_1$作用），无论$T_1$加权像，还是$T_2$加权像均呈低信号，并可持续几个月，甚至更长时间。

**3.梗死**　脑血栓是形成脑梗死的主要原因，因血供中断，组织表现为缺血、水肿、变性、坏死等。

（1）急性期　由于细胞毒性水肿，使$T_1$和$T_2$均延长，Gd-DTPA增强扫描，梗死区有异常对比增强。$T_2$FLAR序列在显示脑室周围、脑沟旁皮质等紧邻脑脊液的脑实质区病变方面特别有用，显示上述区域梗死灶的敏感性远高于常规$T_2$WI。DWI序列对于超急性期和隐匿性脑梗死有高度敏感性，已成为脑卒中的常规序列。对6小时以内的急性脑梗死，只有在弥散加权（DWI）时才能显示出来，表现为高信号。

（2）亚急性期　由于水肿加重，$T_1$加权像渐渐呈长$T_1$低信号，$T_2$加权像呈高信号。脑梗死的典型表现为供血范围内脑组织$T_1$加权像呈低信号，$T_2$加权像呈高信号。Gd-DTPA增强扫描，脑梗死呈异常对比增强；脑回增强是亚急性期的特征性表现。

（3）慢性期　脑梗死发生几个月后，一种表现为局部脑萎缩，另一种表现为脑萎缩并形成囊性脑软化，$T_1$和$T_2$显著延长。

4.坏死与钙化

（1）坏死组织的MRI信号强度随组织类型不同、坏死的内容物不同而异。一般坏死组织的自由水和结合水都有增加，$T_1$和$T_2$弛豫时间均较长，但不显著。因此，$T_1$加权像信号较低，$T_2$加权像信号有增高，但信号强度不均匀。当机体修复呈纤维结缔组织时，质子密度明显减小，$T_2$缩短，故$T_1$和$T_2$加权像均呈低信号。

（2）钙化组织缺乏可动性质子，其$T_1$和$T_2$加权像均为低信号；钙化主要取决于钙盐的成分，若含有锰盐时，也可有信号，其T加权像表现为高信号。

**5.囊变**　囊变内容物一种为自由水，另一种为蛋白结合水。由于自由水明显增多，造成$T_1$和$T_2$延长，$T_1$加权像为低信号，$T_2$加权像为高信号。蛋白结合水的$T_1$加权像为中等信号，$T_2$加权像为高信号，信号强度均匀。$T_2$FLAIR序列和DWI序列对于鉴别囊肿内水的性质有价值，自由水液体反转恢复时被抑制和弥散不受限制而在2个序列中均呈低信号，反之结合水均呈高信号。

## 三、MRI检查的限度与禁忌证

### （一）MRI的限度

MRI应用到现在，得到了长足的发展，检查技术日趋完善，虽然在临床上应用广泛，但仍存在一定限度，主要表现为以下几点。

1. 对体内带有铁磁性物质和有幽闭恐惧症的患者进行检查。

2. 对钙化显示不敏感。

3. 对质子密度低的结构如肺、致密骨的细节显示不佳。

4. 急危重症者不宜进行检查。

5. 与CT相比MRI检查时间较长，费用较高，普及率不及CT和超声。

6. 图像易受多种伪影影响。

### （二）MRI的禁忌证

熟悉MRI检查的禁忌证相当重要，如未能严格掌握MRI检查的禁忌证不仅可能会危及人的生命安全，也会对设备造成损害。MRI检查主要禁忌证包括以下几方面。

1. 体内有铁磁性物质者，如事故及战争中遗留的金属弹片、眼球金属异物等。

2. 安装心脏起搏器和心脏手术后人工金属瓣膜置换者。

3. 手术后有金属圈、金属夹、金属支架存留者。

4. 金属假肢、金属关节等置换者。

5. 电子耳蜗植入者。

6. 有体内药物灌注泵、神经刺激器置入者。

7. 怀孕3个月以内的孕妇。

## 四、MRI的生物效应及安全性

从MRI检查的临床应用结果来看，MRI对被检者和检查者都是安全的。但是由于MRI成像原理和检查技术的特殊性，MRI磁场强度的不断升高以及MRI新技术的不断涌现，MRI的生物效应和安全问题仍不容忽视。为了保证被检者安全，在MRI检查前对被检者进行细致的筛查以及检查过程中对被检者进行必要的监测都是至关重要的。

MRI的生物效应主要包括静磁场的生物效应、梯度磁场的生物效应、射频脉冲的生物效应。有关MRI生物效应的研究很多，但尚未证实MRI检查对人体具有潜在的危险性。

### （一）静磁场的生物效应

静磁场是磁共振成像系统的重要组成部分。目前并无MRI静磁场对人体造成损伤的可靠依据。有些长期处于静磁场环境中的工作人员可出现头晕、头痛、胸闷、乏力、食欲缺乏等症状，但这是否与静磁场直接相关目前还缺乏依据。静磁场对人体的影响主要包括以下三个方面。

**1. 温度效应**　静磁场能使体温升高、下降，还是对体温根本没有影响，多年来文献报道一直存在不同的观点。目前已公布的研究数据表明4.0T以下静磁场对人体皮肤及组织器官的温度不会造成影响。

**2. 磁流体力学效应**　指静磁场对人体血流及其他流动液体产生的效应，表现为血沉加快、心电图改变等。

**3. 中枢神经系统效应**　由于神经的传递是一种电活动，因此从理论上讲，磁场有可能影响神经的传导活动。目前认为被检者处于场强3.0T以下的静磁场内做短时间的暴露是安全的，不会引起不可逆性的损伤。

### （二）梯度磁场的生物效应

在MRI检查过程中，梯度场需要进行反复切换，梯度场的切换可以在人体组织中产生诱导电流。诱导电流的生物效应包括热效应和非热效应。在MRI检查过程中梯度场切换所引起的热效应非常轻微，因此对人体的影响可以忽略。而非热效应可能引起神经或肌细胞的刺激，严重者可影响心电，偶可诱发癫痫等，非热效应最常见的表现是在梯度性能较高的MRI设备上进行梯度回波（EPI）扫描时，可能出现的周围神经或肌肉的刺激，被检者可能出现肢体发麻、肌肉不随意的收缩或跳动等现象。

### （三）射频脉冲的生物效应

MRI需要利用射频脉冲对质子进行激励，射频辐射量一般用特殊吸收率（SAR）来表示，射频对人体的生物效应主要在于其致热效应，即人体组织吸收射频脉冲的能量可导致组织温度升高。体温升高的程度与射频脉冲的持续时间、能量沉积速率、环境的温度及湿度、患者体温调节系统的状态等有关。在3.0T等超高场强的MRI设备上，SAR值问题较为突出（SAR值与场强的平方成正比），而在1.5T以下的MRI设备上，SAR值一般并不严重。

## 本章小结

磁共振成像（magnetic resonance imaging，MRI）是利用射频（radio frequency，RF）电磁波对置于磁场中的含有自旋不为零的原子核的物质进行激发，发生核磁共振（nuclear magnetic resonance，NMR），用感应线圈采集磁共振信号，按一定数学方法进行处理而建立的成像方法。

磁共振成像设备主要由主磁体系统、射频系统、梯度磁场系统、计算机及图像处理系统、辅助设备等五部分组成，各系统间相互连接，由计算机控制、协调。

由于MRI的成像原理与X线成像、超声成像及核素成像的原理不同，所以MRI图像具有自身的特点：多参数成像、组织对比度高、可多方位任意断面成像、可无需对比剂血管成像、可提供人体生理和生化信息、无电离辐射、无骨性结构干扰等。介于这些优点，MRI检查在临床上应用已相当广泛，可用于全身各大系统的检查和疾病的诊断。

习题

# 习 题

## 一、单项选择题

1. 世界上第一台头部MRI设备投入临床使用的年代是（　）。

A. 1974年　B. 1976年　C. 1978年　D. 1980年　E. 1982年

2. 下列不属于磁共振设备（MRI）主要组成部分的是（　）。

A. 磁体系统　B. 梯度系统　C. 射频系统
D. 高压发生器　E. 计算机及图像处理系统

3. 下列不属于主磁体系统主要性能指标的是（　）。

A. 磁场强度　B. 均匀性　C. 稳定性　D. 孔径大小　E. 管电压大小

4. 关于永磁型磁体，说法错误的是（　）。

A. 与稀土有关　B. 场强低　C. 重量、体积大
D. 造价高　E. 稳定性差

5. 下列属于梯度线圈性能指标的是（　）。

A. 有效容积　B. 线性　C. 梯度场强度
D. 梯度场上升时间　E. 梯度场下降时间

6. 在1.0T磁共振中主磁场中的氢质子共振频率是（　）。

A. 42.6MHz　B. 43.6MHz　C. 44.6MHz　D. 45.6MHz　E. 46.6MHz

7. 关于原子核和质子在外加磁场中物理特性的叙述，错误的是（　）。

A. 无外加磁场时原子核的磁矩是随机分布的
B. 有外加磁场时原子核的磁矩较多的与磁场方向一致

C. 自旋磁矩与磁场方向相同的质子处低能态

D. 自旋磁矩与磁场方向相同的质子处稳态

E. 通常，低能态和高能态的质子群的比例处于平衡状态

8. 关于磁共振成像的特点，错误的是（ ）。

A. 成像速度快　　B. 组织对比度高

C. 不使用对比剂可观察血管结构　　D. 无电离辐射

E. 对钙化和骨性结构不敏感

9. $T_1$ 值是宏观纵向磁化矢量恢复到最大值的（ ）。

A. 37%　　B. 43%　　C. 53%　　D. 63%　　E. 73%

10. 横向弛豫是指（ ）。

A. 宏观横向磁化矢量恢复从最大值至最大值63%状态的过程

B. 宏观横向磁化矢量恢复从最大值至最大值57%状态的过程

C. 宏观横向磁化矢量恢复从最大值至最大值37%状态的过程

D. 宏观横向磁化矢量恢复从最大值至最大值33%状态的过程

E. 宏观横向磁化矢量恢复从最大值至零状态的过程

## 二、简答题

1. 请简述MRI检查扫描的检查流程是什么。

2. MRI检查的禁忌证有哪些？

（张秀富　蒋广亮）

# 第八章　MRI 检查前准备

PPT

**知识目标**

1.掌握　MRI设备准备、被检者准备、操作技师准备。

2.熟悉　开关机程序。

3.了解　根据申请单进行参数选择。

**技能目标**

1.具有检查前MRI设备准备、被检者准备、操作技师准备能力。

2.具有判断被检者检查前的准备工作能力。

培养高尚的职业道德、良好医患沟通能力和团队协作精神。

**案例讨论**

**案例**　患者，女，49岁。诊断为“子宫肌瘤”，因“恶性胸水，胸闷，下腹部疼痛，头晕”，为排除癌细胞扩散行盆腔及头部MRI检查。

**讨论**　1. MRI检查前准备有哪些？检查过程中患者烦躁不安，你该如何做？

2. 作为影像技师，如何预防并减少伪影？

## 一、MRI设备准备

### （一）开关机程序

#### 1.开机程序

（1）倾听压缩机工作声响，观看水冷机湿度开关，确认正常。

（2）按下操作台服务器主机总开关，按下副台服务器主机开关。

#### 2.关机程序

（1）点击系统关机。

（2）关闭照明灯及扫描机架灯。

微课

### （二）参数选择

根据申请单选择合适的扫描部位及制定合理参数。

## 二、患者的准备

进入扫描室前被检者及陪同家属除去随身携带的任何金属物品（如手机、手表、刀具硬币、钥匙、发卡、别针、磁卡、推床、轮椅等）并妥善保管，严禁将其带入检查室。

## 三、操作技师准备

1.认真核对MRI检查申请单，了解被检者病情，明确检查目的和要求。对检查目的要求不清的申请单，应与临床申请医师核准确认。

2.确认被检者没有禁忌证。嘱咐被检者认真阅读检查注意事项，按要求准备。凡体内装有金属置入物（如心脏起搏器、金属关节、固定钢板、钢针、电子耳蜗、金属宫内节育器等）的被检者，应严禁做此检查。

3.给被检者讲述检查过程以消除其恐惧心理，争取检查时的合作。告知被检者所需检查时间及扫描时机器会发出较大噪声；嘱被检者在扫描过程中不得随意活动；按检查部位要求训练被检者呼吸（闭气或平静呼吸）；告知被检者若有不适，可通过配备的通信工具与工作人员联系。

4.婴幼儿烦躁不安及幽闭恐惧症患者，应给适量的镇静剂或麻醉药物（由麻醉师用药并陪同），提高检查成功率。

5.急危重症者，必须做MRI检查时，应由临床医师陪同观察，所有抢救器械、药品必须在扫描室外就近。

**知识拓展** MRI场地布局和施工准备

**1.场地布局** 核磁共振室一般隶属影像诊断科（放射科）管理，因其设备的特殊性，故对核磁共振设备所在位置的周边环境及室内条件有其独特的要求，机房及其附房在选址布局时应注意如下问题：

（1）宜与其他影像诊断设备布局在同一层内，便于管理；

（2）可位于影像诊断科的尽端或自成一区，且邻近建筑物外墙，便于设备安装和室外机的安装；

（3）距磁体7.5米内不得有电梯，汽车等大型运动金属体，不宜邻变配电室、空调冷冻机房、水泵房等设备；

（4）建筑物外就近留有不小于50$m^2$的室外设备安装场地；

（5）当机房位于地下室时应留有设备吊装天井；

**2.施工准备**

（1）设计管理 ①委托屏蔽施工单位做屏蔽防护设计；②委托建筑设计单位做MRI的给排水、电气、弱电、暖通空调等专业设计；③委托室内装修工程设计单位做室内装修工程设计。

备注：屏蔽设计要经MRI厂商场地工程师签字认可，设计深度应达到编制工程量清单、招标控制价、现场施工的依据深度。

（2）各专业要求 ①MR主机必须独立供电，最好双路供电，建设安装专用变压器，其他用电设施需另铺设电缆，必须与MRI分开；②主、副配电柜必须具备防开盖锁定功能，确保电气安全作业；③按设计要求使用专用接地线；④磁体间所有照明及插座必须经电源滤波器进入；⑤磁体间安装紧急排风系统，并确定失超管的位置；⑥MRI系统必须配备专用机房空调（双压缩机组）。

## 本章小结

本章主要讲述磁共振检查前准备，包括：MRI设备准备、被检者准备、操作技师准备。

# 习 题

## 一、单项选择题

下列磁共振检查前准备错误的是（ ）。

A.认真核对MRI检查申请单，并了解被检者病情，明确检查目的和要求

B.凡体内装有金属置入物（如心脏起搏器、金属关节、固定钢板、钢针、电子耳蜗等）的被检者，应严禁做此检查

C.给被检者讲述检查过程消除恐惧心理，争取检查时的合作

D.婴幼儿烦躁不安及幽闭恐惧症患者，应给适量的镇静剂或麻醉药物

E.做MRI检查时不允许家属陪同

习题

## 二、简答题

1. 简述磁共振检查前准备包括哪些方面的准备。
2. 磁共振检查前操作及准备包括哪些?

（蒋广亮　张玲玲）

# 第九章　常用成像序列及其应用

**知识目标**

1. **掌握**　MRI脉冲序列参数、自旋回波序列及其各自优缺点、梯度回波序列及其各自优缺点。

2. **熟悉**　反转恢复序列原理及临床应用。

3. **了解**　螺旋桨技术应用、三维成像及脉冲序列。

**技能目标**

具有分析脉冲序列参数及自旋回波序列、梯度回波序列各自优缺点的能力。

培养高尚的职业道德、良好医患沟通能力和团队协作精神。

**案例讨论**

**案例**　患者，女，49岁。诊断为"粘连性关节炎"，为排除肩袖损伤行MRI检查。

**讨论**　1. MRI检查STIR压脂序列原理是什么？

2. STIR压脂序列与STIR压水区别是什么？

PPT

## 第一节　脉冲序列的分类及参数

磁共振成像的实质就是一个通过脉冲序列（pulse sequence）获得所需的回波信号并将其重建为图像的过程。

影响组织磁共振信号强度的因素是多种多样的，如组织的质子密度、$T_1$值、$T_2$值、化学位移、液体流动、水分子扩散运动等都会影响其信号强度。如果这些因素无序地掺杂在一起，就无法确定图像上组织信号的变化源来自何种因素，更无法通过图像上的信号分析对正常或病变组织进行判断和诊断。因此，需要通过调整成像参数，使得其中某一因素对组织的信号强度及对比度起决定性作用。在实际应用中，可以调整的成像参数包括射频脉冲、梯度场及信号采集时间等。射频脉冲的调整主要包括带宽（频率范围）、幅度（强度）、何时施加及持续时间等；梯度场的调整主要包括梯度场施加方向、梯度场场强、何时施加及持续时间等。我们把射频脉冲、梯度场和信号采集时间等相关参数的设置及其在时序上的排列称为MRI的脉冲序列。

微课

### （一）脉冲序列的表达和构成

任何脉冲序列都是射频脉冲、梯度磁场信号采集的有序组合。射频脉冲是指具有一定宽度、一定幅度的电磁波，它是磁共振信号的激励源，因此在任何序列中，必须至少具备一个射频脉冲。射频脉冲的能量以射频的形式被自旋核系统吸收，然后同样以射频的形式被释放。在此能量的转换过程中遵循频率一致的原则，也就是说射频脉冲的频率必须与larmor频率一致。射频脉冲的带宽（bandwidth）是对脉冲频率大小的描述，单位是赫兹或千赫兹。另一个描述射频脉冲的参数是激励角或翻转角（flip angle），一般用角度或者弧度表示，它代表纵向磁化矢量接收射频能量后向横向平面（XY平面）翻转的角度。梯度磁场主要在层面选择、频率编码以及相位编码等过程中起关键作用，而信号采集则是脉冲序列的最终目的。

脉冲序列的表达方式主要有两种，分别是时序图和流程表达式。时序图是最直观、最常用的脉冲序列表达方式。在时序图中采用不同的波形符号来分别描述射频脉冲、梯度磁场和信号采集，以及它们之间的时间对应关系。流程表达式则是用公式的形式来表示射频激励脉冲梯度磁场、信号和各种延迟时间的先后顺序。

### (二)脉冲序列的分类

磁共振脉冲序列名目繁多，而且分类方法不一，下面给出脉冲序列常见的几种分类方法。

**1.按检测信号分类** 由于外加磁场的不均匀性和质子间的自旋作用，质子进动过程不断失相造成信号在X、Y平面内的不断衰减。接收线圈在该过程获得的是一个随时间呈振荡衰减的信号，称为自由感应衰减（FID）信号，FID信号的衰减速度很快，一般在20毫秒内即衰减至零，因此在实际临床应用的大多数序列，接收线圈采集的并不是FID信号，而是回波信号，回波信号是指在质子群完全失相之前通过不同的技术使其重聚相，然后采集的信号。质子失相后的相位重聚可以通过施加射频脉冲来实现，也可以通过梯度场的切换来实现。相应地射频方法采集的回波信号称为自旋回波（spin echo），梯度场切换方法采集的回波称为梯度回波（gradient echo）。

由此可见，可供磁共振系统使用的信号共有三种形式，即FID、自旋回波和梯度回波。相应地，可将脉冲序列分为三大类：直接测定FID信号的序列、测定自旋回波的序列和测定梯度回波的序列。

**2.按用途分类** 按用途可将磁共振脉冲序列分为通用序列和专用序列两大类。通用序列是指用于人体各组织常规显像的序列，如自旋回波序列、快速自旋回波等。专用序列往往针对组织器官某项特定功能或组织特性，成像结果具有差别于常规序列的特点，如电影成像序列、血管成像序列、弥散成像序列、磁敏感成像序列以及脑功能成像序列等。

**3.按扫描速度分类** 根据脉冲序列的成像速度又可分为快速成像序列和普通序列两大类。

### (三)脉冲序列的基本参数

人体不同组织具有不同的氢质子密度、不同的弛豫时间（$T_1$和$T_2$）、不同的流动及化学位移效应等，这些因素都将对磁共振图像的信噪比、对比度产生影响。磁共振序列参数的意义就在于通过序列参数的设定来实现和控制上述因素对图像的影响程度，也就是说根据被检组织的特点来设定相应具体的序列参数值，以获得理想的图像。一幅理想的磁共振图像需要具有良好的信噪比和对比度、良好的空间分辨率，同时还要兼顾检查时间。

磁共振脉冲序列涉及的参数很多，而且参数之间互相影响。其中少数如射频脉冲的大小、梯度磁场的大小和形式等由系统确定以外，各种时间参数、空间分辨率、成像范围等则由操作者自行选择。

**1.重复时间（repetition time，TR）** 重复时间是指脉冲序列执行一次所需要的时间，也就是从第一个RF激励脉冲出现到下一周期同一脉冲再次出现时所经历的时间。TR越长，氢质子就有更长的时间进行纵向弛豫，组织纵向磁化矢量的恢复程度就越大。因此，TR主要定图像的$T_1$对比，TR越大，$T_1$权重越小，反之TR越小，$T_1$权重越大。TR越大，图像的信噪比越高但扫描时间越长。

**2.回波时间（echo time，TE）** 回波时间是指RF激励脉冲的中心点到回波信号中心点的时间间隔。对于采集一个回波信号的脉冲序列而言，TE时间是固定的。TE主要决定了图像的$T_2$对比，TE时间越短质子横向弛豫越小，所获图像的$T_2$权重就越小，但图像的信噪比越高；反之TE越长$T_2$权重越大但信噪比下降。在包括自旋回波和梯度回波的序列中，TR和TE共同决定了图像的信噪比和对比度。

**3.反转时间（inversion time，TI）** 在反转恢复脉冲序列中，-180°反转脉冲与90°激励脉冲之间的时间间隔称为反转时间，两个-180°脉冲之间的时间间隔为TR，90°脉冲和180°脉冲之间的间隔为TE。当反转恢复序列以抑制某种信号为应用目的时，序列的TI时间根据不同组织的$T_1$值进行选择。例如对脂肪信号实施抑制时选择短TI时间（1.5T场强为160毫秒左右）进行扫描；对自由水进行抑制时则选择长TI时间（1.5T场强为2200毫秒左右）进行扫描。而当成像目的主要为了增加如脑灰质和白质等组织的$T_1$对比时，则选择中等长度的TI值。

**4. 矩阵（matrix）** 矩阵可分为采集矩阵和显示矩阵。对于二维图像而言，采集矩阵是指行和列方向上数据采集点的多少，对应于磁共振图像就是层面内频率编码和相位编码的步数。频率编码方向上的大小并不直接影响图像采集时间，而相位编码方向上的编码步数则直接影响图像采集时间，相位编码的步数越多图像采集时间越长，采集矩阵和成像体素是一一对应的，在其他成像参数不变的情况下，采集矩阵越大，成像体素越小，图像层面内的空间分辨率越高，但信噪比下降。图像的显示矩阵则指图像具体呈现时的矩阵大小。

**5. 视野（field of view，FOV）** 视野是指实施扫描的解剖区域，亦称为扫描野。视野是面积的概念，大多数情况下为正方形。磁共振系统的最大视野由于磁场均匀度的影响而受到限制在临床应用中的实际视野大小还受到所使用线圈有效范围的限制。在矩阵不变的情况下，视野越大，成像体素就越大，图像层面内的空间分辨率就越低但图像的信噪比越高。

**6. 层面厚度（slice thickness）** 磁共振成像的层面厚度（层厚）是指被射频激发的组织厚度。在二维成像中，层面越薄，图像在层面选择方向的空间分辨率越高，但由于体素体积变小图像的信噪比降低。磁共振成像的层厚是由层面选择梯度场强度和射频脉冲的带宽共同控制的。在射频带宽一定的情况下，梯度场强度越大，层面越薄：而在梯度场强一定的情况下，射频带宽越小，层厚越薄。

**7. 层间隔（slice gap）** 层间隔又叫层距，是指相邻两个成像层面之间的距离。由于梯度磁场线性射频脉冲选择性等因素影响除了成像层面内的氢质子被激励以外，层面附近的质子往往也会受到激励，这样就会造成层面之间信号的相互影响，进而降低空间分辨率，这一效应称为层间干扰或层间污染。在二维磁共振成像时往往需要设置一定的层间隔，以减少上述的层间污染。

**8. 翻转角（flip angle）** 又称射频激励角，是指在射频脉冲的激励下，层面内的纵向磁化矢量M偏离静磁场$B_0$的方向，与$B_0$间形成的偏转角度称为翻转角，也就是向X、Y平面翻转的角度。翻转角的大小是由激励射频的强度和作用时间共同决定的。射频强度越大作用时间越长，则造成磁化矢量的翻转角度越大。

**9. 激励次数（number of excitations，NEX）** 激励次数又叫信号平均次数（numnber of signal averaged，NSA）或信号采集次数（number of acquisitions，NA），它是指每个相位编码步中信号采集的次数。NEX增加有利于增加图像信噪比，但也同时增加了信号采集时间。激励次数增加一倍，图像信噪比为原来的$\sqrt{2}$倍，但扫描时间增加一倍。一般的序列需要两次以上的NEX，而快速MR脉冲序列特别是屏气序列的NEX往往是1甚至小于1（部分K空间技术）。

**10. 回波链长度（echo train length，ETL）** 回波链长度是快速成像序列的专用参数，是指射频脉冲激发后所产生和采集的回波数目。在常规自旋回波序列中，每个TR中仅采集一个回波信号，填充一行K空间数据；而在快速自旋回波序列中，由于回波链的存在，每个TR时间可进行多次相位编码，采集多个回波，填充多行K空间。因此，回波链也被称为快速成像序列的快速因子。回波链的存在将成比例减少TR的重复次数，缩短扫描时间。

**11. 有效回波时间（effective echo time，$TE_{eff}$）** 在快速自旋回波序列中，由于回波链的存在，每个回波信号的采集处于不同的$T_2$衰减时间，因此具有不同的TE。有效回波时间就是指处于K空间中心区域回波信号的TE，因为K空间中心区的信号数据决定了图像的对比度。在所有快速自旋回波序列中，回波时间均为有效回波时间。

**12. 回波间隔时间（echo spacing，ESP）** 回波间隔时间是指快速自旋回波序列回波链中相邻两个回波中点之间的时间间隔。由于每个回波信号的采集处于$T_2$衰减的不同时间，导致所采集的信号在幅度上存在差异，因此ESP的缩短将有助于减小这种差异，进而降低由此造成的图像边缘模糊伪影。另外，ESP的大小还会影响序列有效回波时间长短，在回波链长度相等的前提下，ESP越小，有效回波时间越短。

PPT

微课

# 第二节　常用脉冲序列及其应用

## 一、自旋回波脉冲序列

### （一）自旋回波

自旋回波（SE）是磁共振成像中最基本的脉冲序列，它以90°激励脉冲开始，产生最大的宏观横向磁化矢量后，施以180°相位重聚脉冲并获得回波信号。

纵向磁化矢量在受激励后的最初时刻，质子群以同一频率、相同相位的形式发生进动。由于外加磁场的不均匀性和质子间的自旋-自旋作用，原先同一频率进动的质子群产生进动频率上的差异，其结果是进动快的质子与进动慢的质子之间产生了相位差，质子群的进动因此失去同步而分散在X、Y面内，该相位失散的过程也就是横向弛豫的过程。

如果一定的时间间隔以后，在X、Y平面内施加180°脉冲，其结果将使进动频率快的质子在后、频率慢的质子反而在前，然后仍以原有的频率继续进动。再经过相同时间的延迟，原先失相的质子群重新发生相位重聚，质子间相位差重新归于零。质子群相位再次重聚时，X、Y平面内的横向矢量再次达到最大，产生最大的信号强度。随后质子群又一次的去相位，接收线圈中又可再次检测到逐渐衰减的信号，这样形成一个逐渐升高后逐渐下降的回波信号称为自旋回波。

自旋回波序列所获图像最主要的优势是图像的权重最为确定，也就是说通过TR、TE的不同组合可以获得特定权重的图像，包括$T_1$加权、$T_2$加权以及质子密度加权图像。$T_1$的权重随着TR的增加而下降，$T_2$的权重则随着TE的增加而增加。和梯度回波序列相比，由于自旋回波序列中180°重聚脉冲的应用，磁场的不均匀性以及磁敏感性差异造成的图像伪影较少，而且化学位移伪影也较梯度回波少。

在实际应用中，根据成像质量和速度的不同要求，发展了许多以自旋回波序列为基础的脉冲序列形成了所谓的自旋回波序列家族。例如有单回波SE序列、双回波SE序列和多回波SE序列；也有单层面SE序列和多层面SE序列等。

多层面成像是一种可显著提高扫描效率的自旋回波成像技术（其他序列也可采用多层面技术），该技术的应用背景是磁共振成像时的射频激发层面选择、频率编码、相位编码等工作的作用时间远小于TR，余下了很多对于硬件系统而言固定的“空闲时间”。在“空闲时间”内射频系统梯度系统等均处于闲置的不工作状态。多层面成像技术就是利用了这部分的“空闲时间”，在一个TR时间内完成系统允许范围内所有层面的扫描，即在TR相同的前提下，多层面成像与单层面成像所花费的时间基本相同，在一个TR内能够采集的层面数量与“空闲时间”的长短密切相关具体而言受到TR、TE以及回波信号采样时间限制。序列的TE越短或TR越长，“空闲时间”越长，在一个TR周期内能够完成成像的层面就越多。

自旋回波序列多回波成像是指在施加90°RF脉冲之后，使用多个180°重聚焦脉冲以产生多个回波信号，所采集的数据被置于各自不同的原始数据K空间中，相应生成不同权重图像的成像序列，多回波序列的读出阶段，每个回波信号均需开启一次读出梯度去采样，但各回波的相位编码梯度却是相同的。与单回波的SE序列相比，多回波SE序列在TR相等（即扫描时间相同）的情况下可以得到多幅图像，而且图像的权重不一。通常采用两个回波，即双回波序列，使得一次扫描同时获得两幅不同对比度的图像：一幅可以为质子密度加权像，另一幅则为$T_2$加权像。多回波SE序列的另一用处是，利用多个回波信号的衰减关系可以计算受检组织的弛豫率（$T_1$、$T_2$值）

### （二）快速自旋回波

为了进一步提高扫描时间，快速自旋回波序列（fast spin echo，FSE）的概念被提出，该序列仍以90°激发脉冲开始，随后同样应用一系列180°脉冲来产生多个回波信号，与上述多回波SE序列的不同之处在于，自旋回波多回波序列的每个回波信号在采集时的相位编码梯度是相同的，因此每个回波被置于不同的K空间中，生成多幅不同权重的图像；而快速自旋回波序列多个回波信号的采集具有不同的相位编码梯度，它们被放置在同一K空间中，最终重建出的是一幅单一权重的图像。快速自旋回波序列的回波数量一般比多回波自旋回波序列更多，通常在4~30个之间，形成一个回波链，每个回波链中包括的回波个数称为回波链长度。

如果序列在一个TR内将采集五个回波信号，所有五个回波信号的数据均被填充于同K空间中不同的五行傅里叶线。因此，要完成整个K空间数据的填充所需的TR数量就降为单个回波时的五分之一。由此可见，快速自旋回波序列可以使扫描速度成倍提高。需要注意的是，这些回波信号的采集时间点是不同的，具有不同的TE值。因此，在快速自旋回波序列中的TE通常被描述为有效TE，快速自旋回波序列的ETL越长，扫描速度越快，故又将ETL称为快速因子。

FSE序列的优点：成像速度快；对磁场不均匀性不敏感，磁敏感伪影减少；运动伪影减少。FSE序列的缺点：$T_2$加权的脂肪信号高于SE序列的$T_2$WI；回波链越长，回波间隙越小，脂肪组织信号强度增加越明显；由于回波信号的幅度不同导致图像模糊；因使用多个180°脉冲而引起人体射频能量沉积增加，特殊吸收率（SAR）增加，可引起体温升高等不良反应；不利于一些能够增加磁场不均匀的病变（如出血等）的检出；由于回波链中每个回波信号的TE不同，与SE序列相比，图像对比将有不同程度的降低。

和多层面SE序列相同，在FSE序列中同样可以采用多层面成像的方法，即在同一个TR时间内激发其他多个成像层面，以获得多层面的数据，进一步提高扫描速度。

#### （三）单次激发快速自旋回波

随着磁共振软硬件技术的进步，FSE序列也有了很大的改进，采集速度进一步加快，其中以单次激发快速自旋回波为代表。SSFSE的ETL更长，扫描速度更快，可以在一次90°脉冲激励后，采用连续的180°重聚脉冲采集完填充K空间所需要的所有回波信号。目前的临床应用中，SSFSE通常与半傅里叶采集技术相结合，形成半傅里叶采样的SSFSE序列，可达到亚秒级的成像速度，该序列应用于体部成像时，即使被检者不能屏气也可以获得无明显呼吸运动伪影的图像。当然，由于ETL很长，因此回波链中大部分回波的TE较长，因此所得到的图像是权重较大的$T_2$加权像。同样由于ETL太长，图像的模糊效应较为明显，并造成一定程度的图像对比度下降。

### 二、梯度回波脉冲序列

和自旋回波一样，梯度回波也是一种MR成像的回波信号，即其强度从小变大到达峰值后又逐渐变小，和自旋回波不同的是，梯度回波信号是利用梯度场的切换产生的，因此称为梯度回波（gradient recalled echo，GRE）。

梯度回波是在射频脉冲激发后，在读出方向即频率编码方向上先施加一个梯度场，这个梯度场与主磁场叠加后将造成频率编码方向上的磁场强度差异，该方向上质子的进动频率也随之出现差异，从而加快了质子的失相位组织的宏观横向磁化矢量很快衰减到零，我们把这梯度场称为离相位梯度场。这时立刻在频率编码方向施加一个强度相同、方向相反的梯度场，原来在离相位梯度场作用下进动频率慢的质子进动频率加快，原进动频率快的质子进动频率慢，这样由于离相位梯度场造成的质子失相位将逐渐得到纠正，组织的宏观横向磁化矢量逐渐恢复，经过与离相位梯度场作用相同的时间后，因离相位梯度场引起的质子失相位得到纠正，组织的宏观横向磁化矢量逐渐恢复直到信号幅度的峰值，我们把这一梯度场称为聚相梯度场。在聚相位梯度场的继续作用下，质子又发生反方向的离相位，组织的宏观横向磁化矢量又开始衰减直至到零。这样产生一个信号幅度从零到大又从大到零的完整回波。

### （一）梯度回波序列的特点

1.小角度激发，成像速度快。在梯度回波中我们一般采用小于90°的射频脉冲对成像组织进行激发，组织的宏观磁化矢量偏转角度小，从而有利于磁化矢量的纵向恢复，相应可以应用短TR进行成像，因此成像速度快。在实际应用中，我们通常称小角度脉冲为α脉冲，α角常介于10°和90°之间。

2. GRE序列反映的是组织$T_2^*$弛豫信息而非$T_2$弛豫信息。SE序列的180°脉冲可剔除主磁场不均匀造成的质子失相位从而获得真正的$T_2$弛豫信息。GRE序列中施加的离相位梯度场将暂时性的增加磁场的不均匀性，从而加速了质子失相位，因此GRE序列中离相位梯度场施加后，质子的失相位是由三个原因引起的：①组织真正的$T_2$弛像；②主磁场不均匀性；③离相位梯度场造成的磁场不均匀。GRE序列中的聚相位梯度场只能剔除离相位梯度场造成的质子失相位，并不能剔除主磁场不均匀造成的质子失相位，因而获得的只能是组织的$T_2^*$弛豫信息而不是$T_2$弛豫信息。

3. GRE序列的固有信噪比较低。射频脉冲关闭后宏观横向磁化矢量的衰减（即$T_2^*$弛豫）很快，明显快于$T_2$弛豫，因此在相同的TE下GRE序列得到的回波幅度将明显低于SE序列。另一方面，GRE序列常用小角度激发射频脉冲激发所产生的横向磁化矢量本身就比SE序列小。

4. GRE序列增加了对磁场不均匀的敏感性，在GRE序列中，回波的产生依赖于梯度场的切换，它不能剔除主磁场不均匀性造成的质子失相位。因此，GRE序列对磁场的不均匀性比较敏感。这一特性的缺点在于容易产生磁敏感性伪影，特别是在气体与组织的界面上。优点在于容易检出能够造成局部磁场不均匀的病变，如出血。

5. GRE序列中血流常呈现高信号，可以实现对流动血液的成像。

### （二）小角度激励

受射频激励的磁化矢量需要一定的时间才能通过纵向弛豫恢复到稳定状态，如果连续在磁化矢量恢复之前实施下一次激励，则磁化矢量将越来越小，自旋系统的质子逐渐出现饱和，导致信号幅度变小甚至消失。如果进行射频激发的翻转角远小于90°，则可以在纵向磁化矢量分量改变较小的情况下，得到较大的横向磁化矢量分量用于成像。小角度激励有以下优点：①产生宏观横向磁化矢量的效率较高，与90°脉冲相比，30°脉冲的能量仅为90°脉冲的1/3左右，但产生的宏观横向磁化矢量达到90°脉冲的1/2左右；②脉冲的能量较小，SAR值降低；③纵向弛豫所需要的时间明显缩短，因而可选用较短的TR，从而明显缩短扫描时间，这也是梯度回波序列相对SE序列能够加快成像速度的原因。

### （三）扰相梯度回波和稳态梯度回波

在SE序列中，TR远大于组织的$T_2$值。在下一个射频脉冲到来时，前一个脉冲的横向磁化矢量已基本恢复，横向磁化的残余量对继之而来的回波信号几乎没有影响。但是在梯度回波序列中由于TR会小于组织$T_2$值，本次射频激发产生的横向磁化残余将对下一周期回波信号造成较大的影响，导致图像出现带状伪影。由此可见，在下一个射频激发之前，处理好残余的横向磁化是很有必要的。根据图像权重的不同要求通常用相位破坏和相位重聚两种方法来减少残余横向磁化矢量的影响。

横向磁化或磁化矢量M的横向分量Mxy是由小磁矩的相位相干所形成的。因此，只要破坏其相干性，剩余Mxy就会消失，而磁化矢量M的纵向分量Mz不受影响而依然存在，破坏Mxy的一种常用方式是在一定的方向上施加梯度磁场，所使用的梯度称为扰相梯度或相位破坏梯度，相应的脉冲序列称为扰相梯度回波。扰相梯度一般于信号读出后至下一个脉冲到来之前的时间从三个梯度方向同时加入，使三个方向均出现同方向的相位发散，使横向磁化矢量趋于零。这样，下一个RF激励出现时就不会有相干信号的存在，消除了Mxy对下一个回波信号的影响。

另一种对横向磁化进行处理的方法叫相位重聚，其思路正好与扰相相反。该方法不仅不消除质子的相位相干状态，反而在相位编码和频率编码两个方向施加适当的反向梯度使相位重聚，促使"零相位"的出现。这一反向梯度就称为相位重聚梯度（rephasing gradient）或相位补偿梯度（compensation gradient），相应的脉冲序列称为稳态梯度回波。

## 三、反转恢复和快速反转恢复序列

用180°射频脉冲对组织进行激发，使组织的宏观纵向磁化矢量偏转180°，即偏转到与主磁场相反的方向上，因此该180°脉冲也称为反转脉冲，把具有180°反转预脉冲的序列统称为反转恢复脉冲序列，反转恢复序列由两部分组成，第一部分是一个180°的射频脉冲，在一定的延迟时间后，紧接的第二部分通常是自旋回波或快速自旋回波序列，相应地分别称为反转恢复和快速反转恢复序列。具有180°反转脉冲的序列有以下共同特点。

1.组织纵向弛豫过程延长，组织间的纵向弛豫差别加大，即$T_1$对比明显高于90°脉冲。

2.–180°脉冲激励后组织的纵向弛豫过程表现为：在与主磁场相反方向上（–Z轴方向）从负值最大逐渐变小到零，到达零点，然后从零开始在与主磁场相同的方向上（+Z轴方向）逐渐增加到最大。当某组织的纵向磁化矢量恢复至零的时刻如果给予90°脉冲激发，该组织由于无宏观纵向磁化矢量，也就无法产生横向磁化矢量，则该组织就不产生磁共振信号，即该组织的信号被抑制。利用这一特点，反转恢复序列可以选择性抑制特定$T_1$值的组织信号，如临床上常规应用的脂肪抑制、自由水抑制。

### （一）反转恢复序列

反转恢复序列实际上是在自旋回波序列前施加了一个180°的反转脉冲，也就是说在反转脉冲之后再依次施加90°脉冲和180°脉冲，并采集一个回波信号。由于180°反转脉冲延长了组织的$T_1$弛豫时间，该序列增加了组织间的$T_1$对比，通常作为$T_1$加权序列应用于临床。在反转恢复序列中，–180°反转脉冲中点至90°脉冲中点的时间间隔定义为反转时间（TI），90°脉冲中点到回波中点的时间间隔定义为TE，而把相邻的两个负180°反转预脉冲中点的时间间隔定义为TR。为了保证在下一次180°反转脉冲前各组织的纵向磁化矢量都能基本回到平衡状态，以保持TI产生的对比度要求足够长的TR，一般为TI时间的3~4倍。在反转恢复序列用以获得$T_1$加权图像时，图像的$T_1$对比主要是由TI来决定的，一般选取两组织$T_1$值的中间值，而TR的作用在于氢质子充分的纵向弛豫以保证图像的信噪比。

反转恢复序列具有以下特点：①组织的$T_1$对比优于自旋回波序列；②一次反转脉冲后序列仅采集一个回波信号，而且TR很长，导致扫描时间很长。由于反转恢复序列的扫描时间长，在实际的临床应用中的应用相对较少，目前已被快速反转恢复序列所替代。该序列主要用于增加脑灰质和白质之间的$T_1$对比，对儿童髓鞘发育研究有较高价值。

### （二）快速反转恢复序列

反转恢复序列是由一个180°反转脉冲和紧随其后的一个自旋回波序列构成，相应的快速反转恢复序列则是一个180°反转脉冲和随后的一个快速自旋回波序列构成。同样的，在序列中，180°反转脉冲中点至90°脉冲中点的时间间隔定义为反转时间（TI）；90°脉冲中点到回波中点的时间间隔定义为TE，但由于多个回波的原因，TE为有效TE；相邻的两个180°反转脉冲中的时间间隔为TR。

基于上述序列结构，快速反转恢复序列具有以下特点：①由于序列中有回波链的存在，其成像速度明显快于反转恢复序列，这种速度上的差异类似于自旋回波和快速自旋回波序列间的差别。在其他成像参数不变的情况下，扫描时间缩短的倍数等于回波链的长度。②由于回波链的存在，氢质子在弛豫过程中$T_2$的影响增大，因此该序列在应用于获得$T_1$加权图像时，其效果不如反转恢复序列，但优于快速自旋回波。③同样由于存在回波链的原因，相应的TE为有效TE，图像上出现与快速回波序列类似的模糊效应。④通过选择不同的TI，可选择性抑制相应$T_1$值的组织信号。在保证TR足够长的情况下，抑制某种组织信号的TI值等于该组织$T_1$值的69.3%（$TI=lnT_1$）。

（三）快速反转恢复序列的临床应用

**1.短反转时间反转恢复序列（STIR）** 脂肪组织在$T_1$加权图像以及自旋回波$T_2$加权图像上均呈现为高信号，而许多病变组织在同样的$T_2$加权图像上亦表现为高信号，两者容易造成混淆。STIR的一个重要临床应用就在于可以抑制高信号的脂肪组织，以便能够更清晰地显示病变；另一应用的意义在于对高信号组织中是否含有脂肪成分的判断。

脂肪组织的纵向弛豫速度很快，即$T_1$值很短。在1.5T的磁场环境中它的$T_1$值约为230毫秒，相应的TI值为160毫秒左右。在TR足够长的前提下，如果90°的射频脉冲在反转脉冲后160毫秒的时间点进行激发，此时脂肪组织的纵向磁化矢量处于零点，不会接收90°脉冲的射频能量，因此它的信号被抑制。在实际的临床应用中TI的选择一般在150~170毫秒，TR一般大于2000毫秒。

该序列对于脂肪的抑制不具有磁场强度的依赖性，适用于不同场强的磁共振系统，而且磁场的不均匀性对脂肪抑制的影响较小，脂肪抑制效果令人满意，因此，在目前的临床检查中，该技术不但被广泛应用，还与梯度回波、EPI等相结合用于脂肪抑制。由于STIR是通过TI时间的选择对脂肪组织进行抑制的，那么与脂肪组织$T_1$值相近的病变比如亚急性缺血，其信号同样会在STIR序列中被抑制，这是该序列的缺点之一。另外，STIR的成像时间较长，图像信噪比相对于自旋回波有一定程度的下降。

**2.液体抑制反转恢复序列（FLAIR）** 类似于高信号的脂肪对病变显示的影响，$T_2$加权图像上更高信号的自由水同样会影响其周边病变的显示，特别是在脑部或脊髓等神经系统的应用中。例如，当大脑皮质病变、脑室旁病变等相对较小且靠近脑室或蛛网膜下腔时，在$T_2$加权图像上呈现略高信号或高信号的病灶常常被更高信号的脑脊液掩盖而显示不清。如果能把脑脊液的信号加以抑制，病灶就能得到充分暴露。液体抑制反转恢复即黑水序列，就是这样一种能够有效地抑制脑脊液信号成像技术。

FLAIR序列实际上就是长TI的快速反转恢复序列，因为脑脊液的$T_1$值很长，在1.5T场强中为3000~4000毫秒，选择$T_1$为2200毫秒左右时，脑脊液的宏观纵向磁化矢量刚好接近于零，即可有效抑制脑脊液的信号。

**3.快速反转恢复$T_1$WI序列** 也有称为$T_1$FLAIR。上述的STIR和FLAIR序列是利用了反转恢复可以抑制某一特定组织信号的原理，而快速反转恢复$T_1$WI序列则是利用了反转恢复可以增加图像$T_1$对比的特性。该序列在临床上主要用于脑实质的$T_1$加权成像，图像上大脑灰白质间的$T_1$对比明显优于自旋回波或快速自旋回波的$T_1$WI序列。序列的实质是快速反转恢复，不同之处在于TI的选择。以1.5T的扫描机为例，TI选择700毫秒左右，相应的TR为2000~2500毫秒，ETL为4~8，并把回波链中的第一个回波填充在K空间的中央（即选择最短的有效TE）。

## 四、平面回波成像序列

平面回波成像（echo planar imaging，EPI）是目前最快的MR信号采集方式，利用单次激发EPI序列可在数十毫秒内完成一幅图像的采集。

（一）EPI技术

EPI是在梯度回波的基础上发展而来的，就其技术本身而言，采集到的MR信号也属于梯度回波。不同的是一般的梯度回波在一次射频脉冲激发后，利用读出梯度场的一次正反向切换产生一个梯度回波；而EPI是在一次射频脉冲激发后，利用读出梯度场的连续正反向切换，每次切换产生一个梯度回波，因而最终将产生多个梯度回波，即有类似FSE的回波链存在。因此，EPI可以理解为“一次射频脉冲激发后采集多个梯度回波”。

由于EPI回波是由读出梯度场的连续正反向切换产生的，因此产生的信号在K空间内的填充是一种迂回轨迹的方式，这种K空间迂回填充轨迹需要相位编码梯度场与读出梯度场相互配合方能实现。相位编码梯度场在每个回波采集结束后施加，其持续时间的中点正好与读出梯度场切换过零点时重叠。

EPI序列读出梯度场连续切换产生回波时，先施加的是反向的离相位梯度场，然后切换到正向，成为聚相位梯度场，产生第一个梯度回波。正向梯度场施加的时间过第一回波中点后，实际上又成为正向的离相位梯度场，一定时间后再切换到反向，这时反向梯度场成为聚相位梯度场，从而产生与第一个回波方向相反的第二个梯度回波，反向梯度场施加的时间过第二个回波中点后又成为反向离相位梯度场。如此周而复始，产生一连串正向和反向相间的梯度回波，正由于EPI序列中这种正向和反向相间的梯度回波链，决定了其MR原始数据在K空间中需要进行迂回填充。

### （二）EPI序列分类

EPI序列的分类方法主要有两种：一种按射频激发次数；另一种按EPI准备脉冲类型。

**1.按射频激发次数分类** 是指完成一幅图像需要进行多少次的脉冲激发，故可分为单次激发EPI和多次激发EPI。单次激发EPI在一次激发后要求读出梯度在整个回波链的读取时间内进行上百次（取决于图像的相位编码步数）的连续迂回振荡，获取重建图像的所有数据。多次激发EPI是指需要多次射频激发才能完成所有数据采集及K空间的填充。

**2. EPI本身** 只能算是MR信号的一种采集方式，并不是真正的序列，它需要结合一定的准备脉冲才能成为真正的成像序列。准备脉冲有GRE和SE，相应地就有GRE EPI和SE EPI之分。

（1）梯度回波EPI序列（GRE EPI） 是最基本的EPI序列，结构也最简单，是在90°脉冲后利用EPI采集技术采集梯度回波链。GRE EPI序列一般采用SS EPI方法来采集信号，通常作为$T_2^*$WI序列。

（2）自旋回波EPI序列（SE EPI） 如果EPI采集前的准备脉冲为一个90°脉冲，然后跟随一个180°脉冲，即自旋回波序列方式，则该序列被称为SE EPI。180°脉冲将产生一个标准的自旋回波，而EPI方法将采集一个梯度回波链，一般把自旋回波填充在K空间中心，而把EPI回波链填充在K空间其他区域。由于与图像对比关系最密切的K空间中心填充的是自旋回波信号，因此认为该序列得到的图像能够反映组织的$T_2$弛豫特性，因此该序列一般被用作$T_2$WI或弥散加权成像（DWI）序列。SE EPI序列可以是MS EPI也可以是SS EPI。

（3）反转恢复EP序列（IR EPI） 所谓反转恢复EPI序列是指EPI采集前施加的是180°恢复预脉冲。实际上IR EPI有两种，一种是在GRE EPI序列前施加180°反转预脉冲，这种序列一般为ETL较短（ETL=4~8）的MS EPI序列，常用作超快速$T_1$WI序列，利用180°反转预脉冲增加$T_1$对比，利用短ETL的E采集技术不但加快了采集速度，也可选用很短的TE以尽量剔除$T_2^*$弛豫对图像对比的污染；另一种是在SE EPI前施加180°反转预脉冲，这种序列可以采用SS EPI或MS EPI，可作为FLAIR或DWI序列。

## 五、基于螺旋桨技术的快速自旋回波及快速反转恢复序列

螺旋桨技术和刀锋技术是K空间放射状填充技术与快速自旋回波或快速反转恢复序列相结合的产物。为简便起见本节把该类技术统称为propeller。

### （一）基本原理

propeller技术是在基本序列为FSE或FIR的基础上，K空间的数据采用了放射状的填充方式，

在一个TR期间按一定数量的回波链采集回波，每个回波分别进行频率编码和相位编码后，但作为一组数据平行地填充于某一角度相应多行的K空间线，这一组填充信息被称为propeller（螺旋桨）的叶片或刀锋（blade），在下一个TR期间采集另一组回波链，在旋转一定角度后同样平行地填充于K空间，形成螺旋桨的另一个叶片。如此反复，直至填满整个K空间，整个填充轨迹类似于螺旋桨的运动。可以看出，propeller技术的K空间填充轨迹是平行填充与放射状填充的结合，平行填充轨迹使K空间周边区域在较短的采样时间内具有较高信号密集度，保证图像的空间分辨率；放射状填充轨迹则使K空间中心区域有较多的信号重叠提高了图像的信噪比并减少了运动伪影。

#### （二）数据处理

propeller技术并非仅仅是采用放射状K空间填充轨迹的FSE或FIR序列，利用该技术去除运动伪影还涉及很多数据处理。一般propeller技术的数据处理包括以下几个步骤：①信号采集；②相位校正；③旋转校正；④平移校正；⑤相关性加权；⑥图像重建。

#### （三）技术特点

propellr技术具有以下特点：①K空间中心区域有大量的信息重叠，图像有较高的信噪比同时也为数据的校正提供了更多的信息；②运动伪影不再沿相位编码方向重建，而是沿着放射状的方向被抛射到FOV以外，运动伪影明显减轻；③由于propellr技术采用的是FSE或FIR序列，磁场不均匀性的影响较小，与EP序列相比propellr技术不易产生磁敏感伪影。

#### （四）临床应用

自从propeller技术推出以来，已在临床得到较为广泛的应用，主要包括以下几个方面。

**1. propeller FSE $T_2$WI成像** 与常规FSE相比，propeller FSE $T_2$WI的主要特点是信噪比高，运动伪影明显减轻。在临床上主要用于颅脑检查，也可用于腹部成像。

**2. propeller $T_2$ FLAIR** 与常规的FIR $T_2$ FLAIR相比，其优势同样在于更高的信噪比和更少的运动伪影。

**3. blade $T_1$FLAIR** 目前西门子公司还把Blade技术用于$T_1$WI的成像，可不同程度地减少$T_1$加权图像的运动伪影。

**4. propeller DWI扩散加权成像** 通常采用SE EPI序列，该序列的主要优势是高速采集，缺点主要在于对磁场的不均匀性非常敏感。在颅底区域常有严重的磁敏感伪影，影响颅底区域的观察，有义齿或术后残留有顺磁性物的病例伪影非常明显，甚至会影响整个颅脑观察。propeller DWI可明显减轻磁敏感伪影，有利于额叶底部、颞叶底部、小脑及脑干等部位病变的观察，对于有义齿或术后病例，可明显减轻金属伪影。

### 六、三维成像及其脉冲序列

#### （一）三维成像的概念

三维成像又叫三维体积成像或三维容积成像，是指获得的成像数据来自一个较大范围的容积，而不是某个单层面，也可以理解为某一成像对象体积连续层面的数据采集方式。三维成像通常采用短TR的快速扫描序列，采集数据时没有层间隔，采集后的数据可以按任意方向重建断层图像，不受数据采集时的方向限制，而且更有利于成像对象的体积分析研究。

#### （二）三维成像的脉冲序列

3D成像的信号获取方法与2D成像完全相同，两者的不同之处在于3D射频激发的是整个容积内的组织，并在层面选择梯度方向施加一个层面编码梯度（相位编码梯度），实现层面上的空间定位。3D序列中层面编码的步数由成像容积在层面选择方向上的像素来决定。在成像容积确定的前提下，该方向上的像素越多，图像重建时层面的厚度就越薄，在切层方向可得到更高的分辨率。如果要获得任意方向上的高质量重组图像，3D容积成像一般采用各向同性（成像体素为一个立方体）的数据采集方式。虽然自旋回波和梯度回波序列均可以用以进行3D成像，但考虑到扫描时间，3D成像的TR不宜过长，因此临床上大范围的3D成像一般均采用梯度回波序列。

**知识拓展** 磁共振序列主要进展

1. $T_2$图（$T_2$-mapping）：$T_2$值通过描述组织横向磁化衰减来反应关节软骨中胶原纤维结构完整性的技术。软骨$T_2$图成像采用多回波自旋回波序列，用同一个重复时间和不同的回波时间进行扫描，由获得的系列$T_2$图经计算得出每个体素的$T_2$值，并进行非线型计算和伪彩编码，重构成彩色阶或灰阶的软骨$T_2$值的空间分布图。

2. 延迟对比增强成像（dGEMRIC）：一种检测关节软骨中蛋白多糖分布，显示软骨中蛋白多糖的分子影像技术

3. TIP成像：主要评价处于射频脉冲磁场中组织的自旋弛豫值，它对蛋白多糖含量减少具有非常高的敏感性与特异性，可用于标记软骨中蛋白多糖的分布。

## 本章小结

本章主要介绍了脉冲序列的构成及分类、脉冲序列的基本参数；重点介绍了自旋回波脉冲序列、梯度回波脉冲序列、反转恢复脉冲序列等，脉冲序列种类多，各具特点；脉冲序列新技术较多，如螺旋桨技术、刀锋技术，需要根据实际情况合理选用。

---

# 习 题

习题

## 一、单项选择题

1. SE序列中，90°射频（RF）的目的是（　）。

A. 使磁化矢量由最大值射频（RF）衰减到37%的水平

B. 使磁化矢量倒向负Z轴

C. 使磁化矢量倒向XY平面内进动

D. 使失相的质子重聚

E. 使磁化矢量由最小值上升到63%的水平

2. SE序列中，180°射频（RF）的目的是（　）。

A. 使磁化矢量由最大值衰减到37%的水平

B. 使磁化矢量倒向负Z轴

C. 使磁化矢量倒向XY平面内进动

D. 使失相的质子重聚

E. 使磁化矢量由最小值上升到63%的水平

3. 反转恢复（IR）序列中，第一个180°RF的目的是（　）。

A. 使磁化矢量由最大值衰减到37%的水平

B. 使磁化矢量倒向负Z轴

C. 使磁化矢量倒向XY平面内进动

D. 使失相的质子重聚

E. 使磁化矢量由最小值上升到63%的水平

4. 在SE序列中，射频脉冲激发的特征是（　）。

A. α <90°　　B. 90°—90°　　C. 90°—180°

D. 90°—180°—180°　　E. 180°—90°—180°

5. 在IR序列中，射频脉冲激发的特征是（　）。

A. α <90°　　B. 90°—90°　　C. 90°—180°

D. 90°—180°—180°　　E. 180°—90°—180°

## 二、简答题

1. 脉冲序列的表达方式有哪些?
2. 梯度回波序列特点有哪些?
3. 简述反转恢复序列的特点及临床应用。

（蒋广亮　张玲玲）

# 第十章　MRI对比剂及其应用

PPT

**知识目标**

1. 掌握　MRI对比剂的分类；对比剂的应用；MRI对比剂不良反应的预防及处理。
2. 熟悉　MRI对比剂不良反应的临床表现。
3. 了解　MRI对比剂的增强机制；MRI对比剂不良反应的产生机制。

**技能目标**

1. 具有判断MRI对比剂不良反应的能力。
2. 具有MRI检查过程中对比剂不良反应的处理能力。

培养高尚的职业道德、良好医患沟通能力和团队协作精神。

**案例讨论**

**案例**　患者，女，44岁。诊断为“子宫肌瘤”，因“恶性胸水，胸闷，下腹部疼痛，头晕”，为排除癌细胞扩散行盆腔及头部MRI检查。

**讨论**　1. MRI对比剂的不良反应主要表现有哪些？你将如何处理？

2. 作为影像技师，对MRI对比剂的不良反应需要如何预防？

磁共振成像具备良好的组织对比，这一优势使MR发现病变的敏感性显著提高。值得注意的是，正常组织的弛豫时间与病变组织的弛豫时间有较大重叠，仅有MRI平扫，定性诊断困难，而且对于小病灶不敏感，往往难以发现。磁共振成像对比剂能改变组织的弛豫时间，改变组织的信号强度，进而提高组织对比。

## 第一节　MRI对比剂的分类及其应用

MRI对比剂的分类依据主要有两种，根据对比剂的化学结构进行分类，以Gd作为中心离子的MRI对比剂，可分为离子型（Gd-DTPA）和非离子型（Gd-DTPA-BMA）对比剂两种。

根据MRI对比剂在体内的分布、磁敏感性、对组织的特异性等方面的差异，可将对比剂分为细胞内对比剂、细胞外对比剂、磁敏感性对比剂和组织特异性对比剂。

### 一、MRI对比剂的分类

#### （一）根据细胞内、外分布分类

**1. 细胞外对比剂**　目前临床广泛应用的钆制剂属于此类。这类对比剂在体内非特异性分布，可以在血管内与细胞外间隙自由通过。只有准确把握时机，方可获得良好的组织强化对比。

**2. 细胞内对比剂**　以体内某一组织或器官的一些细胞作为靶来分布，如网织内皮系统对比剂和肝细胞对比剂。此类对比剂注入静脉后，立即从血中廓清并与相关组织结合。其优点是使摄取对比剂组织和不摄取的组织之间产生对比。

#### （二）根据磁敏感性的不同分类

按照磁化强度，MRI对比剂可分为顺磁性、超顺磁性和铁磁性三类。

**1. 顺磁性对比剂**　临床上使用的对比剂多数为顺磁性物质。由顺磁性金属元素组成，如Gd、Mn。对比剂浓度低时，主要使$T_1$缩短并使信号增强；对比剂浓度高时，则组织$T_2$缩短超过$T_1$效应，使MR信号降低。常用其$T_1$效应作为$T_1$加权像中的阳性对比剂。

**2.超顺磁性对比剂** 如超顺磁性氧化铁（superparamagnetic iron oxide，SPIO），这类对比剂是指由磁化强度介于顺磁性和铁磁性之间的各种磁性微粒或晶体组成的对比剂，由于这种微粒或晶体的磁矩比电子磁矩高出上千倍，故其磁化的速度快于顺磁性物质。

**3.铁磁性对比剂** 由紧密排列的一组原子晶体组成，其磁矩存在于磁畴中，磁化后即使没有外加磁场的作用仍然带有一定磁性。

#### （三）组织特异性对比剂

**1.非选择特异性对比剂** 该类对比剂对增强的器官或组织没有选择性。

**2.选择特异性对比剂** 对比剂可以被体内的某种组织吸收并可以在某种组织结构中停留较长时间，称为对这种组织或结构的特异性。特异性对比剂对增强的器官或组织有选择性，具有器官特异性或组织特异性。例如，SPIO特异性地与网状内皮系统组织（肝、脾、淋巴结以及骨髓）结合并运送；锰螯合剂 Mn-DPDP主要与肝实质细胞、胰腺及脾细胞结合，并由胆道系统排泄；Gd-D03A-cholesterol可作为肾上腺特异性对比剂轧剂；Gd-EOB-DTPA被肝细胞摄取，可作为肝对比剂；Albumin（GdDTPA）30作为血池对比剂。

### 二、MRI对比剂的增强机制

MRI的组织信号强度主要取决于该组织的质子密度和弛豫时间（$T_1$或$T_2$），MRI对比剂是通过影响质子的弛豫时间$T_1$或$T_2$来增强或降低其信号强度。

#### （一）顺磁性对比剂的增强机制

某些金属离子如钆（Gd）、锰（Mn）等具有顺磁性，其原子具有几个不成对的电子，未成对电子产生较大的磁矩，改变了局部磁场，有利于质子之间或由质子向周围环境传递能量，使邻近水分子质子弛豫时间缩短。临床主要利用其$T_1$效应。由于游离的钆离子对肝脏、脾脏和骨髓有毒性作用，必须在形成螯合物后才能使用，临床最多用的是与DTPA的螯合物。

顺磁性对比剂缩短$T_1$或$T_2$弛豫时间与下列三种因素有关。

**1.顺磁性物质的浓度** 在一定范围内，浓度愈高，顺磁性愈强，对$T_1$或$T_2$弛豫时间的影响就愈明显。

**2.顺磁性物质的磁矩** 顺磁性物质的磁矩受不成对电子数的影响，不成对电子数愈多，磁矩就愈大，顺磁作用就愈强，对弛豫时间缩短的影响就愈明显。

**3.顺磁性物质结合水的分子数** 顺磁性物质结合水的分子数愈多，顺磁作用就愈强。

此外，环境温度、磁场强度等是影响弛豫时间的相关因素。

#### （二）超顺磁性对比剂和铁磁性对比剂的增强机制

这两类微粒类对比剂与人体组织和顺磁性对比剂相比，前者的磁矩和磁化率大得多。此类对比剂会造成磁场的不均匀性，而质子通过这种不均匀磁场时，改变了横向磁化相位，加速失相位过程，缩短$T_2$或$T_2^*$时间，形成$T_2$或$T_2^*$的弛豫增强，增强信号呈黑色低信号。这类对比剂对$T_1$效应相对较弱。

### 三、MRI对比剂的应用

#### （一）钆螯合物

以目前临床使用最多的MRI对比剂Gd-DTPA为例。Gd-DTPA静脉注药后迅速分布到心、肝、脾、肺、肾、膀胱等组织器官中，其不能通过细胞膜，而主要在细胞外间隙。也不易通过血-脑屏障，只有当血-脑屏障被破坏时，才能进入脑与脊髓。Gd-DTPA在组织中的浓度与该组织血供丰富程度成正比，血供丰富的组织$T_1$缩短信号增强，血供不丰富的组织强化则不明显。对比剂在注入体内后迅速衰减，12~24小时达到检出水平以下，血中浓度下降一半的时间为60~70分钟。因其不能进入细胞，经肾小球滤过以原形从尿中排出体外，约占总量的90%，少量分泌于胃肠道后随粪便排出，约占总量的7%。

钆类对比剂主要应用于中枢神经系统MRI检查，如垂体、静脉窦等，可使某些正常结构强化。Gd类对比剂经静脉注入体内，一般用量约为0.1mmol/kg。多发性硬化、转移瘤可增至0.2~0.3mmol/kg，便于发现更多病变。垂体检查时用量可减至0.05mmol/kg，对发现微腺瘤有利。因其主要经肾脏排泄，在单纯行肾脏检查时用量可酌情减少。

#### （二）超顺磁性氧化铁对比剂

SPIO经静脉注入后，肝脏的网状内皮系统内的Kupffer细胞从血中清除约总量的80%，SPIO被摄取后则降解成游离铁。SPIO主要作为肝对比剂，用于肝恶性肿瘤诊断，因肝恶性肿瘤缺乏Kupffer细胞，因此，增强后与正常肝组织形成对比。所用剂量为0.015mmol/kg，需用5%葡萄糖100ml稀释，在30分钟或以上缓慢滴入。MR扫描在滴入末期进行，延迟30~60分钟扫描为宜。在SE序列的$T_2$WI上及GRE序列的$T_1$WI上肝实质信号明显减低。

#### （三）肝细胞特异对比剂

肝细胞特异性吸收对比剂，即在Gd对比剂中加入芳香环，增加其亲脂性以便与肝细胞结合，最后通过胆道系统排泄。包括Gd-EOB-DTPA和Gd-BOPTA。Gd-EOB-DTPA的使用剂量在12.5~50μmol/kg。正常肝实质摄入对比剂后，肝脏呈高信号，可与肿瘤组织形成对比。

#### （四）血池对比剂

主要是缩短$T_1$的对比剂，目前利用USPIO（超微SPIO）粒子。静脉注射USPIO后，其不能进入间质而在血池中存留数小时，可使$T_1$持续缩短而应用于MR血管造影。

#### （五）口服对比剂

阳性对比剂用Gd-DTPA与甘露醇配合，服用后肠道显示高信号。阴性对比剂为SPIO口服剂，它使肠道内对比剂聚集处信号消失。口服对比剂主要用于区分肠道与周围正常、病理的器官或组织，使胃肠道壁显示清晰。服药后造影效果持续20分钟左右，与服药者的胃排空时间有关。对比剂在消化道不被吸收，经粪便排出体外。

## 第二节　MRI对比剂不良反应的预防及处理

MRI对比剂不良反应的发生率与X线用非离子型碘对比剂相比，概率较低，但也不应忽视。

### 一、MRI对比剂不良反应的发生原因

MRI对比剂不良反应的发生主要与对比剂的物理作用、化学作用和过敏性反应这三种因素相关。

### 二、MRI对比剂的不良反应

MRI对比剂的不良反应主要表现为皮肤症状（如荨麻疹、皮肤瘙痒、皮疹、皮肤红斑等）、消化道症状（如胀气、呕吐、腹痛、腹泻等）、中枢神经症状（如头痛、头晕、痉挛等）、循环系统症状（如心悸、低血压等）、呼吸系统症状（如呼吸困难、鼻炎）等。据文献报道，血管内离子型MRI对比剂不良反应的发生率约为1.31%，非离子型约为0.80%，口服的对比剂约为0.75%。不良反应的发生率明显低于非离子型碘对比剂。

**知识链接**　　磁共振对比剂的不良反应

磁共振对比剂相对于CT对比剂来说，安全多了。原因有二：其一，磁共振对比剂需要的剂量低；其二，磁共振对比剂不良反应相对CT对比剂来说比较少。但是，这并不代表磁共振

对比剂就绝对安全，就没有不良反应。

以钆剂络合物为主，一些轻微的不良反应包括：注射部位发热或不适、呕吐；心血管反应、黏膜反应等。这些反应一般比较轻微，比较严重的问题是钆沉积问题。

早在2006年就有报到提出肾源性系统性纤维化（NSF）和多次注射有关。NSF的发病率为3%~5%。这种病是一种以组织广泛进行性纤维化为特征的系统性疾病。

钆离子释放会导致钆沉积，而体内长期残留钆离子增加了发生NSF的风险。不同类型的磁共振对比剂，钆离子释放的能力不同。游离的钆离子主要是经过肾脏和肝脏吸收，通过肾排泄，其半衰期比较长，为数周。这样的话，游离的钆离子会在体内长时间存留，生物毒性强，所以一般的含钆磁共振对比剂GBCAS采用钆离子和其他无机分子形成络合物的形式来降低钆离子的毒性，含钆对比剂形成的络合物越稳定钆离子越不容易释放，则对比剂越安全，不良反应越小。

研究表明：大环类对比剂比线性对比剂更稳定，钆离子更不容易在体内沉积。离子线型对比剂比非离子线型对比剂更稳定。

### 三、MRI对比剂不良反应的预防及处理

不良反应的预防可分为给药前、给药时和给药后。给药前应详细了解被检者的一般情况，特别是对比剂不良反应发生的危险因素。被检者若存在一般状况极度衰竭、支气管哮喘、严重肝肾功能损伤等情况时，原则上禁用。对家族有过敏体质、曾经出现其他药物过敏、有痉挛发作史、老年被检者应慎用。给药时要密切观察被检者的一般情况。不良反应的初期症状可以有恶心、呕吐、瘙痒、鼻塞、打喷嚏、流泪、皮肤红斑、荨麻疹、颜面水肿、全身不适等。当出现上述症状时，注意给药量和注入速度，必要时可停止给药。检查结束后，应了解被检者情况，对引起较严重不良反应的被检者，应延长观察时间和给予必要的治疗。

## 本章小结

本章主要介绍了磁共振对比剂分类、不良反应原因、表现、预防及处理。

## 习题

习题

### 一、单项选择题

1.关于磁共振对比剂，叙述正确的是（　）。

A.通过改变局部磁场的强度增加信号强度

B.利用对比剂本身的信号达到增强效果

C.直接改变组织信号强度增加信号强度

D.通过影响质子的弛豫时间，间接改变组织信号强度

E.通过改变梯度场的强度增加信号强度

2.关于缩短顺磁性对比剂弛豫时间的因素，叙述错误的是（　）。

A.在一定浓度范围内，浓度越高，顺磁性越强，对弛豫时间可影响越明显

B.不成对电子数越多顺磁性越强，对弛豫时间影响越明显

C.梯度场强越大，对弛豫时间影响越明显

D.顺磁性物质结合水的分子数越多，顺磁性越强

E.磁场强度、环境温度对弛豫时间有影响

3.超顺磁性颗粒造影剂对质子弛豫时间的影响为（　）。

A. $T_2$不变，$T_2$延长　　B. $T_1$缩短，$T_2$延长
C. $T_1$不变，$T_2$缩短　　D. $T_1$缩短，$T_2$缩短
E. $T_1$延长，$T_2$缩短

4. 目前临床最常用MRI对比剂是（　　）。
A. Mn-DPDP　　B. Gd-DTPA
C. Gd-EOB- DTPA　　D. JSPIO
E. SPIO

5. GD-DTPA的临床应用常规剂量为（　　）。
A. 0.1mmol/kg体重　　B. 1mmol/kg体重　　C. 2mmol/kg体重
D. 3mmol/kg体重　　E. 4mmol/kg体重

6. GD-DTPA的不良反应不包括（　　）。
A. 恶心　　B. 咳嗽　　C. 荨麻疹　　D. 头痛　　E. 呕吐

## 二、简答题

以GD-DTPA对比剂为例，简述磁共振对比剂的不良反应及处理方法。

（张玲玲　黄文亮）

PPT

# 第十一章　伪影补偿技术

**知识目标**

1. 掌握　流动现象及补偿技术，各种伪影的补偿技术。
2. 熟悉　各种常见伪影的产生原因。
3. 了解　其他伪影的产生原因及解决方法。

**技能目标**

1. 具有在检查操作过程中最大限度地避免伪影产生的能力。
2. 具有检查过程中出现不同伪影的处理能力。

培养高尚的职业道德、良好医患沟通能力和团队协作精神。

**案例讨论**

**案例**　儿童MRI检查前需要什么准备呢？在检查前，可能会要求穿科室准备的专用衣服，确保没有任何金属物品。检查过程中需要儿童保持不动，当孩子不能配合MRI检查时，需要医生开具镇静剂处方或安排麻醉。

**讨论**　1. 给儿童检查前采取上述准备，目的是什么？

2. 还有哪些情况会导致伪影的产生？

## 第一节　流动现象及补偿技术

血管内的血液和体内其他的流动质子与周围处于静止状态的质子相比，在MRI上表现出不同的信号特征，前者产生流动现象（flow phenomenon）和流动运动伪影（low motion artifact）。

### （一）流动现象

所谓流动现象，是指血液和脑脊液的流动状态在MRI检查中产生的时间飞跃现象、进入现象、体素内失相位等效应。

**1. 时间飞跃现象**　当血流方向垂直或接近垂直于扫描层面时，流动的质子在成像层面内没有同时受到RF激励脉冲和相位重聚因素的双重作用，信号采集时，血管腔内的质子没有产生MR信号即信号缺失，在影像上表现为黑色，这种现象称为时间飞跃（time of flight，TOF）现象，也称之为流空效应。流空效应与成像序列及其参数设置相关。

（1）在SE序列中　90°RF激励脉冲与180°复相位脉冲均有层面选择性。90°激励脉冲作用后，层面内的流动质子与静止组织同时被激发，当施加180°复相位脉冲时（TE/2），层面内被激发的静止组织受到相位重聚作用而产生回波；而被激励的流动质子在TE/2时间内已经离开成像层面，没有受到180°复相位脉冲的作用，不产生回波；而在TE/2时间内新流入成像层面的流动质子没有受到90°激励脉冲的激发，仅受到180°复相位脉冲的作用也不能产生回波。所以在SE序列中，垂直于成像层面的血管腔内没有MR信号，表现为流空效应，并且血流流速越快、TE越长、成像层面厚度越薄时，流空效应越显著；反之，则越不显著。

（2）在GRE序列中　激励脉冲具有层面选择性，而相位重聚梯度则是施加于全身而不具有层面选择性。因此只要流动质子在成像层面内受到激励，不论其流动后的位置如何，都将经历相位重聚的过程，并产生MR信号。因此在GRE序列中流动质子不表现为TOF现象，而表现为进入现象。

**2. 进入现象**　当血流方向垂直或接近垂直于扫描层面，成像层面内的静止质子，如受到

RF脉冲的反复激励将趋于饱和，信号变弱；而垂直流入成像层面内不曾受到激励的"新鲜"质子，在成像层面内受到激励并经历相位重聚后，则可产生比周围静止质子信号强度更高的信号，并在进入一组成像层面的第一层时最显著，这种现象称为进入现象（entry phenomenon）或流动相关增强（folow-related enhancement ）。

流入现象往往出现在梯度回波序列采集时，该效应的显著程度与流动质子受到的激励次数相关。受激励次数越多，流动质子就与周围静止组织类同并接近于饱和，流入相关增强就越不明显。因此长TR、薄层面、快流速、流动方向与层面选择方向相反时，流动质子受激励的次数越少，流动相关增强就越显著；反之，则越不显著。如腹部GRE序列$T_1$WI横断面影像上，血流上游方向第一层腹主动脉血流信号最高，层面越往下，血流信号逐渐减弱。

**3.体素内失相位** 流动的质子沿梯度场方向流动时，流动质子经历的梯度场不同，依流动方向与梯度方向之间的关系，其进动频率将增加或减低；流速不等，进动频率增加或减低的程度也不尽相同。成像层面中的同一体素内如同时含有流动质子和静止质子或流动质子间速度、方向不一致时，体素内质子间将出现相位差即体素内质子失相位，体素信号减低，这种现象称之为体素内失相位。

体素内失相位的具体原因有以下几种：①扫描层面内质子群位置移动造成的体素内失相位；②层流流速差别造成的体素内失相位；③层流引起分子旋转造成的体素内失相位；④湍流造成的体素内失相位。

由速度稳定、流向一致的层流引起的体素内失相位是可以补偿的，而由流速变化、流向不致的湍流所致的体素内失相位则不能补偿。

**（二）流动运动伪影**

流动运动伪影主要有两种表现形式：一种是斜行进入成像层面的流动质子，在受到脉冲激励后至信号采集之间的TE时间内，其位置发生了变化，引起信号空间编码错位。当TE很长时，血管内流动质子的信号甚至会显示在血管腔外。另一种是血管内搏动性血流引起的血管重影，将在运动伪影的补偿技术中详述。

**（三）流动现象的补偿**

由于流动现象的存在，是流动质子的信号强度高低相差很大，并可产生伪影直接影响图像质量，给诊断带来困难，特别对评估血管开放状态、有无血栓等造成困难。为了克服流动现象带来的不利影响，常用以下方法进行补偿。

**1.预饱和** 使用预饱和脉冲可使流动质子信号缺失，从而最大限度地减少流动效应的影响。为了达到预饱和效果，应当根据流动质子的流动方向决定预饱和容积的位置。对FOV内产生伪影的结构进行预饱和，也可以减小流动运动伪影所致的空间编码错位。

**2.梯度磁矩相位重聚** 用于补偿沿某一梯度场流动的质子引起的体素内失相位。方法是通过层面选择梯度和（或）读出梯度的极性变化作为补偿梯度，使流动质子的相位变化归零而相位重聚，即同一体素内流动质子与静止质子相位相同，体素信号强度增高。梯度磁矩相位重聚的补偿作用对慢速层流最有效，常用于$T_2$WI和$T_2$WWI序列中。由于搏动，动脉血流速度不如静脉血流稳定，因而静脉血流的补偿效果较好。梯度磁矩相位重聚对湍流、垂直进入成像层面的快速血流补偿效果差。

**3.偶数回波相位重聚** 是基于激励脉冲作用后相位变化的规律性，通过调整TE获取偶数回波，减少层流所致的体素内失相位。质子在接受激励后经历失相位和相位重聚周期性交替变化过程，失相位与相位重聚所需的时间相等。如利用SE序列进行多回波成像时（如TE分别选择在20ms，40ms，60ms，80ms），在奇数回波图像上（TE为20ms，60ms）血流表现为低信号；而在偶数回波图像上（TE为40ms，80ms）血流呈现高信号。目前偶数回波相位重聚主要用于FSE$T_2$WI中减少体素内失相位引起的信号丧失。

## 第二节　伪影及补偿技术

MRI图像中都或多或少地含有伪影。其中有些伪影可以消除，有些则仅能尽量减少而不可能完全消除。本节简要介绍常见伪影的原因和补偿技术。

### 一、运动伪影

运动伪影是由于被检者自主或不自主的运动或者血管的搏动性流动而造成的。被检者的随机性运动包括如呼吸、改变位置、咳嗽、吞咽、震颤等，周期性运动包括如血管、心脏或脑脊液搏动等。运动伪影使图像质量下降，主要表现为相位编码方向上出现具有一定间隔的条纹状或半弧状影，这种伪影只在相位编码方向上出现，与运动方向无关（图11-1、图11-2）。

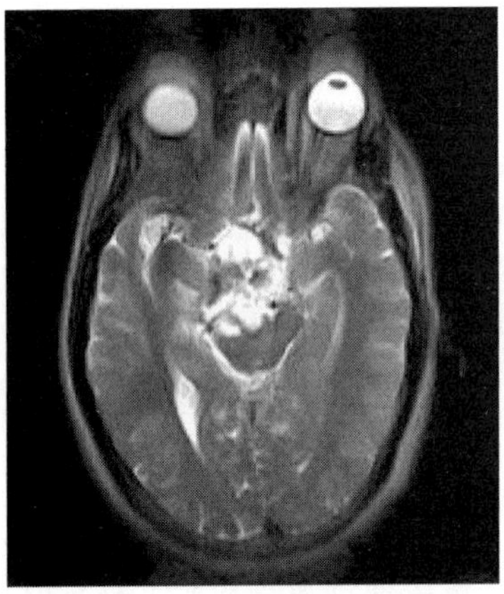

图11-1　眼球运动伪影

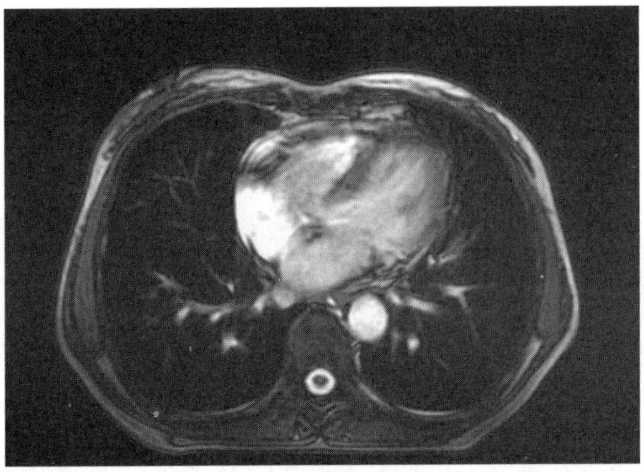

图11-2　心脏搏动伪影

运动伪影主要有两种表现形式：第一种是进入成像层面的流动质子，在受到脉冲激励后至信号采集之间的TE期间内，位置发生了变化，引起信号空间编码错位。当TE很长时，血管内流动质子的信号甚至会显示在管腔外。第二种是血管内搏动性血流引起的血管重影，称相位重影，也属于信号错位，但这种伪影总是发生在相位编码方向上而与血流方向无关，故又称相位错位。最常见于腹部轴位成像中，表现为腹主动脉前出现多个血管重影。头部和颈部轴位成像时颈、椎-基底动脉也可产生这种重影。

#### （一）产生原因

被成像的解剖结构沿某一梯度方向发生位置移动，导致了数据采集的相位错位。数据读出与频率编码同时进行，而相位编码与数据读出之间有一段延迟时间，故这种伪影仅发生在图像的相位编码方向上。

#### （二）补偿技术

补偿的方法可有多种选择。

**1.交换相位和频率编码方向**　将伪影旋转到不重要的位置方向，能够将病变与伪影进行鉴别。例如腰椎矢状位成像时，将头足方向（FOV的长轴）作为相位编码方向，前后方向作为频率编码方向，则可有效地消除因腹主动脉搏动引起的沿相位编码方向的伪影，否则将干扰椎管内结构的观察。这种方法对膝关节矢状位检查时避免腘动脉搏动产生的伪影和胸、腹部轴位检查时避免胸主动脉及腹主动脉搏动产生的伪影均有效。

**2.空间预饱和技术**　预先使用RF脉冲，使感兴趣区以外的容积预饱和，使其中的质子不再产生信号，也不再产生伪影。例如颈椎矢状位成像时，对FOV内颈椎前方包括喉部的容积进行预饱和，可克服吞咽动作引起的相位重影。对于流动伪影应当根据流动质子的流动方向决定预饱和容积的位置。

**3. 呼吸补偿和呼吸门控** 减少因呼吸运动引起的运动伪影。呼吸补偿是采用胸壁运动模式来重新安排扫描，而减小运动伪影。

**4. 心电触发和门控** 包括两种方法：①心电门控：用于补偿心脏、大血管搏动产生的相位重影。②外周门控：用于补偿小血管搏动产生的相位重影和脊髓成像中脑脊液搏动性流动产生的相位重影。

**5. 流动补偿技术** 用于消除沿梯度场流动的质子产生的相位重影，该方法使流动质子产生亮信号，对层面中慢速层流补偿效果最好，常用于$T_2$WI和$T_2^*$W1的序列中。由于搏动的动脉血流速度不如静脉血流稳定，因而补偿效果不如静脉血流。流动补偿技术对紊流、垂直进入成像层面的快速血流补偿效果差。

**6. 螺旋桨技术** 通过对K空间填充数据的校正，来纠正一定运动伪影的技术，层面内运动纠正效果为佳。

**7. 增加脉冲的激励次数，TR或者是相位编码数** 通过增大伪影之间的距离，以达到使我们感兴趣的范围内的伪影减少。

**8. 使被检者保持静止** 这是最行之有效的办法。对自主性运动，尽量使被检者舒适地躺在检查床上，可用垫子或带子进行固定，检查前应对被检者详细介绍检查过程，解释可能遇到的问题（如磁体内的噪声），躁动被检者可给予镇静剂。另外，根据被检者具体情况和检查目的正确选择成像序列和参数，对合作欠佳的被检者应缩短扫描时间。

## 二、包裹伪影

### （一）产生原因

包裹伪影（wrap around artifact）也称为混淆伪影（aliasing artifact）或卷褶伪影（wraparound artifact），是指图像中出现所选FOV以外的解剖结构影像。这是因为FOV以外邻近接收线圈的解剖结构也产生信号，一旦这种信号被接收，将被错编入FOV内的像素位置上，一般一侧的解剖结构会出现在图像FOV的另一侧。频率编码方向发生的伪影称频率包裹，相位编码方向发生的伪影称相位包裹。频率包裹的原因是频率采样不足，使FOV外解剖结构的信号被借移入FOV内。相位包裹是由于FOV外解剖结构信号的相位值与FOV内信号的相位值重复，使FOV外解剖结构信号错移入FOV内相位编码方向上的相应位置上。

卷褶伪影产生的原因如下：在X方向有一个梯度，由于它的作用，在视野的一次额边缘产生一个最大频率，而在视野的另外一侧产生一个最小频率。任何由改梯度产生的超出此最大频率范围的频率，都不能被正确采集。在视野的边缘，梯度并没有终止。因为在所设定的FOV以外的空间仍然有磁场，梯度将继续存在。

### （二）补偿技术

根据产生的原因可选用不同的补偿方法。

**1. 扩大FOV** 使所有产生信号的解剖结构均被包括在FOV内，即可完全消除包裹伪影。但扩大FOV将使空间分辨力下降。

**2. 其他方法** ①去频率包裹，通过数字化的RF脉冲，将频率编码方向上FOV外的信号从回波中滤过掉。大多数系统均具有该功能。②去相位包裹，在相位编码方向上扩大FOV，并增加相位编码次数，以补偿扩大FOV后所致的空间分辨力下降采集次数减半，扫描时间相同。

**3. 改变相位编码方向** 将解剖部位最小直径或不重要的位置方向置于相位编码方向。

**4. 使用预置饱和技术** 抑制FOV以外不需要的解剖结构的信号。

**5.表面线圈** 这样使得我们不能获得视野以外的任何信号。如果被检者位于大的包绕整个身体的反射/接受线圈内时，将会在这个线圈内接受到来自于所有身体部分的信号——而视野以外的身体部分将会产生混叠。但是，如果我们使用一个仅包绕视野范围的线圈，我们将只会得到来自于此身体部分信号，它们都位于最大频率范用之内——将不会产生混叠。这种类型的线圈称为表面线圈。我们也使用表面线圈来提高信噪比。

## 三、化学位移伪影

### （一）产生原因

化学位移伪影是化学位移所产生的伪影。磁共振成像是通过施加梯度磁场造成不同部位共振频率的差异，来反映人体组织的不同位置和解剖结构。由人体内水的氢质子与脂肪氢质子的进动频率不同（因为脂肪中的氢与碳相连，而水中的氢与氧相连），脂肪中的质子进动频率慢于水中的质子，约3.5ppm，在1.0T机器上相当于150Hz/T。

在MR图像的频率编码方向上，MR信号是通过施加频率编码梯度场造成不同位置上质子进动频率差别来完成空间定位编码的。MRI一般以水质子的进动频率为中心频率，由于脂质子的进动频率低于水质子的进动频率，在傅里叶变换时，会把脂质子进动的低频率误认为空间位置的低频率，这样在重建后的MR图像上，脂肪组织的信号会在频率编码方向上向梯度场强较低（进动频率较低）的一侧错位。而水质子群补发生移位，这种移位在组织的一侧是两种质子群在图像上相互分离而无信号，而另一侧因相互重叠表现为高信号。化学位移伪影在沿含水组织和脂肪组织界面处，表现为无信号的黑色和高信号的白色条状或月牙状影像，尤其在腹部脏器与其周围脂肪囊交界区表现突出。

### （二）补偿技术

常用的补偿方法有以下几种。

**1.增加频率编码的宽度** 但是同时降低了信噪比。

**2.选用主磁场较低的MR设备进行扫描** 场强越高，水质子与脂质子的进动频率差别越大，化学位移伪影越明显，因此选用场强较低的设备进行扫描可以减轻化学位移伪影。

**3.改变频率编码的方向** 化学位移伪影主要发生于与频率编码方向垂直的水脂界面上，如果改变频率编码方向，使脂肪组织和其他组织的界面与频率编码方向平行可消除或减轻肉眼观察到的伪影的程度。

**4.施加脂肪抑制技术** 化学位移伪影形成的基础是脂肪组织相对于其他组织的位置错误移动，如果在成像脉冲前先把脂肪组织的信号抑制掉，那么化学位移伪影将同时被抑制。可以通过使用特定频率的脂肪饱和脉冲或STIR序列而实现。

**5.使用长的TE** 造成更多的失相，脂肪的信号降低。

## 四、截断伪影

### （一）产生原因

截断伪影（truncation artifact）也称Gibbs伪影，是由于数据采样不足所致，在图像中高、低信号强度差别大的组织交界区信号强度失准，表现为多个平行条纹，它重复出现并随着离开边缘的距离增加而逐渐减少（图11-3）。MRI图像是一个二维数字矩阵，由多个像素构成。数字图像要真实反映实际的解剖结构细节，像素尺寸还应该无限小。但像素总有一定大小，像素尺寸范围内的组织信号都被平均或归一化为一个数值，两个相邻像素间原本连续的解剖结构会由于信号的平均发生截断或不连续。因此，像素尺寸越大，包括的组织结构就越多，相邻像素间所产生的截断差别越大，就可能出现肉眼可见的明暗相间的条带。

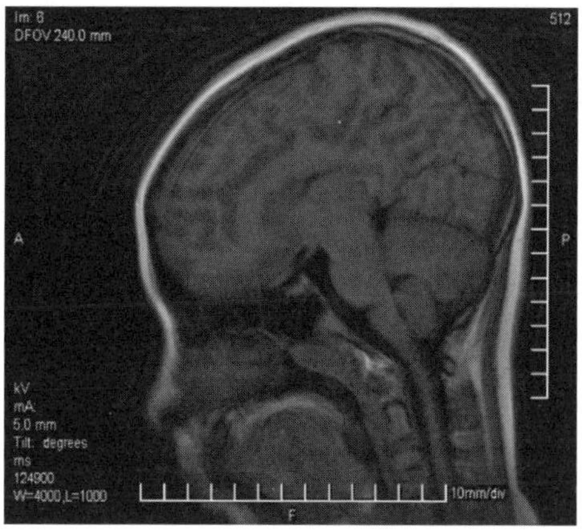


图11-3　截断伪影

截断伪影的特点：常出现在空间分辨力较低的图像上；相位编码方向往往更为理想，因为为了缩短采集时间，相位编码方向的空间分辨力往往更低；表现为多条明暗相间的弧线或条带。

在颈椎矢状位$T_1$WI上这种伪影比较常见，表现为颈髓内出现低信号线影。其他部位如颅骨与脑交界区、脂肪与肌肉交界区也可出现这种伪影。

### （二）补偿技术

1. 增加相位编码次数，可避免数据采样不足，例如，用256×256矩阵代替256×128矩阵。
2. 减小FOV。
3. 增加取样时间（降低带宽）。

## 五、磁敏感性伪影

### （一）产生原因

磁敏感性是指物质可被磁化的能力。不同组织成分磁敏感性上的差异，将导致它们中的质子在进动频率及相位上的差异，使这些组织间的界面上（例如空气与组织、骨与组织、液体与组织等界面）因失相位效应而出现低信号环影或信号丢失，称磁敏感性伪影（图11-4）。在临床成像中，这种伪影主要来源于出血和血肿中所含的金属和铁成分，因其磁化程度显著高于周围组织。另外，被检者身上或体内携带的铁磁性物质具有极高的磁敏感性，可引起图像严重失真。在GRE脉冲序列中磁敏感性伪影更为显著，因梯度反转不能补偿磁敏感性差异引起的失相位。EPI序列由于使用强梯度场，对磁场的不均匀性更加敏感，在空气和骨组织磁敏感性差异较大的交界处，会因为失相位出现信号丢失或几何变形。

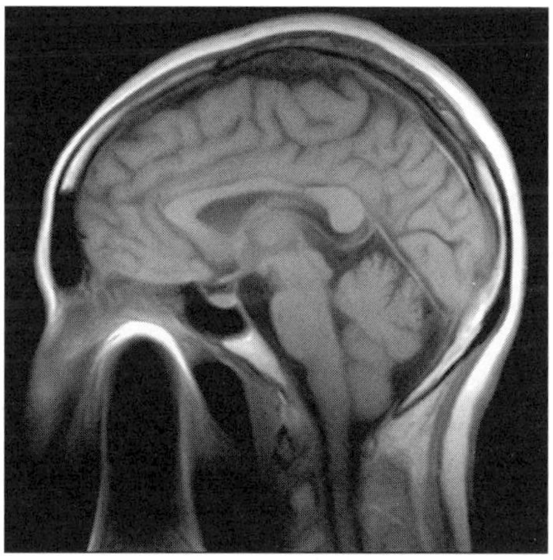

图11-4　磁敏感性伪影

### （二）补偿技术

1.用自旋回波序列替代梯度回波序列。

2.避免被检者携带铁磁性金属物质进入扫描室并接受检查。

3.改变扫描参数，如缩短TE、增加矩阵。

## 六、拉链伪影

### （一）产生原因

拉链伪影（zipper artifact）是指图像中频率编码方向上出现致密线状伪影，似拉链状（图11-5），原因是额外的某一频率RF脉冲进入扫描室，并与来自被检者体内的弱信号相互干扰。当扫描室RF屏蔽出现泄露时引起这种伪影。另外，当脉冲发生器漏电到接收器或不正确的模-数转换器偏置也可导致此种伪影的出现。

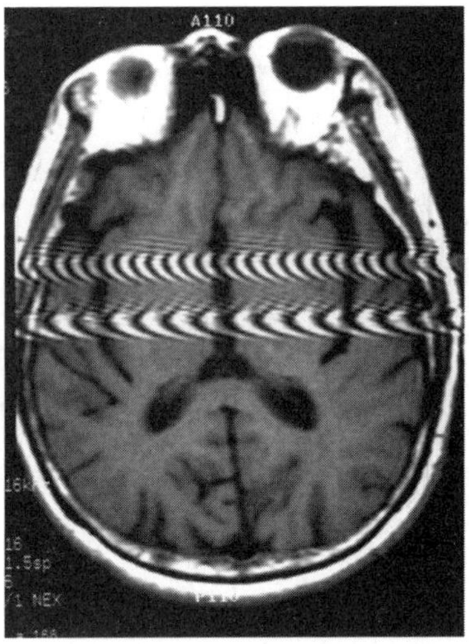


图11-5　拉链伪影

### （二）补偿技术

重新扫描，若反复出现这种伪影时应立即通知维修工程师检查并修复。

## 七、遮蔽伪影

### （一）产生原因

遮蔽伪影（shading artifact）指图像中某一部分信号缺失，主要原因是使用非90°和180°脉冲，使被检者体内质子受到不均激励。也可由线圈的异常负载或线圈在某一点上的耦联引起，例如检查形体大、体重重的被检者，其身体接触到体线圈的一侧并形成耦联。主磁场均匀性下降时也可引起这种伪影。

### （二）补偿技术

1.正确使用线圈，选择合适的线圈，必要时在被检者与线圈之间使用泡沫塑料垫或水袋，使被检者不能直接接触到线圈。

2.预扫描：扫描前应当获取合适的预扫描参数，以校准RF脉冲的频率和幅度。

3.匀场：当主磁场均匀性下降时，应进行匀场。

## 八、交叉激励

### （一）产生原因

RF脉冲波形不呈方形，其宽度在正常时可有10%左右的变化，因此当RF脉冲对所选层面进行激励时，相邻层面内的质子也可能受到激励，当这些相邻层面进行数据采集而受到激励时，层面内曾受到过激励的质子则可发生饱和，影响信号强度和图像对比，这种效应称交叉激励（cross excitation）。

（二）补偿技术

**1.成像层面之间保持一定的间隔** 当间隔的宽度为层厚的20%~30%时可有效地减少交叉激励效应。

**2.交替激励** 大多数系统具有该功能，例如层面激励顺序为1，3，5，7层为一组，在第一次TR期间完成；2，4，6，8层为第二组，在第二次TR期间完成。使相邻两组层面间隔一个TR。应用此功能时，不需设置层面间隔。

**3.方形RF脉冲** 有些系统的软件具有使RF脉冲方形化的功能，使交叉激励明显减少，同时常伴有一定的信号丢失，应留出10%层厚的层间隔。

## 九、并行采集技术伪影

（一）产生原因

并行采集是在相位方向上隔行采集K空间来减少采样密度，每一个线圈单元采集一半的相位方向的信息，即多个线圈配合起来类似一个大线圈的作用和功能，在小FOV内，应用特殊的计算方式重建，在保证分辨力不降低的情况下缩短扫描时间，或者说在扫描时间固定的情况下增加分辨力和增加扫描层数的快速成像方法。由于是隔行采集，又是对每一线圈单元仅采集部分的FOV，故存在明显的相位卷褶，需要利用线圈敏感性数据重建图像并去掉卷褶而后重建出一个完好的图像。并行采集伪影类似卷褶伪影，但多出现在图像中心，呈条带状，信噪比明显降低。

往往以下情况都会导致明显的伪影：①FOV太小；②线圈摆放不正确；③线圈损坏。

（二）补偿技术

1.增大扫描FOV，phase FOV必须尽量选择100%。

2.在腹部或胸部扫描时，必须叫被检者闭气扫描。

3.并行采集的图像SNR要下降约30%，如果图像本身SNR就很低，就不要再使用并行采集技术了，往往只用在FSE，FGRE，EPI等序列中。

## 十、其他伪影

其他伪影的产生原因和解决方法见表11-1。

**表11-1　其他伪影的产生原因和解决方法**

| 其他伪影类型 | 产生原因 | 解决方法 |
|---|---|---|
| 十字形或人字形伪影 | 傅立叶转换过程中的数据错误 | 重新处理原始数据 |
| 刺激回波幻影 | 多回波序列层面选择RF脉冲产生的刺激回波 | 使用具有抑制刺激回波的序列 |
| 静电伪影 | 尼龙衣裤、尼龙袜以及毛毯产生的静电干扰信号 | 被检者检查时换去可产生静电的衣服 |
| 倒置伪影 | 重建时真实数据和成像数据两个通道失去平衡，出现在一个频道上 | 重新进行图像重建 |
| 剪切伪影 | 不正确的RF衰减器校准，无论衰减器设置得太低，还是RF信号饱和了RF放大器 | 再校准，再扫描 |

MRI的伪影主要来自设备、运动和金属异物三个方面，当出现的伪影不能抑制，无法解释时应尽快通知制造商对MRI系统进行检修。

**知识链接**

扫描过程中患者移动、呼吸，肠蠕动等均可造成移动性伪影，多呈条状低密度影，与扫描方向一致。人体内、外金属异物，术后银夹、枕内粗隆，鸡冠等过高密度影均可产生放射状高密度条状影。双侧岩骨间可出现高低密度相间的横带状伪影，严重影响脑干和颅后窝病变的观察，这是CT扫描重要缺陷，远逊于MRI。

密度太低如含气的结构与邻近高密度结构相连，周围亦可出现伪影。

另外，机器本身如发生故障亦可造成细条状、环状、葱皮状伪影。

上述伪影均严重影响图像的分析，应熟悉、认识它们，切忌在伪影多的图像上做诊断或测CT值，扫描时应尽量避免伪影的出现。

## 本章小结

本章主要介绍了磁共振伪影的类型、产生原因及补偿技术。

习题

## 习 题

### 一、单项选择题

1.卷褶伪影可以通过下述哪种方法抑制（　）。

A.全矩阵采集　B.加大FOV　C.减小层厚

D.改变频率编码方向　E.增加平均次数

2.截断伪影可以通过下述哪种方法抑制（　）。

A.增加平均次数　B.减小层厚　C.全矩阵采集

D.改变频率编码方向　E.加大FOV

3.在颈椎MR成像中，预饱和技术常用于抑制（　）。

A.吞咽运动伪影　B.呼吸运动伪影　C.化学位移伪影

D.心搏伪影　E.逆向流动液体信号

4.脂肪抑制技术可以改善下述哪一项伪影（　）。

A.运动伪影　B.化学位移伪影　C.截断伪影

D.卷褶伪影　E.中心线伪影

### 二、简答题

简述化学位移伪影的特点及解决办法。

（张玲玲　黄文亮）

# 第十二章 MRI常规检查技术的临床应用

**知识目标**

1.掌握 MRI常规检查部位扫描线圈、体位及方位。

2.熟悉 MRI常规检查部位适应证，成像序列。

3.了解 常规检查部MRI特殊成像方式。

**技能目标**

具有MRI常规检查部位检查技术常规操作能力。

培养良好的职业道德、医患沟通能力和团队协作精神。

MRI检查方法包括常规和特殊检查方法。常规检查方法又可分为平扫和增强扫描。MRI平扫时应根据检查部位和检查目的选用不同的序列技术和参数，才能得到理想的对比度和最大限度显示病变。增强扫描时主要利用对比剂改变组织的弛豫时间而达到增强的目的。MRI特殊扫描方法较多，如MR血管成像、MR水成像、MR波谱成像、MR功能成像等。

本节的主要内容是MRI常规检查操作步骤，每部位检查适应证，线圈选择、患者体位、成像序列、扫描方位、成像方法等均有所不同。

PPT

## 第一节 头颅MRI成像技术

**案例讨论**

**案例** 男性患者，50岁，头疼头晕1月余，经CT扫描检查后，显示颅后窝占位性病变，现患者为进一步诊治来院。

**讨论** 作为影像技师你将如何进一步检查，具体检查操作步骤是什么？

### 一、颅脑

【适应证】

适用于颅脑占位性病变、外伤性病变、感染性病变、脑血管病变、脑白质病变、颅脑先天发育异常、脑积水、脑萎缩、脑室及蛛网膜下腔病变、颅骨骨源性疾病等的检查。

【线圈及体位】

1.线圈 头颅专用线圈（图12-1）。

微课

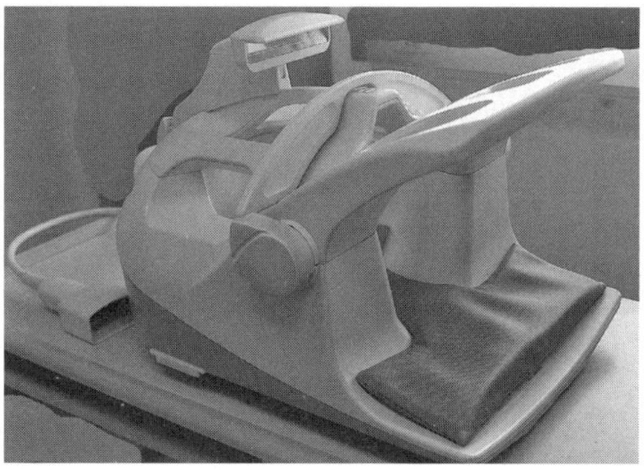

图12-1 头颅专用线圈

2.体位

（1）常规体位　仰卧位，头先进，双臂置于身体两侧，人体长轴与床面长轴一致，使被检者体位舒服。头部置于线圈内，眶耳线与床面垂直，眉间线对线圈中心。定位灯纵向连线对准头颅正中线，横向连线平行于双眼外眦（图12-2），固定头部。移动床面至定位灯对准线圈中心，锁定位置后进床至磁体中心。

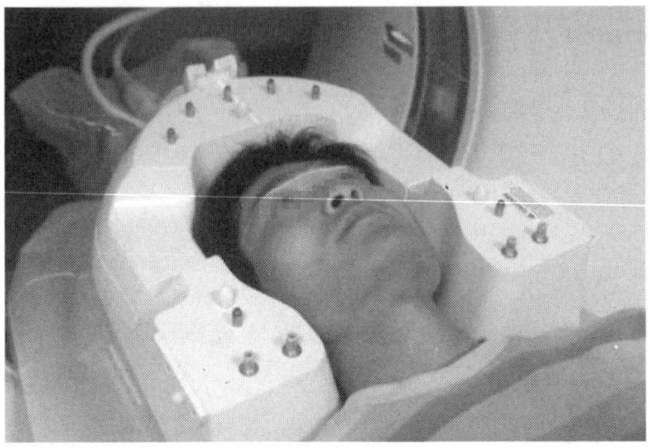

图12-2　颅脑定位线

（2）特殊体位　婴、幼儿头颅较小，需在枕部和颈背部加软垫，以保证头颅中心与线圈一致。对颈椎骨折等强迫体位者，应采用被检者自然体位，并加以固定。驼背被检者应根据具体情况采用侧卧、臀部垫高等方法。对意识不清者应将头转向一侧，以防止呕吐物堵塞呼吸道，需医护人员陪同。

【成像方位及序列】

**1.扫描方位**　横轴位、矢状位、冠状位。

**2.扫描定位**　采用快速成像序列获取横轴面、矢状面、冠状面定位像，在定位像上制定扫描计划。①横轴位：以矢状面和冠状面作为定位像，在矢状面上定位线应平行于前联合和后联合连线（相当于胼胝体膝部下缘和压部下缘连线，或平行于前颅窝底）（图12-3A）；在冠状面定位像上定位线应平行于两侧颞叶底部连线，保证图像左、右对称（图12-3B）；相位编码方向一般为左右方向；②矢状位：以横轴面和冠状面作为定位像，在横轴面上定位线与大脑纵裂平行（图12-4A）；在冠状面上定位线与大脑纵裂及脑干平行（图12-4B）；相位编码方向一般为前后方向；③冠状位：以横轴面和矢状面作为定位像，在横轴面上定位线与大脑纵裂垂直（图12-5A）；在矢状面上定位线与脑干平行（图12-5B）；相位编码方向一般为左右方向。

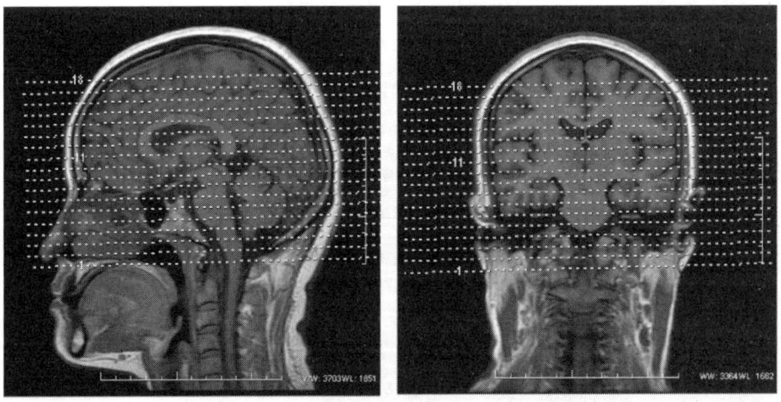

A　　B

图12-3　颅脑横轴位定位线

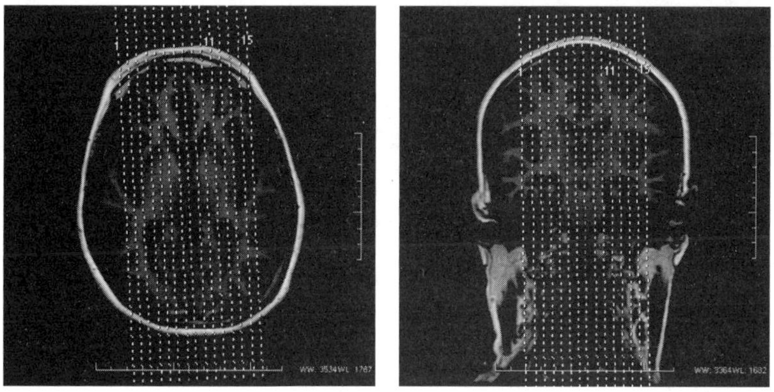

A　　B

图12-4　颅脑矢状位定位线

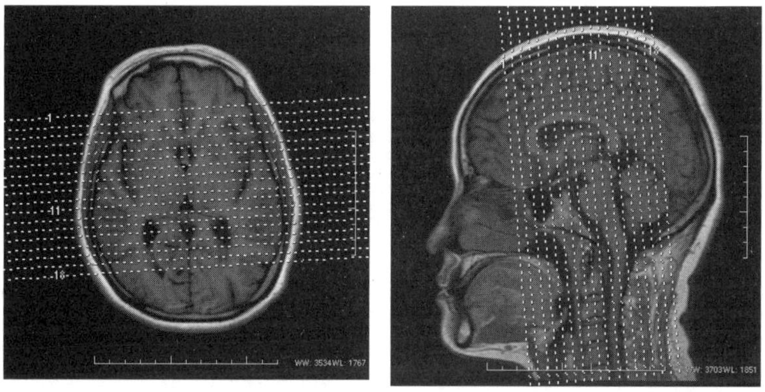

A　　B

图12-5　颅脑冠状位定位线

**3.成像序列**　常规选用SE、FSE、FLAIR序列。平扫如有阳性发现需要进一步明确诊断的需要增强扫描，如需观察急性脑梗死选用弥散加权成像（DWI）序列，需观察微出血、小静脉血管畸形、铁沉积等选用磁敏感（SWI）序列，如需观察脑血管形态结构选用磁共振血管成像技术。

**知识链接**　　脑功能成像

脑功能成像就是通过最新技术，使得神经科学家可以看到活体脑的内部，这些脑成像方法可以在以下方面为科学家提供理解帮助。理解脑特定区域与其功能之间的关系，对受神经疾病影响的脑区进行定位，发明新方法治疗脑部疾病。脑功能磁共振成像包含很多技术，其中PET和fMRI尤其是fMRI技术又是神经认知科学研究被最广泛应用的一种新的技术手段。基于血氧合水平依赖（blood oxygenation level dependent. BOLD）效应的脑功能磁共振成像（functional MRI，fMRI）技术，因为其特有的无创性、费用低，更加有优势。基于BOLD效应的fMRI就是利用脑组织中血氧饱和度的变化来制造对比的MRI技术。当大脑某区域被激活时，该区域脑组织的耗氧量增多，脱氧血红蛋白随之增多；但相应区域脑组织内的血流灌注量也同时增多，带来更多的氧合血红蛋白，最后的结果是氧合血红蛋白与脱氧血红蛋白的比例增高，因此导致$T_2$WI或$T_2^*$WI上相应区域脑组织的信号强度增高。一般认为脑组织被激活时其信号强度增高，而脑组织活动被抑制时其信号强度降低；通过比较执行某个刺激或任务前后脑组织信号强度的变化，从而获得BOLD对比。基于BOLD效应fMRI最常采用GRE-EPI（FID-EPI）$T_2^*$WI序列采集信号。

## 二、垂体

【适应证】

适用于垂体腺瘤（微腺瘤）、垂体及鞍区血管性病变、鞍区（垂体外）其他占位性病变的检查。

【线圈及体位】

**1. 线圈** 头颅专用线圈。

**2. 体位** 参照颅脑检查体位。

【成像方位及序列】

**1. 扫描方位** 冠状位、矢状位。

**2. 扫描定位** 冠状位和矢状位扫描定位线均平行于垂体柄（图12-6、图12-7）。相位编码方向冠状位一般为左右方向，矢状位一般为前后方向。

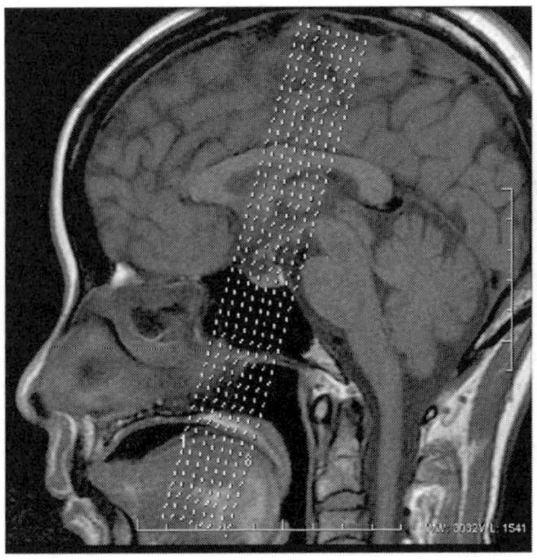

图12-6 垂体冠状位定位线

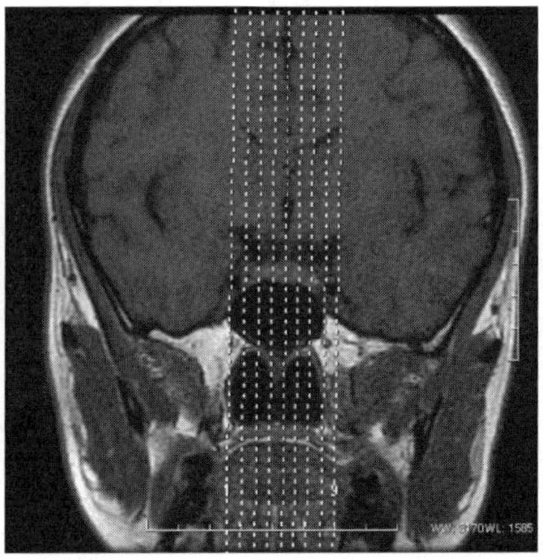

图12-7 垂体矢状位定位线

**3. 成像序列** 常规选用SE、FSE序列，垂体常规需增强扫描，多采用动态扫描技术。

## 三、眼眶

【适应证】

适用于眼眶占位性病变、血管性病变、外伤、炎症、视网膜脱离等的检查，眶内含有金属异物者禁止MRI检查。

【线圈及体位】

**1. 线圈** 头颅专用线圈、眼眶表面线圈。

**2. 体位** 参照颅脑检查体位，摆位时应使被检者下颌稍抬起，眶耳线与床面成15°角，以使视神经与床面垂直。同时被检者闭眼，并保持眼球静止。

【成像方位及序列】

**1. 扫描方位** 横轴位、冠状位、斜矢状位。

**2. 扫描定位** 采用快速成像序列获取横轴面、矢状面、冠状面定位像，在定位像上制定扫描计划。①横轴位：以矢状面作为定位像，定位线应平行视神经长轴（图12-8）；相位编码方向一般为左右方向。②冠状位：以矢状面作为定位像，定位线应垂直于视神经长轴（图12-9）；相位编码方向一般为左右方向。③斜矢状位：以横轴面作为定位像，定位线平行于视神经长轴（图12-10）；相位编码方向一般为前后方向。

**3. 成像序列** 常规选用SE、FSE序列，STIR序列用于脂肪抑制。

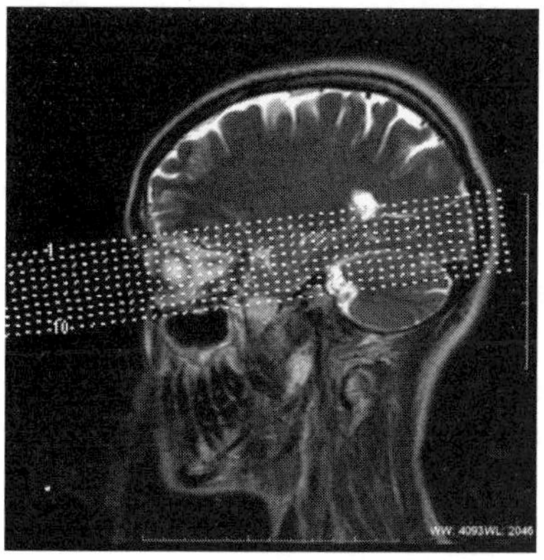

图12-8　眼眶横轴位定位线

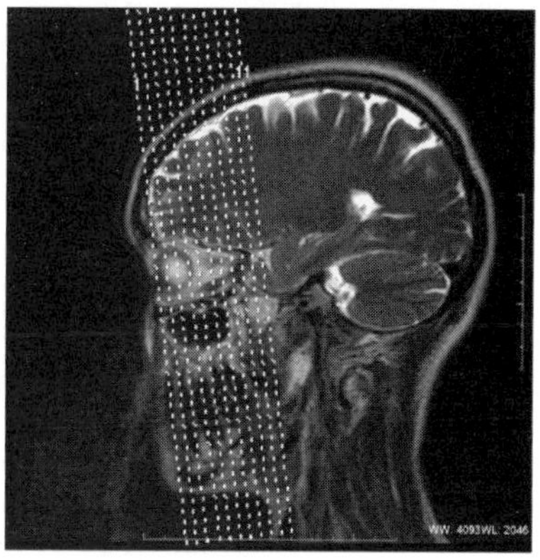

图12-9　眼眶冠状位定位线

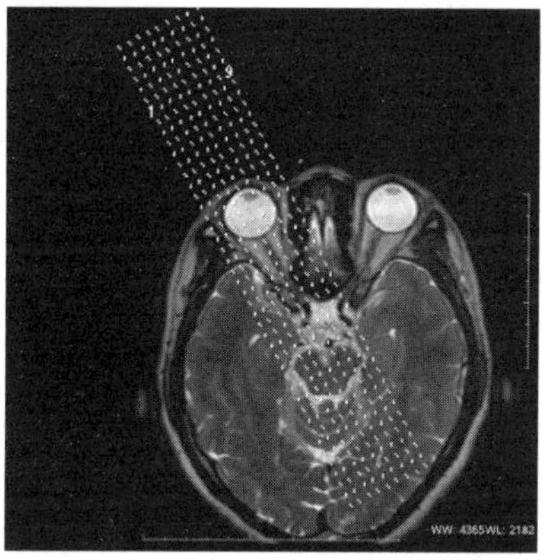

图12-10　眼眶斜矢状位定位线

PPT

## 第二节　脊椎与脊髓MRI成像技术

【适应证】

脊柱与脊髓MRI成像技术适用于椎间盘病变、椎管狭窄、脊椎感染性病变、脊椎及椎管内肿瘤、脊椎和脊髓外伤性病变、脊椎和脊髓先天性疾病、脊椎手术后复查的检查。

【线圈及体位】

**1.线圈**　脊柱线圈，可为头颈联合线圈、颈线圈、胸腰椎联合线圈等。

**2.体位**

（1）颈椎（颈髓）仰卧位，头先进，双臂置于身体两侧，使被检者体位舒适，人体长轴与床面长轴一致，以便颈椎全长在同一矢状面上显示。将线圈置于颈部，线圈中心对准甲状软骨，定位灯纵向连线对准颈部正中线，横向连线对准线圈中心（图12-11），锁定位置后进床至磁体中心，嘱被检者在检查过程中不可咳嗽或做吞咽动作。

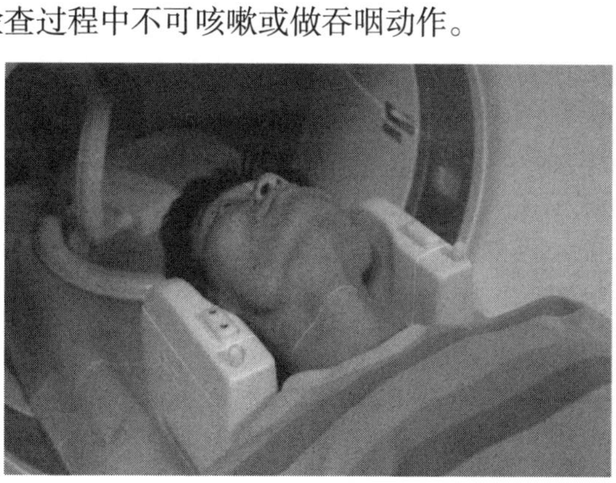

图12-11　颈椎定位线

（2）胸椎（胸髓） 仰卧位，头先进，双臂置于身体两侧，使被检者体位舒适，人体长轴与床面长轴一致，以便胸椎全长在同一矢状面上显示。线圈包括胸椎全长，上端应超过肩部。定位灯纵向连线对准胸部正中线，横向连线对准胸骨角（第4胸椎）水平（图12-12），锁定位置后进床至磁体中心。

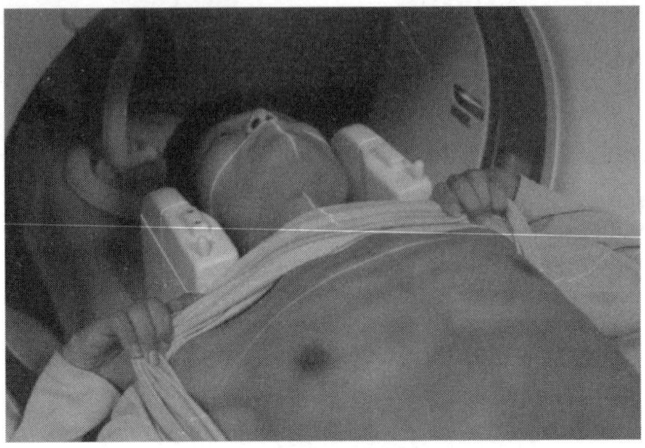

图12-12 胸椎定位线

（3）腰椎（腰髓） 仰卧位，头先进，双臂置于身体两侧，使被检者体位舒适，人体长轴与床面长轴一致，以便腰椎全长在同一矢状面上显示。线圈置于腹部，线圈中心对准脐上3cm，定位灯纵向连线对准腹部正中线，横向连线对准脐上3cm（图12-13），锁定位置后进床至磁体中心。

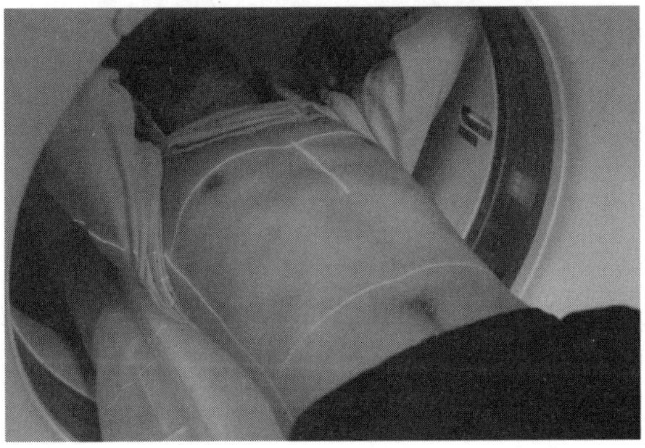

图12-13 腰椎定位线

【成像方位及序列】

**1.扫描方位** 观察椎间盘为主的扫描方位一般为矢状位和横轴位，如需了解脊髓、椎体、神经根及脊柱侧弯情况加扫冠状位。

**2.扫描定位** 采用快速成像序列获取横轴面、矢状面、冠状面定位像，在定位像上制定扫描计划（图12-14~图12-16）。①矢状位：以冠状面作为定位像，定位线平行与脊柱；相位编码方向一般为上下方向，注意需运用防卷褶伪影技术。②横轴位：以所获取的矢状位图像上确定与椎间盘或椎体平行的定位线；相位编码方向一般为前后方向；③脊柱扫描范围确定：以矢状位作为定位像，颈椎上缘包括颅底，下缘包括上段胸椎；胸椎上缘包括下段颈椎，下缘包括上段腰椎；腰椎上缘包括下段胸椎，下缘包括骶椎；颈椎和腰椎计数较容易，胸椎椎体计数较困难，建议在做胸椎定位像时，适当加大扫描野范围，包括所有颈椎或腰椎，以方便椎体计数准确。

**3.成像序列** 以观察椎间盘为主，常规选用SE、FSE、GRE序列，如观察椎体及椎管病变需加脂肪抑制序列。脊髓检查还可采用磁共振脊髓水成像（MRM）。为防止吞咽、心脏大血管搏动及呼吸对脊柱成像造成伪影，可在脊柱前方放置预饱和带。

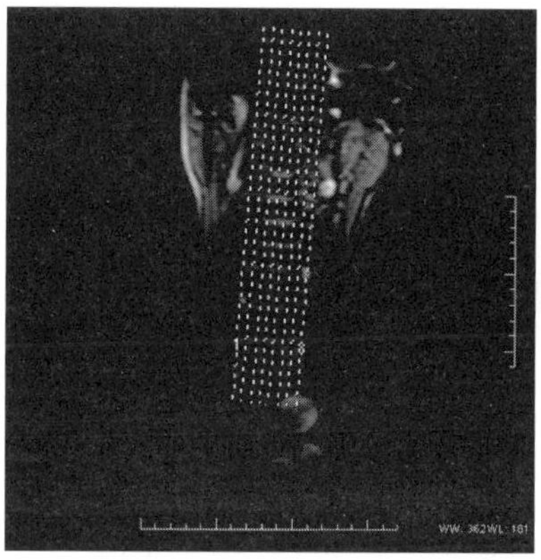

颈椎矢状位定位线

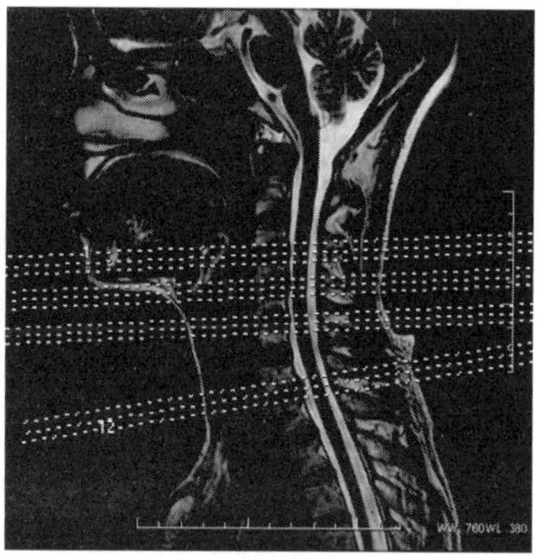

颈椎横轴位定位线

图 12-14　颈椎定位线扫描

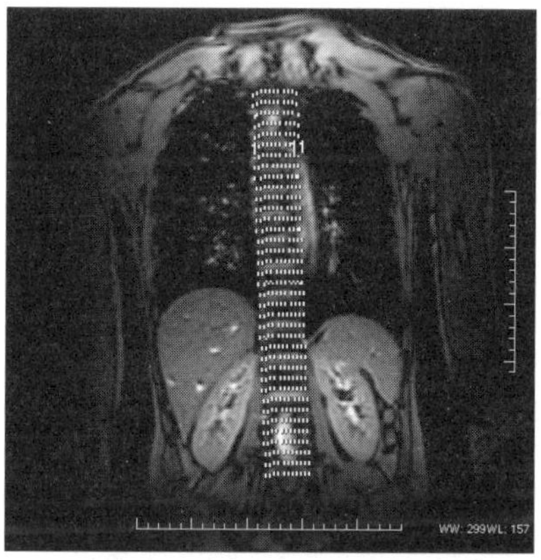

胸椎矢状位定位线

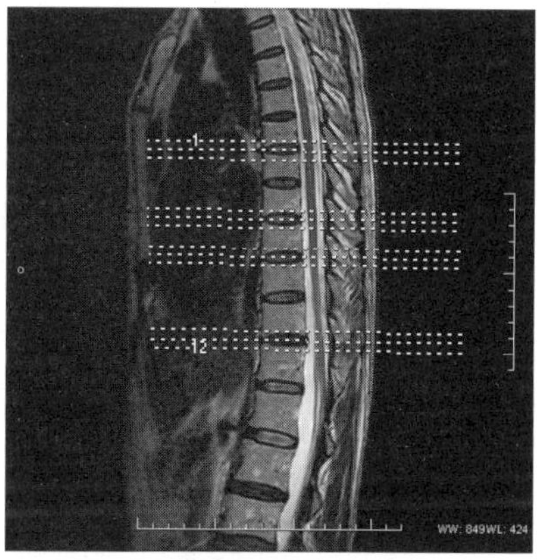

胸椎横轴位位定位线

图 12-15　胸椎扫描

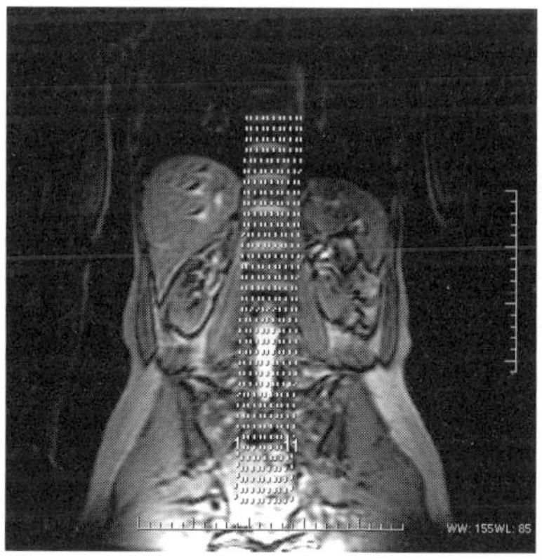

腰椎矢状位定位线

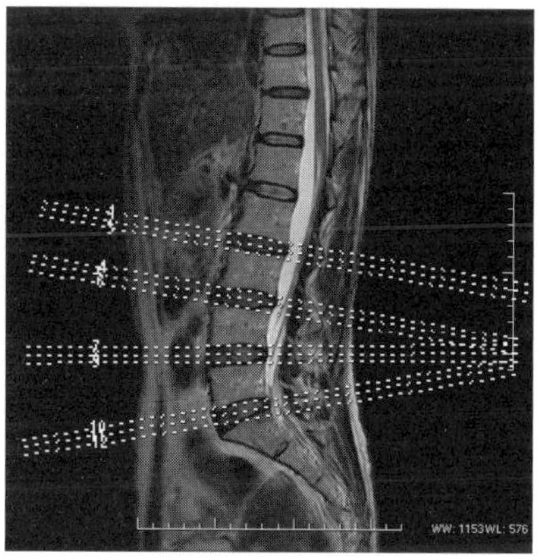

腰椎横轴位定位线

图 12-16　腰椎扫描

PPT

## 第三节　胸部MRI成像技术

### 一、纵隔

【适应证】

MRI对纵隔疾病的诊断优势主要在于软组织分辨力高，成像参数多，任一层面成像，不需要对比剂即可显示血管结构，临床应用适用于纵隔肿瘤性和炎症性病变、淋巴结病变、食管病变、肺血管病变等检查。

【线圈及体位】

**1.线圈** 体部相控阵线圈（图12–17）。

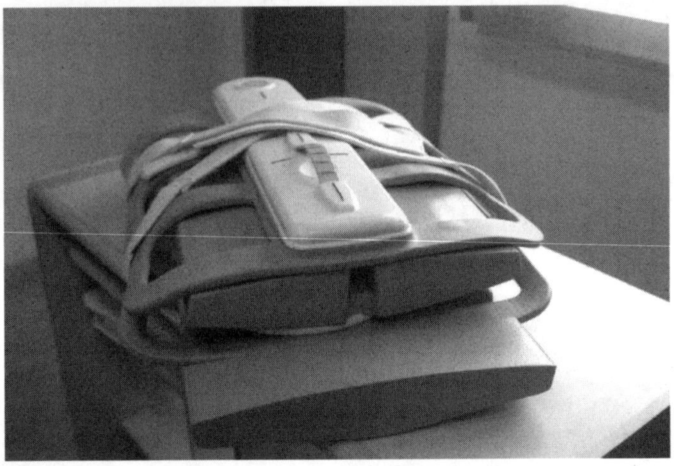

图12–17 体部相控阵线圈

**2.体位** 检查前进行呼吸屏气训练。仰卧位，头先进，双臂置于身体两侧。放置心电电极，呼吸门控感应器于胸腹部呼吸起伏明显部位。注意感应器导线不可接触到磁体。人体长轴与床面长轴一致。定位灯纵向连线对准人体正中线，线圈中心对准胸骨中点，横向连线对准线圈中心（图12–18），锁定位置。观察呼吸门控（具体内容在腹部体位中讲解）波形显示良好后，进床至磁体中心。

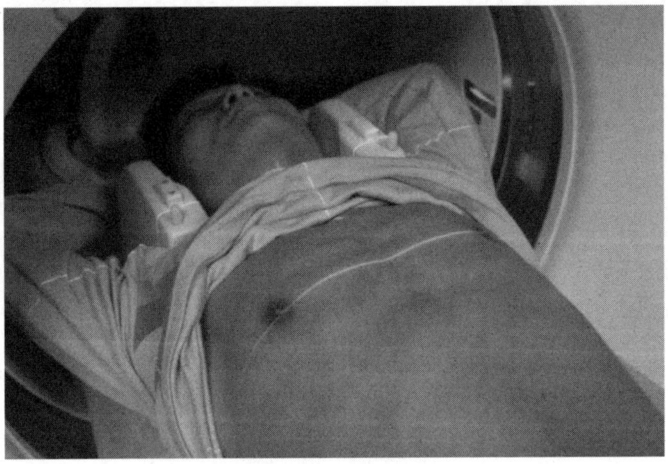

图12–18 胸部定位线

【成像方位及序列】

**1.扫描方位** 常规横轴位、冠状位，根据需要加扫矢状位和斜位。

**2.扫描定位** 采用快速成像序列获取横轴面、矢状面、冠状面定位像，在定位像上制定扫描计划。①横轴位：以冠状面作为定位像，定位线垂直与人体垂直轴线（图12–19）；相位编码方向一般为前后方向。②冠状位：以矢状面作为定位像，定位线平行于气管长轴；相位编码方向一般为左右方向。③矢状位：以横轴面作为定位像，定位线平行于矢状轴；相位编码方向一般为前后方向。

**3.成像序列** 纵隔MRI成像一般需要获得$T_1$WI、$T_2$WI及脂肪抑制序列。常规选用SE、FSE、GRE序列。可选用流动补偿、预饱和等功能及脂肪抑制技术。

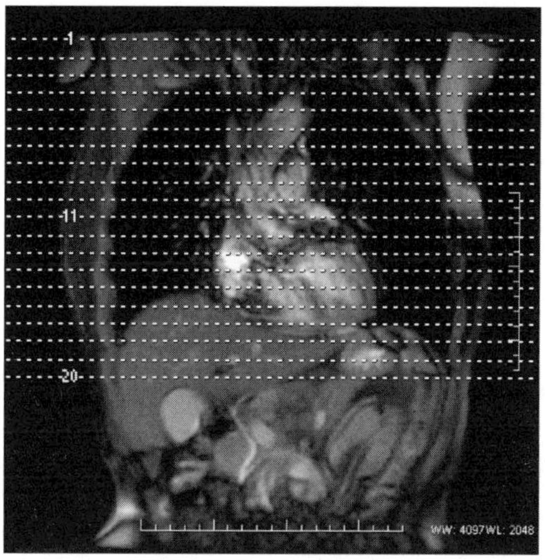


图12-19 胸部横轴位定位线

## 二、心脏大血管

【适应证】

适用于观察心肌形态学、运动功能、心输出功能分析、心脏瓣膜功能显示、心脏大血管解剖形态结构的显示及血流分析等的检查。也用于心肌病、先天性心脏病、心血管肿瘤及心包病变的诊断。

【检查前准备】

**1.检查前准备** 进行心脏大血管MRI检查，需运用心电门控及触发技术。为有效去除和减少心脏大血管搏动伪影，检查前对心率和心律需进行一定的控制，一般要求心率控制在75次/分，心律整齐。检查前应详细了解被检者病情，消除其紧张情绪，必要时适量给予药物治疗。

心电门控容易受射频脉冲和梯度磁场变化的干扰，会影响到图像质量，脉搏门控（外周门控）技术可以进行弥补，方法是在被检者手指上使用一种光学传感器，检测毛细血管中血流的搏动，激发RF脉冲每一次均在心脏周期的同一时相发射，每一层面的数据采集均在同一时相进行。

**2.心电门控无磁电极放置** 以4个电极为例，安放位置为：①左锁骨中线第2肋间隙接黑色电极；②胸骨左缘第2肋间隙接白色电极；③胸骨左缘第5肋间隙接绿色电极；④左锁骨中线第5肋间隙（心尖部）接红色电极。应注意电极不应放置在肋骨和乳腺腺体上，否则心电信号将减弱。导线走向与主磁场方向一致，避免弯曲、移动。

【线圈及体位】

**1.线圈** 心脏表面线圈、体部相控阵线圈。

**2.体位** 仰卧位，头先进，被检者双臂置于身体两侧，人体长轴与床面长轴一致。心电门控导线应拉直平行于磁场。线圈中心应对准左锁骨中线第5肋间隙，此位能保证心脏及主动脉根部处于有效检测范围内。定位灯横向连线对准线圈中心，观察心电门控波形显示良好，嘱咐被检者在检查过程中勿动及不要咳嗽。锁定位置并进床至磁体中心。

【成像方位及序列】

**1.扫描体位** 常规胸部横轴位、冠状位、矢状位，心脏长轴位、短轴位及其他功能位。

**2.扫描定位** 采用快速成像序列获取横轴面、矢状面、冠状面定位像，在定位像上制定扫描计划。①横轴位：以冠状面作为定位像，定位线垂直于人体长轴（垂直轴），范围上至主动脉弓，下至心尖；相位编码方向一般为前后方向。②冠状位：以横轴面作为定位像，定位线垂直于人体腹背轴（矢状轴）；相位编码方向一般为左右方向。③矢状位：以横轴面作为定位像，定位线平行于人体腹背轴；相位编码方向一般为前后方向。④两腔心位（平行于室间隔的心脏长轴位）：以横轴面作为定位像，选择有左、右心室及室间隔的层面定两腔心位，定位线经过二尖瓣中点至心尖（图12-20）。⑤四腔心位：在两腔心位图像上，定位线经过心尖至二尖瓣中点，可获取四腔心位（图12-21）。⑥心脏短轴位：在四腔心位上，定位线垂宜于室间隔，可获取心脏短轴位图像（图12-22）。⑦主动脉弓位：以横轴面作为定位像，选斜矢状位扫描，定位线通过升主动脉和降主动脉。

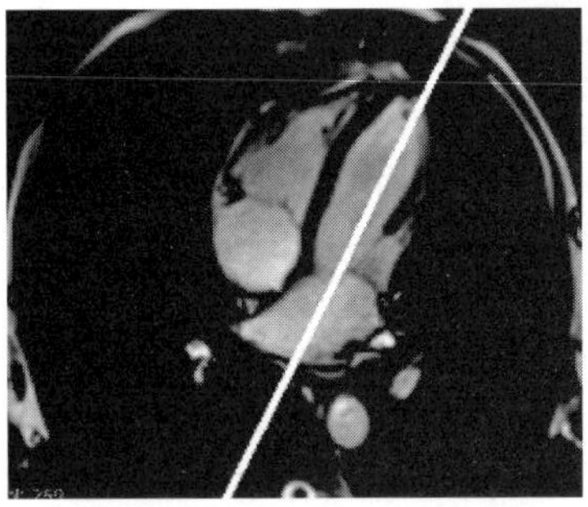

图12-20　两腔心位定位线

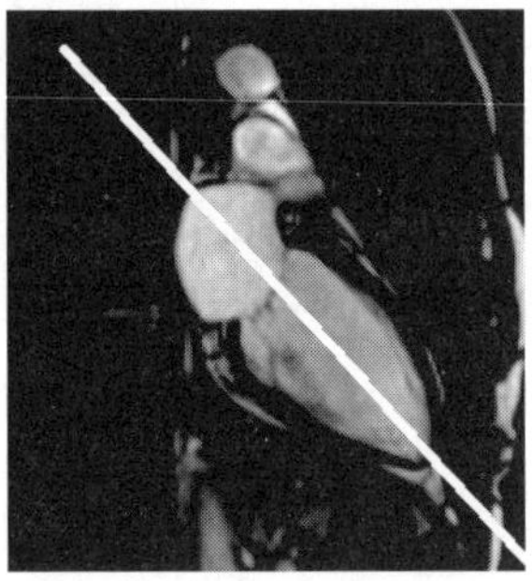

图12-21　四腔心位定位线

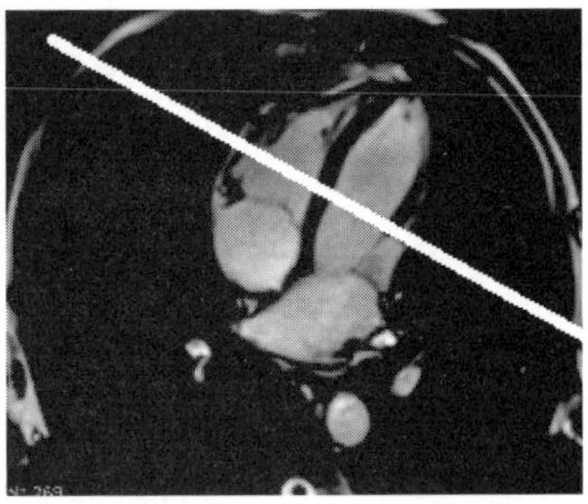

图12-22　心脏短轴位定位线

**3.成像序列**　心脏大血管MRI形态学成像序列包括黑血成像和亮血成像，常规选用SE、FSE、GRE序列，同时可应用CE-MRA技术，还可选用MRI电影方式，进行心功能分析。心肌灌注成像技术可定量检测心肌血供。

PPT

## 第四节　乳腺MRI成像技术

**【适应证】**

乳腺良、恶性肿瘤的诊断和鉴别诊断，对乳腺癌分期、肿瘤血管生成评估及术后随访有重要临床诊断价值，通过对病灶时间-信号强度曲线的分析可提高对疾病诊断的准确性。

**【线圈及体位】**

**1.线圈**　乳腺专用线圈。

**2.体位**　乳腺检查需在月经干净后7~15天内进行。检查时取俯卧位，足先进，被检者双臂前伸弯曲交叉支撑身体伏于乳腺线圈坡垫上，额头贴于双臂交叉处，人体长轴与床面长轴一致。两侧乳腺自然悬垂于线圈凹槽内，且不应受到挤压。双侧乳头对准线圈外壁上的垂直标志线。定位灯横向连线对准线圈标志线，锁定位置后进床至磁体中心。

**【成像方位及序列】**

**1.扫描方位**　横轴位、斜矢状位。

**2.扫描定位**　采用快速成像序列获取横轴面、矢状面、冠状面定位像，在定位像上制定扫描计划。①横轴位：以矢状面作为定位像，定位线以乳头为中心，包括两侧乳腺及邻近胸壁（图12-23）；相位编码方向一般为左右方向。②斜矢状位：以横轴面作为定位像，定位线与乳头长轴平行（图12-24）；相位编码方向一般为上下方向，注意需运用防卷褶伪影技术。

**3.成像序列**　常规使用SE、FSE、STIR序列。因为乳腺富含脂肪组织，严重干扰平扫及增强时对病灶的观察，因此乳腺MRI多采用脂肪抑制技术，也可选用去相位包裹、呼吸补偿等功能。乳腺增强检查时需采用动态扫描技术，以便绘制时间-信号强度曲线，分析病变性质。

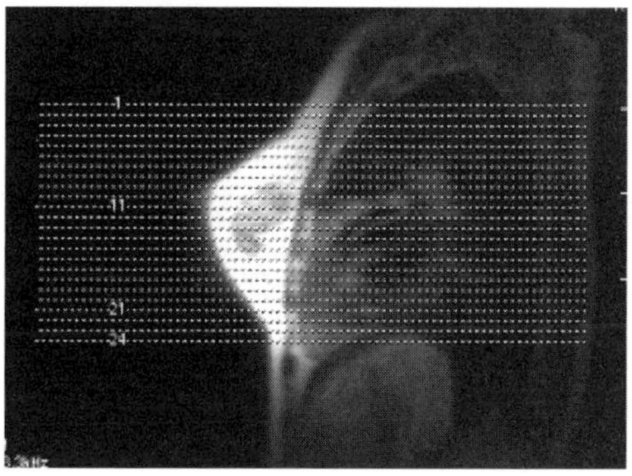

图12-23　乳腺横轴位定位线

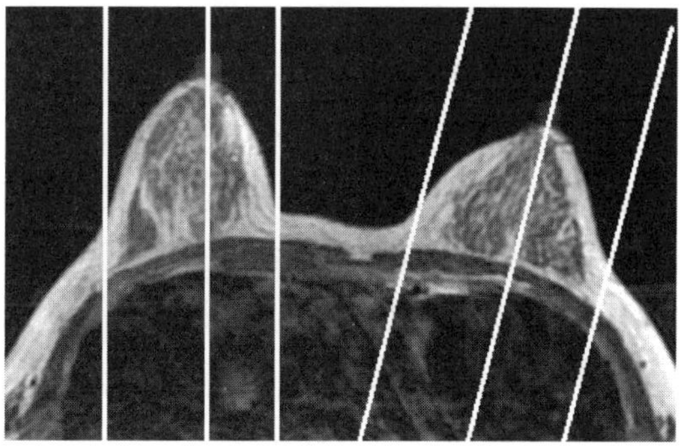

图12-24　乳腺斜矢状位定位线

PPT

# 第五节　腹部MRI成像技术

## 一、肝胆胰脾

【适应证】

适用于肿瘤或肿瘤样病变的诊断和鉴别诊断，尤其是肝脏占位性病变，如肝癌、肝血管瘤等鉴别诊断；对肝脏、胰腺、脾脏弥散性病变也有重要诊断价值，如肝硬化、脂肪肝等。结合胰胆管水成像技术对胆道和胰管梗阻性病变的诊断具有重要价值，可以明确梗阻部位，分析梗阻原因。

【检查前准备】

**1.检查前准备**　被检者检查前需禁食、禁水6小时以上。

**2.呼吸监控和训练**　呼吸监控主要是呼吸门控技术，是利用探测到的呼吸波来减少呼吸运动伪影技术，包括呼吸补偿技术和呼吸触发技术。呼吸门控技术要求被检者的呼吸频率和幅度保持相对稳定，这将会明显提高图像质量的清晰度，否则呼吸运动伪影发生概率会明显升高。因此检查前应做好呼吸运动实验，一般要求做到均匀而较缓慢呼吸。随着高场磁共振的应用，以及扫描序列的改进，扫描时间明显缩短，一次屏气时间也能完成信号采集，使MRI在腹部应用逐渐增多，因此屏气训练尤为重要。要求被检者在每一次屏气都处于呼吸周期的同一个水平，以保持层面的一致性，减少小病灶的遗漏。

【线圈及体位】

**1.线圈**　体部相控阵线圈。

**2.体位**　仰卧位，被检者双臂上举过头或置于身体两侧，人体长轴与床面长轴一致。将呼吸门控感应器捆扎于胸腹部或置于线圈与上腹壁之间。定位灯纵向连线对准人体正中线，剑突下缘置于线圈中心，横向连线对准线圈中心（图12-25），锁定位置，观察呼吸门控波形显示良好后，进床至磁体中心。

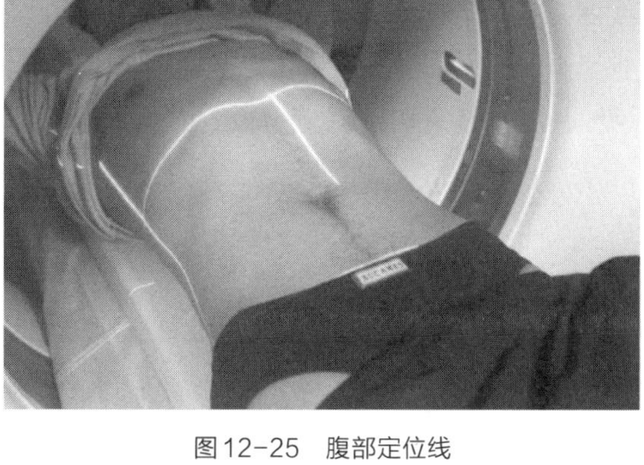

图12-25　腹部定位线

【成像方位及序列】

**1.扫描方位** 横轴位、冠状位，必要时辅以矢状位。

**2.扫描定位** 采用快速成像序列获取横轴面、矢状面、冠状面定位像，在定位像上制定扫描计划。①横轴位：以冠状面作为定位像，定位线垂直于人体长轴，扫描范围从肝脏顶部至肝脏下缘，如脾脏肿大时，应包括至脾脏下缘（图12-26）；相位编码方向一般为前后方向。②冠状位和其他方位：由横轴面作为定位像，来确定其扫描层面；相位编码方向一般为左右方向，注意需运用防卷褶伪影技术。在这里需要提出的是，在平静呼吸状态下和屏气状态下肝脏顶部（横膈顶）的位置相差较大，因此以冠状面定位像应分别包括平静呼吸状态和屏气状态两种定位像，以便呼吸门控和屏气条件下横轴位扫描范围的制定。

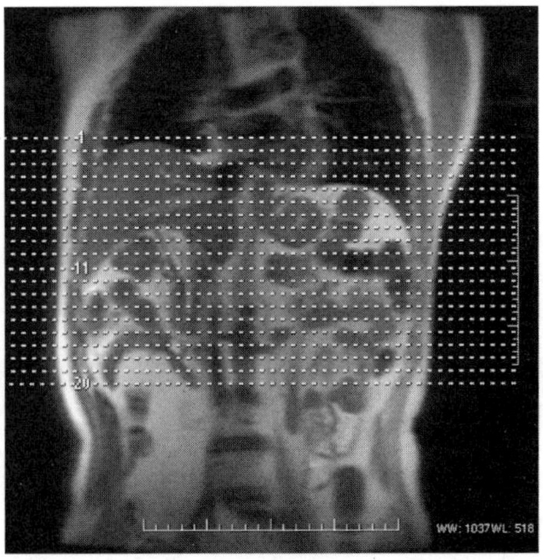


图12-26 腹部横轴位定位线

**3.成像序列** 横轴位呼吸触发$T_2$WI，屏气双回波$T_1$WI，FIESTA等序列，常规采用SE、FSE、GRE、EPI序列，可选用预饱和和流动补偿技术。腹部常规需进行增强扫描，采取动态扫描技术。目前高场磁共振大多采用3D脂肪抑制技术。观察胰管及胆道还可采用磁共振胰胆管成像。

## 二、肾脏

【适应证】

适用于肾脏肿瘤或肿瘤样病变的诊断和鉴别诊断、感染性病变、血管性病变、先天性疾病等的检查。

【检查前准备】

同肝胆胰脾MRI。

【线圈及体位】

**1.线圈** 体部相控阵线圈。

**2.体位** 仰卧位，被检者双臂置于身体两侧，人体长轴与床面长轴一致。剑突与肚脐连线中点置 于线圈中心，将呼吸门控感应器捆扎与胸腹部或置于线圈与上腹壁之间。定位灯纵向连线对准人体正中线，横向连线对准线圈中心，锁定位置后进床至磁体中心。

【成像方位及序列】

**1.扫描方位** 横轴位、冠状位，必要时辅以矢状位。

**2.扫描定位** 采用快速成像序列获取横轴面、矢状面、冠状面定位像，在定位像上制定扫描计划。①横轴位：以冠状面作为定位像，定位线垂直于人体长轴，扫描范围包括肾上腺及肾脏（图12-27）；相位编码方向一般为前后方向。②冠状位和其他方位：由横轴面作为定位像，来确定其扫描层面；相位编码方向一般为左右方向，注意需运用防卷褶伪影技术。同样与扫描肝脏一样冠状面定位像应分别包括平静呼吸状态和屏气状态两种定位像，以便呼吸门控和屏气条件下横轴位扫描范围的制定。

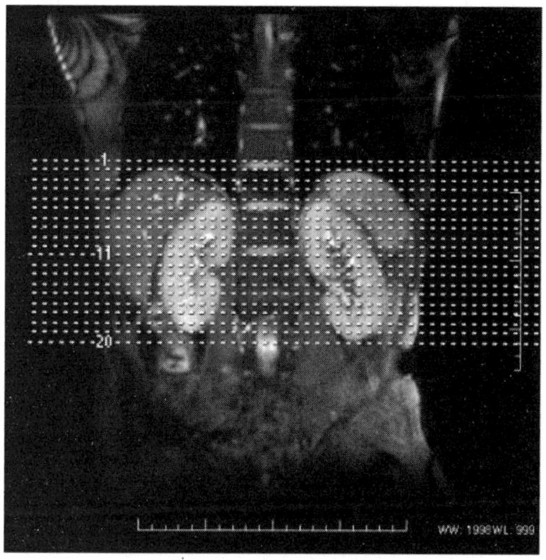

图12-27 肾脏横轴位定位线

**3.成像序列** 常规采用SE、FSE、GRE、EPI序列，可选用预饱和和流动补偿技术。肾脏需常规进行动态增强扫描。

PPT

## 第六节 盆腔MRI成像技术

### 一、膀胱

【适应证】

膀胱及膀胱周围占位性病变。

【检查前准备】

检查膀胱，被检者应于检查前2小时口服清水适度充盈膀胱。

【线圈及体位】

**1.线圈** 体部相控阵线圈。

**2.体位** 仰卧位，足先进，被检者双臂上举过头或置于身体两侧，人体长轴与床面长轴一致，使扫描部位尽量靠近主磁场及线圈中心。线圈中心对准两侧髂前上棘连线，因盆腔受呼吸运动影响较小，一般不使用呼吸门控，下腹部可用海绵垫压迫减轻呼吸运动伪影。定位灯纵向连线对准人体正中线，横向连线对准线圈中心，锁定位置并进床至磁体中心。

【成像方位及序列】

**1.扫描方位** 斜横轴位、斜冠状位、矢状位。

**2.扫描定位** 采用快速成像序列获取横轴面、矢状面、冠状面定位像，在定位像上制定扫描计划。①矢状位：以横轴位及冠状位作为定位像，根据病变大小确定扫描范围；相位编码方向一般为前后方向。②斜横轴位：以矢状面作为定位像，定位线与前列腺上下轴垂直；相位编码方向一般为左右方向，注意需运用防卷褶伪影技术。③斜冠状位：以矢状面作为定位像，扫描基线与前列腺上下轴平行，根据病变大小确定扫描范围，相位编码方向一般为上下方向，注意需运用防卷褶伪影技术。

**3.成像序列** 常规使用SE、FSE、GRE序列，STIR序列用于脂肪抑制，弥散加权成像（DWI）技术可提高对病变检出率。增强检查常规采用动态扫描技术，可提高肿瘤的诊断、鉴别诊断和分期。

## 二、前列腺

【适应证】

应用MRI可清楚显示前列腺中央区、周围区以及移行区，加强了前列腺良、恶性疾病如前列腺增生、前列腺炎症、前列腺癌的诊断和鉴别诊断能力，尤其对前列腺癌的分期、评估、治疗方案的制定有十分重要的作用。

【检查前准备】

适度充盈膀胱。

【线圈及体位】

**1.线圈** 体部相控阵线圈、直肠线圈。

**2.体位** 仰卧位，头先进或足先进，被检者双臂上举过头或置于身体两侧，人体长轴与床面长轴一致。线圈中心对准耻骨联合上缘，因盆腔受呼吸运动影响较小，一般不使用呼吸门控，嘱咐被检者平静呼吸。定位灯纵向连线对准人体正中线，横向连线对准线圈中心，锁定位置并进床至磁体中心。

【成像方位及序列】

**1.扫描方位** 横轴位、冠状位、矢状位。

**2.扫描定位** 采用快速成像序列获取横轴面、矢状面、冠状面定位像，在定位像上制定扫描计划。①横轴位：以矢状面作为定位像，定位线平行于人体腹背轴（图12-28）；相位编码方向一般为左右方向，注意需运用防卷褶伪影技术。②冠状位：以矢状面作为定位像，定位线平行于前列腺长轴，上缘应包括髂总动脉分叉水平（约第4腰椎水平）（图12-29）；相位编码方向一般为上下方向，注意需运用防卷褶伪影技术。③矢状位：以横轴面作为定位像，定位线平行于人体腹背轴（图12-30）；相位编码方向一般为前后方向。

**3.像序列** 常规使用FSE、GRE序列，STIR序列用于脂肪抑制，弥散加权成像（DWI）技术可提高对病变检出率，疑占位性病变时，加波谱分析（MRS）。前列腺增强检查常规采用动态扫描技术，可提高肿瘤的诊断、鉴别诊断和评估。

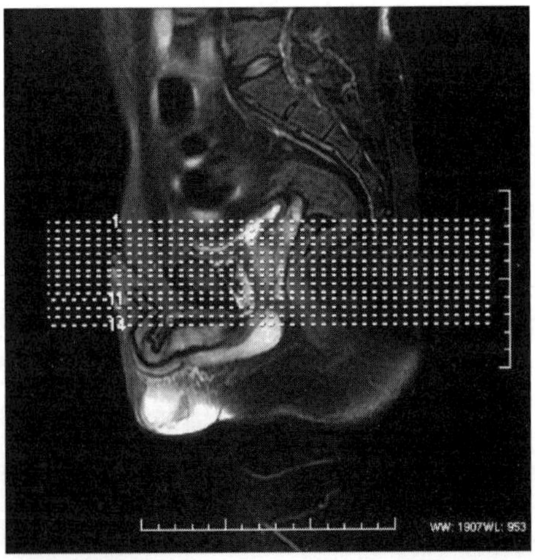

图12-28 前列腺横轴位定位线

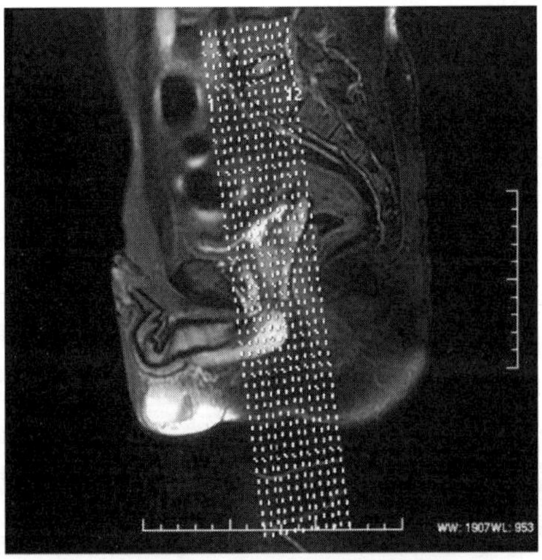

图12-29 前列腺冠状位位定位线

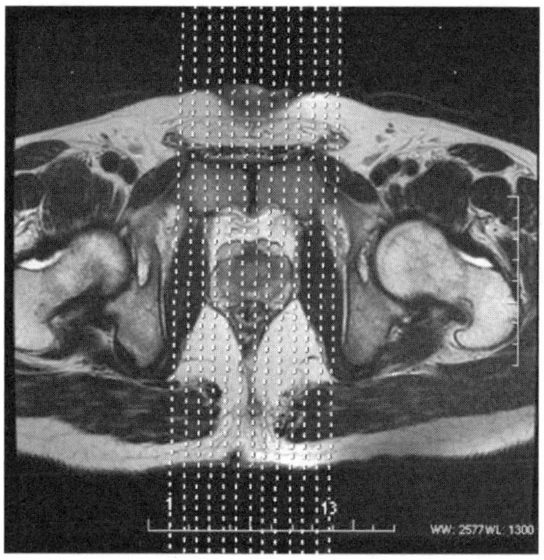


图12-30　前列腺矢状位位定位线

## 三、子宫

【适应证】

子宫及附件占位性病变，应用MRI矢状位FSET$_2$WI能清楚显示子宫、子宫颈、膀胱、直肠壁，尤其宫内各层结构，加强了子宫（子宫颈）良、恶性疾病的诊断和鉴别诊断能力，对子宫（宫颈）癌的分期和评估有十分重要的作用。

【检查前准备】

检查前准备：适度充盈膀胱，有金属节育器者，应先取出节育器后再进行检查。

【线圈及体位】

**1.线圈**　体部相控阵线圈。

**2.体位**　参照前列腺检查体位。

【成像方位及序列】

**1.扫描方位**　横轴位、冠状位、矢状位。

**2.扫描定位**　采用快速成像序列获取横轴面、矢状面、冠状面定位像，在定位像上制定扫描计划。①横轴位：以矢状面作为定位像，定位线垂直于子宫长轴（图12-31）；相位编码方向一般为左右方向，注意需运用防卷褶伪影技术。②冠状位：以矢状面作为定位像，定位线平行于子宫长轴（图12-32）；相位编码方向一般为上下方向，注意需运用防卷褶伪影技术。③矢状位：以冠状面作为定位像，定位线平行于子宫内膜长轴（图12-33）；相位编码方向一般为前后方向。

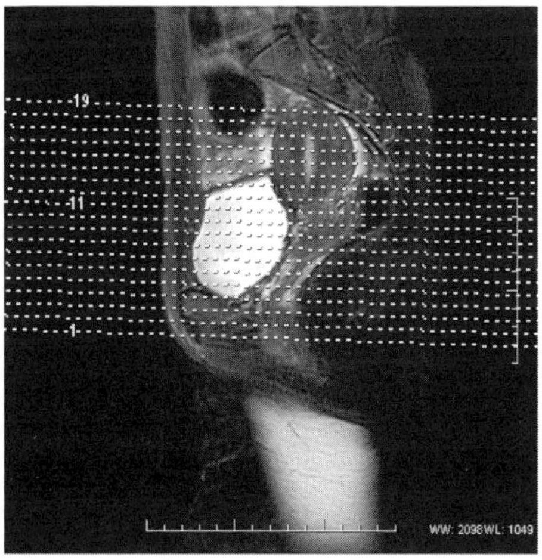


图12-31　子宫横轴位定位线

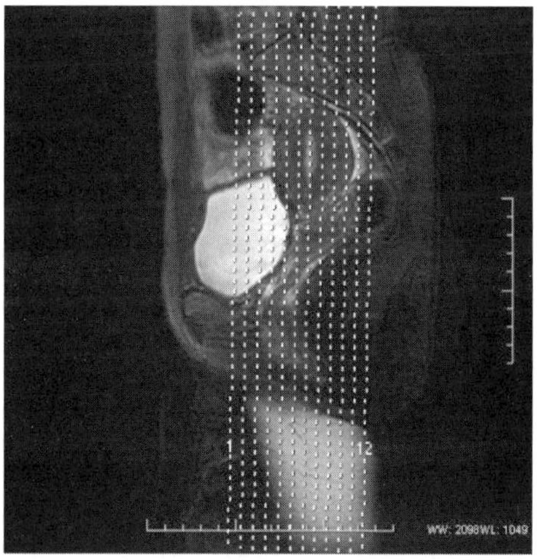


图12-32　子宫冠状位位定位线

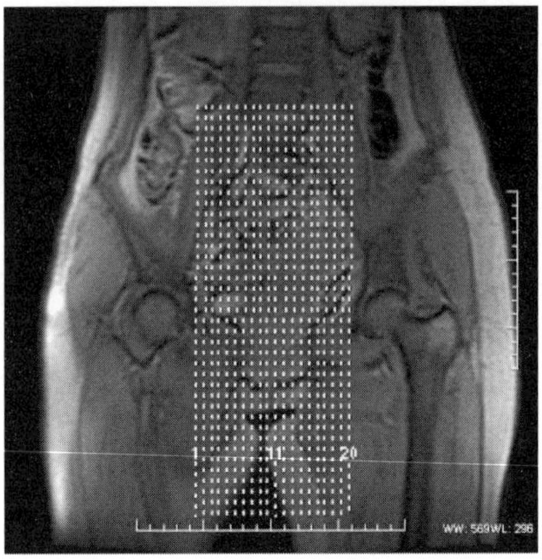


图12-33　子宫矢状位位定位线

**3.成像序列**　常规使用FSE、GRE序列，STIR序列用于脂肪抑制，弥散加权成像（DWI）技术可提高对病变检出率。子宫增强检查采用动态扫描技术，可提高肿瘤的诊断、鉴别诊断和评估。

PPT

## 第七节　四肢关节MRI成像技术

### 一、肩关节

【适应证】

外伤导致的各种急性或慢性的关节内结构或功能紊乱及关节周围软组织损伤，肩腱袖损伤、肌腱撕裂和关节盂唇的病变，还可用于肩关节组成骨早期骨软骨缺血性坏死、感染、肿瘤或肿瘤样病变、肌肉软组织病变的检查等。

【线圈及体位】

**1.线圈**　肩关节专用线圈、包绕式表面线圈（图12-34）。

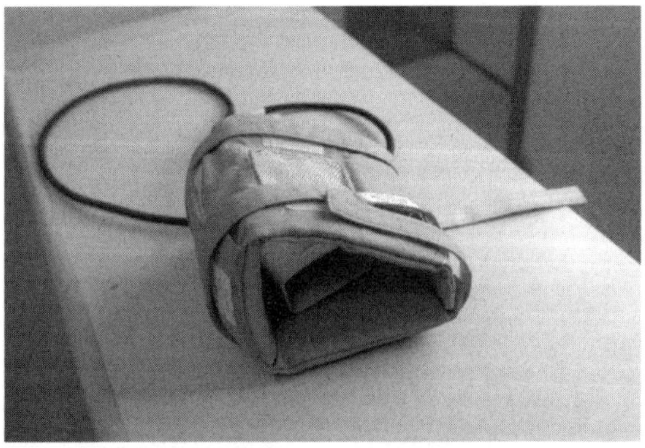

图12-34　包绕式表面线圈

**2.体位**　仰卧位，头先进，线圈包绕被检侧肩部，上臂伸直，置于身旁，掌心向上（大拇指朝外）或掌心面向躯体（大拇指朝上），固定肢体。线圈中心对准被检者肱骨头内侧，定位灯横向连线对准线圈中心，锁定位置后进床至磁体中心。

【成像方位及序列】

**1.扫描方位**　斜冠状位、斜矢状位、横轴位。

**2.扫描定位**　采用快速成像序列获取横轴面、矢状面、冠状面定位像，在定位像上制定扫描计划。①斜冠状位：以横轴面作为定位像，定位线垂直于关节盂或平行于冈上肌腱长轴（图

12–35），范围前后缘包肩关节；相位编码方向一般为左右方向。②斜矢状位：以横轴面作为定位像，定位线平行于关节盂或垂直于冈上肌腱长轴（图12–36），范围内包关节盂，外侧要超过肱骨头外软组织；相位编码方向一般为前后方向。③横轴位：以冠状位作为定位像，定位线垂直于关节盂，范围上至肩锁关节上方，下至关节盂下缘（图12–37）；相位编码方向一般为前后方向。

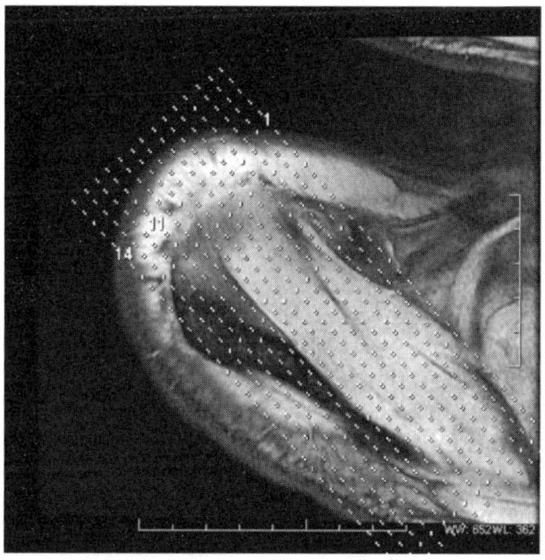

图12–35 肩关节斜冠状位定位线

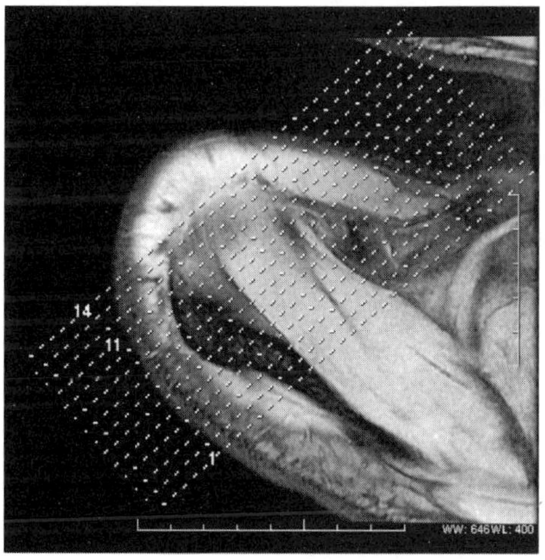

图12–36 肩关节斜矢状位定位线

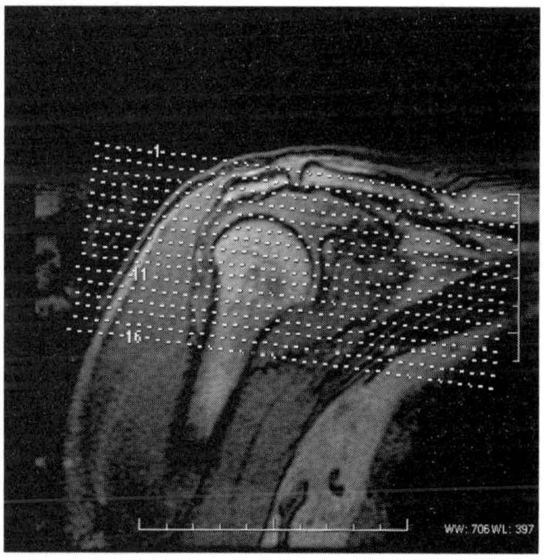

图12–37 肩关节横轴位定位线

**3.成像序列** 常规使用SE、FSE、GRE序列，STIR序列用于脂肪抑制。为防止呼吸运动对图像的影响，可采用预饱和技术。

## 二、肘关节

【适应证】

肘关节的创伤性疾病为MRI的主要适应证，还适用于肘关节退行性骨关节病、肌腱病变、外伤，感染性、肿瘤性病变和关节周围肿块的诊断及鉴别诊断。

【线圈及体位】

**1.线圈** 肘关节专用线圈、包绕式表面线圈。

**2.体位** 仰卧位，足先进，线圈包绕被检侧肘关节，上臂伸直，置于身旁，掌心向上（大拇指朝外），或俯卧位，手举过头，手掌朝下，固定肢体。线圈中心对准被检者肱骨内外髁连线，定位灯横向连线对准线圈中心，锁定位置后进床至磁体中心。

【成像方位及序列】

**1.扫描方位** 冠状位、矢状位、横轴位。

**2.扫描定位** 采用快速成像序列获取横轴面、矢状面、冠状面定位像，在定位像上制定扫描计划。①冠状位：以横轴面作为定位像，定位线平行于肱骨内、外髁连线（图12-38），范围前缘达肱肌中份，后缘含肱三头肌腱；相位编码方向一般为左右方向。②矢状位：以横轴面作为定位像，定位线垂直于肱骨内、外髁连线（图12-39），范围内侧包括桡侧副韧带，外侧要超过肱骨内上髁；相位编码方向一般为前后方向。③横轴位：以冠状位作为定位像，定位线平行于肱骨内、外髁连线，上端包括肱骨干骺端，下缘包括桡骨结节（图12-40）；相位编码方向一般为前后方向。

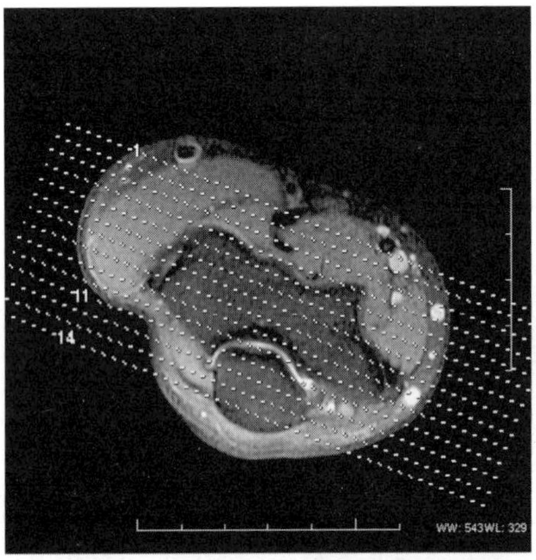

图12-38 肘关节冠状位定位线

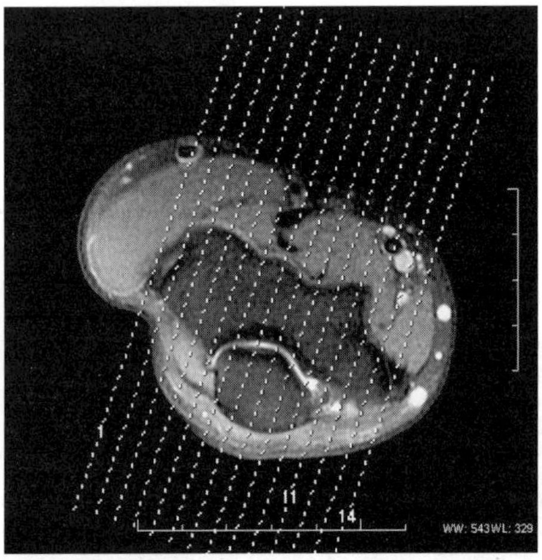

图12-39 肘关节矢状位定位线

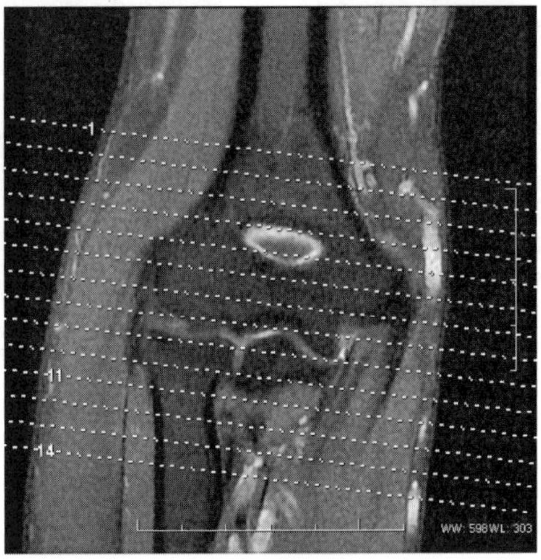

图12-40 肘关节横轴位定位线

**3.成像序列** 常规使用SE、FSE、GRE序列，可加扫PDWI，以更好显示关节软骨。为防止呼吸运动对图像的影响，可采用预饱和技术。

## 三、腕关节

【适应证】

除常规适用于腕关节组成骨早期骨软骨缺血性坏死、感染、外伤、肿瘤或肿瘤样病变、肌肉软组织病变的检查外还可以用于观察三角纤维软骨复合体、腕骨间韧带和分析腕管综合征等。

【线圈及体位】

**1.线圈** 腕关节专用线圈或包绕式表面线圈。

**2.体位** 介绍两种摆放体位，各自有其优缺点，临床上应从被检者实际情况出发，进行选择。

（1）体位一 仰卧位，头先进，被检侧上肢伸直置于身体旁，掌心向上或向下，线圈包绕腕部，尺桡骨茎突置于线圈中心，固定肢体。定位灯横向连线对准线圈中心，锁定位置后进床至磁体中心。此位优点在于被检者感觉舒适，能配合较长时间检查；缺点在于腕部置于磁场边缘部位，图像信噪比会下降。

（2）体位二 俯卧位，头先进，被检侧上肢上举伸直，掌心朝下，线圈包绕腕部，尺骨茎突置于线圈中心，将腕部尽量置于床中线，固定肢体。定位灯横向连线对准线圈中心，锁定位置后进床至磁体中心。此位优点在于被检侧腕部可置于磁场中心，增加图像信噪比；缺点为被检者舒适度较差，不利于长时间检查。

【成像方位及序列】

**1.扫描方位** 冠状位、矢状位、横轴位。

**2.扫描定位** 采用快速成像序列获取横轴面、矢状面、冠状面定位像，在定位像上制定扫描计划。①冠状位：以横轴面作为定位像，定位线平行于尺饶骨茎突连线（图12-41）；范围包含腕关节；相位编码方向一般为左右方向。②矢状位：以横轴面作为定位像，定位线垂直于尺桡骨茎突连线（图12-42），范围包含全腕关节；相位编码方向一般为上下方向。③横轴位：以冠状面作为定位像，定位线平行尺桡骨茎突连线，范围从各掌骨基底部至尺桡骨远端（图12-43）；相位编码方向一般为左右方向。

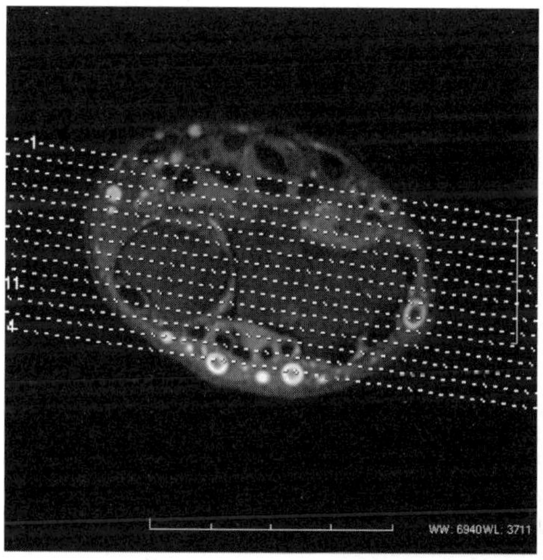

图12-41 腕关节冠状位定位线

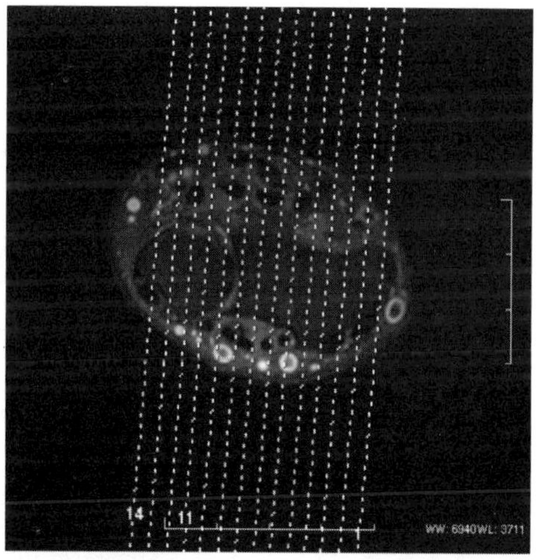

图12-42 腕关节矢状位定位线

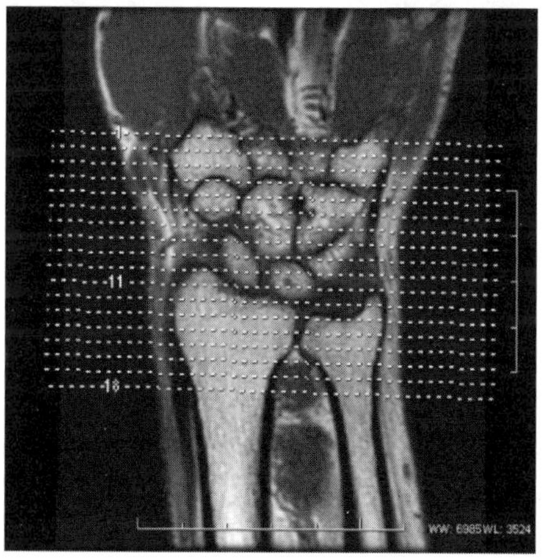

图12-43 腕关节横轴位定位线

**3. 成像序列** 常规使用SE、FSE、GRE序列，STIR序列用于脂肪抑制，可加扫PDWI，以更好显示关节软骨。

## 四、髋关节

【适应证】

MRI对早期股骨头缺血坏死有极高的敏感性和特异性；对髋关节及骨盆组成骨感染、外伤、肿瘤或肿瘤样病变、肌肉软组织病变都有较高诊断价值；同时对创伤性病变，如应力骨折、隐匿性骨折、撕脱性骨折及软组织损伤都有很高的间接诊断价值。

【线圈及体位】

**1. 线圈** 体部相控阵线圈。

**2. 体位** 仰卧位，头先进或足先进，被检者双臂置于身体两侧，双下肢伸直，处于自然体位，人体长轴与床面长轴一致。线圈中心对准双侧股骨头连线中点。定位灯纵向连线对准前腹壁正中线，横向连线对准线圈中心，锁定位置后进床至磁体中心。

【成像方位及序列】

**1. 扫描方位** 冠状位、横轴位。

**2. 扫描定位** 采用快速成像序列获取横轴面、矢状面、冠状面定位像，在定位像上制定扫描计划。①冠状位：以横轴面作为定位像，定位线分别平行于髋臼前缘及后缘连线，保证两侧股骨头对称显示（图12-44），范围前至股骨头前缘，后到股骨大转子后缘；相位编码方向一般为左右方向。②横轴位：以冠状面作为定位像，定位线平行于两侧髋臼上缘，保证两侧股骨头对称显示，范围从髋臼上缘至股骨大转子（图12-45）；相位编码方向一般为前后方向。

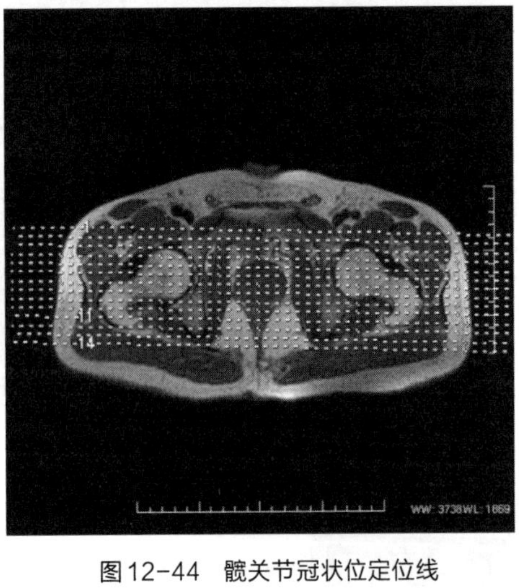

图12-44 髋关节冠状位定位线

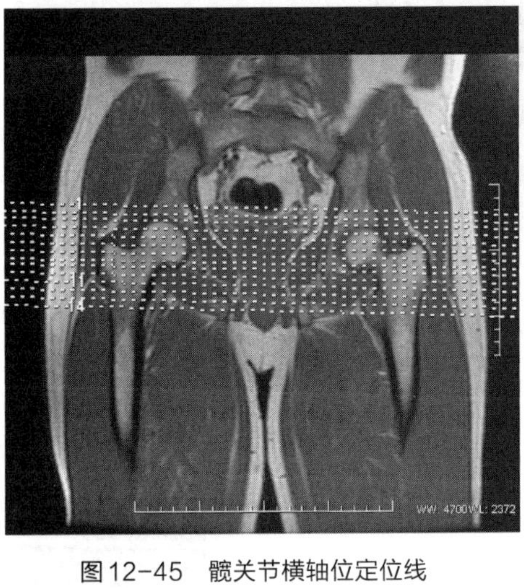

图12-45 髋关节横轴位定位线

**3. 成像序列** 常规使用SE、FSE、GRE序列，STIR序列用于脂肪抑制，可加扫PDWI，以更好显示关节软骨。

## 五、膝关节

【适应证】

外伤导致的各种急性或慢性的关节内结构或功能紊乱及关节周围软组织损伤；膝关节组成骨早期骨软骨缺血性坏死、感染、外伤、肿瘤或肿瘤样病变、肌肉软组织病变的检查，还可以用于观察各种类型的半月板撕裂和膝关节韧带的病变等。

【线圈及体位】

**1. 线圈** 膝关节专用线圈、包绕式表面线圈。

**2.体位** 仰卧位，足先进，被检者双臂置于身体两侧，双下肢伸直，处于自然体位，人体长轴与床面长轴一致。被检侧膝关节置于线圈内，线圈中心对准髌骨下缘，固定肢体。定位灯横向连线对准线圈中心，锁定位置后进床至磁体中心。

**【成像方位及序列】**

**1.扫描方位** 矢状位、冠状位、横轴位。

**2.扫描定位** 采用快速成像序列获取横轴面、矢状面、冠状面定位像，在定位像上制定扫描计划。①矢状位：以横轴面作为定位像，定位线垂直于股骨内、外髁后缘连线（图12-46）；相位编码方向一般为上下方向。②冠状位：以横轴面作为定位像，定位线平行于股骨内、外髁后缘连线（图12-47）；相位编码方向一般为左右方向。③横轴位：以冠状面和矢状面作为定位像，定位线均应平行于膝关节间隙，范围从髌骨上缘至胫骨上端（12-48）；相位编码方向一般为左右方向。

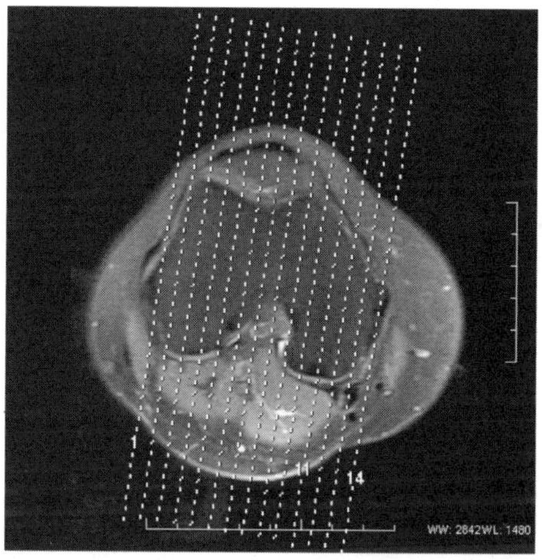


图12-46 膝关节矢状位定位线

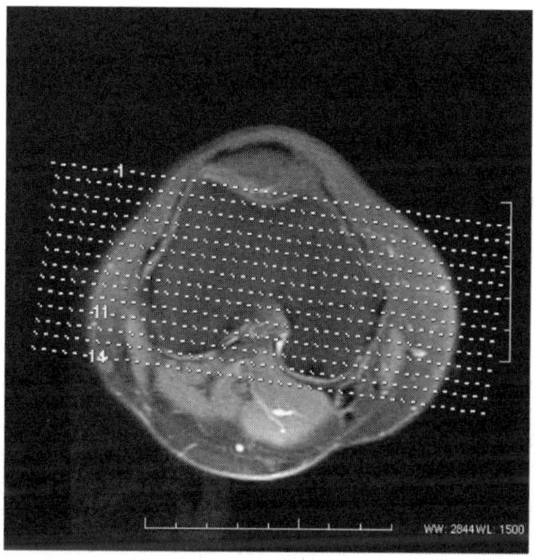


图12-47 膝关节冠状位定位线

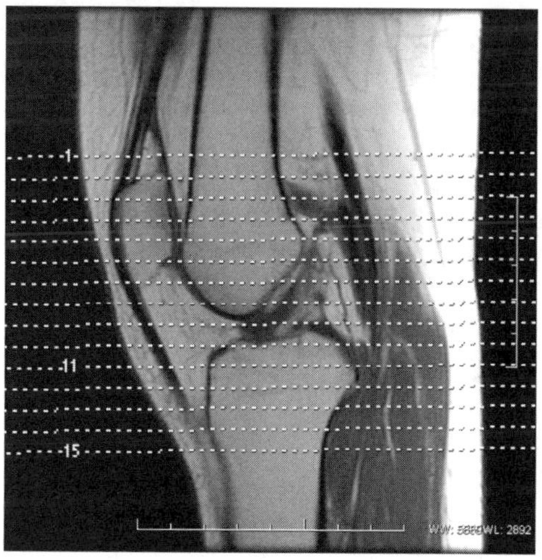


图12-48 膝关节横轴位定位线

**3.成像序列** 常规使用SE、FSE、GRE序列，STIR序列用于脂肪抑制，可加扫PDWI，以更好显示关节软骨。

## 六、踝关节

**【适应证】**

外伤导致的韧带、肌腱及关节软骨的损伤；踝关节组成骨早期骨软骨缺血性坏死、感染、肿瘤或肿瘤样病变、肌肉软组织、肌腱韧带病变的检查。

【线圈及体位】

**1.线圈** 包绕式表面线圈、膝关节线圈、头部线圈。

**2.体位** 仰卧位，足先进，被检者双臂置于身体两侧，双下肢伸直，处于自然体位，人体长轴与床面长轴一致。被检侧踝关节置于线圈内，线圈中心对准内、外踝连线中点，固定肢体。定位灯横向连线对准线圈中心，锁定位置后进床至磁体中心。

【成像方位及序列】

**1.扫描方位** 斜矢状位、斜冠状位、横轴位。

**2.扫描定位** 采用快速成像序列获取横轴面、矢状面、冠状面定位像，在定位像上制定扫描计划。①斜矢状位：以横轴面作为定位像，定位线平行于跟骨（图12-49），冠状面平行于胫骨长轴，范围包括胫骨内外髁；相位编码方向一般为上下方向。②斜冠状位：以横轴面作为定位像，定位线垂直于跟骨（图12-50）矢状面平行于胫骨长轴，范围前至距骨前缘，后达跟骨中份；相位编码方向一般为左右方向。③横轴位：以矢状面作为定位像，定位线平行于距骨顶（胫骨下缘关节面），范围向上包括下胫腓关节，向下至跟骨下缘水平（图12-51）；相位编码方向一般为左右方向。

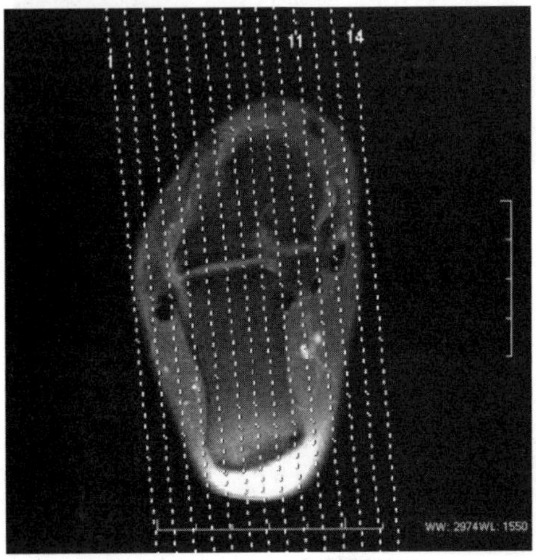


图12-49 踝关节斜矢状位定位线

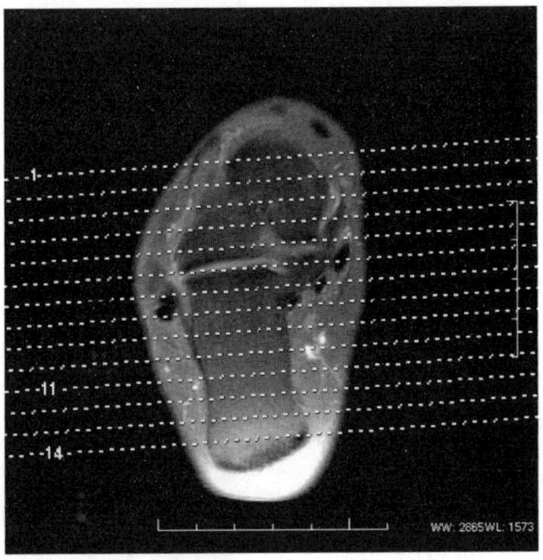


图12-50 踝关节斜冠状位定位线

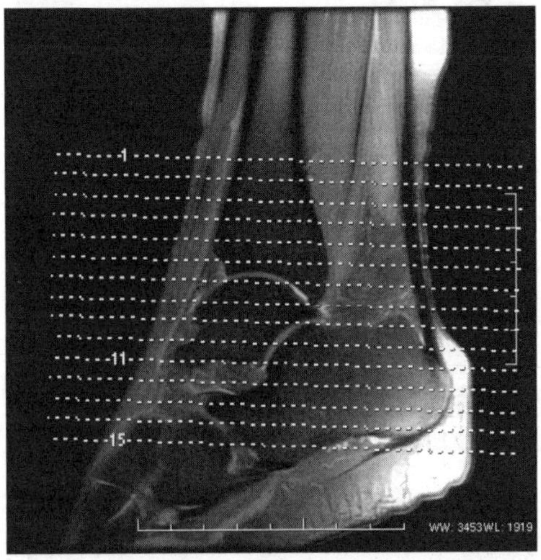


图12-51 踝关节横轴位定位线

**3.成像序列** 常规使用SE、FSE、GRE序列，STIR序列用于脂肪抑制可加扫PDWI，以更好显示关节软骨。

## 本章小结

MRI各部位检查方法复杂，脉冲序列种类多，各具特点，成像参数多变，不同部位显示组织结构、病变等特点不同，严格按照适应证，根据实际情况合理选用不同序列、扫描方位及增强等检查方法。

# 习 题

习题

## 一、单项选择题

1. 下面哪项不是颅脑MRI扫描的适应证（　）。

A. 颅脑肿瘤　　B. 脑血管病　　C. 发热、头痛

D. 颅内感染与炎症　　E. 脑白质病变

2. 下面与颅脑MRI技术无关的一项是（　）。

A. 检查患者是否有禁忌物品

B. 线圈用头部正交线圈

C. 脑梗死、颅内出血和脑的先天畸形等一般只需做平扫

D. 相位编码方向：横断位取前后向

E. 血管性病变常做平扫加血管成像

3. 下面对胰腺、胃肠和腹膜后MRI扫描技术的描述错误的是（　）。

A. 胰腺扫描需要薄层、无间隔扫描

B. 肠胃MRI常规做轴位$T_1$WI和$T_2$WI，矢状位或冠状位$T_1$WI扫描

C. 腹膜后间隙检查需做脂肪抑制序列

D. 肠胃MRI矢状位有助于判断直肠侧壁肿瘤对邻近结构的侵犯

E. 可应用呼吸门控技术

4. 下面对眼部MRI技术的描述错误的是（　）。

A. 相关准备闭双眼，眼球不动

B. 线圈头部正交线圈、环形表面线圈、眼眶专用线圈

C. 眼部常规平扫序列为：横轴位SE像（TSE）-FS$T_1$WI，横轴位$T_2$WI-FS，横轴位TIR-$T_1$WI

D. 沿着视神经的斜矢状位$T_1$WI-FS

E. 根据需要选轴位脂肪抑制序列

5. 下面对脊柱与脊髓MRI检查技术的叙述不正确的是（　）。

A. 相关准备去除身上所有的金属物品

B. 线圈选脊柱表面线圈

C. 颈椎MRI，对颈左右应加局部饱和

D. 胸椎MRI，常规在靠近胸椎前加局部饱和

E. 全脊柱扫描应用全脊柱表面线圈。在脊柱前设置预饱和带

6. 目前（　）是唯一一种能无创探测活体组织化学特性的方法。

A. TOF　　B. MRH　　C. MRS　　D. MRA　　E. PC

7. 下面不是MR水成像技术的是（　）。

A. 胆胰管成像（MRCP）　　B. MR尿路成像（MRU）

C. MR脊髓成像（MRM）　　D. MR尿道成像

E. MR内耳迷路成像

8.下面哪项不是循环系统MRI扫描的适应证（　）。

A.心肌梗死　B.先天性心脏病　C.主动脉瘤

D.心脏肿瘤　E.早期冠心病

9.下面哪项不是合理的乳腺MRI扫描技术（　）。

A.线圈采用单侧或双侧乳腺专用环形线圈

B.体位仰卧，足先进

C.常规做矢状位及横断位方向扫描

D.乳腺疾病通常行动态增强

E.动态增强时先用梯度回波3D-$T_1$加权快速扫描技术做增强前扫描

10.下面对鞍区、桥小脑角区MRI检查技术的叙述错误的是（　）。

A.检查垂体微腺瘤，垂体腺瘤，桥小脑角占位，鞍区脑膜瘤

B.常规采用高分辨、薄层矢状、冠状扫描

C.必要时做横断位扫描

D.常需增强扫描

E.鉴别鞍区病变的出血或脂肪成分，需加做水抑制序列

## 二、简答题

1.请简述颅脑MRI检查的步骤。

2.请简述脊柱MRI检查的步骤。

（黄文亮　丁琦峰）

# 第十三章　MR特殊检查的临床应用

PPT

## 知识目标

1. 掌握　时间飞跃法、相位对比法、对比增强法及MRI水成像的基本原理。
2. 熟悉　时间飞跃法、相位对比法、对比增强法的优点、缺点；水成像的适应证。
3. 了解　时间飞跃法、相位对比法、对比增强法的临床应用。

## 技能目标

具有MRA、MRCP检查的能力。

培养学生的动手能力，运用知识解决问题的能力及创新精神。

## 第一节　磁共振血管成像

### 案例讨论

**案例**　患者，男，50岁，1小时前，家属发现呼之不应、口角歪斜，无大、小便失禁，持续10分钟意识恢复，仍有口角歪斜。高血压病史10年，口服药物治疗。

**讨论**　1. 此患者怀疑何种疾病，应做何种检查？

2. 检查过程中有哪些注意事项？

磁共振血管成像（magnctic rcsonance angiography，MRA）已经成为MR常规检查手段之一。其不但具有成像简便、无创、可以三维显影的优点，而且可以提供血管形态、流速、流量、血流方向等重要信息，为疾病的诊断提供很大帮助。MRA的基本方法包括时间飞跃法（time of flight，TOF）、相位对比法（phase contrast，PC）、对比增强法（contrast enhancement. MRA CE-MRA）。

### 一、成像原理

**1. 人体中血流方式**　人体中的液体，如血液、尿液、脑脊液，这些液体中的流动质子与周围的静止质子相比，位置不断发生变化，可以表现出不同的MR信号。血液为黏性液体，由于血管形态和流向不同，血流表现不同的运动形式。

（1）平流　指血流质点的运动方向与血管长轴平行，其血管内不同位置质点流速相同，这是一种理想化的运动形式，实际上并不存在。

（2）层流　指血管内血流质子都平行于血管长轴做直线运动，在垂直于长轴方向上无运动。血管中心血流速度快，越靠近管壁血流速度越慢。从管腔中心到管壁的血流速度逐渐递减。

（3）湍流　指血流除沿血管长轴运动外，还在其他方向进行迅速不规则的运动，可以形成大小不一的漩涡。

血管里的血流通常是层流和湍流交替进行，以层流为主还是湍流为主受多种因素的影响。

**2. 时间飞跃法和相位对比法**　MRA技术中的时间飞跃法、相位对比法的基本原理是利用血液的流动效应来成像，即MRI序列中的流空效应（flowing void effect）和流入增强效应（inflow enhancement effect）。

流空效应指当血流方向垂直或接近垂直扫描层面，90°射频激发时，层面内静止组织及流动的血液受到激发，当施加180°聚相位脉冲，层面内静止组织相位重聚在TE时刻产生回波，被90°脉冲激发过的血液在TE/2时间内离开扫描层面，不能接受180°脉冲，不能产生信号。在TE/2时间内流入的血液，没有接受90°脉冲，只接受180°脉冲，所以也不能产生信号。这样血流就成低信号。流入增强效应是指成像层面内的静止组织被反复激发而处于饱和状态，磁化矢量很小，在MRI图像上呈现低信号，而成像层面以外的血流未受到激发，当未受到激发的血流流入成像层面内的时候，就会受到激发产生信号，高信号的血流与低信号静止组织形成对比，从而形成血管图像。TOF法和PC法都依赖流动现象，但TOF法和PC形成影响依赖不同的流动效应。TOF主要依赖流入增强效应，PC法主要依赖沿磁场梯度的质子相位的改变。PC法是利用流动所致的宏观横向磁化矢量（Mxy）的相位变化来抑制背景、突出血流信号的一种方法。射频激发后，在层面选择梯度与读出梯度之间施加两个大小和持续时间完全相同，方向相反的梯度场。对于静止组织质子群来说，两者作用消失，Mxy相位变化等于零，流动质子群由于位置变化，Mxy相位变化被保留。只有沿流速编码方向的自旋运动才会产生相位变化，如果血管垂直于编码方向则不能产生信号 。像素强度代表的是磁化矢量的相位变化，而不是组织磁化强度，相位变化与质子群的流速有关，流动越快则相位变化越明显。PC法中流动方式与信号强度关系也较密切，匀速前进，相位位移集中，发出强信号；血流出现加速或涡流则相位位移分散，信号减低。PC法有三个步骤构成：首先，采集两组或几组不同相位的运动质子群的影像数；然后选取一种适宜的算法对采集的相位进行减影，静态组织减影后相位为零，流动组织根据不同的速度具有不同的相位差；最后将相位差转变成像素强度显示在影像上。

在血管成像中，我们往往只需要观察动脉或静脉，例如在TOF成像时，我们可以同时得到动脉和静脉，互相重叠，给诊断带来干扰。我们可以采用空间预饱和技术选择性显示动脉或静脉。在一般的解剖部位动脉与静脉血流方向是相反的，可以在成像层面上游施加一个预饱和带，当MRA射频激发时流入该层面的血液已经饱和而不产生信号。以颈部血管为例，颈动脉血流由下向上，颈静脉血流由上向下，在成像区域下方预设饱和带，动脉被预饱和，则显示颈静脉，相反则显示动脉。

**3.对比增强法** 对比增强主要通过静脉内注射顺磁性造影剂，顺磁性造影剂可以明显缩短血液的$T_1$值，使用快速梯度回波结合特殊的K空间填充技术采集数据，获得一组源图像后经计算机处理产生血管造影图像。本技术主要依赖造影剂的短$T_1$特性，采用序列的TR、TE比较短，短TR更有利于背景的抑制，短TE能减少体素内相位的离散，保证血液的信号强度。

## 二、成像方法

**1.时间飞跃法** 时间飞跃法是应用最广泛的MRA方法，一般采用TR较短的快速扰相梯度回波$T_1$WI，利用流入增强效应产生对比。采用快速扫描技术，选择适当的TR与翻转角度使静止组织处于稳定状态，几乎不产生MR信号。刚进入成像容积的血流尚未达到稳态，可以吸收射频脉冲产生很强的信号。TOF MRA技术可以分为2D-TOF和3D-TOF。

（1）2D-TOF 该方法采用扰相梯度回波序列，连续逐层采集的技术，一般采用2~3mm层厚，每一层受到激发并采集信号，然后利用多层图像重建得到血管的三维图像。

该技术优点：该技术采用单层采集，血液饱和现象较轻，有利于流速较慢的血流的显示；采用较短的TR及较大的翻转角度，背景抑制较好；成像速度较3D-TOF快。

缺点：采集过程中被检者的运动可以引起空间编码错位；对与采集平面平行的血流不敏感；可能夸大血管狭窄程度；后处理重建效果不如3D-TOF；层面方向分辨率比较低，容易出现假象；容易受短$T_1$物质，如亚急性血肿中的正铁血红蛋白的影响而产生伪影。

临床应用：评价颈动脉分叉部有无狭窄及闭塞；评估颅底动脉闭塞情况；用于盆腔和四肢

血管的成像；皮层静脉的分布；评估颅内静脉的血栓情况。

（2）3D-TOF　该方法也采用扰相梯度回波序列，与2D-TOF不同的是其针对整个容积或将整个容积分成几个层块，然后进行激发并采集信号，然后利用后处理技术获得图像（图13-1）。

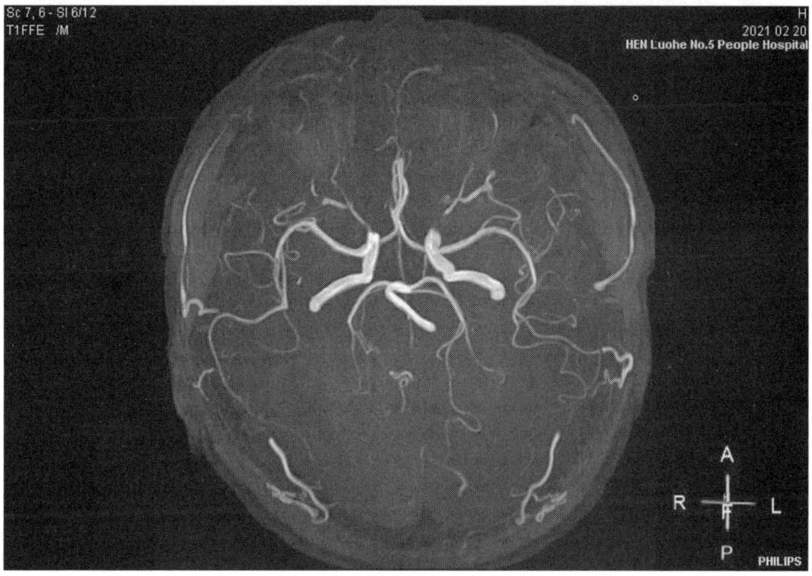


图13-1　脑3D-TOF成像

该技术优点：由于采用三维采集技术，空间分辨率高；体素较小，流动失相位较轻，受湍流影响较小；图像信噪比较2D-TOF高；后处理图像质量较高；多块采集覆盖范围大。

缺点：由于采用容积采集，血流的饱和现象较明显，不利于慢血流的显示；为了减轻血流饱和现象，常采用小角度激发，造成背景抑制欠佳；采集时间较长；单块采集远端血管信号减弱。

临床应用：评估颈动脉的闭塞性疾病；显示AVM（动静脉畸形）的供血动脉和引流静脉；显示颅内的动脉瘤，对于3mm以上动脉瘤效果好；腹部血管及分支的显示。

以上两种方法的选用原则：①血管长度：血管较长一般选择2D-TOF，血管较短选择3D-TOF。②血流速度：血流速度较快的血管，例如动脉一般选择3D-TOF，血流速度较慢的静脉一般选择2D-TOF效果较好。③血管走行：血管走向比较直的血管选择2D-TOF，比较迂曲的血管，如脑部的血管，一般选用3D-TOF。

**2.相位对比法**　PC法也可以分为2D-PC和3D-PC。

（1）2D-PC是对单个层厚或层块成像，产生的血管图一般不进行后处理形成其他投影。

优点：扫描时间短；信号强度直接与血流速度有关。

缺点：仅仅提供2D图像，不能对血管进行多角度观察。

临床应用：作为扫描定位像或3D-TOF成像前的流速编码测定；评估门脉及肝静脉的状态；进行血流方向流速测定。

（2）3D-PC采用三维采集方式，可以用非常小的体素进行采集，图像具有较高分辨率，以MIP显示血管，可以多角度观察血管（图13-2）。

优点：有利于慢血流的显示，静脉显示效果好；背景抑制效果好，有利于小血管的显示；有利于血管狭窄及动脉瘤的显示；可进行血流定量分析；大容积成像时血管显示仍然清晰；进行增强扫描时动脉、静脉显示更清晰；可以产生相位图。

缺点：成像时间比较长；图像处理比较复杂；需要事先确定编码流速，编码流速过大过小都影响血管的显示。

临床应用：显示颅内静脉畸形和静脉闭塞；进行全脑大容积成像；评估血管狭窄、颅内动静脉畸形、动脉瘤；评估颅内血管损伤；显示肾动脉。

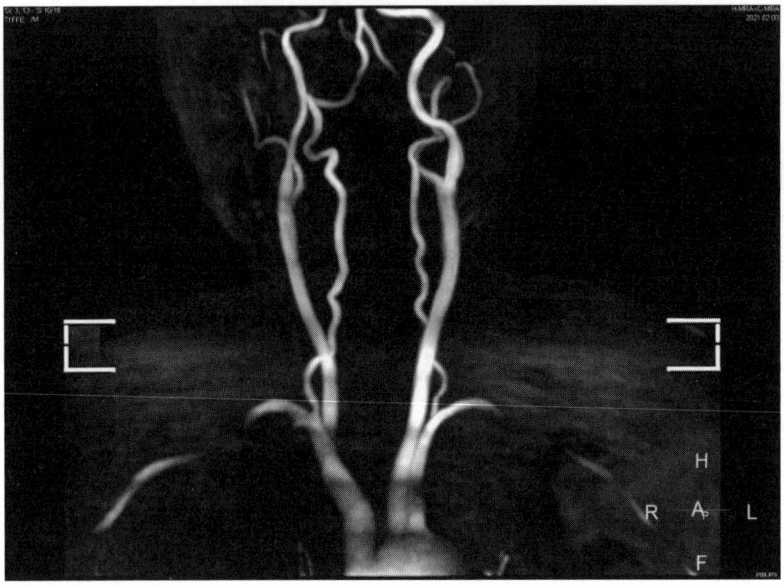


图13-2　颈部3D-PC成像

## 三、CE-MRA

利用顺磁性造影剂，目前多为钆剂。钆剂可以缩短血液$T_1$值，短于人体其他组织，以形成血液与邻近组织之间明显的对比度，进而使血管结构得以清晰显示。一般采用权重很重的$T_1$WI序列，目前常用三维扰相GRE $T_1$WE序列。一般CE-MRA多采用肘前区浅静脉或手背动脉入路，下肢静脉或髂静脉MRA采用足背部浅静脉入路。对比剂可用MR专用高压注射器，也可以采用人工注射。CE-MRA不依赖流动现象成像，所以可以任意方向3D采集及大范围采集图像。在掌握好时机时可以进行动脉成像、静脉成像或多期成像。为保证高对比度，必须在感兴趣血管内对比剂达到峰值时采集信号，所以需要应用实时监控技术，如自动监测技术、MR透视技术或进行小剂量团注实验。

CE-MRA具有如下优点：成像速度快，成像范围大，空间分辨率及对比分辨率高；更清晰地反映血管腔的真实的解剖形态而较少受血流状态的影响；出现血管狭窄的假象更少，血管狭窄的程度显示更接近真实；动脉瘤不易遗漏；一次注射可以同时显示动脉和静脉。

缺点：需要注射造影剂，存在不良反应的可能；不能提供血流动力学的信息；对设备、硬件要求高。

临床应用：肺动脉栓塞和肺动静脉瘘的检查；主动脉瘤、主动脉夹层、主动脉畸形的检查；脑部或颈部血管作为常规MRA的补充；肾动脉狭窄、动脉瘤的检查；四肢血管狭窄、动脉瘤、血栓的检查。

# 第二节　MR水成像

MR水成像技术是对体内静止或缓慢流动的液体成像的技术。临床常用的水成像技术主要有磁共振胰胆管成像（MR cholangiopancreatography，MRCP）、磁共振尿路成像（MR urography，MRU）、磁共振内耳迷路成像（MR labyrinthography）、磁共振脊髓成像（MR myelography，MRM）等。

人体组织中，比如胆汁、尿液、脑脊液等，含有较多水，其$T_2$值较体内其他组织的都长。MR水成像主要利用重$T_2$加权序列成像，采用长TR、长TE并加脂肪抑制技术使含水器官显影。长TR主要是为了取得$T_2$加权效果，经过长的TE，其他组织的横向磁化矢量已经消失或剩余很少，而静止或缓慢流动的水由于$T_2$值较大，存留较大的横向磁化矢量，我们就可以采集到较高的信号，与周围其他组织的低信号形成对比。脂肪抑制技术使背景抑制更好。目前临床常采用

2D或3D TSE/FSE或单次激发TSE/FSE $T_2WI$序列及Balance-SSFP序列，加呼吸门控及脂肪抑制技术。在水成像中，流速慢或静止的液体，如胆汁、尿液、脑脊液成高信号，而静止的组织或流速快的液体呈低信号。MRI水成像有以下优点：①为无创技术，无需插管及其他特殊操作；②安全可靠，不需要对比剂，无对比剂不良反应风险；③可获得多方位图像；④适应证广。

### （一）磁共振胰胆管成像

MRCP多采用单次激发或长回波链的快速自旋回波序列，可以3D采集或2D薄层采集后重建。检查前需禁食、禁水4~6小时，减少肠道内容物对图像的影响，亦可增加胆系的充盈度。为了较少肠蠕动对图像的干扰，检查前10分钟可以肌内注射山莨菪碱。有人主张检查前口服阴性造影剂减少肠道信号的干扰或少量饮水使胆系与肠道关系更清晰。检查用体部线圈或表面线圈，表面线圈的信噪比更高，图像更清晰。在扫描时首先要做常规$T_1WI$、$T_2WI$和冠状位$T_2WI$，范围从膈肌到胰腺下部。用三平面定位，再做冠状位扫描。

**1.三维容积采集** 多采用长ETL的TSE/FSE或SS-FSE/HASTE序列，配合呼吸触发技术进行三维容积采集，获得多层连续薄层图像，利用MIP重建。该方法优点在于可以获得薄层图像，有助于小病变的显示；图像可以进行后处理，且重建效果好。缺点：扫描时间相对较长，被检者呼吸不均会影响图像质量。

**2.二维厚层块投射扫描** 对厚度2~10cm的容积进行厚层块激发和采集，一次扫描得到一副厚层块投射图像。该方法的优点在于扫描速度快，一副图像只需1秒到数秒钟，管道连续性好，一般不出现阶梯状伪影。缺点在于图像不能进行后处理，不能获得薄层原始图像，容易遗漏小病变。

上述两种方法各有优缺点，在临床工作中，常常两种方法结合应用，注意原始薄层图像的观察，并与常规MRI相结合。

临床应用：由于MRCP有无创、图像直观等优点，在临床应用越来越广泛。主要应用于各种胰管、胆管病变的检查。如胆道结石、胆道肿瘤、胆道炎症、胆系先天性疾病、胰腺肿瘤、胰腺炎等（图13-3）。

### （二）磁共振尿路成像

MRU采用自旋回波序列或单次激发快速自选回波序列，用表面线圈或体线圈先做常规SE序列扫描，再由冠状位及轴位确定扫描范围，扫描范围上包括双肾，下包括膀胱。再用重$T_2$脂肪抑制技术做冠状位、轴位扫描，用2D或3D采集成像。可以采用屏气扫描或呼吸门控技术，采用呼吸门控技术要对被检者进行训练，以减少伪影。检查前需要禁水、禁食5~8小时。无梗阻或轻度梗阻者可于检查前30分钟服用利尿剂，并在输尿管下段加压，以利于显示肾盂输尿管，完全无梗阻者只需憋尿即可。

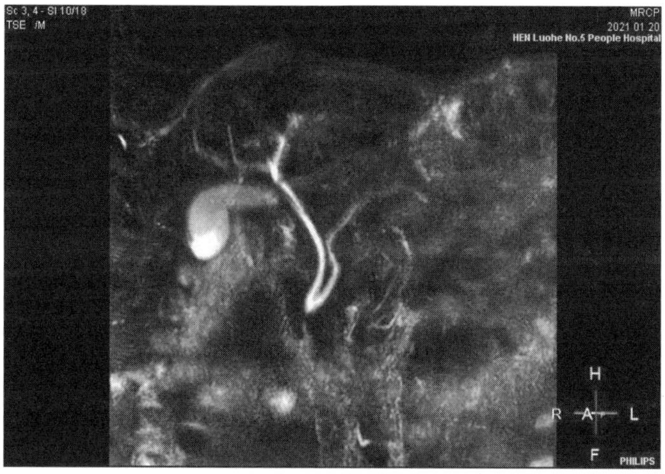


图13-3 胰头癌导致胰胆管扩张MRCP图像

优点：MRU直观、可以多角度观察病变、无辐射；为因碘过敏、肾积水、肾功能差和妊娠不能行相关检查的患者提供替代检查方法。

缺点：不利于评价肾功能；有部分信息损失，造成对较小充盈缺损病变（如小的结石或肿瘤）的漏诊；不能动态显影，肾盏显影较差；输尿管下段与膀胱重叠部位的病变诊断较为困难。

临床应用：主要用于对尿路梗阻的部位、程度的判断；对尿路梗阻的病因的诊断；显示输尿管外压性改变；显示尿路先天性病变，如巨输尿管、肾缺如等（图13–4）。

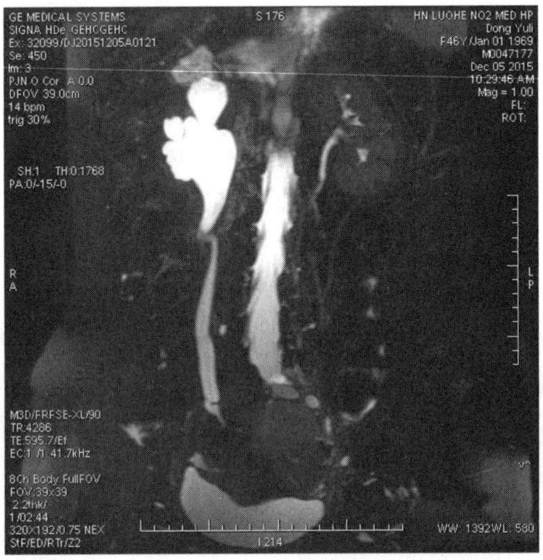


图13–4　输尿管结石导致输尿管及肾盂扩张MRU

## （三）磁共振内耳迷路成像

内耳膜迷路由膜半规管、蜗半规管、椭圆囊和球囊组成，内含有淋巴液，外有骨迷路包绕，内耳道内为脑脊液。采用重$T_2$的快速自旋回波或双激发平衡式稳态自由进动序列，脂肪抑制技术及长TE抑制背景，膜迷路内的淋巴液及内耳的脑脊液可以清晰显示，而骨性结构呈低信号。由于内耳结构细微，多行3D薄层扫描，经过MIP重组后可以多方位成像。

优点：MR无电离辐射，较CT有更高的对比分辨率，直接显示膜迷路的内外淋巴管和淋巴囊。

缺点：常受到脑脊液的影响，使其临床应用受到限制。

临床应用：清晰显示内耳膜迷路、内耳的精细结构；诊断耳聋的病因；了解内耳先天发育异常的部位及性质；诊断内耳肿瘤性病变如神经鞘瘤、血管瘤；为内耳术前提供帮助；内耳淋巴囊及内耳淋巴管成像可用于梅尼埃综合征的诊断（图13–5）。

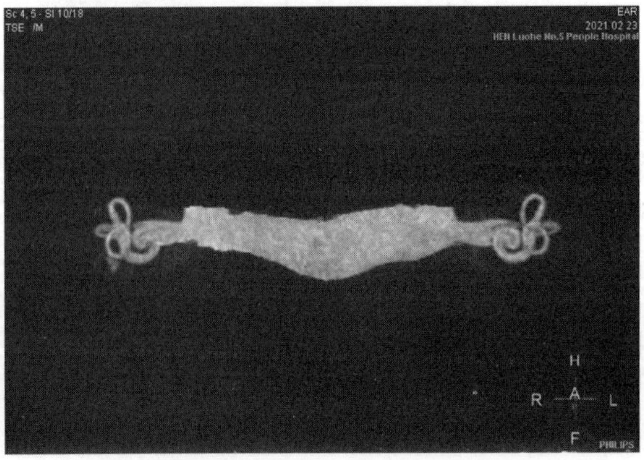


图13–5　左侧内耳水成像

### （四）磁共振脊髓成像

磁共振脊髓成像（magnetic resonance myelography，MRM）采用2D和3D重$T_2$加权快速自旋回波序列，冠状位和矢状位采集源图像。运用脂肪抑制技术和长TE抑制背景，应用相控阵线圈、流动补偿等技术，以降低血管搏动、呼吸及脑脊液流动造成的伪影。薄层高分辨率以观察神经根及椎管内病变。中心线位于脐上两指，膝关节下用大三角垫垫高，以稳定腰椎防止运动。

临床应用：MRM有助于区分神经根出硬膜囊时的形态、与脊髓圆锥相连时的状态和马尾空间解剖关系。可以提供椎间盘、骨赘与神经根、马尾之间的解剖关系。确定硬脊膜内外病变的范围，为手术方案的确定提供参考。可以鉴别蛛网膜囊肿与充盈脑脊液病变如假性脊膜膨出、神经周围囊肿，但不能对充满脑脊液病变定性，需结合常规MRI检查综合评价。

**知识拓展**

IFIR-MRA序列是最新研发的非对比剂增强MRA技术之一。其基本原理是利用流入翻转恢复（inflow inversion recovery，IFIR）脉冲激发成像区域及下方流入血管的血流，使之受抑制，并施加脂肪抑制脉冲抑制脂肪，接着成像脉冲激励成像区域从上方新流入的血流，进行平衡稳态自由进动FIESTA-$T_2$加权成像。IFIR-MRA可实现局部小范围血管造影成像，采用呼吸门控触发。TR及TE均较短，以保持横向磁化矢量实现$T_2$加权。可用于全身小范围动脉或静脉血管成像，但成像范围有限。例如可以显示腹主动脉及分支血管，对腹腔动脉、肾动脉狭窄、门脉扩张有一定诊断价值。

## 本章小结

随着MRI技术的发展，特别是高场磁共振的普及，磁共振血管成像应用越来越广泛。掌握基本的磁共振血管成像原理及技术是对影像技术人才的基本要求，也是进一步学习的基础。

MR水成像技术是近年来磁共振检查中应用越来越广泛的技术。此技术有安全无创、无需对比剂的优点。对胆系、椎管、泌尿系疾病的诊断与鉴别诊断提供了很大帮助。在临床应用越来越广泛，已成为常规检查手段。

## 习 题

习题

### 一、单项选择题

1. 下列哪项检查不应用水成像技术（　　）。

A. MR胆胰管造影　　B. MR尿路造影　　C. MR脊髓造影
D. MR内耳成像　　E. MR血管造影

2. 有关MR血管造影下列论述错误的是（　　）。

A. 无需向血管内注射对比剂　　B. 仅向血管内注射少量对比剂
C. 简单安全，属于无创性检查　　D. 常用技术有时间飞跃和相位对比
E. 适用于各种血管病变的检查

3. 关于MRCP的特点描述错误的是（　　）。

A. 无需注射对比剂　　B. 能起到治疗作用
C. 可以显示胆道系　　D. 碘过敏者亦可检查

E.胆道感染者可以应用

4.有关MRU的特点描述错误的是（　）。

A.无需腹部加压

B.无需注射造影剂

C.可显示泌尿系全貌

D.可显示肾功能情况

E.对肾功能指标没有要求

5.关于MRI血管造影（MRA）说法正确的是（　）。

A. MRA必须使用对比剂

B. CE-MRA不须使用对比剂

C. TOF-MRA和PC-MRA都须使用对比剂

D. TOF-MRA是相位对比法血管造影的简称

E. TOF-MRA和PC-MRA都是利用血液流动来形成对比

## 二、简答题

1. MRA的基本方法有哪些?

2.临床常用的磁共振水成像技术有哪些?

（丁琦峰　张秀富）

# 第十四章　MR 图像质量控制

PPT

## 知识目标

1. 掌握　MR常用参数的作用及相互关系。
2. 熟悉　MR成像参数的选用原则。
3. 了解　MR参数的改变对图像质量的影响。

## 技能目标

具有MR图像质量控制能力。

培养学生的动手能力，运用知识解决问题的能力及创新精神。

## 案例讨论

**案例**　患者，男，72岁，以急性脑血管病来院急诊查颅脑MRI及MRA。

**讨论**　作为影像技师如何评价磁共振图像质量？

MR是比较复杂的成像系统，其图像受多种因素影响，如扫描序列、扫描参数、射频线圈、补偿方式、系统性能、被测组织的固有生物和物理特性。因此必须了解MR图像质量及影响因素，以便在工作中灵活选择，取得最佳的图像，满足临床诊断的需要。

## 一、MR图像评价指标

MR图像的评价指标有信噪比、对比度、空间分辨力、扫描时间。

**1. 信噪比（signal to noise ratio，SNR）**　是MR成像的重要参数，高的信噪比是获得优质图像的基本条件。SNR指图像的信号强度与背景噪声的比值，其计算公式：

$$SNR=SI_{组织}/SD_{背景} \qquad （公式14-1）$$

$SI_{组织}$为组织内感兴趣区信号强度的平均值；$SD_{背景}$为背景信号标准差。MRI信号是横向磁化矢量在XY平面进动时在接收线圈内感应出的电流，MR成像过程是一个受噪声干扰的过程。噪声主要来源于磁体内被检组织和系统的背景噪声，即来源于被检体的体质结构、检查部位以及系统固有的电子噪声。每位被检体都存在噪声，噪声可以发生在任何频率上，且发生时间上存在随机性。MR成像过程始终存在噪声，噪声是不可避免的。因此，在MR成像操作中，除了保证系统本身状态良好以减少噪声外，主要还应该增加接收信号，以提高SNR，从而获得优质图像。影响图像信号强度的因素有：主磁场场强、检查序列及参数、被检查组织的质子密度、体素的大小、激励次数、接受带宽、射频线圈等。

（1）主磁场场强　在MR成像中，横向磁化矢量的大小直接与主磁场场强有关，主磁场场强大，图像SNR越高；主磁场场强越小，图像SNR越低。例如3.0MR设备获得的SNR是1.5MR设备的2倍，低场强的设备为了获得高的SNR则需要更长的扫描时间。

（2）检查序列及参数　SE类序列的SNR一般高于GRE类序列；多数序列中TR延长，SNR升高；TE延长，SNR降低。因为TR确定着纵向磁化恢复的量，因而也决定着下一次激励时能有多少纵向磁化矢量翻转为横向磁化矢量。长TR时较多的纵向磁化矢量得到恢复，因而在下一次激励时将有更多的横向磁化矢量，可以产生更强的MR信号，反之，信号变弱。TE决定着采集信号前横向磁化的衰减量，长TE时，会有更多的横向磁化矢量衰减，产生的MR信号低，短TE时，产生的MR信号高。翻转角度同样影响MR信号的强度，翻转角度大，就会有更多的纵向磁化矢量翻转为横向磁化矢量，并在感应线圈感应出信号，就会产生更强的MR信号，反之，翻转角度小，MR信号减小。

（3）被检查组织的质子密度　被检查组织的质子密度大，比如脑脊液、关节液、脑组织含有较多的氢质子，产生的信号强。骨皮质、肺等组织，含有较少的氢质子，产生的信号低。所以MR对质子密度大的组织检查可以得到较高的SNR，比较有优势。

（4）体素的大小　与体素的体积成正比，大的体素含有较多的质子数量，因而SNR高，任何改变体素体积的参数（FOV、层厚、矩阵）也影响SNR的大小。

（5）激励次数　NEX又称平均次数，指数据采集的平均次数。在采集的数据中，既有信号成分也有噪声成分。信号是被扫描的固有特性所决定的，具体信号总是发生在同一空间位置上，而噪声发生有时间上的随机性，因而发生的位置可能不同。通过增加采集次数，可以降低噪声对图像的影响，增加SNR。但增加NEX不一定是增加NEX的最好方法，因为SNR的变化与NEX的平方根成正比。

（6）接受带宽　采集带宽是指系统读出回波信号的频率，也就是说单位时间内能够采集的采样点数。在回波采样点数（频率编码方向的点阵）一定的前提下，采集带宽越宽，采集一个回波所需要的时间越短。减少采集带宽，将使采样速度减慢，但接受的噪声量相对减少，SNR增高。例如将采集带宽减少到原来的一半，SNR大约增加40%，但是采样时间增加延长一倍，并增加化学位移伪影。系统一般预设了接受带宽，不需要改变。

（7）射频线圈　射频线圈分发射线圈和接受线圈，发射线圈发射射频脉冲激发人体内的质子发生共振，接受线圈接受人体内的MR信号。与SNR密切相关的是接受线圈，接受线圈离检查部位越近，所接受的信号越强，线圈内体积越小，所接受的噪声越低。因而各个厂家开发了多种适合于各种检查部位的专用线圈，如心脏线圈、肩关节线圈、直肠线圈、脊柱线圈等。

**2.对比度**　是指组织之间信号强度的相对差异，可以用以下公式表示：

$$C=|S1-S2|/|S1+S2| \qquad \text{（公式14-2）}$$

式中C为对比度，S1、S2分别为两个ROI内两组织的信号强度。影响MR图像对比度的因素包括被测物体的物理特性（如$T_1$、$T_2$、质子密度等）、成像参数（如场强、序列等）以及包括对比剂在内的所有影响图像对比度的其他因素。

由于噪声影响图像的对比度，使其不能真实反应图像的质量，因此引入对比噪声比（contrast to noise ratio，CNR）。CNR指图像中相邻组织、结构间SNR的差异性，即CNR=SNR（A）-SNR（B），式中SNR（A）、SNR（B）分别指组织A、组织B的SNR。CNR决定着成像区内不同组织、结构及病变的可辨认性，是影响图像质量的重要因素之一。良好的CNR依赖于不同组织、结构及病变之间在MR信号特征上的差异，例如在$T_1$、$T_2$、$T_2$*、质子密度等的差异。这些差异需要通过适当的脉冲序列和图像信号加权才能显示在图像上。因此选用合适的脉冲序列和决定图像信号加权的成像参数，主要包括TE、TR、TI和翻转角度，对CNR有直接影响。除此之外，CNR也受主磁场强度、NEX、体素容积、接受带宽以及射频线圈的影响，这些因素对CNR的影响与对SNR的影响相同。应用对比剂、化学预饱和、磁化转移对比等技术也增加图像的CNR。

**3.空间分辨力**　指能使MR图像可以分辨临近物体的空间最小距离，即图像显示兴趣区内细微结构的分辨能力。在数字图像学中，图像是通过体素的集合表现出来的，空间分辨力取决于体素的大小。体素容积小时，能分辨出细微结构，空间分辨力高；体素容积大时，则不能分辨细微结构，空间分辨力低。

体素的大小取决于成像层面的厚度、视野和矩阵的大小。成像层面越薄，空间分辨力越高，层面越厚，受部分容积效应的影响，空间分辨力越低。视野为成像平面覆盖的几何尺寸，像素矩阵决定了所选FOV内分割成的像素数目。所以FOV越小、像素矩阵越大，图像的空间分辨力越高。

当选用薄层面、大矩阵、小FOV而其他成像参数不变时，在空间分辨力提升的同时，图像的SNR下降。此外，为了获取薄层面、大矩阵、小FOV则需要增加空间编码梯度的斜率，使梯度上升时间相对延长，从而使TE、层面选择和数据编码时间延长，TR间期内可激励的层数减少。

**4. 采集时间** 采集时间（acquisition time TA）也称扫描时间，指整个脉冲序列完成信号采集所需要的时间。在不同脉冲序列中TA的差别很大，一副图像的TA可以在数十毫秒（如单次激发EPI序列），也可以是数十分钟（如SE $T_2$WI序列）。二维MRI采集时间可以按以下公式计算：

$$TA=TR\times n\times NEX \quad \text{（公式 14-3）}$$

式中TA表示采集时间，TR为重复时间，n为NEX=1时TR需要重复的次数，NEX为激励次数，NEX越大，TR需要重复的总次数越多。三维MRI由于是容积采集，需要增加层面方向的相位编码，容积内需要分几层则需要进行同样步级的相位编码，因此其采集时间可以按以下公式计算：

$$TA=TR\times n\times NEX\times S \quad \text{（公式 14-4）}$$

式中S为容积范围的分层数，其他同二维采集。S越大，TR需要重复的总次数越多。磁共振扫描的时间较长，扫描时间越长发生伪影的机会越多，在连续层面扫描时仅影响正在采集的层面，而在多层面容积采集时，将会影响所有层面。所以在保证图像质量的前提下，尽量缩短扫描时间。

## 二、成像参数对图像质量的影响

脉冲序列是由一系列的参数构成的，在扫描前技师可以根据实际情况对这些参数进行调整，以得到最佳图像（表14-1），下面介绍常见成像参数。

**表 14-1 图像质量与成像参数**

| | 参数 | 结果 |
|---|---|---|
| 最佳信噪比 | NEX ↑ | 扫描时间 ↑ |
| | 矩阵 ↓ | 空间分辨力 ↓ |
| | 层厚 ↑ | 空间分辨力 ↓ |
| | 接受带宽 ↓ | TE ↑，化学位移伪影 ↑ |
| | FOV ↑ | 空间分辨力 ↓ |
| | TR ↑ | $T_1$加权 ↓，成像层数 ↑ |
| | TE ↓ | $T_2$加权 ↓ |
| 最佳空间分辨力 | 层厚 ↓ | SNR ↓ |
| （方形FOV） | 矩阵 ↑ | ↓ SNR，扫描时间 ↑ |
| | FOV ↓ | SNR ↓ |
| 最短扫描时间 | TR ↓ | SNR ↓，成像层数 ↓ |
| | 相位编码次数 ↓ | 空间分辨力 ↓ |
| | NEX ↓ | SNR ↓ |
| | 容积采集层数 ↓ | SNR ↓ |

**1. 层厚和层间距** MRI的层厚是由层面选择梯度场强和射频脉冲的带宽来决定的，在二维图像中，层厚即被激发层面的厚度。层厚越薄，图像在层面选择方向的空间分辨力越高，但由于体素体积变小，图像的信噪比降低。因此，在选择层厚的时候既要考虑到空间分辨力，也要

考虑到信噪比。三维扫描时，层厚可以很薄，可达1mm或更薄，这是因为三维成像时RF脉冲同时激发整个容积，产生的信号较多，信噪比较高。

层间距指相邻两个层面的距离。MRI的层间距的概念与CT不同。CT是指相邻两个层面的中心的距离，如层厚与层间距相同，则两层之间没有间隔。而MRI如果层间距是1cm，则两侧之间有厚约1cm的组织没有成像。MR的层面成像是通过选择性的射频脉冲来实现的，由于受梯度场线性、射频脉冲的频率特性的影响，实际扫描层面附近的质子也会受到影响，这样就会造成层面之间信号的相互影响，我们把这种效应称为层间干扰或层间污染。这种干扰会造成受污染层面实际的TR较设置的短，导致磁化矢量恢复不足，造成信号强度降低。为了减少污染，二维MRI时往往需要一定的层间距。一般$T_1$加权像选择层厚的10%~30%作为层间距，$T_2$加权像选择层厚的20%~50%作为层间距。

**2.矩阵** 矩阵是指MR图像层面内的行和列的数目，也就是频率编码和相位编码上的像素数目。频率编码方向上的像素多少不直接影响图像采集时间，而相位编码方向的像素数目决定于相位编码的步级数，数目越大，图像采集时间越长。MR成像的体素与像素是对应的，在其他成像参数不变的前提下，矩阵越大，成像体素越小，图像层面内的空间分辨力越高。

**3.视野** 视野指成像区域的大小，应该根据不同的被检者体型、不同的检查部位而定。一般考虑如下原则：①由于人体前后略扁，一般将视野设为矩形，同时将前后方向设为相位编码方向，这样可以减少采集时间；②对小的脏器扫描选用小的视野，同时施加防止卷褶伪影技术；③在设置视野时，应该注意空间分辨力和信噪比的关系，在矩阵不变的情况下，视野越大，图像的信噪比越高，视野越小，图像的信噪比越低。在临床检查时，应该根据对图像信噪比、空间分辨力的要求设置视野。

**4.相位编码方向** 相位编码方向与采集时间及图像伪影的产生有关。二维MR扫描一般遵循以下原则：①将视野的短轴方向选为相位编码方向，长轴方向选为频率编码方向；②因为除化学伪影外，多数伪影出现在相位编码方向，所以选择相位编码时应尽量避免伪影重叠在欲观察区。如腰椎扫描时，选择左右方向为相位编码方向，以减少主动脉的搏动伪影。

**5.重复时间** 两个激发脉冲之间的时间间隔称为重复时间（repetition time，TR）。激发脉冲停止后，开始纵向弛豫，纵向磁化矢量逐渐恢复增大，TR时间决定着激发脉冲发射前纵向磁化矢量恢复的大小。回波信号的大小取决于读出信号时横向磁化矢量的大小，横向磁化矢量的大小又依赖于翻转的纵向磁化矢量的大小。因此延长TR可以使纵向磁化矢量充分恢复，在下一次激励时有更大的横向磁化矢量，产生更强的MR信号，提高图像的信噪比，反之，图像的信噪比下降。另外，延长TR提高信噪比的同时会降低$T_1$加权对比，并且也引起扫描时间的延长。

**6.回波时间** 回波时间（echo time TE）是指产生宏观横向磁化矢量的脉冲中点到回波中点的时间间隔。在SE序列中TE指90°脉冲中点到自旋回波中点的时间间隔，梯度回波中指小角度脉冲到梯度回波的时间间隔。TE决定采集信号前横向磁化的衰减量，长TE时，已经有相当多的横向磁化矢量被衰减，产生的信号量少，信噪比下降，而短TE相反，信噪比增高。

**7.偏转角度** 在射频脉冲下，组织的宏观磁化矢量将偏转平衡状态，其偏离的角度称为偏转角度或激发角度。宏观磁化矢量偏转角度取决于射频脉冲的能量，能量越大偏转角度越大。SE序列使用的90°射频脉冲可以使纵向磁化矢量完全偏转为横向磁化矢量，而GRE脉冲序列的小角度脉冲只能使部分纵向磁化矢量偏转为横向磁化矢量。此外，SE序列的180°复相位脉冲比GRE脉冲序列通过梯度翻转产生的复相位更有效。所以SE序列获得的信号更多，SNR更高。

**8.激励次数** 激励次数（number of excitation，NEX）也称信号平均次数或信号采集次数，是指脉冲序列中每一个相位编码步级的重复次数。NEX增加有利于减少伪影并增加图像的信噪比，但是也增加了图像的信号采集时间。信噪比与NEX的平方根成正比，例如，要使信噪比为原来的2倍，NEX必须为原来的4倍。所以增加NEX不一定是增加信噪比的最好办法。

高质量的MR图像应该具有高的SNR、CNR、空间分辨力及短的扫描时间。然而，一种成像参数的改善总是不可避免的伴有图像其他质量的损失。所以要根据具体部位、检查目的选择成像参数。在选择成像参数时要注意以下原则：①尽可能缩短扫描时间，扫描时间越长，被检者因为咳嗽、身体移动等原因造成伪影的概率增大，不能为了追求空间分辨力及信噪比而过分延长时间；②根据检查目的和检查部位选择合适的序列、图像的参数及体位；③信噪比是影响图像的最重要的因素，不能为了追求高的空间分辨力而牺牲信噪比；④应该根据不同部位信号强度的差异选择参数，例如，信号强的头部使用大的矩阵、少的NEX可以获得好的图像，而信号弱的肺部则需要小的矩阵、多的NEX才能获得满意的信噪比。

**知识拓展**

### 流动补偿技术

用一特定梯度场补偿血流、脑脊液中流动的质子，可消除或减轻其慢流动时产生的伪影，增加信号强度。血液或脑脊液流动，在相位编码方向产生伪影。选择时，应使频率编码方向或层面选择方向与血流方向相垂直。流动补偿技术常用于FSE $T_2$加权序列以及MRA中（大血管存在的部位）。$T_1$加权时不用，因为$T_1$加权脑脊液为低信号，而且最短TE延长。

### 呼吸补偿技术

在呼吸运动敏感的相位方向，集中采集呼吸周期呼气末至吸气初阶段的信号，可最大限度地抑制呼吸运动造成的伪影。呼吸补偿技术用于$T_1$加权检查胸、腹部呼吸运动伪影大的部位。

## 本章小结

磁共振检查方法复杂，脉冲序列种类多，成像参数多变，影响图像的因素多。磁共振参数及磁共振图像评价指标是技术人员必须掌握的，也是以后进一步的学习的基础。

---

# 习 题

习题

## 一、单项选择题

1. 下列各项中，哪一项与扫描时间完全无关（　）。

A. 重复时间　　B. 平均次数　　C. 相位编码数
D. 频率编码数　　E. 矩阵大小

2. SE序列中，90°射频（RF）的目的是（　）。

A. 使磁化矢量由最大值衰减到37%的水平
B. 使磁化矢量倒向负Z轴
C. 使磁化矢量倒向XY平面内进动
D. 使失相的质子重聚
E. 使磁化矢量由最小值上升到63%的水平

3. 在SE序列中，TR是指（　）。

A. 90°脉冲到180°脉冲间的时间
B. 90°脉冲到信号产生的时间
C. 180°脉冲到信号产生的时间
D. 第一个90°脉冲至下一个90°脉冲所需的时间
E. 质子完成弛豫所需要的时间

4. 有关组织的信号强度，下列哪一项正确（　）。

A. $T_1$越短，信号越强；$T_2$越短，信号越强
B. $T_1$越长，信号越强；$T_2$越长，信号越强
C. $T_1$越短，信号越强；$T_2$越短，信号越弱
D. $T_1$越长，信号越弱；$T_2$越长，信号越弱
E. $T_1$越短，信号越弱；$T_2$越短，信号越弱

5.表面线圈的主要作用是（　）。
A.扩大了成像容积　B.提高图像信噪比　C.缩短成像时间
D.增加空间分辨力　E.增加对比度

## 二、简答题

1. MR图像的评价指标有哪些?
2.影响MR信号强度的因素有哪些?
3.什么是层间干扰，怎么避免?
4.试述采集时间的影响因素。

（丁琦峰　张秀富）

# 参考答案

第一章

1.D 2.D 3.D 4.B 5.A

6.D 7.A 8.B 9.C 10.B

11.D 12.D 13.E 14.C 15.D

16.C 17.D 18.A 19.E 20.C

第二章

1.A 2.D 3.D 4.B 5.A

6.C 7.C 8.E 9.B 10.E

11.B 12.C 13.D 14.D 15.D

16.B 17.D 18.A 19.D 20.C

21.A 22. C. 23.C 24.B

第三章

1.D 2.D 3.B 4.D 5.D

6.D 7.A 8.E 9.C 10.E

11.B 12.B 13.C

第四章

1.D 2.B 3.B 4.D 5.D

6.A 7.C 8.A 9.C 10.B

第五章

1.D 2.E 3.E 4.A 5.D

6.A 7.B 8.E 9.B 10.D

第六章

1.C 2.C 3.A 4.C 5.C

6.C 7.D 8.D 9.B 10.C

11.B 12.C 13.C 14.D 15.A

16.D 17.B 18.D 19.D 20.B

21.E 22.D 23.E 24.D 25.C

26.D 27.E 28.B 29.A 30.D

第七章

1.C 2.D 3.E 4.D 5.C

6.A 7.D 8.A 9.D 10.E

第八章

1.E

第九章

1.C 2.D 3.B 4.C 5.E

第十章

1.D 2.B 3.C 4.D 5.A

6.B

第十一章

1.B 2.C 3.A 4.B

第十二章

1.C 2.D 3.D 4.E 5.C

6.C 7.D 8.E 9.B 10.E

第十三章

1.E 2.E 3.B 4.D 5.E

第十四章

1.D 2.C 3.D 4.C 5.B